现代常用医学检验技术及临床应用

（下）

王富伟等◎主编

吉林科学技术出版社

第十八章　生物质谱技术

质谱仪是一种定性鉴定用仪器，但不能对混合物进行分离。而色谱仪是一种对混合物进行分离的仪器，但定性能力差。如二者结合起来，则使分离和鉴定同时进行。因此，在有机质谱仪中，除激光解吸电离－飞行时间质谱仪和傅立叶变换质谱仪之外，所有质谱仪都是和气相色谱或液相色谱组成联用仪器。这样，使质谱仪无论在定性分析还是在定量分析方面都十分方便。同时，为了增加未知物分析的结构信息和增加分析的选择性，采用串联质谱法（质谱－质谱联用），也是目前质谱仪发展的一个方向。

一、气相色谱－质谱联用仪

气相色谱－质谱联用仪（gas chromatography－mass spectrometer，GC－MS）主要由 3 部分组成：色谱部分、质谱部分和数据处理系统。在色谱部分，混合样品在合适的色谱条件下被分离成单个组分，然后进入质谱仪进行鉴定。

色谱仪是在常压下工作，而质谱仪需要高真空，因此，如果色谱仪使用填充柱，必须经过一种接口装置—分子分离器，将色谱载气去除，使样品气进入质谱仪。如果色谱仪使用毛细管柱，则可以将毛细管直接插入质谱仪离子源，因为毛细管载气流量比填充柱小得多，不会破坏质谱仪真空。

GC－MS 的质谱仪部分可以是磁式质谱仪、四极质谱仪，也可以是飞行时间质谱仪和离子阱。目前使用最多的是四极质谱仪。离子源主要是 EI 源和 CI 源。

GC－MS 的另外一个组成部分是计算机系统。由于计算机技术的提高，GC－MS 的主要操作都由计算机控制进行，这些操作包括利用标准样品（一般用 FC－43）校准质谱仪，设置色谱和质谱的工作条件，数据的收集和处理以及库检索等。这样，1 个混合物样品进入色谱仪后，在合适的色谱条件下，被分离成单一组分并逐一进入质谱仪，经离子源电离得到具有样品信息的离子，再经分析器、检测器即得每个化合物的质谱。这些信息都由计算机储存，根据需要，可以得到混合物的色谱图、单一组分的质谱图和质谱的检索结果等。根据色谱图还可以进行定量分析。因此，GC－MS 是有机物定性、定量分析的有力工具。

作为 GC－MS 联用仪的附件，还可以有直接进样杆和 FAB 源等。但是 FAB 源只能用于磁式双聚焦质谱仪。直接进样杆主要是分析高沸点的纯样品，不经过 GC 进样，而是直接送到离子源，加热汽化后，由 EI 电离。另外，GC－MS 的数据系统可以有几套数据库、主要有 NIST 库、Willey 库、农药库、毒品库等。

二、液相色谱－质谱联用仪

液相色谱－质谱联用仪（liquid chromatogra－phy－mass spectrometer，LC－MS）联用仪主要由高效液相色谱、接口装置（同时也是电离源）、质谱仪组成。高效液相色谱与一般的液相色谱相同，其作用是将混合物样品分离后进入质谱仪。LC－MS 接口装置是 LC－MS 联用的关键。接口装置的主要作用是去除溶剂并使样品离子化。目前，几乎所有的 LC－1VIS 联用仪都使用大气压电离源作为接口装置和离子源。由于接口装置同时就是离子源，因此质谱仪部分主要是质量分析器。作为 LC－IS 联用仪的质量分析器种类很多，最常用的是四极杆分析器（简写为 Q），其次是离子阱分析器（Trap）和飞行时间分析器（TOF）。因为 LC－MS 主要提供分子量信息，为了增加结构信息，LC－MS 大多采用具有串联质谱功能的质量分析器，串联方式很多，如 Q－Q－Q、Q－TOF 等。

三、串联质谱法

为了得到更多的有关分子离子和碎片离子的结构信息，早期的质谱工作者把亚稳离子作为一种研究对象。所谓亚稳离子（metastable ion）是指蔗子源出来的离子，由于自身不稳定，前进过程中发生了分解，丢掉 1 个中性碎片后生成的新离子，这个新的离子称为亚稳离子。这个过程可以表示为 $m_1^+ \rightarrow m_2^+ N$，新生成的离子在质量上和动能上都不同于 m_1^+，由于是在行进中途形成的，因此，它也不处在质谱中 m_2 的质量位置。研究亚稳离子对了解离子的母子关系，对进一步研究结构十分有用。于是，在双聚焦质谱仪中设计了各种各样的磁场和电场联动扫描方式，以求得到子离子，母离子和中性碎片丢失。尽管亚稳离子能提供一些结构信息但是由于亚稳离子形成的概率小，亚稳峰太弱，检测不容易，而且仪器操作也困难，因此，后来发展成在磁场和电场间加碰撞活化室，人为地使离子碎裂，设法检测子离子、母离子，进而得到结构信息。这是早期的质谱－质谱串联方式。随着仪器的发展，串联的方式越来越多。尤其是 20 世纪 80 年代以后出现了很多软电离技术，如 ESI、APCI、FAB、MALDI 等，基本上都只有准分子离子，没有结构信息，更需要串联质谱法得到结构信息。因此，近每来，串联质谱法发展十分迅速。

串联质谱法（tandem mass spectrometry）可以分为 2 类：空间串联和时间串联。空间串联是 2 个以上的质量分析器联合使用，2 个分析器间有 1 个碰撞活化室，目的是将前级质谱仪选定的离子打碎，由后一级质谱仪分析。而时间串联质谱仪只有 1 个分析器，前一时刻选定离子，在分析器内打礴后，后一时刻再进行分析。

（陈　鑫　李彦娜）

第十九章　即时检测技术

一、即时检验的含义与特点

（一）即时检验的含义

即时检验（point - of - care testing，POCT）是指在患者身边进行的临床检测。point - of - care testing 具有复杂的含义，其他许多词也从不同方面表达了它的内容，如 bedside testing（床旁检验）、near - patient testing（患者身边检验）、physician's office testing（医师诊所检验）、extralaboratory testing（检验科外的检验）、decentralized testing（分散检验）、off site testing（现场检验）、ancillar testing（辅助检验）、alternative sitetesting（替代现场检验）、home use testing（家用检验）等。POCT 通常不一定是临床检验师来进行，是在采样现场即刻进行分析，省去标本在实验室检验时的复杂处理程序，快速得到检验结果的一类新方法。实际上“即时检验”的中文翻译也没有表达出 POCT 的完整含义。

（二）即时检验的特点

POCT 具有以下几个特点：①快速，POCT 的主要目的就是减少 TAT，更快地得到实验结果；②提高了诊治效率，例如对于急性心肌梗死的诊断，心肌损伤标志物 cTnl 即时检验的应用可使此类急性患者的诊断和治疗方案的确定变得更容易和更准确，整个过程只需要 15 分钟；③减少了诊治不及时的风险。

二、即时检验仪器分类

POCT 之所以得到迅速应用，很重要的是 POCT 仪器得到迅速发展。POCT 仪器具有小型化、操作方法简单化、结果报告即时化等特点。

（一）根据即时检验仪器的大小和重量分

可分为桌面（benchtop）型、便携型、手提式及手提式一次性使用型。

（二）根据所用的一次性装置来分

可分为单一或多垫试剂条、卡片式装置、生物传感器装置、微制造装置以及其他多孔材料等多种装置。

（三）按照仪器用途来分

可分为血液分析仪、快速血糖检测仪、电解质分析仪、血气分析仪、药物应用监测仪、抗凝测定仪、心肌损伤标志物检测仪、甲状腺激素检测仪、酶联免疫检验仪、放射免疫分析仪等。

（四）根据仪器检测项目的用途分类

（1）用于疾病的一级预防的检测项目：葡萄糖、HbAIC、微量白蛋白尿、电解质、胆固醇、C 反应蛋白、尿分析、凝血标志物、沙眼衣原体、HIV、链球菌等。

（2）用于急诊室的检验项目：电解质、血气分析、葡萄糖、肌酐、淀粉酶、心脏标志物、脑损伤标志物、凝血标志物等。

（3）用于重症监护的检验项目：电解质、离子钙、离子镁、血气分析、葡萄糖、乳酸、渗透压、肌酐、血红蛋白、凝血酶原时间等。

三、即时检验原理

（一）干化学法

干化学法（dry chemical assay）是以被检测样品中的液体作为反应媒介，待测物直接与固化于载体上的干粉试剂反应的一种方式。所谓“干化学”是与传统的“湿化学”（即溶液化学）相对比较而言的。它与传统湿化学的最大区别就在于参与化学反应的媒介不同。它可以与光度计、传感器和电极技术等检测技术联用进行临床样本分析。包括双层膜法、多层膜法。此技术目前已被广泛应用于血糖、血尿素氮、血脂、血氨及心脏、肝脏等酶学血生化指标的 POCT 检测。图 19－1 代表用干化学技术对 cTnT 进行检测原理示意图。

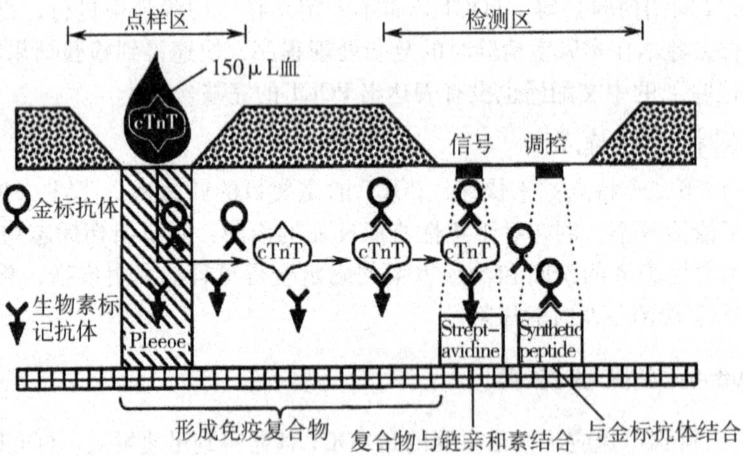

图 19－1　干化学技术对 cTnT 进行检测原理示意图

（二）免疫胶体金技术

免疫胶体金技术（irrunune colloidal gold technique）是以胶体金标记结合抗原－抗体反应的免疫标记技术。胶体金颗粒具有高电子密度的特性，金标蛋白结合处，在显微镜下可见黑褐色颗粒，当这些标记物在相应的标记处大量聚集时，肉眼可见红色或粉红色斑点，这一反应可以通过银颗粒的沉积被放大。该类技术主要有斑点免疫金渗滤法（dot－immunogold filtration assay，DIGFA）和免疫层析法（immuno－chromatography assay，ICA），被广泛应用于快速检测蛋白质类和多肽类抗原。

（三）化学生物传感器技术

利用离子选择电极、底物特异性电极、电导传感器等特定的生物检测器进行分析检测。该类技术是酶化学、免疫化学、电化学与计算机技术结合的产物。

（四）免疫荧光技术

通过检测板条上激光激发的荧光，定量检测以 pg/ml 为单位的检测板条上单个或多个标志物。检测系统通常由荧光读数仪和检测板组成（图 19－2）。检测板采用层析技术，分析物在移动的过程中形成了免疫复合物。如检测 HbA1c 使用的是免疫竞争法。当检测缓冲液与加入了溶血缓冲液后的全血混匀时，荧光标记的抗 HbA1c 抗体与血样中的 HbA1c 结合，然后当该样品混合液加入到检测板的加样孔后，样品中的 HbA1c 和固定在检测板上的糖化血红蛋白则会与检测抗体（荧光标记抗体）竞争性地结合，反应平衡后，样品中的 HbA1c 越多，固定在检测板上的糖化血红蛋白与荧光标记抗体结合的机会就越少，最后读出检测板所示荧光强度。荧光信号强弱与 HbA1c 的量成反比。仪器内部有两个光学系统。荧光检测系统监测 HbAlc 浓度；另一个光学系统检测总血红蛋白浓度。仪器将这两个参数转换为比值（%）显示在屏幕上，就是 HbA1c 的相对浓度（占总 Hb 的比率）。测定 HbA1c 的检测板含有一个固定了 HbA1c 的检测线和一个固定了抗生物素蛋白的质控线。

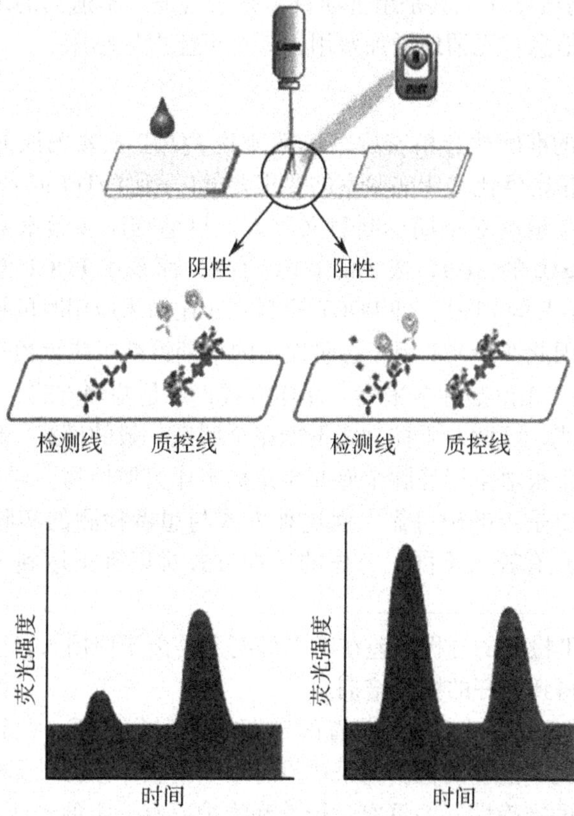

图 19－2 免疫荧光技术快速检测血液 HbA1c

（五）红外和远红外分光光度技术

此类技术常用于无创性检测 POCT 仪器。如用于儿科经皮检测新生儿胆红素，不用采血，可直接观测，减少了新生儿采血的麻烦，患儿家长易于接受。

（六）生物芯片技术

生物芯片技术是最新发展起来的技术，特点芯片面积小，制作方便，多个项目可在一个芯片上同时检测。

未来的POCT技术将向图形分析、纳米技术、微流体技术、表面等离子共振技术等方向发展。

四、即时检验的质量控制

临床检测的质量控制包括分析前、分析中和分析后3个阶段共十多个步骤。POCT的优点是减少或去除了检测过程中的部分问题（如样品转运、结果传输等），但产生一些新的问题和潜在的误差（如检测结果的质量）。

（一）分析前

1. 选择合适的POCT检测装置　采用或接受POCT方式应重视与提高患者的医疗护理水平、医疗结果的改进、医疗费用水平的关系。选择时不仅应考虑速度快，更应考虑所在医疗机构的实际需求，适合临床实践应用。

2. POCT设置的检测项目（尤其是组合项目）是否合适　不适当的组合项目有可能给临床一些没有更多价值的信息，无谓地增加费用，甚至可能误导临床。

（二）分析中

1. 正确评价POCT的准确性和精密度　一般来说POCT主要关注的是简单、快速和价廉，其检测的准确性和精密度比临床实验室的要求要低。例如cTnI或cTnT是诊断心肌损伤的重要标志物，检测的灵敏度对早期诊断意义重大。目前临床实验室采用免疫分析仪检测cTn时最低可检测到1ng/L的cTnI，或3ng/L的cTnT，而采用POCT方法最低只能检测到50ng/L的cTnl，或30ng/L的cTnT，即POCT检测cTn在临床应用时的检测灵敏度明显不能满足早期诊断的需求。因此在POCT用于心肌损伤的早期诊断时应该慎重。

2. 质量控制的方式　无论是标本采集、加样方式，还是检测方式，POCT均不等同于传统的临床实验室检测方式，因此，质控方式不能完全照搬一般的模式。例如，对便携式血糖仪的质控管理，有些文章报道采用静脉全血或血浆标本作为质控物，通过定量加样的方式检测，以观察判定检测结果是否准确可靠，而这种方式与患者检测的实际方式（采用外周毛细血管血、非定量加样）有较大不同。这样的质控方式难以真正达到了解进而控制检测质量的目的。

3. 使用人员　POCT检测的分析误差在相当程度上是由于使用人员引起的。因此，使用者在操作POCT之前应得到良好的操作培训。

4. POCT装置的校准和维护　POCT装置的定期校准十分重要，尤其是操作者为非检验专业人员时。应该认识到不准确的检测结果比没有结果对临床诊治的影响更坏。而校准和定期维护对保证检测结果的准确性至关重要。校准和维护要有一定的专业化知识，要严格按照生产厂商规定的要求和操作程序进行，有疑问时应请相关检验专业人员协助解决。

（三）分析后

在很多情况下，POCT是非专业人员进行操作和使用，检测得到的结果如何应用也是应该关注的问题。

（陈　鑫　李彦娜）

第二十章 血气分析仪及临床应用

一、血气分析仪的基本结构及原理

不同类型的血气分析仪有不同的特点和性能，但也有共同的要求。为使测定结果准确可靠，除应严格按照各仪器的操作规程进行操作、校正和测定外，还应了解仪器的基本结构及工作原理。

（一）基本结构

自动血气分析仪的基本结构大致包括以下几个主要部分：电极和测量室、恒温装置、管路系统、电子控制系统、显示屏和打印装置等。

1. 电极和测量室　血气分析仪的电极分为pH电极、PCO_2电极、PO_2电极和参比电极。

（1）pH电极系统：pH电极实际是一套测量系统，由pH测量电极和参比电极组成。pH测量电极现多采用平面型pH玻璃电极，电极芯为Ag/AgCl电极，其中灌注内缓冲液，留有一小气泡。此气泡不宜过大，使用过程中如气泡增大说明密封不好，有渗漏现象，不能使用。参比电极又叫甘汞电极，其内液通过微孔或离子渗透膜所构成的盐桥与血液样品相连接，因此，盐桥实际上是参比电极的内液和血液样品之间的离子通道。pH测量系统的故障大多数为参比电极影响所致，因此参比电极的安装和更换是极其重要的。饱和KCl溶液易渗出产生结晶，参比电极膜及电极套要定期更换，否则影响pH测试结果。

pH电极有一定的使用期限，用久后可能老化，使反应低下甚至不能正常工作，此时需要更换新电极。由于血液蛋白对电极污染容易出现反应异常，而玻璃电极不可随便拆换，可用0.1g/dl胃蛋白酶盐酸溶液浸泡30分钟，然后用pH 7.383缓冲液冲洗。若经酶处理仍无改善，可检查参比电极，更换氯化钾溶液和参比电极膜。

（2）PCO_2电极：PCO_2电极技术性能基本同于pH电极，所不同的只是PCO_2电极需装尼龙网及渗透膜以注入外缓冲液。其渗透膜应平整，不能有皱纹、裂缝和针眼并保持清洁。渗透膜及尼龙网与敏感玻璃膜紧贴，不能夹有空气。有气泡可致反应速度变慢，显示不稳定，引起测定误差。

要定期更换电极缓冲溶液，电极缓冲液pH发生改变时可影响PCO_2定标准确性。外缓冲液不宜装得过满，应留有小气泡，使温度升高时有膨胀余地，以免电极膜变形，影响测定结果。电极要经常清洗，清洗时应用随机所带清洁剂。如换缓冲液后电极反应低下则要更换渗透膜。

（3）PO_2电极：由前端的选择性O_2通透性膜、铂阴极和Ag/AgCl阳极组成，PO_2电极用久后，其阴极端的磨砂玻璃上会有Ag或AgCl沉积，使电极灵敏度改变，此时应在细砂纸上滴上数滴PO_2电极外缓冲液，摩擦去掉沉积，用PO_2外缓冲液洗净，即可得到好的效果。渗透膜及电极外缓冲液要定期更换，与PCO_2电极方法相同。

测量室是一固定铝块，测量毛细管通道位于测量室内，是一根透明的细塑料管，管壁上有四个孔，分别用于漏出参比电极、PCO_2 电极、PO_2 电极、pH 电极的端部。测量室内还有加热器和温度传感器，即为一热敏电阻，以便测量室内保持37℃，一旦温度超出37℃ ±0.1℃的规定范围，传感器立即反馈信号到温控电路，使停止或开始加热。

2. 恒温装置　由加热元件、风扇及温度控制装置组成。

3. 管路系统　血气分析仪的管路系统比较复杂，是血气分析仪很重要的组成部分。管路系统的功能有完成自动定标、自动测量、自动冲洗及抽取标本血样。

管路系统结构，通常由气瓶、溶液瓶、连接管道、电磁阀、正压泵、负压泵、测量毛细管和转换装置等部分组成。

（1）气路系统：气路系统用来提供 PCO_2 和 PO_2 两种电极定标时所用的两种气体。每种气体中含有不同比例的氧和二氧化碳。气路系统根据供气方式又分为两种，由压缩气瓶供气，叫外配气方式；由气体混合器供气，叫内配气方式。

1）压缩气瓶供气方式：由两个压缩气瓶供气，一个含有5%的二氧化碳和20%的氧；另一个含10%的二氧化碳，不含氧。经过减压后输出的气体，首先经过湿化器饱和湿化后，再经阀或转换装置送到测量室中，对 PCO_2 和 PO_2 电极进行定标。湿化器是用水蒸气将定标气体饱和湿化的装置。经饱和湿化后的水蒸气产生的压力为恒定值。

2）气体混合器供气方式：这种供气系统用仪器本身的气体混合器产生定标气。加到气体混合器上来的空气压缩机产生的压缩空气和气瓶送来的纯二氧化碳气体，二氧化碳的纯度要求大于99.5%，气体混合器将上述两种气体进行配比、混合，最后产生类似于上述气瓶内气体比例的两种不同浓度的气体。同气瓶预混的供气方式一样，这两种气体也要经湿化器后，才送给测量毛细管。

（2）液路系统：液路系统具有两种功能，一是提供pH电极系统定标用的两种缓冲液，二是自动将定标和测量时停留在测量毛细管中的缓冲液或血液冲洗干净。液路系统需要四个盛放液体的瓶子，其中两个盛放缓冲液1和缓冲液2，第三个盛装冲洗液，第四个盛放废液。

（3）阀门和泵：血气分析仪内部具有两个泵，一为真空泵，另一为蠕动泵。利用这两个泵来完成仪器的定标、测量和冲洗。真空泵用来产生负压，使废液瓶内维持负压，靠此负压去吸引冲洗液和干燥空气，用于冲洗和干燥测量毛细管。真空泵还用于湿化器的快速充液。蠕动泵用于抽吸样品和定标品。在定标时用来抽取缓冲液到测量室。在测血样时用来抽样品。

4. 电子控制系统　将仪器测量信号进行放大和模数转换、对仪器实行有效控制、显示和打印出结果，并通过键盘输入指令。

5. 显示屏和打印装置　是显示和打印数据的部分。

（二）基本原理

被测血液在管路系统的抽吸下。被抽进样品室内的测量毛细管中测量。毛细管管壁上开有4个孔，pH、pH参比、PO_2 和 PCO_2 4支电极感测头紧紧将这4个孔堵严，其中，pH和pH参比电极共同组成pH测量系统，被测量的血液吸入测量毛细管后，管路系统停止抽吸；这样，血液中pH、PCO_2 和 PO_2 同时被4支电极所感测，电极将它们转换成各自的电信号，这电信号经过放大模数转换后被送至计算机系统，计算机处理后将测量值和计算值显示出来并打印出测量结果。

（三）性能特点

血气分析仪的检测速度快，可以满足临床抢救所需；血气分析仪的检测准确性和重复性好，各型号的血气分析仪一般pH的偏差在0.01～0.015，PCO_2 和 PO_2 在3%～6%左右，精密度则更高，这一结果完全能满足临床的要求。血气分析仪属于24小时连续开机处于待测状态的精密机器，操作比较简单，关键是日常保养，其易受血液中蛋白质的影响，需要去蛋白质和换膜，因此对血气分析仪需要加强日常保养。

二、血气及酸碱分析常用参数含义及参考区间

转换因素：1mmHg＝0.133kPa；1kPa＝7.5mmHg。

（一）血氧分析

血氧分析一般包括以下测定参数：氧分压（par－tial pressure of oxygen，PO_2）、氧饱和度（oxygen satu－ration，$SatO_2$）和血红蛋白50%氧饱和度时氧分压（partial pressure of oxygen of 50% hemoglobin oxygen sat－uration，P50）、脱氧血红蛋白或还原血红蛋白（deoxy－hemoglobin，HHb）、氧合血红蛋白（oxyhemoglobin，O_2Hb）、高铁血红蛋白（methemoglobin，MetHb）和碳氧血红蛋白（carboxyhemoglobin，COHb）。

1. 氧分压　指血浆中物理溶解 O_2 的压力，O_2 在血液中溶解量的多少与 PO_2 成正比，PO_2 是机体缺氧的敏感指标。

参考区间：动脉血为10.64～13.30kPa（80～100mmHg）。

PO_2 低于7.31kPa（55mmHg）即表示有呼吸衰竭，低于4.0kPa（30mmHg）可有生命危险。

2. 氧饱和度和血红蛋白50%氧饱和度时氧分压　$SatO_2$ 是指血液在一定的 PO_2 下，HbO_2 占全部Hb的百分比值，是了解血红蛋白氧含量程度和血红蛋白系统缓冲能力的指标。主要取决于动脉氧分压，可用下式表示：

$SatO_2$（%）＝［（血氧含量－物理溶解氧）/血氧容量］×100%

当 PO_2 降低时，$SatO_2$ 也随之降低；当 PO_2 增加时，$SatO_2$ 也相应增加。氧解离曲线为S形，这条S形曲线可受各种因素的影响而发生左移或右移的改变，观察曲线左移或右移的指标为P50。P50是指血红蛋白50%氧饱和度时的氧分压。P50可反映血液运输氧的能力以及血红蛋白对氧的亲和力。P50增加，提示氧离解曲线右移，氧与Hb亲和力降低，Hb易释放氧。P50降低，提示氧离解曲线左移，氧与Hb亲和力增加，Hb易结合氧，但不易释放氧。因此P50降低时，尽管 $SatO_2$ 较高，实际上组织同样缺氧。影响P50的因素很多，凡能影响氧与Hb结合的因素均可影响P50，主要有以下几种：①温度：体温高时右移，低时左移；②PCO_2：PCO_2 增高右移，降低左移；③pH：增高左移，降低右移；④红细胞内2，3－二磷酸甘油酸（2，3－DPG）：增高右移，降低左移。

参考区间：动脉血 $SatO_2$ 参考区间为91.9%～99%，P50参考区间为3.5 kPa（26mmHg）。

3. 脱氧血红蛋白或还原血红蛋白　指的是没有携带氧的血红蛋白，还原血红蛋白呈紫蓝色。当毛细血管中还原血红蛋白达到5g/dl以上时，皮肤、黏膜呈现青紫色，称为发绀（cyanosis），常见于乏氧性缺氧。静脉血因含还原血红蛋白多，所以呈现暗红色，透过皮肤，

就呈现青紫色。

参考区间：动脉血 HHb 参考区间为 0～5%。

4. 氧合血红蛋白　临床意义同氧饱和度。

参考区间：动脉血 O_2Hb 参考区间为 92%～98%。

5. 高铁血红蛋白　正常人血红蛋白分子含二价铁（Fe^{2+}），与氧结合为氧合血红蛋白。当血红蛋白中铁丧失一个电子，被氧化为三价铁（Fe^{3+}）时，即称为高铁血红蛋白（MetHb）。当血中 MetHb 量超过参考区间时，称为高铁血红蛋白血症，可分为获得性高铁血红蛋白血症：主要由于药物或化学物接触引起；先天性高铁血红蛋白血症：由于 NADH－高铁血红蛋白还原酶缺乏引起；此外，还可见先天性高铁血红蛋白血症伴有异常血红蛋白 M（HbM）。

参考区间：动脉血 MetHb 参考区间为 0～6%。

6. 碳氧血红蛋白　碳氧血红蛋白是由一氧化碳与血红蛋白结合而形成。一氧化碳与血红蛋白的结合力比氧与血红蛋白的结合力大 200～300 倍，碳氧血红蛋白的解离速度只有氧合血红蛋白的 1/3 600。因此一氧化碳与血红蛋白结合生成碳氧血红蛋白，不仅减少了红细胞的携氧能力，而且抑制、减慢氧合血红蛋白的解离和氧的释放。血中碳氧血红蛋白的浓度与空气中一氧化碳的浓度成正比。中毒症状取决于血中碳氧血红蛋白的浓度，血液中碳氧血红蛋白浓度大于 2% 时即可引起神经系统反应，达 5% 时，冠状动脉血流量显著增加，达 10% 时，冠状动脉血流量可增加 25%，这是一种代偿功能。但冠状动脉硬化患者则没有这种代偿能力，因而导致心肌缺氧、损伤。当血中碳氧血红蛋白为 2.5% 时就可缩短心绞痛患者的发作时间。同时血中碳氧血红蛋白浓度也是大气污染或室内空气污染生物材料监测的重要指标。

参考区间：动脉血 COHb 参考区间为 0～2%。

（二）酸碱度

血液酸碱度（potential of hydrogen，pH）是［H^+］的负对数值，［HCO_3^-］/［H_2CO_3］是决定血液 pH 的主要因素。

1. 参考区间　动脉血参考区间为 7.35～7.45。

2. 临床意义　<7.35 为酸血症，>7.45 为碱血症。但 pH 正常并不能完全排除无酸碱失衡，可能为代偿性酸碱平衡紊乱。

（三）二氧化碳分压

二氧化碳分压（partial pressure of carbon dioxide，PCO_2）指血浆中物理溶解 CO_2 的压力。PCO_2 代表酸碱失调中的呼吸因素，它的改变可直接影响血液 pH 的改变。

1. 参考区间　动脉血参考区间为 4.65～5.98kPa（35～45mmHg）。

2. 临床意义　超出或低于参考区间称高、低碳酸血症。大于 7.33kPa（55mmHg）有抑制呼吸中枢的危险，是判断各型酸碱中毒的主要指标。

（四）二氧化碳总量

二氧化碳总量（total carbon dioxide，TCO_2）指存在于血浆中各种形式的 CO_2 的总和。TCO_2 在体内受呼吸及代谢两方面因素的影响，但主要受代谢因素的影响。

1. 参考区间 动脉血参考区间为3.2～4.27kPa（24～32mmHg）。

2. 临床意义 代谢性酸中毒时明显下降，碱中毒时明显上升。

（五）实际碳酸氢盐和标准碳酸氢盐

实际碳酸氢盐（actual bicarbonate，AB）是指人体血浆中实际的HC03含量，是体内代谢性酸碱失衡的重要指标，也受呼吸因素改变的影响。标准碳酸氢盐（standard bicarbonate，SB）指在体温37℃、PCO_2为5.32kPa（40mmHg）、$SatO_2$为100%时的HCO_3^-含量，排除了呼吸因素的影响。

1. 参考区间 动脉血参考区间：AB为21～28mmol/L；SB为21～25mmol/L。

2. 临床意义 AB与SB两个指标联合分析，更有参考价值。两者正常为酸碱平衡正常，两者皆低为代谢性酸中毒失代偿，两者皆高为代谢性碱中毒失代偿，AB＞SB为呼吸性酸中毒，AB＜SB为呼吸性碱中毒。

（六）碱剩余

碱剩余（base excess，BE）指在标准条件下，即温度37℃、一个标准大气压、PCO_2为5.32kPa（40mmHg）、$SatO_2$为100%，用酸或碱将1L血液pH调整至7.40所需要加入的酸碱量。正常人BE值在0附近波动。

1. 参考区间 动脉血参考区间：－3～＋3mmol/L。

2. 临床意义 BE正值增加时，常提示代谢性碱中毒；BE负值增加时，常提示代谢性酸中毒。

（七）阴离子间隙

阴离子间隙（anlon gap，AG）指血浆中未测定的阴离子（UA）与未测定的阳离子（UC）浓度间的差值，即AG＝UA－UC。该值可根据血浆中常规可测定的阳离子（Na^+）与常规测定的阴离子（Cl^-和HCO_3^-）的差算出，即AG＝$[Na^+]-\{[Cl^-]+[HCO_3]\}$。

1. 参考区间 10～14mmol/L。

2. 临床意义 目前多以AG＞16mmol/L作为判断是否有AG增高型代谢性酸中毒的界限。它可鉴别不同类型的代谢性酸中毒。增高：见于代谢性酸中毒、糖尿病酮症酸中毒、尿毒症等。阴离子间隙正常的代谢性酸中毒如高血氯性代谢性酸中毒。降低：临床表现为低蛋白血症等。

（八）缓冲碱

缓冲碱（buffer base，BB）是血液中具有缓冲作用的碱之总和，包括HCO_3、HPO_4^-、血红蛋白、血浆蛋白。BB能反映机体对酸碱平衡紊乱时总的缓冲能力，它不受呼吸因素和二氧化碳改变的影响。

1. 参考区间 45～55mmol/L。

2. 临床意义 缓冲碱增高常见于代谢性碱中毒；减低常见于代谢性酸中毒，若此时实际碳酸氢盐（AB）正常，有可能为贫血或血浆蛋白低下。

（陈 鑫 李彦娜）

第二十一章 蛋白质及多肽类检验

一、总蛋白（TP）测定

（一）生化及生理

血清总蛋白是血浆中全部蛋白质的总称，可利用不同的方法将其分离，其含量变化对临床疾病诊断和治疗监测具有重要临床意义。血清中的白蛋白，α_1、α_2、β－球蛋白，纤维蛋白原，凝血酶原和其他凝血因子等均由肝细胞合成。γ－球蛋白主要来自浆细胞。当肝脏发生病变时，肝细胞合成蛋白质的功能减退，血浆中蛋白质即会发生质和量的变化。临床上用各种方法检测血清蛋白的含量来协助诊断肝脏疾患，并作为疗效观察、预后判断的指标。

（二）检测方法

凯氏定氮法：经典的蛋白质测定方法。测得样品中氮含量后，根据蛋白质平均含氮量16%计算蛋白浓度。该法结果准确性好，精密度高，灵敏度高，是公认的参考方法，目前用于标准蛋白质的定值和校正其他方法等，并适用于一切形态（固体和液体）的样品。但该法操作复杂、费时，不适合体液总蛋白常规测定，而且样品中各种蛋白质含氮量有一定的差异，尤其在疾病状态时差异可能更大，故本法不适于临床应用。

双缩脲法：两个尿素分子缩合后生成的双缩脲，可在碱性溶液中与铜离子作用形成紫红色的反应物；蛋白质中的连续肽键在碱性溶液中也能与铜离子作用产生紫红色络合物，因此将蛋白质与碱性铜反应的方法称为双缩脲法。该法对各种蛋白质呈色基本相同，特异性和准确度好，且显色稳定性好，试剂单一，方法简便。该法灵敏度虽不高，但对血清总蛋白定量很适宜，胸腹腔积液中蛋白质含量多数大于10g/L，基本上也能用该法测定，而对蛋白质浓度很低的其他体液尤其是脑脊液和尿液，不是合适的定量方法。

染料结合法：在酸性环境下，蛋白质带正电荷，可与染料阴离子反应而产生颜色改变，常用染料有氨基黑、丽春红、考马斯亮蓝、邻苯三酚红钼等。前两种常用作为血清蛋白电泳的染料。考马斯亮蓝常用于需更高呈色灵敏度的蛋白电泳中，也可用于尿液、脑脊液等样品的蛋白质定量测定，优点是鉴别、快速、灵敏，但比色杯对染料有吸附作用，在自动生化分析仪中无法很好地清洗（手工清洗常采用乙醇）。染料结合法均存在不同蛋白质与染料结合力不一致的问题。目前临床上最常用的是邻苯三酚红钼法。

比浊法：某些酸如三氯乙酸、磺基水杨酸等能与蛋白质结合而产生微细沉淀，由此产生的悬浮液浊度大小与蛋白质的浓度成正比。该法的优点是操作简便、灵敏度高，可用于测定尿液、脑脊液等蛋白质浓度较低的样品；缺点是影响浊度大小的因素较多，包括加入试剂的手法、混匀技术、反应温度等，且各种蛋白质形成的浊度亦有较大的差别。目前临床上较多应用的是苄乙氯铵法。

酚试剂法：原理是运用蛋白质中酪氨酸和色氨酸使磷钨酸和磷钼酸还原为钨蓝和钼蓝。

该法灵敏度较高。Lowry 将酚试剂法进行了改良，先用碱性铜溶液与蛋白质反应，再将铜一肽键络合物中的酪氨酸和色氨酸与酚试剂反应，产生最大吸收在 745 ~ 750nm 的颜色，使呈色灵敏度更为提高，达到双缩脲法的 100 倍左右，有利于检出较微量的蛋白质。各种蛋白质中酪氨酸和色氨酸的含量不同，如白蛋白含色氨酸 0.2%，而球蛋白含色氨酸 2% ~ 3%，因此本法不适合测定混合蛋白质，只适合测定单一蛋白质，如测定组织中某一蛋白质抽提物。该法易受还原性化合物的干扰，如带 - SH 的化合物、糖类、酚类等。

直接紫外吸收法：根据蛋白质分子在 280nm 处的紫外吸光度值计算蛋白质含量。其原理是：芳香族氨基酸在 280nm 处有一吸收峰，可用于蛋白质的测定。因生物样品常混有核酸，核酸最大吸收峰为 260nm，在 280nm 也有较强的吸收，因而测得的蛋白质浓度可采用两个波长的吸光度予以校正，即蛋白质浓度（g/L） = 1.45A280nm - 0.74A260nm。该法准确性受蛋白质分子中芳香族氨基酸的含量影响甚大，而且尿酸和胆红素在 280nm 附近有干扰，所以不适合血清、尿液等组成复杂的体液蛋白质测定，常用于较纯的酶、免疫球蛋白等测定。本法不加任何试剂且不需要任何处理，可保留制剂的生物活性，可回收全部蛋白质。

（三）标本要求与保存

采用血清或血浆，血清首选，血浆用肝素或 EDTA 抗凝。标本量 1ml，至少 0.5ml。最好在 4 小时内分离血清/血浆。分离后标本在室温（25℃）、冷藏（4℃）或冷冻（ - 20℃）稳定保存 14 天。可反复冻融 3 次。

（四）参考区间

血清：脐带血：48 ~ 80g/L。

早产儿：36 ~ 60g/L。

新生儿：46 ~ 70g/L。

1 周：44 ~ 76g/L。

7 个月 ~ 1 岁：51 ~ 73g/L。

1 ~ 2 岁：56 ~ 75g/L。

>2 岁：60 ~ 80g/L。

成人（活动）：64 ~ 83g/L。

成人（休息）：60 ~ 78g/L。

>60 岁：比成人低 0 ~ 2g/L。

（五）临床意义

（1）升高：脱水、水分摄取不足、腹泻、呕吐、静脉淤血、糖尿病酸中毒、发热、肠梗阻和穿孔、外伤、急性感染等；单核 - 巨噬细胞系统疾患（球蛋白增多）；多发性骨髓瘤、巨球蛋白血症、白血病等；慢性感染性疾病（球蛋白增多）：细菌、病毒、寄生虫感染，关节炎等。

（2）降低：血浆蛋白漏出：出血、溃疡、蛋白质尿、胃肠炎的蛋白漏出；营养不良（清蛋白减少）：营养失调症、低清蛋白血症、维生素缺乏症、恶病质、恶性贫血、糖尿病、妊娠中毒等；肝功能障碍（清蛋白合成减少）：肝硬化、肝癌、磷中毒等。

血清总蛋白存在生理变动：脐带血、新生儿等与成人比较约低 15g/L。，血浆总蛋白随年龄增长而增加，13 ~ 14 岁则达到成人水平，呈稳定的平衡状态，但随年龄老化有降低趋势。成人女性比男性低1.0~2.0g/L，妊娠中期会下降。

血清总蛋白含量正常者，并不表明其组分也正常，例如肝硬化患者往往呈现血浆清蛋白减少，而γ-球蛋白增加，两因素相互抵消则血浆总蛋白仍处于正常范围。为了使其结果有临床意义，除测定总蛋白外，还需加测Hb和血细胞比容（Hct）或者循环血液量，进行综合判断。

（六）影响因素

严重溶血、明显的脂血、高胆红素会引起蛋白质浓度的假性上升。检测前应离心去除样品中的沉淀。

二、白蛋白（Alb）测定

（一）生化及生理

白蛋白是580个氨基酸残基的单链多肽，分子量为66 300，分子结构中含17个二硫键，不含糖。在体液pH 7.4的环境中，白蛋白为负离子，每分子可以带有200个以上负电荷。白蛋白（albumin，Alb）由肝实质细胞合成，在血浆中其半衰期15~19天，是血浆中含量最多的蛋白质，占血浆总蛋白的57%~68%。各种细胞外液中均含微量的白蛋白；正常情况下白蛋白在肾小球中滤过量甚微，约为血浆中白蛋白量的0.04%，即使如此，每天从肾小球滤过液中排出的白蛋白即可达3.6g，为终尿中蛋白质排出量的30~40倍，由此可见滤过液中多数清蛋白可被肾小管重新吸收。

其主要生理功能包括：①血浆的主要载体蛋白：许多水溶性差的物质可以通过与白蛋白的结合而被运输，具有活性的激素或药物等一旦与白蛋白结合时，则不呈现活性；这种结合是可逆性的，当白蛋白含量改变或血液pH等因素变化时，与白蛋白结合的激素和药物结合量发生改变使其游离型含量也随之变化，从而导致生理活性增强或减弱。②维持血浆胶体渗透压：病理状态下，因为血浆白蛋白丢失或浓度过低时，可引起水肿、腹水等症状。③具有缓冲酸碱的能力：蛋白质是两性电解质，含有许多$-NH_2$和$-COOH$基团；当血液偏酸时，以$-NH_3^+$和$-COOH$形式存在，当血液碱性过强时，则以$-NH_2$和$-COO^-$形式存在。④重要的营养蛋白：白蛋白可以在不同组织中被细胞内吞而摄取，其氨基酸用于组织修补。因疾病等食物摄入不足或手术后患者常给予静脉白蛋白注射液。

（二）检测方法

体液白蛋白浓度的测定方法包括电泳法、免疫化学法和染料结合法。电泳法只能测定其百分含量，乘以总蛋白浓度可得其浓度，用于白蛋白定量操作不方便，且精密度不如直接定量。免疫化学法包括免疫比浊法和放射免疫法等，这类方法特异性好、灵敏度高，且白蛋白易纯化，因而其抗血清容易制备，较适合于尿液和脑脊液等低浓度白蛋白的测定。血清中白蛋白浓度很高，以染料结合法最多用，其原理是：阴离子染料溴甲酚绿（bromcresol green，BCG）或溴甲酚紫（bromcresol purple，BCP）能与白蛋白结合，其最大吸收峰发生转移，BCG与白蛋白反应形成的蓝绿色复合物在630nm处有吸收峰，BCP与白蛋白反应形成的绿色复合物在603nm处有吸收峰。而球蛋白基本不结合这些染料。

（三）标本要求与保存

血清或血浆，血清首选，血浆用肝素或EDTA抗凝。标本量1.0ml，至少0.5ml。最好在45分钟内分离血清/血浆。分离后标本在室温（25℃）、冷藏（4℃）或冷冻（－20℃）稳定保存14天。可反复冻融3次。

（四）参考区间

血清白蛋白随年龄有所变化，0～4天为28～44g/L，4天～14岁为38～54g/L，此后下降；14～18岁为32～45g/L，成人为35～52g/L，60～90岁为32～46g/L，＞90岁为29～45g/L。走动者比卧床者平均高3g/L。

医学决定水平：＞35g/L时正常，28～34g/L为轻度缺乏，21～27g/L为中度缺乏，＜21g/L则严重缺乏。低于28g/L时，会出现组织水肿。

（五）临床意义

血浆白蛋白增高仅见于严重脱水时，无重要的临床意义。低白蛋白血症见于下列疾病。

（1）白蛋白合成不足：严重的肝脏合成功能下降如肝硬化、重症肝炎；蛋白质营养不良或吸收不良，血浆白蛋白受饮食中蛋白质摄入量影响，可作为个体营养状态的评价指标，但体内总量多、生物半衰期长，早期缺乏时不易检出。

（2）白蛋白丢失：白蛋白在尿中丢失，如肾病综合征、慢性肾小球肾炎、糖尿病性肾病、系统性红斑狼疮性肾病等；胃肠道蛋白质丢失，如肠道炎症性疾病时因黏膜炎症坏死等丢失；皮肤丢失，如烧伤及渗出性皮炎等。

（3）白蛋白分解代谢增加：组织损伤，如外科手术和创伤；组织分解增加，如感染性炎症疾病等。

（4）白蛋白的分布异常：如门静脉高压时大量蛋白质尤其是白蛋白从血管内漏入腹腔；肝硬化导致门脉高压时，由于白蛋白合成减少和大量漏入腹水的双重原因，使血浆白蛋白显著下降。

（5）无白蛋白血症：是极少见的遗传性缺陷，血浆白蛋白含量常低于1g/L。但没有水肿等症状，部分原因可能是血管中球蛋白含量代偿性升高。

（六）影响因素

不能使用氟化物血浆；实验前需离心含沉淀物的标本。

三、前白蛋白（PA）测定

（一）生化及生理

前白蛋白分子量55 000，由肝细胞合成，在电泳中显示在白蛋白前方，其半衰期很短，仅约12小时。前白蛋白（prealbumin，PA）的生理功能是作为组织修补材料和运载蛋白，可结合大约10%的T_4和T_3，对T_3的亲和力更大，还有运载维生素A的作用。

（二）检测方法

免疫透射比浊法或免疫散射比浊法。散射比浊法是在光源光路垂直方向上测定浊度的散射光强度，计算被测物质含量，灵敏度较高，但需要专门的免疫分析仪和配套的试剂盒。透射比浊法是在光源的光路方向上测量浊度的投射光强度，计算被测物质的含量，灵敏度可满足常规工作的要求，且可在具有340nm波长的任何生化分析仪上进行，实用性较广。测定原理为：血清中的PA与抗PA抗体在液相中反应生成抗原抗体复合物，使反应液呈现浊度。

当一定量抗体存在时，浊度与血清中的PA（抗原）的含量成正比。利用散射比浊或透射比浊技术，与同样处理的PA标准比较，求得样品中PA含量。

（三）标本要求与保存

采用血清。标本量1ml，至少0.5ml，新生儿0.1ml。分离后标本在室温（25℃）、冷藏（4℃）或冷冻（-20℃）稳定保存14天。可反复冻融3次。

（四）参考区间

健康成年人血清PA浓度为250～400mg/L，儿童水平约为成年人的一半，青春期则急剧增加达到成人水平。散射比浊法结果稍低，为160～350mg/L。各单位可根据自身条件建立本实验室的参考值。

（五）临床意义

（1）营养不良指标：其评价标准是：PA在200～400mg/L之间为正常，100～150mg/L之间为轻度缺乏，50～100mg/L之间为中度缺乏，<50mg/L为严重缺乏。

（2）肝功能不全指标：白蛋白和转铁蛋白同时也可作为营养不良和肝功能不全的指标，但PA具有更高的敏感性。

（3）在急性炎症、恶性肿瘤、创伤等任何急需合成蛋白质的情况下，血清PA均迅速下降，PA属负性急性时相反应蛋白。

（六）影响因素

（1）本法属于浊度反应，试剂有任何可见的浑浊，应弃去不用，否则对结果有较大的影响。

（2）本法的线性范围可达800mg/L，如样本浓度超过此值时，应用生理盐水稀释后重测。

四、α_1抗胰蛋白酶（α_1-AT）测定

（一）生化及生理

α_1-抗胰蛋白酶（α_1-antitrypsin，α_1AT或AAT）是具有蛋白酶抑制作用的一种急性时相反应蛋白，分子量为51 000，pl值4.8，含糖10%～12%。在蛋白质琼脂糖电泳中泳动于α_1区带，属这一区带的主要组分；因含糖量特别高，故该蛋白质的染色都很浅。AAT有多种遗传表型，已知至少有75种，其表达的蛋白质有M型、Z型和S型。人群中最多见的是PiMM型，占95%以上，其他还有PiZZ、PiSS、PiSZ、PiMZ和PiMS型，对蛋白酶的抑制作用主要依赖于M型蛋白的浓度。

AAT是蛋白酶的抑制物，占血清中抑制蛋白酶活力的90%左右，不仅抑制胰蛋白酶，同时也抑制糜蛋白酶、尿激酶、肾素、胶原酶、弹性蛋白酶、纤溶酶和凝血酶等酶活性。AAT的抑制作用有明显的pH依赖性，最大活力处于中性和弱碱性，当pH 4.5时活性基本丧失。多形核粒细胞进行吞噬时，释放溶酶体蛋白水解酶，AAT是其生理抑制物。由于AAT的分子量较小，它可透过毛细血管进入组织液与蛋白酶结合而又回到血管内，其复合物有可能转移到α_2-巨球蛋白分子上，经血循环转运并在单核-吞噬细胞系统中降解消失。

（二）检测方法

AAT 浓度：单向扩散试验、免疫透射比浊法或免疫散射比浊法。

蛋白酶抑制剂（Pi）容量：根据患者样本内 AAT 浓度，将患者血清加入已被催化的胰蛋白酶反应中。抑制先前已限定定量加入的胰蛋白酶的活性。在试验中，残留的活性胰蛋白酶从加入的基质（苯甲基－精氨酸－P－硝基酰基苯胺或甲苯磺酰·甘氨酸－赖氨酸－4－硝基酰基苯胺醋酸盐）中释放出对硝基苯胺，用分光光度计在 405nm 处测量这一反应产物吸光度的增加。以 1L 血清所抑制的胰蛋白酶活性作为评价的标准。

（三）标本要求与保存

血清或血浆，血清首选，血浆用肝素或 EDTA 抗凝。标本量 1.0ml，至少 0.5ml。最好在 45 分钟内分离血清/血浆。乳糜状血清拒用。分离后标本在室温（25℃）、冷藏（4℃）或冷冻（－20℃）稳定保存 14 天。可反复冻融 3 次。

（四）参考区间

AAT 浓度：0.9～2.0g/L。

α_1－Pi 容量：1.4～2.4U/L。

（五）临床意义

AAT 缺陷：ZZ 型、SS 型甚至 MS 表型常伴有早年（20～30 岁）出现的肺气肿。当吸入尘埃和细菌引起肺部多形核粒细胞的吞噬活跃时，导致溶酶体弹性蛋白酶释放，如果 AAT 的 M 型有蛋白缺陷，对蛋白酶抑制作用减弱，蛋白水解酶可过度地作用于肺泡壁的弹性纤维而导致肺气肿的发生。低 AAT 活性型还可出现于胎儿呼吸窘迫综合征。ZZ 表型表现有肝细胞损害，如 ZZ 表型的新生儿中 10%～20% 在出生数周后发生肝炎，最后因活动性肝硬化致死；ZZ 表型的某些成人有发生肝损害者，也有相当数量人群不发生肝损害者，结果表明导致肝损害者还有其他因素共同作用。

（六）影响因素

枸橼酸盐、草酸钾、氟化钠或 EDTA 用于单扩散方法测定会产生 AAT 浓度假性降低和胰蛋白酶抑制能力减弱。

五、α_1 酸性糖蛋白

（一）生化及生理

AAG 主要由肝脏实质细胞合成，某些肿瘤组织也可合成。AAG 含糖约 45%，其中包括 11%～20% 的唾液酸，是血清中黏蛋白的主要成分，黏蛋白是可以被高氯酸或其他强酸沉淀的一组蛋白质。AAG 是主要的急性时相反应蛋白，在急性炎症时增高，与免疫防御功能有关。

α_1－酸性糖蛋白是主要的急性时相反应蛋白，在急性炎症时增高，与免疫防御功能有关。早期认为肝脏是合成 AAG 的唯一器官，近年有证据认为某些肿瘤组织亦可以合成。AAG 分解代谢首先是其唾液酸的分子降解而后蛋白质部分在肝中很快消失。AAG 可以结合利多卡因和普萘洛尔等，在急性心肌梗死时，AAG 作为一种急性时相反应蛋白升高后，使药物结合状态增加而游离状态减少，因而使药物的有效浓度也下降。

（二）检测方法

免疫比浊法。

（三）标本要求与保存

血清或血浆，肝素或 EDTA 抗凝。标本量 1ml，至少 0.5ml。分离后标本在室温（25℃）、冷藏（40℃）或冷冻（-20℃）稳定保存 14 天。可反复冻融 3 次。

（四）参考区间

0.5~1.2g/L。

（五）临床意义

（1）AAG 目前主要作为急性时相反应的指标，在风湿病、恶性肿瘤及心肌梗死等炎症或组织坏死时一般增加 3~4 倍，3~5 天时出现浓度高峰，AAG 增高是活动性溃疡性结肠炎最可靠的指标之一。

（2）糖皮质激素增加，包括内源性的库欣综合征和外源性强的松、地塞米松等药物治疗时，可引起 AAG 升高。

（3）在营养不良、严重肝损害、肾病综合征以及胃肠道疾病致蛋白严重丢失等情况下 AAG 降低。

（4）雌激素使 AAG 降低。

六、触珠蛋白测定

（一）生化及生理

触珠蛋白（haptoglobin，Hp）由肝脏合成，在血清蛋白电泳中位于 α_2 区带，为 $\alpha_2\beta_2$ 四聚体。α 链有 α_1 及 α_2 两种，α_1 又有 α_{1F} 及 α_{1S} 两种遗传变异体，α_{1F}、α_{1S}、α_2 三种等位基因编码形成 αβ 聚合体，因此个体之间可有多种遗传表型。Hp 能与红细胞中释放出的游离血红蛋白（Hb）结合，每分子 Hp 可集合两分子 Hb，从而防止 Hb 从肾丢失，为机体有效地保留铁，避免 Hb 对肾脏的损伤。Hp-Hb 复合物不可逆，转运到网状内皮系统分解，其氨基酸和铁可被再利用。同时 Hp-Hb 复合物也是局部炎症的重要控制因子，具有潜在的过氧化氢酶作用。Hp 不能被重新利用，溶血后其含量急剧降低，血浆浓度多在 1 周内再生恢复到原有水平。其作用是运输血管内游离的血红蛋白至网状内皮系统降解。血管内溶血后，1 分子的触珠蛋白可结合 1 分子的游离血红蛋白，此种结合体很快地从血中被肝实质细胞清除。3~4 日后，血浆中 Hp 才复原。

（二）检测方法

放射免疫扩散法、免疫比浊法。

（三）标本要求与保存

血清或血浆，血清首选，血浆用肝素或 EDTA 抗凝。标本量 2.0ml。防止过度溶血或脂血。分离后标本在室温（25℃）、冷藏（4℃）或冷冻（-20℃）稳定保存 14 天。可反复冻融 3 次。

（四）参考区间

儿童：0.2~1.6g/L。

成人（20～60岁）：0.3～2.0g/L。

（五）临床意义

（1）各种溶血性贫血，无论血管内溶血或血管外溶血，血清中Hp含量都明显减低，甚至测不出，这是因为Hp可与游离血红蛋白结合，清除了循环血中的游离血红蛋白所致。如果血管内溶血超出Hp的结合能力，即可出现血红蛋白尿。

（2）鉴别肝内和肝外阻塞性黄疸，前者Hp显著减少或缺乏，后者Hp正常或增高。

（3）传染性单核细胞增多症、先天性触珠蛋白血症等血清Hp可下降或缺如。

（4）急性或慢性感染、结核病、组织损伤、风湿性和类风湿性关节炎、恶性肿瘤、淋巴瘤、系统性红斑狼疮（SLE）等，血清Hp含量可增高，在此情况下，如测得Hp正常，不能排除溶血。

影响因素

从出生至40岁左右，血清中的浓度不断升高。女性高于男性。

七、α_2巨球蛋白测定

（一）生化及生理

α_2-巨球蛋白（α_2-macroglobulin，α_2MG或AMG）主要由肝实质细胞合成，分子量约为720kD，是血浆中最大的蛋白质，含糖量约8%，由4个亚单位组成。AMG是由肝细胞和单核-吞噬细胞系统合成，半衰期约5天。它与淋巴网状细胞系统的发育和功能有密切联系。

AMG突出的特性是能与多种离子和分子结合，特别是能与蛋白水解酶结合而影响酶的活性，此类蛋白水解酶包括纤维蛋白溶解酶、胃蛋白酶、糜蛋白酶、胰蛋白酶及组织蛋白酶D等。当酶与AMG处于复合物状态时，酶的活性虽没有失活，但不能作用于大分子底物；若底物为分子量小的蛋白质，AMG-蛋白酶复合物可以使其催化水解，因此，AMG具有选择性地保护某些大分子蛋白酶活性的作用。

（二）检测方法

免疫透射比浊法或免疫散射比浊法。

（三）标本要求与保存

采用血清。标本量1ml，至少0.5ml。过度脂血拒收。分离后标本在室温（25℃）稳定保存3天，冷藏（4℃）或冷冻（-20℃）稳定保存14天。可反复冻融3次。

（四）参考区间

成人：1.3～3.0g/L。

（五）临床意义

升高：低白蛋白血症，尤其是肾病综合征时，血液AMG含量显著增高，可能属于一种代偿机制以保持血浆胶体渗透压。

八、转铁蛋白测定

（一）生化及生理

TRF 主要由肝细胞合成，电泳位置在 p 区带。TRF 能可逆地结合多价阳离子，包括铁、铜、锌、钴等，每一分子 TRF 可结合两个三价铁原子。从小肠进入血液的 Fe^{2+} 被铜蓝蛋白氧化为 Fe^{2+}，再被 TRF 的载体蛋白结合。机体各种细胞表面都有 TRF 受体，该受体对 TRF－Fe^{2+} 复合物比对 TRF 的载体蛋白亲和力高得多。与受体结合后，TRF－Fe^{2+} 复合物被摄入细胞，从而将大部分 Fe^{2+} 运输到骨髓，用于 Hb 合成，小部分则运输到各组织细胞，用于形成铁蛋白，以及合成肌红蛋白、细胞色素等。血浆中 TRF 浓度受食物铁供应的影响，缺铁时血浆 TRF 浓度上升，经铁剂有效治疗后恢复到正常水平。

（二）检测方法

TRF 的测定方法有免疫散射比浊法、放射免疫法和电泳免疫扩散法。目前临床常用的是免疫散射比浊法，利用抗人 TRF 血清与待检测的 TRF 结合形成抗原抗体复合物，其光吸收和散射浊度增加，与标准曲线比较，可计算出 TRF 含量。

（三）标本要求与保存

采用血清或血浆，血清首选，血浆用肝素抗凝，不能用 EDTA 抗凝。标本量 1ml。避免溶血。分离后标本在室温（25℃）、冷藏（4℃）或冷冻（－20℃）稳定保存 14 天。可反复冻融 3 次。

（四）参考区间

血清：新生儿：1.17～2.5g/L。

20～60 岁：2.0～3.6g/L。

>60 岁：1.6～3.4g/L。

（五）临床意义

（1）转铁蛋白增高：见于妊娠中、晚期及口服避孕药、反复出血、铁缺乏等，尤其是缺铁性贫血。

（2）转铁蛋白减低：见于遗传性转铁蛋白减低症、营养不良、严重蛋白质缺乏、腹泻、肾病综合征、溶血性贫血、类风湿关节炎、心肌梗死、某些炎症及恶病质等。

（3）转铁蛋白饱和度降低：血清铁饱和度 $<15\%$，结合病史可诊断缺铁，其准确性仅次于铁蛋白，比总铁结合力和血清铁灵敏，但某些贫血也可降低。增高见于血色病、过量铁摄入、珠蛋白产生障碍性贫血。

（六）影响因素

TRF 的浓度受食物供应的影响，机体在缺铁状态时，TRF 浓度上升，经铁有效治疗后恢复到正常水平，所以测定时应统一空腹测定。

九、C－反应蛋白（hs－CRP）测定

（一）生化及生理

C－反应蛋白由肝细胞所合成，含 5 个多肽链亚单位，非共价结合为盘形多聚体，分子

量为115 000～140 000，电泳分布在慢γ区带，时而可以延伸到β区带，其电泳迁移率易受一些因素影响，如钙离子及缓冲液的成分等。CRP不仅结合多种细菌、真菌及原虫等体内的多糖物质，在钙离子存在下，还可以结合卵磷脂和核酸。CRP可以引发对侵入细菌的免疫调节作用和吞噬作用，结合后的复合体具有对补体系统的激活作用，表现炎症反应。CRP也能识别和结合由损伤组织释放的内源性毒性物质，然后将其进行去毒或从血液中清除，同时CRP则自身降解。

（二）检测方法

散射免疫比浊法或透射免疫比浊法。

（三）标本要求与保存

采用血清。标本量1ml。避免溶血。分离后标本在室温（25℃）、冷藏（4℃）或冷冻（－20℃）稳定保存14天。可反复冻融3次。

（四）参考区间

成人（20～60岁）：<5mg/L。

（五）临床意义

CRP是第一个被认识的急性时相反应蛋白，作为急性时相反应一个极灵敏的指标，血浆中CRP浓度在急性心肌梗死、创伤、感染、炎症、外科手术、肿瘤浸润时迅速地增高，可达正常水平的2 000倍。CRP是非特异指标，主要用于结合临床病史监测疾病：如炎症性疾病的活动度、监测系统性红斑狼疮、白血病、外科手术后的感染、监测肾移植后的排斥反应等。

（六）影响因素

高浓度的类风湿因子与免疫球蛋白结核可产生假性升高。脂血对结果存在干扰。

十、β_2微球蛋白（β_2－MG）测定

（一）生化及生理

β_2－微球蛋白是由淋巴细胞、血小板、多形核白细胞产生的一种内源性低分子量血清蛋白质，它是主要组织相容性抗原（HLA）的β链（轻链）部分（为一条单链多肽），存在于细胞的表面，由人第15号染色体的基因编码，分子内含一对二硫键，不含糖。β_2－微球蛋白分子量为11 800。是由100个氨基酸残基组成的单一肽链，与免疫球蛋白的C结构域类似。β_2－m存在于所有有核细胞膜表面，作为HLA抗原的轻链构成成分。β_2－m在血液、尿液、唾液、髓液、乳汁、羊水中微量而广泛分布。体内产生的β_2－m的量较为恒定，分泌入血中的β_2－m迅速从肾脏滤过，血中浓度为0.8～2.0mg/L，每日尿中排出量为0.03～0.1mg。

（二）检测方法

免疫测定法，如免疫化学发光法（ICMA）、放射免疫测定、酶或发光免疫测定、胶乳增强散射免疫测定。

（三）标本要求与保存

采用血清。标本量0.5ml，至少0.3ml。避免脂血。分离后标本在室温（25℃）稳定保

存7天，冷藏（4℃）或冷冻（-20℃）稳定保存14天。可反复冻融3次。

（四）参考区间

血清：婴儿：3.0mg/L（平均数）。

0~59岁：1.9mg/L（平均数）。

60~69岁：2.1mg7L（平均数）。

>70岁：2.4mg/L（平均数）。

（五）临床意义

（1）肾功能损害：血中 β_2-m 与GFR呈负相关，与血清肌酐呈正相关，评价GFR，采用 β_2-m 更优于肌酐。肾透析者，β_2-m 持续呈高值，表明肾出现淀粉样变，有引起腕管综合征的可能性。

（2）恶性肿瘤：网质内皮肿瘤、多发性骨髓瘤、慢性淋巴细胞白血病，治疗前血清 β_2-m 为6mg/L，治疗后仍在3mg/L以上，表明生存率低，可以用于判断预后。

（3）SLE等免疫异常者：淋巴功能活化亢进以及免疫刺激，使肝细胞合成 β_2-m 增加，这也是肝病患者 β_2-m 升高的原因。

（4）尿中排出增加：肾小管重吸收障碍时，血中浓度升高（阈值4.5mg/L以上）。

（六）影响因素

儿童血清内 β_2-m 浓度比青年、成年人以及60岁以上者稍高。不同年龄其浓度有变化。

（陈　鑫　李彦娜）

第二十二章　糖代谢相关检验

第一节　血糖测定

一、葡萄糖（Glu）测定

（一）生化及生理

临床上所说的血糖就是指血液中的葡萄糖。葡萄糖是六碳单糖，分子式 $C_6H_{12}O_6$，D 构型。血液中的葡萄糖为 α 和 β 两种构型的衡态混合物，α-D-葡萄糖和 β-D-葡萄糖分别为 36% 和 64%。血液葡萄糖水平受胰岛素、胰高血糖素、肾上腺素、皮质醇、生长激素等的调节。葡萄糖是机体重要的组成成分、能量来源和代谢中间物。

（二）检测方法

血液葡萄糖的测定从最早采用的斑氏（Benidict）法、福林-吴氏（Folin-Wu）法到邻甲苯胺法，再到目前广泛应用的酶法。常用的酶法包括葡萄糖氧化酶法、己糖激酶法和葡萄糖脱氢酶法。葡萄糖测定的常规方法是葡萄糖氧化酶法，参考方法是已糖激酶法。

葡萄糖氧化酶法：葡萄糖氧化酶催化 β-D-葡萄糖氧化成葡萄糖酸和过氧化氢。随后在色原性物质（如 4-氨基安替比林偶氮酚、联大茴香胺等）存在下，过氧化物酶催化过氧化氢，氧化色原性物质，生成有色复合物。由于葡萄糖氧化酶只特异性作用 β-D-葡萄糖，α-D-葡萄糖需通过变旋酶将其加快转化成 β 构型。

已糖激酶法：在 ATP 和 Mg^{2+} 的存在下，葡萄糖被已糖激酶磷酸化。产生的葡萄糖-6-磷酸在 $NADP^+$ 的存在下被葡萄糖-6-磷酸脱氢酶氧化生成 6-磷酸葡萄糖酸，同时使 $NADP^+$ 还原成 NADPH，NADPH 在 340nm 有吸收峰。

葡萄糖脱氢酶法：在 NAD^+ 存在下，葡萄糖脱氢酶催化 β-D-葡萄糖氧化成葡萄糖酸-δ-内酯，同时使 NAD^+ 还原成 NADH，NADH 在 340nm 有吸收峰。反应中也需要变旋酶加速 α-葡萄糖的变旋过程。

（三）标本要求与保存

血浆、血清、全血或毛细血管血，血浆首选，草酸钾-氟化钠抗凝。避免溶血。血液标本采集后 1 小时内分离血浆或血清，否则，全血中的葡萄糖每小时降低 5%~7%。分离后的血浆或血清可在室温（25℃）、冷藏（4℃）或冷冻（-20℃）稳定保存 14 天。可反复冻融 3 次。

（四）参考区间

空腹血清/血浆

脐带血：2.5~5.3mmol/L（45~69mg/dl）。

早产儿：1.1～3.3mmol/L（20～60mg/dl）。

婴儿：1.7～3.3mmol/L（30～60mg/dl）。

新生儿（1天）：2.2～3.3mmol/L（40～60mg/dl）。

新生儿（>1天）：2.8～4.5mmol/L（50～60mg/dl）。

儿童：3.3～5.6mmol/L（60～100mg/dl）。

成年人：4.1～5.6mmol/L（74～100mg/dl）。

>60岁：4.6～6.4mmol/L（82～115mg/dl）。

>90岁：4.2～6.7mmol/L（75～121mg/dl）。

成人全血（肝素）：3.5～5.3mmol/L。

（五）临床意义

（1）升高：①糖尿病：如1型、2型糖尿病及其他类型；②内分泌疾病：如巨人症、肢端肥大症、皮质醇增多症、甲状腺功能亢进、嗜铬细胞瘤、胰高血糖素瘤等；③应激性高血糖：如颅脑损伤、颅内压增高、脑卒中、心肌梗死等；④药物影响：如噻嗪类利尿药、口服避孕药；⑤肝源性血糖升高：如严重的肝病变，导致肝脏功能障碍，使葡萄糖不能转化为肝糖原贮存；⑥胰腺病变：如胰腺炎、胰腺癌、胰外伤、胰大部分切除等；⑦其他病理性升高：妊娠呕吐、脱水、缺氧、窒息、麻醉等；⑧生理性增高：如餐后1～2小时、高糖饮食、情绪激动；⑨医源性因素；如大量服用激素等。

（2）降低：血糖低于4.1mmol/L即为血糖降低。见于：①胰岛素分泌过多：如胰岛B细胞增生或肿瘤、胰岛素瘤、口服降糖药等；②拮抗胰岛素的激素分泌不足：如肾上腺皮质激素、生长激素等缺乏；③肝糖原贮存缺乏：如重症肝炎、肝硬化、肝癌等严重肝病时；④其他：如长期营养不良、长时间不能进食的疾病、急性酒精中毒等；⑤生理性低血糖：如饥饿、剧烈运动等。

（六）影响因素

（1）葡萄糖氧化酶法是临床推荐的常规方法，但是其第二步反应过氧化物酶特异性较低，一些还原性物质如尿酸、抗坏血酸、胆红素和谷胱甘肽等产生竞争性抑制，导致测定的血糖结果偏低。而已糖激酶法和葡萄糖脱氢酶法特异性较高，已糖激酶法是葡萄糖测定的参考方法。

（2）血糖定量测定受以下因素影响：①临床上所用空腹血糖（fasting blood glucose，FBG）一般是检测至少10～12小时不摄入任何含热量食物后的血液葡萄糖的含量。②标本的收集与储存：标本采集后应尽快完成血浆或血清的分离。一般推荐用血浆作为葡萄糖检测的标本，因为加入抗凝剂（如草酸钾－氟化钠等）有防止糖酵解和凝血发生的作用。必须用全血作为检测标本时，应尽快完成测定，否则应将其4℃保存，因为全血标本在37℃放置1小时，其葡萄糖的值会降低1.1mmol/L，25℃降低0.44mmol/L，4℃降低0.06～0.17mmoL/L。③不同的标本、不同年龄有不同的血糖值：空腹全血葡萄糖浓度比血浆葡萄糖的浓度低12%～15%。空腹血糖，静脉血比末梢血高0.22mmol/L，比动脉血高0.56mmol/L；葡萄糖负荷试验，静脉血比末梢血高0.56～1.11mmol/L，比动脉血高1.11mmol/L。健康成人空腹血浆葡萄糖为3.9～6.1mmoL/L（P70～110mg/dl），但儿童为3.5～5.6mmol/L（60～100mg/dl），足月新生儿为1.7～3.3mmol/L（30～60mg/dl）。

（3）血糖计测定血糖：患者在家、病房或诊所进行血糖检测，采用的是便携式血糖计，一般用毛细血管全血标本测定葡萄糖，其结果仅作为糖尿病患者的血糖自我监控（self - monitoring of blood glucose，SMBG）或早期筛查，仅是监控指标，不能作为诊断依据。

（4）动态血糖检测系统（continuousglucose monitoring system，CGMS）：可连续检测组织间液葡萄糖，每几分钟测定一次，能更好地反映机体内血糖的波动、漂移幅度、频率、平均血糖、血糖日间变异等。

二、半乳糖测定

（一）生化及生理

半乳糖，分子式为 $CH_2OH\ (CHOH)_4CHO$，是一种由六个碳和一个醛组成的单糖，归类为己醛糖。与葡萄糖相比，是 C - 4 位的差向异构体，半乳糖是哺乳动物的乳汁中乳糖的组成成分，和葡萄糖结合后构成乳汁中的重要双糖—乳糖。半乳糖可参与组成的多糖出现在多种组织中。还常以 D - 半乳糖苷的形式存在于大脑和神经组织中，也是某些糖蛋白的重要成分。正常情况下，乳糖进入肠道后即被水解成半乳糖和葡萄糖经肠黏膜吸收。半乳糖被吸收后在肝细胞内先后经半乳糖激酶（GALK）、半乳糖 - 1 - 磷酸尿苷酰转移酶（GALT）和尿苷二磷酸半乳糖表异构酶（EPIM）的作用，最终生成 1 - 磷酸葡萄糖进入葡萄糖代谢途径。人体肝脏将半乳糖转化为葡萄糖的能力很强，摄入血中的半乳糖在半小时内即有 50% 被转化。

（二）检测方法

碱性磷酸酶 - 半乳糖脱氢酶法：先用碱性磷酸酯酶水解半乳糖 - 1 - 磷酸盐为简单的半乳糖，在半乳糖脱氢酶存在的条件下，总半乳糖被辅酶 I（NAD）氧化生成半乳糖酸内酯和 NADH（还原型 NAD），通过生成的 NADH 的量来检测总半乳糖的含量。每个样品中所产生的 NAD 酌量由荧光光度计定量检测，其激发波长为 365nm，发射波长为 465nm，荧光强度与样品中总半乳糖的浓度成比例。

半乳糖氧化酶法：半乳糖和氧在半乳糖氧化酶的作用下生成二己糖醛及过氧化氢，而过氧化氢可以和高香草酸在过氧化物酶的作用下生成荧光产物和水。用仪器检测其荧光产物可以判断半乳糖的含量。

大肠杆菌生长法：Paigen 等利用一种细胞突变的大肠杆菌，将血片放在含有此种大肠杆菌及 C21 噬菌体的环境中，如果存在半乳糖或者 1 - 磷酸半乳糖，便可见到大肠杆菌在血片周围生长，反之则无，且血中半乳糖的浓度与细菌生长带的直径成正比。此法诊断小儿半乳糖血症方便迅速，可以用于新生儿筛查或半乳糖血症患儿治疗后的疗效观察。然而，这种方法需要规范采血滤纸的厚度以及采血量，且存在细菌老化的可能性，噬菌体和细菌含量的比例要合适，突变株的稳定性也需要考虑在内，否则可能产生假阴性和假阳性结果。

（三）标本要求与保存

新生儿足跟血，滴加在滤纸片上自然渗透两面形成直径约 1cm 的两个全血斑点，水平空置，室温自然干燥后立即放入密实袋内密封，置冰箱冷冻室保存 5 个工作日以内检测。

（四）参考区间

成人：0mmol/L。

儿童：<1.1mmol/L。

（五）临床意义

开展新生儿疾病筛查，减少出生缺陷和残疾。早期发现、早期诊断半乳糖血症、葡萄糖-6-磷酸脱氢酶缺乏症等某些先天性遗传性代谢异常疾病，给予及时治疗或预防，减少疾病对患儿的影响，使患儿得以正常生长发育。

（六）注意事项

（1）半乳糖氧化酶法检测血中半乳糖，发现葡萄糖、乳糖及果糖反应后不产生荧光，但是1-磷酸半乳糖会产生10%的荧光，可能对结果造成干扰。

（2）由于半乳糖水平和饮食有很大关系，如果限制半乳糖饮食会导致结果出现假阴性。

三、糖化血清蛋白测定

糖化血清蛋白（glycated serum protein，GSP）是葡萄糖通过非酶促糖基化反应与血浆中蛋白质结合的产物，与GHb一样，具有酮胺结构。过去测定GSP基于其蛋白酮胺结构的还原性反应，与果糖胺（fructosamine）具有同样反应，故采用果糖胺作为标准品，也曾因此将果糖胺作为糖化血清蛋白的普通命名。现测定GSP也可采用较特异的酮胺氧化酶法。

1. 果糖胺法

（1）原理：在碱性溶液中，糖化蛋白的酮胺结构能将硝基四氮唑蓝（nitro tetrazole blue，NBT）还原成紫红色甲臜。在碳酸盐缓冲液中，果糖胺重排成为enearninol形式，具有同样的还原作用，因而将果糖胺作为标准品。在530nm进行比色测定其吸光度反映甲臜生成量。该反应的机制尚未明确，可能与某种超氧自由基有关。

（2）方法性能：该法便宜、快速，能用于自动化分析。线性可达1 000μmol/L，批间精密度较好。因该法为还原性反应，受干扰因素较多，自1982年建立本法以来，在试剂方面做过多次改进，三酰甘油、尿酸和维生素C的干扰已被减低，但中度溶血（>1g/L）、胆红素（>68.4μmol/L）和较高维生素C（>50mg/L）等仍会干扰测定。非糖尿病人群参考范围为205~285μmol/L。

2. 酮胺氧化酶法

（1）原理：蛋白酶将GSP分解为非糖化部分和糖化蛋白片段，酮胺氧化酶再特异性作用于葡萄糖与氨基酸残基间的酮胺键，使二者裂解，同时有H_2O_2生成，H_2O_2与显色底物在过氧化物酶作用下显色，此产物与GSP浓度成正比。

（2）方法性能：本法有较好的分析灵敏度和线性范围；精密度良好，批内CV、批间CV分别<1.0%和<2.0%；溶血（<2g/L）、胆红素（<500μmol/L）、维生素C（<80mg/L）、尿酸（<2.0mmol/L）和三酰甘油（<8.5mmol/L）均无干扰。参考范围为122~236μmol/L［美国金酶诊断公司（Genzyme Diagnostics），格雷普（GlyPro）试剂］。

四、糖化血红蛋白测定

糖化血红蛋白（glycated hemoglobin，GHb）即为HbA_1，包括HbA_{1a}、HbA_{1b}和HbA_{1C}，而真正葡萄糖化的血红蛋白是HbA_{1C}。根据方法不同可测定HbA_1或HbA_{1C}，最好测定HbA_{1C}。不管什么方法，结果都表示为GHb或HbA_{1c}占总Hb的百分比。目前较多用的方法是高效液相层析离子交换法、亲和层析和免疫测定法。

1. 标本　标本需用全血，以 EDTA、草酸盐和氟化物抗凝，病人无需空腹及无采血时间要求。全血标本 4℃环境中可储存 1 周以上。高于 4℃，HbA_{1a}和 HbA_{1b}会随时间和温度上升，而 HbA_{1C}仅轻微变化。-70℃可保持 18 周以上，一般不推荐 -20℃保存。肝素抗凝标本需在 2d 内完成测定，且不适于某些方法，故不推荐使用。

2. 高效液相层析离子交换法

（1）原理：采用弱酸性阳离子交换树脂，由于 Hb 中各组分蛋白在一定的离子浓度和 pH 条件下所带电荷的不同而被分离，按流出时间快慢分别为 HbA_{1a1}、HbA_{1a2}、HbA_{1b}、HbA_{1c}和 HbA。

（2）方法性能：该法通常在专门制作的糖化血红蛋白分析仪上检测，而且能设置自动进样装置，检测速度快，精密度和准确度均较好，线性范围可达到 14% 以上。是目前检测 HbA_{1c}的最佳方法。

3. 亲和层析法　其原理是采用交联了间氨基硼酸的琼脂糖珠作为亲和层析凝胶柱，由于间氨基硼酸可与 GHb 分子上葡萄糖等的顺位二醇基发生可逆性结合，故可选择性吸附 GHb，使之分离测定。该法检测 GHb 总量，灵敏度和准确性较高；现已有专门的糖化血红蛋白分析仪。

4. 其他 GHb 测定方法评价

（1）免疫化学法：应用抗 Hbβ 链糖基末端起始端 4 个氨基酸残基序列的抗体，与抗原 HbA_{1c}发生反应而产生浊度。免疫法可采用透射比浊，能在自动生化分析仪中测定，且常利用胶乳来增强反应。但该法可发生交叉免疫反应，特异性不高，精密度也不好，临床应用不佳。

（2）电泳法：等电聚焦电泳法也可较好的检测 HbA_{1c}，且检测成本较低，但电泳检测的精密度不好，而且分析速度慢，通常需成批检测，无法进行实时测定。

（陈　鑫　赵　悦）

第二节　糖代谢产物测定

一、乳酸测定

（一）乳酸脱氢酶法测定全血乳酸

1. 原理　乳酸（lactic acid，LA）在乳酸脱氢酶（lactatedehydrogenase，LD）的催化下生成丙酮酸，同时，氧化型 NAD^+被还原成 NADH。硫酸肼可捕获丙酮酸促进此反应的完成。生成的 NADH 与乳酸为等摩尔量，于 340nm 波长测定 NADH 的吸光度，可计算出血液中乳酸的含量。乳酸 + $NAD^+ \xrightarrow{LD,\ pH9.6}$ 丙酮酸 + NADH

2. 主要试剂

（1）偏磷酸（MPA，30g/L）溶液：称取 MPA 3.0g 溶于少量蒸馏水中，然后再用蒸馏水定容至 100ml。本试剂需新鲜配制。

（2）偏磷酸（MPA，50g/L）溶液：称取 MPA 5.0g 溶于少量蒸馏水中，然后再用蒸馏水定容至100ml。本试剂需新鲜配制。

（3）Tris－硫酸肼缓冲液（pH 9.6）：称取 Tris 4.79g、硫酸肼 26g、EDTA－Na_2 0.93g，加至1mol/L 氢氧化钠溶液350ml 中，并调节 pH 至9.6，再用蒸馏水定容至500ml，4℃条件下可稳定8天。

（4）NAD^+ 溶液（27mmol/L 或 20mg/ml）：按需要量用蒸馏水配制，4℃条件下可稳定48小时。

（5）LD 溶液：取 LD 原液，用生理盐水稀释成1 500U/ml。

（6）乳酸标准液（1mmol/L 或 9.08mg/dl）：精确称取 L－乳酸锂 9.6mg（或 DL－乳酸锂 19.2mg），用少量蒸馏水溶解，加入浓硫酸 25μl，蒸馏水定容至100ml。此溶液于4℃可长期保存。

3. 操作步骤

（1）无蛋白上清液的制备见“注意事项（2）”。

（2）按表22－1操作：

表22－1 乳酸脱氢酶法测定全血乳酸操作步骤

加入物（ml）	空白管	标准管	测定管
Tris－硫酸肼缓冲液	2.0	2.0	2.0
偏磷酸溶液（30g/L）	0.1	－	－
乳酸标准液	－	0.1	－
无蛋白上清液	－	－	0.1
混匀			
LD 溶液	0.03	0.03	0.03
NAD^+ 溶液	0.20	0.20	0.20

混匀，置室温15分钟，比色杯光径1.0cm，340nm 波长，以空白管调零，读取各管吸光度。

4. 计算

乳酸（mmol/L）＝（测定管吸光度/标准管吸光度）×1.0×D

注：D 为稀释因子，计算方法见注意事项。

也可根据 NADH 的毫摩尔吸光度值按下述公式计算：

乳酸（mmol/L）＝测定管吸光度×（2.33/6.22）×（D/0.1）

注：2.33 为反应液中体积（ml）；6.22 为 NADH 的毫摩尔吸光度；0.1 为上清液体积（ml）。

5. 参考范围　空腹全血乳酸含量为0.5～1.7mmol/L（50～150mg/L）。血浆中乳酸含量约比全血中高7%。脑脊液乳酸含量与全血接近。24小时尿乳酸排出量为5.5～22mmol。

6. 评价

（1）本法线性范围为5.6mmol/L（500mg/L），回收率101%～104%，CV＜5%。

（2）严格按程序抽血，正偏差小，但因线性范围的上限较低，样品常需适当稀释（尤其是乳酸浓度呈中度升高的样品），并把稀释倍数用于计算。

7. 注意事项

（1）标本采集时应在空腹及休息状态下抽血。抽血时不用止血带，不用力握拳。若必须用止血带，需在穿刺后除去止血带至少 2 分钟后再抽血，最好用肝素化的注射器抽血，抽取后立即注入预先称量的含冰冷蛋白沉淀剂的试管中。若采用血浆测定，每毫升血用氟化钠 10mg 及草酸钾 2mg 抗凝，立即冷却标本，并在 15 分钟内离心。

（2）抽血前应先将试管编号，称重（Wt）并记录。加入 MPA（50g/L）6ml 后再次称重并记录（Wm），放入冰浴中，每份标本最好作双管分析。

抽血后将血液立即注入上述试管中，每管 2ml，颠倒混匀 3 次，不可产生气泡，待试管温度与室温平衡后，称重（Wb）。静置至少 15 分钟后，4 000r/min 离心沉淀 15 分钟，上清液必须澄清，计算稀释因子 D。

D =（Wb - Wt）/（Wb - Wm）

（3）偏磷酸一般用右偏磷酸（HPO_3）及偏磷酸钠（$NaPO_3$）组成的易变混合物。偏磷酸在水溶液中形成各种多聚体（HPO_3）x，氢离子催化此多聚体水化成正磷酸（$HPO_3 + H_2 \rightarrow H_3PO_4$）。正磷酸不沉淀蛋白质，偏磷酸溶液沉淀蛋白质的能力在 4℃时仅能维持大约 1 周。

（4）本法不使用过氯酸作蛋白沉淀剂。因为过氯酸不能沉淀粘蛋白，并可干扰丙酮酸的酶法测定（当需要同一滤液作丙酮酸测定时），使 LD 的酶促反应速度减慢。

（5）一般乳酸锂若未标明 L - 型或 DL - 型，均为 DL - 型，L - 型乳酸锂价格昂贵。

（二）乳酸脱氢酶法测定血浆乳酸

1. 原理 反应原理同“乳酸脱氢酶法测定全血乳酸”。

2. 主要试剂

（1）NAD 溶液：称取 β - NAD 66.3mg，3ml 蒸馏水溶解。

（2）Tris - EDTA - 肼缓冲液：称取 Tris 60.5g、EDTA · 2Na 4g 溶解于 800ml 蒸馏水中，加水合肼 11ml，用 HCl 或 NaOH 调节 pH 至 9.8，蒸馏水定容至 1L，4℃可保存 6 个月。

（3）LD 溶液：纯化的兔肌 LD 硫酸铵悬液，比活性约 550U/mg。

（4）底物应用液：取 Tris - EDTA - 肼缓冲液 27ml、NAD 溶液 3ml、LD 溶液 40μl 混匀，4℃可稳定 24 小时。

（5）乳酸标准液（20mmol/L）：称取 L - 乳酸锂 192mg 溶于 100ml 蒸馏水中，4℃可保存 6 个月。

（6）乳酸标准应用液（2mmol/L 与 5mmol/L）：用 20mmol/L 乳酸标准液稀释而成，4℃可稳定 2 个月。

3. 操作步骤 按表 22 - 2 操作：

表 22 - 2 乳酸脱氢酶法测定血浆乳酸操作步骤

加入物	空白管	对照管	标准管	测定管
血浆	-	10μl	-	10μl
5mmol/L 乳酸标准液	-	-	10μl	-
蒸馏水	10μl	500μl	-	-
底物应用液	500μl	-	500μl	500μl
混匀后，37℃准确水浴 5 分钟				
0.1mol/L HCl	3.0ml	3.0ml	3.0ml	3.0ml

比色杯光径 1.0cm，340nm 波长，以蒸馏水调零，读取各管吸光度。

4. 计算

乳酸（mmol/L）=（测定管吸光度－对照管吸光度）/（标准管吸光度－空白管吸光度）×5

5. 参考范围　安静状态下健康成年人空腹静脉血浆乳酸浓度为0.6～2.2mmol/L；动脉血浆乳酸浓度为静脉血浆乳酸浓度的1/2～1/3。

6. 评价

（1）本法可用于自动化分析。

（2）可用NBT呈色法测定NADH的生成量。

二、丙酮酸测定

（一）乳酸脱氢酶法测定全血丙酮酸

1. 原理　在pH7.5的条件下，丙酮酸（pyruvate，PY）被LD催化还原生成乳酸，NADH被氧化成NAD。但在pH7.5时本反应是乳酸测定的逆反应。

$$丙酮酸 + NADH \xrightarrow{LD、pH7.5} 乳酸 + NAD^+$$

2. 主要试剂

（1）Tris缓冲液（0.75mol/L）：称取45.4g Tris溶于蒸馏水中，并稀释至500ml。

（2）NADH溶液（13mmol/L）：称取还原型辅酶Ⅰ二钠盐10mg，溶于1ml碳酸氢钠溶液（10g/L）中，冰箱保存，48小时内使用。

（3）LDH溶液及偏磷酸溶液（30g/L）：同全血乳酸测定。

（4）丙酮酸标准贮存液（100mmol/L）：精确称取1.101g丙酮酸钠，溶于0.1mol/L盐酸中并稀释至100ml，4℃保存。

（5）丙酮酸标准应用液（0.05mmol/L）：临用前将标准贮存液用偏磷酸溶液（30g/L）稀释2 000倍，如50μl标准贮存液稀释至100ml，当日新鲜配制。

3. 操作步骤

（1）标本的采集与无蛋白血上清液制备。

（2）按表22－3操作：

表22－3　分光光度法测定全血丙酮酸操作步骤

加入物（ml）	空白管	标准管	测定管
无蛋白血上清液	－	－	1.0
丙酮酸标准应用液	－	1.0	－
30g/L偏磷酸	1.0	－	－
Tris缓冲液	0.5	0.5	0.5
NADH溶液	0.03	0.03	0.03
混匀，以蒸馏水调零，在340nm波长处测定各管吸光度			
LD溶液	0.03	0.03	0.03

室温放置2分钟后，再读取吸光度，以后每隔1分钟读1次吸光度，直至读数稳定。

4. 计算

丙酮酸（mmol/L）=（ΔA 测定管 - ΔA 空白管）/（ΔA 标准管 - ΔA 空白管）× 0.05 × D

注：ΔA 为读数稳定时的吸光度与未加 LD 溶液前的吸光度之差，1.56 为反应液中体积（ml），6.22 为 NADH 的毫摩尔吸光度，1.0 为无蛋白血上清液的体积（ml），D 为稀释因子。

也可根据 NADH 的毫摩尔吸光度计算：

丙酮酸（mmol/L）=（ΔA 测定管 - ΔA 空白管）×（1.56/6.22）×（D/1.0）

5. 参考范围　空腹休息状态下，静脉血丙酮酸浓度为 0.03 ~ 0.1mmol/L。

6. 评价

（1）本法线性范围在 0 ~ 0.25mmol/L 之间。

（2）将 0.08 ~ 0.10mmol/L 的丙酮酸标准液加入血浆或血清后，再制备无蛋白血上清液，所测得的回收率为 97% ~ 104%。

（3）丙酮酸标准液为 0.08mmol/L 时，CV 为 2.5%。

（4）本法特异性高，β - 羟丁酸、草酰乙酸、乙酰乙酸、α - 酮丁酸和异柠檬酸等不会干扰实验结果，α - 酮丁酸会产生正干扰。

（5）可用于自动化分析。

7. 注意事项

（1）由于丙酮酸会发生聚合，且聚合体的酶促反应速度与非聚合体不同，因此丙酮酸标准应用液必须新鲜配制。

（2）血中丙酮酸极不稳定，血液抽出后 1 分钟就可降低。但在偏磷酸沉淀蛋白的上清液中所含的丙酮酸，于 4℃ 可稳定 8 天。

（3）当计算乳酸与丙酮酸的比值时，应采用全血乳酸值与全血丙酮酸值计算。

（二）乳酸脱氢酶法测定血浆丙酮酸

1. 原理　原理同“乳酸脱氢酶法测定全血丙酮酸”。

2. 主要试剂

（1）KH_2PO_4 溶液（100mmol/L）：称取 KH_2PO_4 1.36g，加 80ml 蒸馏水溶解后定容至 100ml，4℃ 可保存 1 年。

（2）Na_2HPO_4 溶液（100mmol/L）：称取 Na_2HPO_4 1.42g，加 80ml 蒸馏水溶解后定容至 100ml，4℃ 可保存 1 年。

（3）磷酸盐缓冲液（100mmol/L、pH7.4）：取 20ml KH_2PO_4 溶液（100mmol/L）与 80ml Na_2HPO_4 溶液（100mmol/L）混合，HCl 或 NaOH 调节 pH 至 7.4 ± 0.05，4℃ 可稳定 2 个月。

（4）NADH 溶液：称取 20mg NADH 溶于 1ml 蒸馏水中，新鲜配制，1 小时内使用。

（5）LD 溶液：肌 LD 硫酸铵悬液用蒸馏水稀释成 550U/ml（37℃）。

（6）工作试剂：LD 溶液 40μl、NADH 溶液 400μl 混匀，用 100mmol/L 磷酸盐缓冲液稀释至 10ml，4℃ 可稳定 24 小时。

（7）丙酮酸标准液（25mmol/L）：取 2.75g 丙酮酸用 0.1mol/L 盐酸溶解并定容至 1L，4℃ 可保存 3 个月。

（8）丙酮酸标准液（0.5mmol/L）：取 25mmol/L 丙酮酸标准液 1ml，用蒸馏水稀释至

50ml，新鲜配制。

3. 操作步骤　自动化分析仪参数为：温度37℃，延迟时间30秒，监测时间120秒，波长340nm，样品体积25μl，试剂体积275μl。

分别测定样品管和标准管吸光度的下降速率。

4. 计算

丙酮酸浓度（mmol/L）＝（ΔAu/min÷ΔAs/min）×0.5

5. 参考范围　空腹静脉血和动脉血丙酮酸浓度均<0.1mmol/L。

6. 评价

（1）本法特异性、精密度和回收率较高。

（2）乳酸<40mmol/L、胆红素<342μmol/L、Hb<2g/L及脂血不干扰本。

7. 注意事项　须严格控制反应条件，如pH、底物浓度、NADH用量以及温度，防止影响酶反应速度。

（陈　鑫　赵　悦）

第二十三章　血脂检验

第一节　血清总胆固醇检验

TC 测定方法据其准确度与精密度不同分为 3 级：①决定性方法。放射性核素稀释－气相色谱－质谱法（ID－GC－MS），此法最准确，测定结果符合“真值”，但需特殊仪器与试剂，技术要求高、费用贵。用于发展和评价参考方法及鉴定纯胆固醇标准。②参考方法。目前国际上公认的是 Abell、Levy、Brodie 及 Kendall 等（1952）设计的方法，称为 AL－BK 法，是目前化学分析法中最准确的方法。③常规方法。化学方法大都用有机溶剂提取血清中的胆固醇，然后用特殊试剂显色，比色测定。显色剂主要有 2 类，即醋酸－醋酸酐－硫酸反应（简称 L－B 反应）和高铁硫酸反应，这些反应须用腐蚀性的强酸试剂，特异性差，干扰因素多，准确性差，应予淘汰。现在已广泛应用酶法，这类方法特异性高、精密、灵敏，用单一试剂直接测定，既便于手工操作，也适用于自动分析仪测大批标本，既可作终点法，也可作速率法。

一、酶法测定胆固醇

1. 原理　血清中的胆固醇酯（CE）被胆固醇酯水解酶（CEH）水解成游离胆固醇（Chol），后者被胆固醇氧化酶（CHOD）氧化成Δ^4－胆甾烯酮并产生过氧化氢，过氧化氢再经过氧化物酶（POD）催化 4－氨基安替比林与酚（三者合称 PAP），生成红色醌亚胺色素（Trinder 反应）。醌亚胺的最大吸收光波长值在 500nm 左右，吸光度与标本中 TC 含量成正比。反应式如下：

$$\text{胆固醇酯} + H_2O \xrightarrow{CEH} \text{胆固醇} + \text{脂肪}$$

$$\text{胆固醇} + O_2 \xrightarrow{CHOD} \Delta^4 - \text{胆甾烯酮} + H_2O_2$$

$$2H_2O_2 + 4 - \text{氨基安替比林} + \text{酚} \xrightarrow{POD} \text{醌亚胺} + 4H_2O$$

2. 参考区间　人群血脂水平主要决定于生活因素，特别是饮食营养，所以各地区调查所得参考区间高低不一，以致各地区有各自的高 TC 划分标准。现在国际上以显著增加冠心病危险的 TC 水平作为划分界限，在方法学标准化的基础上，采用共同的划分标准，有助于避免混乱。

（1）我国《血脂异常防治建议》提出的标准（1997，6）为：TC 水平理想范围＜5.2mmol/L（＜200mg/dl）；边缘升高：5.23～5.69mmol/L（201～219mg/dl）；升高：≥5.72mmol/L（≥220mg/dl）。

（2）美国胆固醇教育计划（NCEP），成年人治疗组（Adult Treatment Panel）1994 年提出的医学决定水平：TC 水平理想范围＜5.1mmol/L（＜200mg/dl），边缘升高 5.2～

6.2mmol/L（200～239mg/dl），升高≥6.21mmol/L（≥240mg/dl）。

3. 临床意义

（1）影响TC水平的因素：①年龄与性别：TC水平往往随年龄上升；②长期的高胆固醇、高饱和脂肪和高热量饮食可使TC增高；③遗传因素；④其他：如缺少运动、脑力劳动、精神紧张等可能使TC升高。

（2）高TC血症是冠心病的主要危险因素之一，病理状态下高TC有原发性的与继发性的2类。

原发性的如家族性高胆固醇血症（低密度脂蛋白受体缺陷）、家族性apoB缺陷症、多源性高TC、混合性高脂蛋白血症。继发的见于肾病综合征、甲状腺功能减退症、糖尿病、妊娠等。

（3）低TC血症也有原发性的与继发性的，前者如家族性的无或低β－脂蛋白血症；后者如甲状腺功能亢进症、营养不良、慢性消耗性疾病等。

二、正己烷抽提L－B反应显色法测定胆固醇

此法原为Abell等（1952）设计，由美国疾病控制中心（CDC）的脂类标准化实验室协同有关学术组织作了评价和实验条件的最适化，称为AL－BK法，已被公认为参考方法。

1. 原理　本法用氢氧化钾乙醇溶液使血清蛋白变性，并水解血清中的胆固醇酯，加水后用正已烷分溶抽提，可以从碱性乙醇液中定量地提取胆固醇（达99.7%），分溶抽提达到抽提与纯化的双重目的。提取的胆固醇溶液中除少量其他甾醇（人血清中约占总胆固醇的1%）以外，基本上不含干扰物，故测定结果与放射性核素－稀释－气相色谱－质谱法（决定性方法）接近。

抽提液挥发干后，以Lieberman－Bur－Chard（L－B）试剂与胆固醇显色，试剂中醋酸与醋酸酐作为胆固醇的溶剂与脱水剂，浓硫酸既是脱水剂又是氧化剂，所生成的绿色产物主要是五烯胆甾醇正离子，最大吸收光波长值为620nm，但随后可变成黄色产物，故应该严格控制显色条件。

本法是目前化学分析法中最准确的方法，已被公认为参考方法。

2. 临床意义　同酶法。

（陈　鑫　赵　悦）

第二节　血清三酰甘油检验

血清三酰甘油（TG）测定的决定性方法为放射性核素－稀释－质谱法，参考方法为二氯甲烷抽提、变色酸显色法。常规方法为酶法（GPO－PAP法），作为临床测定，国内外均推荐GPO－PAP法。

一、酶法测定三酰甘油

1. 原理　用高效的微生物脂蛋白脂肪酶（LPL）使血清中TG水解成甘油与脂肪酸，将生成的甘油用甘油激酶（GK）及三磷腺苷（ATP）磷酸化，以磷酸甘油氧化酶（GPO）氧化3－磷酸甘油（G－3－P），然后以过氧化物酶（POD）、4－氨基比林（4－AAP）与4－

氯酚（三者合称 PAP）显色，测定所生成的 H_2O_2，故本法简称 GPO－PAP 法，反应如下：

$$TG+3H_2O\xrightarrow{LPL}甘油+3-脂肪酸$$

$$甘油+ATP\xrightarrow{GK,\ Mg^{2+}}3-磷酸甘油+ADP$$

$$3-磷酸甘油+O_2+2H_2O\xrightarrow{GPO}磷酸二羟丙酮+2H_2O_2。$$

$$H_2O_2+4-氨基安替比林+4-氯酚\xrightarrow{POD}苯醌亚胺+2H_2O+HCl$$

分光光度波长 500nm，测定吸光度（A），对照标准可计算出 TG 含量。

2. 参考区间　正常人 TG 水平高低受生活环境的影响，中国人低于欧美人，成年以后随年龄上升。TG 水平的个体内与个体间差异都比 TC 大，人群调查的数据比较分散，呈明显正偏态分布。营养良好的中、青年 TG 水平的平均值去除游离甘油（free glycerol，FG）为 0.90～1.00mmol/L（80～90mg/dl），老年前期与老年人平均超过 1.13mmol/L，（100mg/dl），95% 中青年约 1.69mmol/L（150mg/dl），老年约为 2.26mmol/L（200mg/dl）。

美国国家胆固醇教育计划对空腹 TG 水平划分界限的修订意见（1993）是：TG 正常 $<$ 2.3mmol/L（$<$200mg/dl），TG 增高的边缘为 2.3～4.5mmol/L（200～400mg/dl），高 TG 血症 $>$4.5mmol/L（$>$400mg/dl），胰腺炎高危 $>$11.3mmol/L（$>$100mg/dl）。

3. 临床意义　高 TG 血症也有原发性的与继发性的 2 类，其中包括家族性高 TG 血症与家族性混合型高脂（蛋白）血症等。继发的见于糖尿病、糖原累积病、甲状腺功能减退症、肾病综合征、妊娠、口服避孕药、酗酒等，但不易分辨原发或继发。高血压、脑血管病、冠心病、糖尿病、肥胖与高脂蛋白血症等往往有家族性集聚现象，其间可能有因果关系，但也可能仅仅是伴发现象；例如糖尿病患者胰岛素与糖代谢异常可继发 TG（或同时有 TC）升高，但也可能同时有糖尿病与高 TG 2 种遗传因素。冠心病患者 TG 偏高的比一般人群多见，但这种患者 LDL－C 偏高与 HDL－C 偏低也多见。一般认为单独有高 TG 不是冠心病的独立危险因素，只有伴以高 TC、高 LDL－C、低 HDL－C 等情况时才有病理意义。

通常将高脂蛋白血症分为Ⅰ、Ⅱa、Ⅱb、Ⅲ、Ⅳ、Ⅴ等 6 型，除Ⅱa 型以外都有高 TG。

（1）Ⅰ型是极为罕见的高 CM 血症，原因有二，一为家族性 LPL 缺乏症，一为遗传性的 apoCⅡ缺乏症。

（2）最常见的是Ⅳ型，其次是Ⅱb 型，后者同时有 TC 与 TG 增高，即混合型高脂蛋白血症；Ⅳ型只有 TG 增高，反映 VLDL 增高，但是 VLDL 很高时也会有 TC 轻度升高，所以Ⅳ型与Ⅱb 型有时难于区分，主要根据 LDL－C 水平做出判断。家族性高 TG 血症属于Ⅳ型。

（3）Ⅲ型又称为异常 β－脂蛋白血症，TC 与 TG 都高，其比例近于 1 ∶ 1（以 mg/dl 计），但无乳糜微粒血症。诊断还有赖于脂蛋白电泳显示宽 β 带；血清在密度 1.006g/ml 下超速离心后，其顶部（VLDL）做电泳分析证明有漂浮的 β－脂蛋白或电泳迁移在 β 位的 VLDL 存在，化学分析示 VLDL－C/血清（或浆）TG $>$0.3 或 VLDL－C/VLDL－TG $>$0.35；apoE 分型多为 E_2/E_2 纯合子。

（4）Ⅴ型为乳糜微粒和 VLDL 都增多，TG 有高达 10g/L 以上的，这种情况可以发生在原有的家族性高 TG 血症的基础上，继发因素有糖尿病、妊娠、肾病综合征、巨球蛋白血症等，易引发胰腺炎。

二、变色酸显色法测定三酰甘油

原理　变色酸显色法，为 CDC 参考方法。其原理是用二氯甲烷抽提血清 TG，同时加入硅酸去除磷脂、游离甘油、一酰甘油、部分二酰甘油及蛋白。TG 经氢氧化钾皂化生成甘油，酯化后以过碘酸氧化甘油产生甲醛，用亚砷酸还原过剩的过碘酸后，甲醛与变色酸在硫酸溶液中加热产生反应，产生紫红色物质，然后比色测定。

本法根据 Van Handel 等（1957）及 Carlson 法（1963）改进而来。

（陈　鑫　赵　悦）

第三节　血清高密度脂蛋白胆固醇检验

高密度脂蛋白（HDL）是血清中颗粒数最多而且很不均一的一组脂蛋白，按其密度高低主要分为 HDL_2 与 HDL_3 2 个亚组分，临床一般只测定总 HDL，也可以分别测定其亚类。因为 HDL 组成中含蛋白质与脂质各半，脂质中主要是胆固醇与磷脂，磷脂测定比较麻烦，通常以测定胆固醇含量（HDL－C）代表 HDL 水平。HDL－C 测定参考方法为用超速离心分离 HDL，然后用化学法（ALBK 法）或酶法测定其胆固醇含量。20 世纪 70 年代出现不少多聚阴离子沉淀法，称直接测定法，有肝素－Mn 法、磷钨酸（PTA）－镁离子法、硫酸葡聚糖（DS）－镁离子法和聚乙二醇（PEG）6 000 法等。此类方法操作相对简便，被临床实验室用作常规测定。其中硫酸葡聚糖（DS）－镁离子法和聚乙二醇（PEG）6 000 法应用最为广泛。但此类方法的缺点是标本需预处理，不能直接上机测定，且高 TG 的标本由于 VLDL 沉淀不完全，会影响测定结果，新近中华医学检验学会血脂专题委员会推荐匀相测定法作为临床实验室测定 HDL－C 的常规方法。匀相法免去了标本预处理步骤，可直接上机测定，在自动分析仪普及的基础上，很快被临床实验室接受。

一、磷钨酸——镁沉淀法

1. 原理　血清 HDL 不含 apoB，临床检验中大都用大分子多聚阴离子化合物与两价阳离子沉淀含 apoB 的脂蛋白［包括 LDL、VLDL、Lp（a）］，本法中用磷钨酸与镁离子作沉淀剂，其上清液中只含 HDL，其胆固醇含量用酶法测定（同酶法测 TC）。

2. 临床意义

（1）流行病学与临床研究证明，HDL－C 与冠心病发病成负相关，HDL－C 低于 0.9mmol/L 是冠心病危险因素，HDL－C 增高（>1.55mmol/L，即 60mg/dl）被认为是冠心病的“负”危险因素。HDL－C 下降也多见于脑血管病、糖尿病、肝炎、肝硬化等。肥胖者 HDL－C 也多偏低。吸烟可使 HDL－C 下降，饮酒及长期体力活动会使 HDL－C 升高。

（2）在生理与病理情况下，HDL－C 水平的变动往往由于 HDL_2－C 的变化，而 HDL_3－C 的变化较小。多数报道认为冠心病患者 HDL_2－C 下降比 HDL_3－C 明显，但也有不同的报道。肝病患者 HDL－C 下降主要是 HDL_3－C 部分下降。

二、硫酸葡聚糖－Mg 沉淀法

1. 原理　硫酸葡聚糖－Mg 沉淀法，为 CDC 指定的比较方法。其原理是，以硫酸葡聚糖 DS50（MW50 000 ± 5 000）与 Mg^{2+} 沉淀血清中含 apoB 的脂蛋白［LDL、VLDL、LP(a)］，测定上清液中的 HDL－C。

2. HDL 主要包括 HDL_2、HDL_3 亚组分（HDL，很少），适量增加 DS50 和 Mg^{2+} 浓度，可使血清中的 HDL_2 含 apoB 的脂蛋白同时沉淀，离心后上清液中只含 HDL_3，故可测出 HDL_3－C。总 HDL－C 与 HDL_3－C 之差即为 HDL_2－C。

三、匀相测定法

1. 原理基本原理有以下几类。

（1）PEG 修饰酶法（PEG 法）：①CM、VLDL、LDL + α－环状葡聚糖硫酸盐 + Mg^{2+}→CM、VLDL、LDL 和 α－环状葡聚糖硫酸盐的可溶性聚合物；②HDL－C + PEG 修饰的 CEH 和 COD→胆甾烯酮 + H_2O_2；③H_2O_2 + 酚衍生物 + 4－AAP + POD→苯醌亚胺色素。

（2）选择性抑制法（SPD 法）：①CM、VLDL 和 LDL + 多聚体阴离子 + 多聚体→CM、VLDL、LDL 和多聚阴离子生成聚合物并被多聚体掩蔽；②HDL－C + 表面活性剂 + CEH 和 COD→胆甾烯酮 + H_2O_2；③同（1）③。

（3）抗体法（AB 法）：①CM、VLDL 和 LDL + 抗 apoB 抗体→CM、VLDL、LDL 和抗 apoB 抗体聚合物；②HDL－C + CEH 和 COD→胆甾烯酮 + H_2O_2；③同（1）③。

（4）过氧化氢酶法（CAT 法）：①CM、VLDL、LDL + 选择性试剂 + CEH 和 COD→胆甾烯酮 + H_2O_2；②H_2O_2 + 过氧化氢酶→$2H_2O + O_2$；③HDL－C + CEH 和 COD + 过氧化酶抑制剂→胆甾烯酮 + H_2O_2；④同 1（3）。

2. 参考区间

（1）男性：1.16～1.42mmol/L（45～55mg/dl）。

（2）女性：1.29～1.55mmol/L（50～60mg/dl）。

（3）正常人 HDL－C 占 TC 的 25%～30%。

我国《血脂异常防治建议》提出的判断标准：理想范围 >1.04mmol/L（>40mg/dl），降低 <0.91mmol/L（35mg/dl）。NCEP，ATP Ⅲ 提出的医学决定水平：①<1.03mmol/L（40mg/dl）为降低，CHD 危险增高；②≥1.55mmol/L（60mg/dl）为负危险因素。

ATPIII 将 HDL－C 从原来的 <35mg/L（0.9mmol/L）提高到 <40mg/L（1.03mmol/L）是为了让更多的人得到预防性治疗（男性将从原来的 15% 提高到约 40%，女性从原来的 5% 提高到 15% 的人群被划归高危人群）。

3. 临床意义　同磷钨酸——镁沉淀法。

（陈　鑫　赵　悦）

第四节　血清低密度脂蛋白胆固醇检验

直接测定血清（或血浆）LDL－C 的经典方法是超速离心分离 LDL，或超速离心（去除 VLDL）结合沉淀法，均非一般实验室所能采用。电泳分离 LDL 的方法也不够简单。10 多年来发展起来的简单方法有 2 类：一类是用化学法分离 VLDL，然后测定 HDL 和 LDL 部分的胆固醇，减去 HDL－C 得 LDL－C；另一类是选择沉淀 LDL 法。该法在 LDL 沉淀后，可测出上清液的 HDL + VLDL 部分的胆固醇然后计算出 LDL－C，或直接取沉淀物测定 LDL－C，这类方法有3种沉淀剂：肝素-枸橼酸；聚乙烯硫酸（PVS）；多环表面活化阴离子。目前多用PVS沉淀法，美国LRC各实验室也统一采用此法（Boehringer试剂盒）。但国内还很少用LDL-C直接测定，而是用Friedewald公式用TC、TG、HDL-C 3项测定计算LDL-C，不如直接测定法可靠。新近，中华医学会检验学会已推荐匀相法作为临床实验室测定LDL-C的常规方法。

一、聚乙烯硫酸沉淀法

1. 原理用聚乙烯硫酸（PVS）选择沉淀血清中LDL，测出上清液中的胆固醇代表HDL-C与VLDL-C之和，所以TC减去上清液胆固醇即得LDL-C值。试剂中含EDTA用以除去两价阳离子，避免VLDL共同沉淀。适量的中性多聚物（聚乙二醇独甲醚PEGME）用以加速沉淀。胆固醇测定同TC测定。

2. 操作　用早晨空腹血清，如在4℃存放不得超过4d，深低温保存只能冻1次，融化后即须测定。在小离心管中加入血清200μl，沉淀剂100μl，混合，室温放置15min，离心（3 000r/min，15min）。

混合后，放置37℃水浴5min，用分光光度计测吸光度（A），波长500nm。

3. 计算

（1）TC（mmol/L）=TC测定管A/标准管A×校准管浓度（mmol/L）。

（2）非LDL-C（mmol/L）=（非LDL-C测定管A）/标准管A×校准管浓度（mmol/L）。

（3）LDL-C（mmol/L）=TC（mmol/L）-非LDL-C（mmol/L）。

4. 临床意义　LDL增高是动脉粥样硬化发生发展的主要脂类危险因素。过去只测TC估计LDL-C水平，但TC水平也受HDL-C水平的影响。故最好采用LDL-C代替TC作为动脉粥样硬化性疾病的危险因素指标。美国国家胆固醇教育计划成年人治疗专业组规定以LDL-C水平作高脂蛋白血症的治疗决策及其需要达到的治疗目标（病理改变参阅TC测定的临床意义）。

二、匀相测定法

1. 原理　基本原理有如下几类。

（1）增溶法（Sol法）：①VLDL、CM和HDL由表面活性剂和糖化合物封闭；②LDL-C表面活性剂+CEH和COD→胆甾烯酮+H_2O_2；③H_2O_2+4-AAP+POD+HSDA-苯醌胺色素。

（2）表面活性剂法（SUR法）：

1）VLDL、CM和HDL+表面活性剂Ⅰ+CEH和COD→胆甾烯酮+H_2O_2。

H_2O_2+POD→清除H_2O_2，无色。

2）LDL-C+表面活性剂Ⅱ+CEH和COD→胆甾烯酮+H_2O_2。

3）H_2O_2+4-AAP+POD+HSDA→苯醌亚胺色素。

（3）保护法（PRO）：

1）LDL+保护剂，保护LDL不被酶反应。

非LDL-C+CEH和COD→H_2O_2+过氧化氢酶→H_2O_2。

2）LDL－C＋去保护剂 CEH 和 COD→胆甾烯酮＋H_2O_2。

3）H_2O_2＋4－AAP＋POD＋HDAOS→显色。

（4）过氧化氢酶法（CAT 法）：

1）非 LDL－C＋非离子表面活性剂＋CEH 和 COD→胆甾烯酮＋H_2O_2。

H_2O_2＋过氧化物酶→H_2O。

2）LDL－C＋离子型表面活性剂＋CEH 和 COD→胆甾烯酮＋H_2O_2 过氧化氢酶＋NaN_3→抑制。

3）H_2O_2＋4－AAP＋POD＋HSDA→苯醌亚胺色素。

（5）紫外法（CAL 法）：

1）LDL＋Calixarene→可溶聚合物。

非 LDL－C＋CE 和 CO＋肼→胆甾烯酮腙。

2）LDL－C＋去氧胆酸＋β－NAD＋CEH 和 CH→胆甾烯酮腙＋β－NADH。

2. 参考区间　LDL－C 水平随年龄上升，中、老年人平均 2.7～3.1mmol/L（105～120mg/dl）。

（1）我国《血脂异常防治建议》提出的判断标准：理想范围＜3.12mmol/L（120mg/dl），边缘升高 3.15～3.61mmol/L（121～139mg/dl），升高＞3.64mmol/L（＞140mg/dl）。

（2）NCEP，ATPⅢ提出的医学决定水平：理想水平＜2.58mmol/L（100mg/dl），接近理想 2.58～3.33mmol/L（100～129mg/dl），边缘增高 3.64～4.11mmol/L（130～159mg/dl），增高 4.13～4.88mmol/L（160～189mg/dl），很高≥4.91mmol/L（≥190mg/dl）。

三、Friedewald 公式计算法

Friedewald 原公式按旧单位（mg/dl）计算，假设血清中 VLDL－C 为血清 TG 量的 1/5（以重量计），则 LDL－C＝TC－HDL－C－TG/5。

按法定计量单位（mmol/L）计，则应为：LDL－C＝TC－HDL－C－TG/2.2

（陈　鑫　赵　悦）

第五节　血清载脂蛋白检验

血清载脂蛋白（Apo）测定采用免疫化学法，目前常用方法有电免疫分析（火箭电泳法）、放射免疫分析（RIA）、酶联免疫分析（EIA）及免疫浊度法等，后者又分为免疫透射比浊（ITA）及免疫散射比浊（INA）法。免疫浊度法是目前最常用的方法，具有简单快速，可以自动化批量分析等优点。INA 法需要光散射测定仪（例如激光浊度计），ITA 法只需要比较精密的光度计或生化自动分析仪，精密度高于其他各法，适合临床实验室应用。目前国内外生产的试剂盒大都采用此法。Lp（a）目前多用 EIA 法与 ITA 法。这些免疫测定方法必须有合适的抗血清，对抗血清的主要要求：特异性好，与其他血清蛋白及其他 Apo 无交叉反应；高亲和力高效价。在免疫比浊法中（包括 INA 与 ITA）尤其是用自动化仪器做速率法测定，要求抗原－抗体反应迅速，对抗血清的质量要求高。

1. 方法　采用免疫透射比浊法测定 ApoAⅠ和 ApoB。

2. 原理　血清 ApoAⅠ和 ApoB 分别与试剂中特异性抗人 ApoAⅠ和 ApoB 抗体相结合，

形成不溶性免疫复合物，使反应产生浑浊，以光度计在波长 340nm 测出吸光度，浊度高低与血清中 ApoA Ⅰ和 ApoB 含量成正比。

3. 参考区间

（1）ApoA Ⅰ平均值为 1.40 ~ 1.45g/L，女性略高于男性，年龄变化不明显。

（2）ApoB 值不论男女均随增龄而上升，70 岁以后不再上升或开始下降。中、青年人平均 ApoB 值为 0.80 ~ 0.90g/L，老年人平均 ApoB 值为 0.95 ~ 1.05g/L。

4. 临床意义

（1）HDL 组成中蛋白质占 50%，蛋白质中 ApoAI 占 65% ~ 70%，而其他脂蛋白中 ApoA Ⅰ极少，所以血清 ApoA Ⅰ可以代表 HDL 水平，与 HDL - C 呈明显正相关。但是 HDL 是一系列颗粒大小与组成不均一的脂蛋白，病理状态下 HDL 脂类与组成往往发生变化，则 ApoA Ⅰ的升降不一定与 HDL - C 成比例，同时测定 ApoAI 与 HDL - C 对病理生理状态的分析可能更有意义。

（2）正常情况下，每一个 LDL、IDL、VLDL 与 Lp（a）颗粒中均含有 1 分子 ApoB100，因 LDL 颗粒居多，大约有 90% 的 ApoB100 分布在 LDL 中，故血清 ApoB 主要代表 LDL 水平，它与 LDL - C 呈显著正相关，但当高 TG 血症时（VLDL 极高），ApoB 也会相应增高，在流行病学与临床研究中已确认，高 ApoB 是冠心病危险因素，但还很少有前瞻性研究表明 ApoB 对冠心病风险的估计价值。

（3）ApoB/ApoAI 比值可以代替 LDL - C/HDL - C 比值作为动脉粥样硬化指数。

（陈　鑫　赵　悦）

第六节　脂蛋白（a）检验与血清脂蛋白电泳

一、脂蛋白（a）[Lp（a）] 检验

[Lp（a）] 的结构与 LDL 相似，可以携带大量的 CHO 结合于血管壁上，有促进动脉粥样硬化的作用。同时，Lp（a）与纤溶酶原有同源性，可以与纤溶酶原竞争结合纤维蛋白位点，从而抑制纤维蛋白水解作用，促进血栓形成。因此 Lp（a）是动脉粥样硬化和血栓形成的重要独立危险因子。

Lp（a）测定有 2 类方法，一是免疫化学法测定其所含特殊的蛋白 Apo（a），另一类方法是测定其所含的胆固醇，结果以 Lp（a）- C 表示。目前大都用免疫学方法测定 Apo（a），现在常用的免疫测定是 McAb 酶标记法（ELISA）及免疫比浊法（透射或散射法），后者受基质效应的干扰大，且灵敏度低，ELISA 法的优点是基质效应不明显，可以选择对 Apo（a）分子大小不敏感的 McAb，也可以用 ApoB McAb 代替 Apo（a）McAb 作为酶标记（第 2）抗体，避免 Apo（a）分子大小对结果的影响。下面以免疫透射比浊法来介绍脂蛋白（a）的测定。

1. 原理　血清 Lp（a）与试剂中的特异性抗人 Lp（a）抗体相结合，能形成不溶性免疫复合物，使反应液产生浊度，在波长 340nm 测出吸光度，浊度高低反映血清标本中 Lp（a）的含量高低。

2. 参考区间　正常人 Lp（a）数据呈明显偏态分布。80% 的正常人 Lp（a）浓度 <

200mg/L，个别人可高达 1 000mg/L 以上。通常以 300mg/L 为分界线，高于此水平者表明冠心病危险性明显增高。

3. 临床意义

(1) Lp (a) 水平主要决定于遗传因素，家族性高 Lp (a) 与冠心病发病倾向相关。男、女之间与不同年龄组间无明显差异，环境、饮食与药物对 Lp (a) 水平的影响也不明显。

(2) 现在将高 Lp (a) 水平看作动脉粥样硬化性疾病（心、脑血管病，周围动脉硬化）的独立危险因素，因为它与高血压、吸烟、高 VLDL－C（高 TC）、低 HDL－C 等因素无明显相关。但 LDL－C 较高时，高 LP (a) 的危险性就更高。在动脉粥样硬化病变形成中，Lp (a)与 ApoB 起协同作用。

二、脂蛋白电泳

脂蛋白颗粒表面的载脂蛋白也与其他血清蛋白一样具有兼性离子，暴露在表面的极性基团在 pH8.6 时因带负电荷而能向阳极移动，由于各种蛋白的等电点不同，所带电荷也不同，故能在支持介质上分离。脂蛋白的泳动速度也在一定程度上受颗粒大小的影响。

人血清脂蛋白成分比例的检测分析，是高脂蛋白血症诊断（分型）重要依据。

（陈　鑫　赵　悦）

第七节　血浆脂代谢相关蛋白与酶的测定

一、血清（浆）LPL 测定

测定过程一定要与结构和功能类似的 HTGL 区别。HTGL 是结合在细胞表面作为肝素受体的蛋白多糖，可注射肝素竞争性地结合到细胞表面的蛋白质多糖分子后，酶被置换下来进入血浆。现在可采用 LPL 单克隆抗体的酶免疫方法进行检测，标本为血清或肝素抗凝血浆。参考区间：血清（浆）136～321mg/L。

二、血浆 LCAT 测定

现在可采用微脂粒底物法，即微脂粒被血清中 HDL 吸附后，成为 LCAT 底物，在 37℃条件下，经一定时间反应，LCAT 活性值可依据游离胆固醇的减少量进行定量。目前尚无统一参考检测方法。参考区间：血浆 382～512U/L。

三、血浆 CETP 测定

利用 CETP 单克隆抗体进行酶联免疫测定，标本必须是肝素抗凝血浆。以函数制作标准曲线再计算。检测方法为免疫透射比浊法，目前尚无公认的检测方法和参考区间。

（陈　鑫　赵　悦）

第二十四章　激素测定

第一节　甲状腺激素测定

一、三碘甲状腺原氨酸测定

三碘甲状腺原氨酸（3，5，3’－triiodothyronine，T_3）是由甲状腺滤泡上皮细胞分泌的具生物活性的甲状腺激素。T_3 在甲状腺总的代谢贡献中约占65%左右，其生物活性为甲状腺素（T_4）的3～5倍。正常情况下甲状腺激素的分泌相当衡定，并与身体的需要量相适应，如在寒冷时可增加分泌量。甲状腺的分泌活动受下丘脑、垂体和甲状腺激素水平的调节，以维持血循环中的动态平衡。其生理功能包括体内的氧化生热作用、促进机体生长发育的作用、促进蛋白质合成的作用等。通常采用 RIA 法与 CLIA 法测定。本节介绍 TrFIA、CLIA 法与 ECLIA 法。

（一）TrFIA 法

1. 原理　TrFIA 法检测 T_3 用竞争性荧光免疫分析法。

用二抗包被反应孔。加入待测血清、铕标记 T_3 和鼠抗 T_3 单克隆抗体（单抗）后振荡。抗 T_3 单抗和包被在微孔板上的二抗结合时，样本中的 T_3 和铕标记 T_3 竞争结合抗 T_3 单抗上的结合位点，经振摇温育、洗板后，加入解离增强液将标记在复合物中的中的铕离子解离，与增强液中的有关成分形成荧光螯合物微囊，发出的荧光强度与样品中的 T_3 浓度成反比。

2. 试剂　购买成套的商品试剂盒，主要组成如下：

（1）96孔微孔反应板：已包被第二抗体。

（2）T_3 标准品：由6瓶组成，分别含有0、0.5、1.0、2.0、4.0、10.0nmol/L T_3 标准品。

（3）抗 T_3 单克隆抗体：1瓶（0.7ml）。

（4）铕标记 T_3：1瓶（干粉）。

（5）浓缩洗液（25x）1瓶（40ml）。

（6）缓冲溶液：1瓶（50ml）。

（7）增强液：1瓶（50ml）。

3. 操作

（1）试剂准备：

1）洗涤液：40ml 浓缩洗液加960ml 蒸馏水混合（pH 7.8）。

2）铕标记 T_3：在铕标记 T_3 中加入0.7m 去离子水，使用前30min 复溶。

3）抗 T_3 单抗工作液：每条反应板需20μl 抗体溶液加2.0ml 缓冲液。

4）铕标记T_3工作液：每条反应板需20μl铕标记T_3加2.0ml缓冲液混合（在使用前1h完成）。

（2）洗板1次，拍干。

（3）吸取50μl T_3标准品或待测血清，按顺序加入微孔反应板的孔中。

（4）每孔加100μl铕标记T_3工作液、100μl抗T_3单抗工作液。

（5）慢速振荡90min。

（6）洗板4次，拍干。每孔加入200μl增强液。加样过程中，尽量避免加样头碰到孔中的试剂，以免污染。

（7）慢速振荡5min后，上机检测。

4. 标准曲线　以T_3标准品的浓度为横坐标（对数坐标），荧光强度为纵坐标（普通坐标），在半对数坐标纸上绘制标准曲线，根据样品的荧光强度即可查出相应的T_3浓度。此步骤通常以时间分辨荧光测定仪按设定模式直接打印，报告结果。

5. 参考区间　参考值：1.3～2.5nmol/L。

6. 附注

（1）认真阅读说明书，严格按说明书操作。不同批号的试剂，过期的试剂不可使用。

（2）实验室环境干净无尘，对于试验成功有决定性的意义。

（3）每批检测时最好用复孔做标准曲线。

（4）试剂和检样使用前应恢复至室温（18～25℃）。

（5）洗板机应定期进行校正，保证管道通畅。洗涤时，确认微孔注满洗液；洗涤完成后保证微孔残留液不>5μl；并将微孔板倒扣于无尘吸水纸上拍干。

（6）加增强液及铕标记物时，请使用专用吸头，以避免污染。加增强液及中和抗原时，吸头应悬空，避免接触小孔边缘及其中的试剂。

（7）使用干净一次性容器配制铕标记物，不同试验的铕标记物不可混用。避免铕标记稀释液进入铕标记物原液中。若对实验结果有疑问，应重复实验。

7. 临床意义　见ECLIA测定法。

（二）CLIA法

1. 原理　本方法为CLIA法的竞争法，即使用过量的标记抗原与待测标本中的未标记抗原，在反应体系中竞争结合特异抗体的结合位点。

实验时，待测抗原（T_3）和碱性磷酸酶标记抗原（ALP－T_3）竞争性与抗T_3单克隆抗体（mAb）结合，当反应达平衡后，形成ALP－T_3－mAb抗原抗体复合物，用包被羊抗鼠IgG的磁性微粒捕获此复合物。在磁场的作用下此磁性微粒自行沉淀，经洗涤吸弃废液后加入发光底物AMPPD，在ALP的作用下AMPPD迅速发出稳定的光量子。光子的产出量与ALP－T_3－mAb的产出量成正比，与T_3的量成反比。

2. 试剂　购买与仪器配套的商品成套试剂盒。

3. 操作　按仪器操作说明书进行，只需分离血清上机，包括加样、分离、搅拌、温育、打印结果在内的各项操作均由仪器自动进行。

4. 参考区间　34～2.73nmol/L。

由于各厂商的产品不同以及各地区的实验室差异，各实验室应建立自己的参考值。

5. 附注

(1) 试剂盒与待测血清自冷藏处取出后应恢复至室温。

(2) 测定标本如严重溶血将影响结果；标本应置于 -20℃存放，并避免反复冻融。

(3) 批号不同的试剂，不能混用，每批试剂应分别制作标准曲线。

6. 临床意义　见 ECLIA 测定法。

(三) ECLIA 法

1. 原理　待测抗原 (T_3)、生物素化的 T_3 竞争性地与铕标记的抗 T_3 抗体结合。待测抗原 (T_3) 的量与生物素化的 T_3 和钌标记的抗 T_3 抗体所形成的免疫复合物的量成反比，加入链霉亲和素包被的磁性微粒与后者结合，在磁场的作用下，结合免疫复合物的磁性微粒被吸附至电极上，其他游离成分被吸弃。电极加压后产生光信号，其强度与检样中一定范围的 T_3 含量成反比。

2. 试剂　购买与仪器配套的商品成套试剂。

3. 操作　按仪器操作说明书进行，只需分离血清上机，包括加样、分离、搅拌、温育、打印结果在内的各项操作均由仪器自动进行。

4. 参考区间　1.3~3.10nmol/L。由于各厂商的产品不同以及各地区的实验室差异，各实验室应建立自己的参考值。

5. 附注

(1) 溶血、脂血、黄疸标本与类风湿因子不影响结果，但标本应置于 -20℃存放，并避免反复冻融。待测标本及试剂上机前注意恢复至室温，并避免过度振摇产生泡沫影响测试。

(2) 标本与质控品禁用叠氮钠防腐。

(3) 批号不同的试剂不能混用；每批试剂应分别制作标准曲线。

6. 临床意义　甲状腺功能亢进，包括弥漫性毒性甲状腺肿、毒性结节性甲状腺肿时，血清中 T_3 显著升高，且早于 T_4；而 T_3 型甲亢，如功能亢进性甲状腺腺瘤、缺碘所致的地方性甲状腺肿与 T_3 毒血征等血清中 T_3 值也较 T_4 升高明显；亚急性甲状腺炎、使用甲状腺制剂治疗过量、甲状腺结合球蛋白结合力增高征等血清中 T_3 值也明显升高。

轻型甲状腺功能低下时，血清中 T_3 值下降不如 T_4 明显；黏液性水肿、呆小症、慢性甲状腺炎、甲状腺结合球蛋白结合力下降、非甲状腺疾病的低 T_3 综合征等患者血清中 T_3 值均明显降低。

在妊娠时，血清中 T_3 值升高；当应用皮质激素、含碘药物等时血清中 T_3 值下降。

二、甲状腺素测定

甲状腺素 (thyroxine, 3, 5, 3’, 5’ -tetraiodothyro-mne, T_4) 是由甲状腺滤泡上皮细胞分泌的具生物学活性的甲状腺激素，是血清中含量最高的碘化氨基酸．占血清中蛋白结合碘的90%以上。甲状腺素的分泌受下丘脑、垂体和甲状腺激素水平的调节。其生理功能包括体内的氧化生热作用，促进机体生长发育的作用，促进糖、脂代谢以及蛋白质合成的作用等。T_4 测定通常采用 RIA 法与 CLIA 法，本节介绍 TrFIA 法、CLIA 法与 ECLIA 法。

（一）TrFIA 法

1. 原理 TrFIA 法检测 T_4 用竞争性的荧光免疫分析法。

采用二抗包被反应孔。加入待测血清、铕标记 T_4 和鼠抗 T_4 的单克隆抗体（单抗）温育。抗 T_4 单抗和包被在微孔板上的二抗结合的同时，样本中的 T_4 和铕标记 T_4 竞争结合抗 T_4 单抗上的结合位点，温育后洗板，加入解离增强液将标记在复合物中的铕离子解离至溶液中，与增强液中的有关成分形成荧光螯合物微囊，发出的荧光强度与样品中的 T_4 浓度成反比。

2. 试剂 购买成套的商品试剂盒，主要成分如下。

（1）96 孔微孔反应板：已包被第二抗体。

（2）T_4 标准品：由 6 瓶组成，分别含有 0、20、50、100、150、300nmol/L T_4 标准品。

（3）抗 T_4 单克隆抗体：1 瓶（0.75ml）。

（4）铕标记 T_4：1 瓶（0.75ml）。

（5）浓缩洗液（25x）1 瓶（40ml）。

（6）缓冲溶液：1 瓶（30ml）。

（7）增强液：1 瓶（50ml）。

3. 操作

（1）试剂准备：

1）洗涤液：40ml 浓缩洗液加 960ml 蒸馏水混合（pH 7.8）。

2）铕标记 T_4：使用前 1h 内配制，每条反应板需 30μl 标记 T_4 加 3ml 缓冲液。

3）抗 T_4 单克隆抗体工作液：30μl 抗 T_4 单抗加 3ml 缓冲液。

（2）洗板 1 次，拍干。

（3）吸取 25μl T_4 标准品或待测血清按顺序加入微孔反应板的小孔中。

（4）每孔加 200μl 已稀释的铕标记 T_4 和抗 T_4 单抗工作液。用振荡器振荡 90min，注意不要超过 2h。洗板 4 次，拍干。

（5）每孔加入增强液 200μl。加样过程中，尽量避免加样头碰到孔中的试剂，以免污染。微孔反应条在振荡仪上振荡 5min。用时间分辨荧光检测仪检测。

4. 计算 以 T_4 标准品的浓度为横坐标（对数坐标），荧光强度为纵坐标（普通坐标），在半对数坐标纸上绘制标准曲线，根据样品的荧光强度即可查出相应的 T_4 浓度。此步骤通常以时间分辨荧光测定仪按设定模式直接打印，报告结果。

5. 参考区间 参考值：69.0～141.0nmol/L。

6. 附注 参阅本章第三节三碘甲状腺原氨酸的 TrFIA 法测定。

7. 临床意义 见 ECLIA 测定法。

（二）CLIA 法

1. 原理 本方法为 CLIA 法的竞争法，即使用过量的碱性磷酸酶标记抗原（AlP－T_4）与待测血清中未标记抗原（T_4）在反应体系中竞争结合抗 T_4 单克隆抗体（mAb）的结合位点。当反应达平衡后，形成 ALP－T_4－mAb 抗原抗体复合物，用包被有羊抗鼠 IgG 的磁性微粒捕获该复合物，在磁场的作用下此磁性微粒自行沉淀，经洗涤并吸弃废液后加入发光底物 AMPPD，后者在 ALP 的作用下迅速发出稳定的光量子，光子的量与检样中 T_4 的量成反比。

2. 试剂　购买与仪器配套的商品成套试剂盒。

3. 操作　按仪器操作说明书进行，只需分离血清上机，包括加样、分离、搅拌、温育、打印结果在内的各项操作均由仪器自动进行。

5. 参考区间　正常范围：78.4～157.4nmol/L。

由于各厂商的产品不同以及各地区的实验室差异，各实验室应建立自己的参考值。

6. 附注

（1）待测标本及试剂上机前注意恢复至室温。

（2）测定标本严重溶血影响结果；标本应置－20℃存放，并避免反复冻融。

（3）不同批号的试剂不能混用，每批试剂应分别制作标准曲线。

（4）凡能影响甲状腺结合球蛋白增减的药物都能影响结果，在判断时应注意。

7. 临床意义　见ECLIA测定法。

（三）ECLIA法

1. 原理　待测抗原（T_4）、生物素化的T_4竞争性地与钌标记的抗T_4抗体结合，待测抗原（T_4）的量与生物素化的T_4和钌标记的抗T_4抗体所形成的免疫复合物的量成反比，加入链霉亲和素包被的磁性微粒捕获该复合物，在磁场的作用下，磁性微粒被吸附至电极上，各种游离成分被吸弃。电极加压后产生光信号，其强度与检样中一定范围的T_4含量成反比：

2. 试剂　购买与仪器配套的商品成套试剂盒。

3. 操作　按仪器操作说明书进行，只需分离血清上机，包括加样、分离、搅拌、温育、打印结果在内的各项操作均由仪器自动进行。

4. 参考区间　66.0～181.0nmol/L

由于各厂商的产品不同以及各地区的实验室差异，各实验室应建立自己的参考值。

5. 附注

（1）溶血、脂血、黄疸标本与类风湿因子不影响结果，但标本应置－20℃存放，并避免反复冻融。待测标本及试剂上机前注意恢复至室温，避免过度振摇产生泡沫影响测试。

（2）标本与质控样品禁用叠氮钠防腐。

（3）批号不同的试剂不能混用；每批试剂应分别制作标准曲线。

6. 临床意义　甲亢、T_3毒血征、大量服用甲状腺素、慢性甲状腺炎急性恶化期、甲状腺结合球蛋白结合力增高征等患者血清T_4值显著升高。

原发或继发性甲状腺功能减退，如黏液性水肿、呆小症，以及服用抗甲状腺药物、甲状腺结合球蛋白结合力降低、肾病综合征、重症肝病患者及服用某些药物（如苯妥英钠、柳酸制剂等）时血清中T_4值显著降低。

三、游离三碘甲状腺原氨酸测定

血循环中，游离三碘甲状腺原氨酸（free－triio－dothyronine，FT_3）主要与甲状腺结合球蛋白结合，仅小部分（约0.3%）为不结合的具生理活性的游离部分（FT_3），其血清浓度与甲状腺的机能状态密切相关。FT_3的测定不受血循环中结合蛋白浓度和结合特性变化的影响，较T_3的测定更为可靠。FT_3测定采用RIA法、CLIA法和ELISA法等，本节介绍Tr-FIA、CLIA法与ECLIA法。

（一）TrFIA 法

1. 原理　试剂盒采用二抗包被反应孔。加入待测血清、抗 FT_3 单克隆抗体（单抗）温育。抗 FT_3 单抗和包被在微孔板上的二抗结合的同时，检样中的 FT_3 和抗 FT_3，单抗结合，形成抗原抗体免疫复合物。温育后洗板，加入铕标记 FT_3，和抗 FT_3 单抗上剩余的位点结合，再经温育后洗板，加入解离增强液将标记在复合物中的铕离子解离。在溶液中，铕离子和增强液中的有关成分形成高荧光强度的微囊螯合物，荧光强度和样品中的 FT_3 浓度成反比。

2. 试剂　购买成套的商品试剂盒，主要组成如下：

（1）96 孔微孔反应板：已包被第二抗体。

（2）FT_3 标准品：由 6 瓶组成，分别含有 0、2.2、3.5、8.0、25.0、60.0pmol/L FT_3 标准品。

（3）抗 FT_3 单克隆抗体：1 瓶（0.8ml）。

（4）铕标记 FT_3 1 瓶（干粉）。

（5）浓缩洗液（25x）　1 瓶（40ml）。

（6）分析缓冲溶液 1 瓶（30ml，红色）。

（7）温育缓冲液　1 瓶（30ml 黄色）。

（8）增强液　1 瓶（50ml）。

3. 操作

（1）试剂准备：

1）洗涤液 40ml 浓缩洗液加 960ml 蒸馏水混合（pH 7.8），

2）FT_3 标准品：每个浓度标准品中加入 1.1ml 去离子水，使用前 30min 复溶。

3）铕标记 FT_3：在铕标记 FT_3 中加入 0.8ml 去离子水，使用前 30min 复溶。

4）抗 FT_3 单抗工作液：每条反应板需 30μl 抗 FT_3 单抗溶液加 3ml 红色缓冲液。

5）铕标记 FT_3 工作液：每条反应板需 30μl 铕标记 FT_3 加 3ml 黄色缓冲液。

（2）洗板 1 次，拍干。

（3）吸取 50μlFT_3 标准品或待测血清，按顺序加入微孔反应板的孔中。

（4）每孔加 200μl 红色抗 FT_3 单抗溶液，

（5）慢速振荡 120min，振荡时间不得超过 180min。洗板 4 次，拍干。

（6）每孔加 200μl 黄色铕标记 FT_3 工作液。4℃环境下静止 30min。洗板 6 次，拍干。

（7）每孔加入增强液 200μl，尽量避免污染。慢速振荡 5min，上机检测。

4. 计算　以 FT_3 标准品的浓度为横坐标（对数坐标），荧光强度为纵坐标（普通坐标），在半对数坐标纸上绘制标准曲线，根据检样的荧光强度即可查出相应的 FT_3 浓度。此步骤通常以时间分辨荧光测定仪按设定模式直接打印，报告结果。

5. 参考区间　参考值：4.7～7.8pmol/L。

6. 临床意义　见 ECLIA 测定法。

（二）CLIA 法

1. 原理　本方法为 CUA 法的竞争法，即用过量的碱性磷酸酶标记抗原（ALP－FT_3）与检样中未标记抗原（FT_3），在反应体系中竞争结合特异性抗体的结合位点。当反应达平衡时，加入联有羊抗鼠 IgG 抗体的磁性颗粒，可捕获 ALP－FT_3－Ab 抗原抗体复合物，在磁场的作用下自行沉淀。经洗涤并吸弃废液后加入发光底物 AMPPD，后者在 AlP 的作用下，迅速发出稳定的光量子。

2. 试剂　购买与仪器配套的商品成套试剂盒。

3. 操作　按仪器操作说明书进行，只需分离血清上机，包括加样、分离、搅拌、温育、打印结果在内的各项操作均由仪器自动进行。

4. 参考区间　正常范围：3.67～10.43pmol/L。

由于各厂商的产品不同以及各地区的实验室差异，各实验室应建立自己的参考值。

5. 附注

（1）待测标本及试剂上机前注意恢复至室温。

（2）测定标本严重溶血影响结果；标本应置－20℃存放，并避免反复冻融。

（3）不同批号的试剂不能混用，每批试剂应分别制作标准曲线。

6. 临床意义　见 ECLIA 法。

（三）ECLIA 法

1. 原理　待测抗原（FT_3）、生物素化的 FT_3 竞争性地与钌标记的抗 FT_3 抗体结合，待测抗原（FT_3）的量与生物素化的 FT_3 和铕标记的抗 FT_3 抗体所形成的免疫复合物的量成反比，加入链霉亲和素包被的磁性微粒捕获上述免疫复合物，在磁场的作用下，磁性微粒被吸附至电极上，各种游离成分被吸弃。电极加压后产生光信号，其强度与检样中一定范围的 FT_3 含量成反比。

2. 试剂　购买与仪器配套的商品成套试剂盒。

3. 操作　按仪器操作说明书进行，只需分离血清上机，包括加样、分离、搅拌、温育、打印结果在内的各项操作均由仪器自动进行。

4. 参考区间　2.8～7.1pmol/L。

由于各厂商的产品不同以及各地区的实验室差异，各实验室应建立自己的参考值。

5. 附注

（1）溶血、脂血、黄疸标本与类风湿因子不影响结果，但标本应置于－20℃存放，并避免反复冻融。待测标本及试剂上机前应恢复至室温，并避免过度振摇产生泡沫影响测试。

（2）标本与质控品禁用叠氮钠防腐。

（3）批号不同的试剂不能混用；每批试剂应分别制作标准曲线。

6. 临床意义　甲状腺功能亢进包括甲亢危象时，FT_3 明显升高；缺碘亦会引起 FT_3 浓度的代偿性升高。此外 T_3 甲亢、弥漫性毒性甲状腺肿（Graves 病）、初期慢性淋巴细胞性甲状腺炎（桥本甲状腺炎）等 FT_3 也明显升高。而甲状腺功能减退、低 T_3 综合征、黏液性水肿、晚期桥本甲状腺炎等 FT_3 则明显降低。应用糖皮质激素、苯妥英钠、多巴胺等药物治疗时可出现 FT_3 降低，

四、游离甲状腺素测定

绝大多数的游离甲状腺素（free－thyroxine，FT_4）与其转运结合蛋白质（甲状腺结合球

蛋白、前白蛋白、白蛋白等）结合，其游离部分（FT_4）仅为0.04%，为T_4的生理活性部分。FT_4的代谢水平不受其结合蛋白质的影响，直接测定FT_4对了解甲状腺功能更有意义。FT_4测定采用RIA法、CLIA法和ELISA法等，本节介绍TrFIA、CLIA法与ECLIA法：

（一）TrFIA法

1. 原理　试剂盒采用二抗包被反应孔。加入抗FT_4单克隆抗体（单抗）温育。抗FT_4单抗和包被在微孔板上的二抗结合。温育后洗板，加入待测血清，其中的FT_4和抗FT_4单抗结合形成抗原抗体免疫复合物，温育后洗板，加入铕标记FT_4和抗FT_4单抗上剩余位点结合，再经温育洗板，加入解离增强液将标记在复合物中的铕离子解离。在溶液中，铕离子和增强液中的有关成分形成高荧光强度的微囊螯合物。荧光强度和样品中的FT_4浓度成反比。

2. 试剂　购买成套的商品试剂盒，主要成分如下。

（1）96孔微孔反应板：已包被第二抗体。

（2）FT_4标准品：由6瓶组成，分别含有0、2.8、6.8、15.4、36.0、80.0pmol/L FT_4标准品。

（3）抗FT_4单克隆抗体：1瓶（0.75ml）。

（4）铕标记FT_4：1瓶（0.75ml）。

（5）浓缩洗液（25 x）　1瓶（40ml）。

（6）分析缓冲溶液1瓶（30ml，红色）。

（7）温育缓冲液：1瓶（30ml黄色）。

（8）增强液：1瓶（50ml）。

3. 操作

（1）试剂准备：

1）洗涤液：40ml浓缩洗液加960ml蒸馏水混合（pH 7.8）。

2）抗FT_4单抗工作液：每条反应板需30μl抗FT_4单抗溶液加3ml红色缓冲液混合。

3）铕标记FT_4工作液：每条反应板需30μ1铕标记FT_4溶液加3ml黄色缓冲液混合。

2）每孔加200μl红色抗FT_4单抗工作液，慢速振荡70min。

（3）吸取25μlFT_4标准品或待测血清，按顺序加入微孔反应板的小孔中。慢速振荡60min，洗板6次。

（4）每孔加200μl黄色铕标记FT_4工作液，4℃环境下静止30min。洗板4次。

（5）每孔加入增强液200μl。加样时尽量避免加样头碰到孔中的试剂，以免污染。用振荡仪慢速振荡5min。用时间分辨荧光检测仪检测。

4. 计算　以FT_4标准品的浓度为横坐标（对数坐标），荧光强度为纵坐标（普通坐标），在半对数坐标纸上绘制标准曲线，根据样品的荧光强度即可查出相应的FT_4浓度。此步骤通常以时间分辨荧光测定仪按设定模式直接打印，报告结果。

5. 参考区间　参考值：8.7～17.3pmol/L。

6. 临床意义　见ECLIA测定法。

（二）CLIA法

1. 原理　本法为CLIA的竞争法，即用过量的碱性磷酸酶标记抗原（ALP－FT_4）与待测血清中未标记抗原（FT_4），在反应体系中竞争结合相应抗体的结合位点：当反应达平衡时，加入联有羊抗鼠 IgG 抗体的磁性颗粒，捕获 ALP－FT_4－Ab 抗原抗体复合物，在磁场的作用下磁性微粒自行沉淀。经洗涤并吸弃废液后加入发光底物 AMPPD。后者在 ALP 的作用下迅速发出稳定的光量子。

2. 试剂　购买与仪器配套的商品成套试剂盒。

3. 操作　按仪器操作说明书进行，只需分离血清上机，包括加样、分离、搅拌、温育、打印结果在内的各项操作均由仪器自动进行。

4. 参考区间　参考范围：11.2～20.1pmol/L。

由于各厂商的产品不同以及各地区的实验室差异，各实验室应建立自己的参考值。

5. 附注

（1）待测标本及试剂上机前应恢复至室温。

（2）测定标本严重溶血影响结果；标本应置－20℃存放，并避免反复冻融。

（3）不同批号的试剂不能混用，每批试剂应分别制作标准曲线。

6. 临床意义　见 ECLIA 测定法。

（三）ECLIA 法

1. 原理　待测抗原（FT_4）、生物素化的 FT_4 竞争性地与钌标记的抗 FT_4 抗体结合，待测抗原（FT_4）的量与生物素化的 FT_4 和钌标记的抗 FT_4 抗体所形成的免疫复合物的量成反比。加入链霉亲和素包被的磁性微粒捕获该免疫复合物，在磁场的作用下，磁性微粒被吸附至电极上，吸弃无关的游离成分。电极加压后产生光信号，其强度与检样中一定范围的 FT_4 含量成反比。

2. 试剂　购买与仪器配套的商品成套试剂盒。

3. 操作　按仪器操作说明书进行，只需分离血清上机，包括加样、分离、搅拌、温育、打印结果在内的各项操作均由仪器自动进行。

4. 参考区间　12.0～22.0pmol/L。

由于各厂商的产品不同以及各地区的实验室差异，各实验室应建立自己的参考值。

5. 附注

（1）溶血、脂血、黄疸标本与类风湿因子不影响结果，但标本应置于－20℃存放，并避免反复冻融。待测标本及试剂上机前应恢复至室温，避免过度振摇产生泡沫影响测试。

（2）标本与质控样品禁用叠氮钠防腐。

（3）批号不同的试剂不能混用；每批试剂应分别制作标准曲线。

6. 临床意义　甲状腺功能亢进包括甲亢危象、多结节性甲状腺肿、弥漫性毒性甲状腺肿、初期桥本甲状腺炎等 FT_4 均有明显升高；部分无痛性甲状腺炎、重症感染发热、重危患者、应用某些药物如肝素、胺碘酮等，亦会引起 FT_4 的升高。

甲状腺功能减退、黏液性水肿、晚期桥本甲状腺炎、应用抗甲状腺药物等 FT_4 的降低较 FT_3 更为明显；服用苯妥英钠、糖皮质激素以及部分肾病综合征患者，其 FT_4 亦有下降。

（陈　鑫　刘金豪）

第二节 性激素测定

一、睾酮测定

男性血中的睾酮（testosterone，T）是由睾丸 Leydig 细胞合成，主要由睾丸、肾上腺分泌。16 岁后 T 明显升高，40 岁后 T 逐渐降低。女性血中的 T 半数以上由雄烯二酮转化而来，卵巢也可少量分泌。T 的主要功能是诱导胎儿性分化，促进并维持男性第二性征的发育，维持男性性功能，促进蛋白质合成及骨骼生长，增加基础代谢等。此外 T 与 LH 共同促进精子的形成及成熟，并与精子活动力和精小管的代谢有关。正常情况下，血清 T 受促性腺激素释放激素（GnRH）脉冲式分泌的调控和影响，每 12h 出现一次峰值。如果 T 水平异常，应多次检测一天中不同时间的 T 水平。

T 的测定一般采用 RIA 与 CLIA 等技术，本节介绍 TrFIA 法、CLIA 法与 ECLIA 法。

（一）TrFIA 法

1. 原理　原理为铕标记 T 和待测血清中 T 竞争性与抗 T 抗体结合。96 孔反应板上包被的是第二抗体，可以和抗 T 抗体 - T 抗原复合物结合。整个反应只需一步温育。最后加入解离增强液将铕标记 T 上的铕离子释放到溶液中，形成高效的荧光复合物，样本中 T 的浓度和荧光复合物的荧光强度成反比。

2. 试剂　购买成套的商品试剂盒，主要组成如下。

（1）96 孔微孔反应板：已包被第二抗体。

（2）T 标准品：由 6 瓶组成，分别含有 0、0.5、1.5、5.0、15.0、50.0nmol/L T 标准品。

（3）铕标记 T：1 瓶（干粉）。

（4）抗 T 抗体：1 瓶（干粉）。

（5）浓缩洗液（25x）1 瓶（40ml）。

（6）缓冲溶液：1 瓶（30ml）。

（7）增强液：1 瓶（50ml）。

3. 操作

（1）试剂准备：

1）洗涤液：40ml 浓缩洗液加 960ml 蒸馏水混合。

2）标准品：在各浓度 T 标准品中加入 1.0ml 去离子水，用前 30min 内复溶。

3）铕标记 T 工作液：在铕标记 T 瓶中加 0.3ml 去离子水，在用前 30min 内复溶。每条反应板需 30μl 的铕标记 T 溶液加 1.5ml 缓冲液混合。

4）抗 T 抗体工作液：在抗 T 抗体瓶中加 0.3ml 去离子水，用前 30min 内复溶。每条反应板需 30μl 抗 T 抗体溶液与 1.5ml 缓冲液混合，此过程需在用前 30min 内完成。

（2）洗板 1 次，拍干。

（3）吸取 25μlT 标准品或待测血清，按顺序加入微孔反应板的孔中。每孔加 100μl 已稀释的铕标记 T 工作液。每孔加 100μl 抗 T 抗体工作液。慢速振荡 60min，洗板 4 次，拍干。

（4）每孔加 200μl 增强液，加样过程中，避免碰到小孔的边缘和其中的试剂，尽量避免污染。慢速振荡5min。用时间分辨荧光检测仪检测。

4. 计算　以T标准品的浓度为横坐标（对数坐标），荧光强度为纵坐标（普通坐标），在半对数坐标纸上绘制标准曲线，根据检样的荧光强度即可查出相应的T浓度。此步骤通常以时间分辨荧光测定仪按设定模式直接打印，报告结果。

5. 参考区间　男性：8.7～33nmol/L。　女性：0～3.0nmol/L；

6. 附注

（1）认真阅读说明书，严格按说明书操作。不同批号的试剂，过期的试剂不可使用。

（2）实验室环境干净无尘，对于试验成功有决定性的意义。

（3）每批检测时最好用复孔做标准曲线。

（4）试剂和检样使用前应恢复至室温（18～25℃）。

（5）洗板机应定期进行校正，保证管道通畅。洗涤时，确认微孔注满洗液；洗涤完成后保证微孔残留液不超过5μl；并将微孔板倒扣于无尘吸水纸上拍干。

（6）加增强液及铕标记物时，请使用专用吸头，以避免污染。加增强液及中和抗原时，吸头应悬空，避免接触小孔边缘及其中的试剂。

（7）使用干净一次性容器配制铕标记物，不同试验的铕标记物不可混用。避免铕标记稀释液进入铕标记物原液中。若对实验结果有疑问，应重复实验。

7. 临床意义　见ECLIA法。

（二）CLIA法

1. 原理　待测血清中的T、碱性磷酸酶标记的T（ALP－T）与特异性抗T抗体（Ab）进行竞争性结合反应，由于ALP－T和Ab为一定量的，T的量越多，ALP－T－Ab的量就越少。而光子的量与ALP－T－Ab的量成正比，与T的量成反比。

2. 试剂　购买与仪器配套的商品成套试剂盒。

3. 操作　按仪器操作说明书进行，只需分离血清上机，包括加样、分离、搅拌、温育、打印结果在内的各项操作均由仪器自动进行。

4. 参考区间　男性：9.4～37.0nmol/L；　女性：0.18～1.78nmol/L。

由于各厂商的产品不同以及各地区的实验室差异，各实验室应建立自己的参考值。

5. 附注

（1）待测标本及试剂上机前均应恢复至室温。

（2）测定标本严重溶血影响结果；标本应置－20℃存放，并避免反复冻融。由于T的分泌为脉冲式分泌，如果T水平异常，应重复测定。

（3）批号不同的试剂不能混用，每批试剂应分别制作标准曲线。同批试剂如超过定标稳定时间，应重新定标。

（4）患者在采集标本前，不得接受放射性治疗或体内同位素检查。口服避孕药与T有交叉反应。妊娠或服用卵磷脂、丹那唑、19－去甲T等均影响测定结果。

6. 临床意义　见ECLIA测定法。

（三）ECLIA法

1. 原理　待测抗原（T）、钌标记的T竞争性地与生物素化的抗T单克隆抗体结合，待测抗原的量与钌标记的T和生物素化的抗T单克隆体体所形成的免疫复合物的量成反比。

加入链霉亲和素包被的磁性微粒捕获形成的免疫复合物，在磁场的作用下，结合部分吸附至电极上，吸弃未结合部分。电极加压后产生光信号，其强度与检样中一定范围的 T 含量成反比。

2. 试剂　购买与仪器配套的商品成套试剂盒：

3. 操作　按仪器操作说明书进行，只需分离血清上机，包括加样、分离、搅拌、温育、打印结果在内的各项操作均由仪器自动进行。

4. 参考区间　男性：9.9～27.8nmol/L；　女性：0.22～2.9nmol/L；　儿童：0.42～38.5nmo/L。

由于各厂商的产品不同以及各地区的实验室差异，各实验室应建立自己的参考值。

5. 附注

（1）溶血、脂血、黄疸标本与类风湿因子不影响结果，但标本应置于 -20℃存放，并避免反复冻融。待测标本及试剂上机前注意恢复至室温，避免过度振摇产生泡沫影响测试。

（2）标本与质控品禁用叠氮钠防腐。

（3）批号不同的试剂不能混用；每批试剂应分别制作标准曲线。

6. 临床意义　病理情况下，T 分泌过多见于睾丸良性间质细胞瘤，此时 T 可比正常高100倍；先天性肾上腺皮质增生、女性皮质醇增多症、女性男性化肿瘤、女性特发性多毛、多囊卵巢综合征、睾丸女性化综合征、中晚期孕妇等血中 T 均增加，肥胖者也可稍增加。

T 分泌不足见于垂体病变时，因促性腺激素减少使间质细胞发育不良所致。手术、感染、病理损伤等因素造成睾丸功能低下，T 分泌也减少。此外，男性性功能低下、原发性睾丸发育不全性幼稚、阳痿、甲状腺功能减退、高泌乳素血征、部分男性乳腺发育、肝硬化、慢性肾功能不全等患者血中 T 均减低。

二、雌二醇测定

雌二醇（estradiol-17β，E_2）是雌激素中生物活性最强的一种，是使女性青春期外生殖器、输卵管和子宫等生长、发育的重要激素，并维持和促进女性特征的发育。对蛋白、糖、脂类和水、电解质以及钙、磷代谢有一定影响，在排卵的控制机制中也起着核心的作用。与男性不同，雌激素主要作用于垂体，而雄性激素 T 作用于下丘脑和垂体。因此，对于中枢和垂体均有“正”和“负”反馈作用，低浓度时为正反馈，高浓度时为负反馈。一般认为 E_2 主要在卵巢卵泡生长发育过程中由颗粒细胞层及卵泡内膜层分泌，胎盘和肾上腺也有少量产生。男性少量的 E_2 主要由睾丸分泌。

E_2 检测通常采用 RIA 法与 CLIA 法，本节介绍 TrFIA 法、CLIA 法与 ECLIA 法。

（一）TrFIA 法

1. 原理　本法是铕标记 E_2 和待测血清中 E_2 竞争结合大鼠抗 E_2 抗体上的结合位点。标准品、质控品和待测血清中的 E_2 抑制铕标记 E_2 和抗体的结合，96 孔反应板上包被的是可以和抗 E：抗体抗原复合物结合的抗大鼠 IgG。

解离增强液将铕离子从铕标记 E_2 上解离下来，和增强液中的有效成分形成强荧光螯合物；荧光强度和样本中的 E_2 浓度成反比。

2. 试剂　购买成套的商品试剂盒，主要组成如下。

（1）96孔微孔反应板：已包被抗大鼠IgG抗体。

（2）E_2标准品：由7瓶组成，分别含有0、0.05、0.15、0.5、1.5、5.0、15.0nmol/L E_2标准品。

（3）铕标记E_2：1瓶（0.3ml）。

（4）抗E_2抗体溶液：1瓶（0.3ml）。

（5）浓缩洗液（25x）1瓶（40ml）。

（6）缓冲液：1瓶（30ml）。

（7）增强液：1瓶（30ml）。

3. 操作

（1）试剂准备：

1）标准品：使用前30min之内，于每个浓度标准品中分别加入0.5ml蒸馏水，混合。

2）洗涤液：40ml浓缩洗液加960ml蒸馏水混合（pH 7.8）。

3）铕标记E_2工作液：使用前1h配制，每条反应板需30μl铕标记E_2加1.5ml缓冲液混合。

4）抗E_2抗体工作液：同上。

（2）洗板1次，并在无尘吸水纸上吸干。

（3）吸取25μl E_2标准品或待测血清按顺序加入微孔反应板的孔中；每孔加100μl抗E_2抗体工作液。慢速振荡30min。

（4）每孔加100μl铕标记E_2工作液。慢速振荡120min。洗板6次，拍干。

（5）每孔加200μl增强液，慢速振荡5min。用时间分辨荧光检测仪检测。

4. 计算　以E_2标准品的浓度为横坐标（对数坐标），荧光强度为纵坐标（普通坐标），在半对数坐标纸上绘制标准曲线，根据检样的荧光强度即可查出相应的E_2浓度。此步骤通常以时间分辨荧光测定仪按设定模式直接打印，报告结果。

5. 参考区间　女性卵泡期：0.08～2.1nmol/L；排卵期：0.7～2.1nmol/L；黄体期：0.08～0.85nmol/L；绝经期：0～0.09nmol/L。

男性：0～0.13nmol/L。

6. 临床意义　见ECLIA测定法。

（二）CLIA法

1. 原理　待测抗原（E_2）和碱性磷酸酶标记的抗原（ALP－E_2）竞争性结合相应的抗体（Ab）。由于ALP－E_2和Ab为一定量的，E_2的量越多，ALP－E_2－Ab的量就越少。当反应达平衡时，加入联有羊抗鼠IgG抗体的磁性颗粒，吸附ALP－E_2－Ab并在磁场的作用下自行沉淀。吸弃上清液后经洗涤吸弃废液，加入发光底物AMPPD，后者在ALP的作用下迅速发出稳定的光量子。光子的量与ALP－E_2－Ab的量成正比，与E_2的量成反比。以光量子的产出作为纵坐标，E_2的浓度作为横坐标绘制标准曲线。将待测标本同样处理即可于标准曲线上查得E_2的浓度。

2. 试剂　购买与仪器配套的商品成套试剂盒。

3. 操作　按仪器操作说明书进行。只需分离血清上机，包括加样、分离、搅拌、温育、打印结果在内的各项操作均由仪器自动进行。

4. 参考区间 女性卵泡期：0.18～0.27nmol/L；排卵期：0.34～1.55nmol/L；黄体期：0.15～1.08nmol/L；绝经期：0.01～0.14nmol/L。男性成人：0.19～0.24nmol/L。

由于各厂商的产品不同以及各地区的实验室差异，各实验室应建立自己的参考值。

5. 附注

（1）待测标本及试剂上机前应恢复至室温。

（2）标本严重溶血影响测定结果。标本应置－20℃存放，并避免反复冻融。

（3）批号不同的试剂不能混用。每批试剂应分别制作标准曲线。同批试剂如超过定标稳定时间，应重新定标。

6. 临床意义 见ECLIA测定法。

（三）ECLIA法

1. 原理 待测抗原（E_2）、钌标记的E_2竞争性地与生物素化的抗E_2单克隆抗体结合，待测抗原（E_2）的量与钌标记的E_2和生物素化的抗E_2单克隆体体所形成的免疫复合物的量成反比，加入链霉亲和素包被的磁性微粒捕获上述免疫复合物，在磁场的作用下，磁性微粒被吸附至电极上，吸弃未结合部分。电极加压后产生光信号，其强度与检样中一定范围的E_2含量成反比。

2. 试剂 购买与仪器配套的商品成套试剂。

3. 操作 按仪器操作说明书进行，只需分离血清上机，包括加样、分离、搅拌、温育、打印结果在内的各项操作均由仪器自动进行。

4. 参考区间

女性卵泡期：0.09～0.72nmol/L；

排卵期：0.24～1.51nmol/L；

黄体期：0.15～0.96nmol/L；

绝经期：0.04～0.15nmol/L。

男性成人：0.05～0.22nmol/L。

由于各厂商的产品不同以及各地区的实验室差异，各实验室应建立自己的参考值。

5. 附注

（1）溶血、脂血、黄疸标本与类风湿因子不影响结果，但标本应置于－20℃存放，并避免反复冻融。待测标本及试剂上机前注意恢复至室温，并避免过度振摇产生泡沫影响测试。

（2）标本与质控样品禁用叠氮钠防腐。

（3）批号不同的试剂不能混用；每批试剂应分别制作标准曲线。

6. 临床意义 血清E_2测定是检查丘脑下部－垂体－生殖腺轴功能的指标之一，主要用于青春期前内分泌疾病的鉴别诊断和闭经或月经异常时对卵巢功能的评价，也是男性睾丸或肝脏肿瘤的诊断指标。

肾上腺皮质增生或肿瘤时，血中E_2水平异常增高。卵巢肿瘤、原发性或继发性性早熟、无排卵功能性子宫出血、男性女性化、多胎妊娠、肝硬化、系统性红斑狼疮和冠心病等患者血清E_2均升高。肥胖男子血中E_2水平较高，男性吸烟者血中E_2水平也明显高于非吸烟者。

下丘脑病变、垂体前叶功能减退、原发性或继发性卵巢功能不足（如垂体卵巢性不孕或闭经、卵巢囊肿等）、绝经期、皮质醇增多症等患者血中 E_2 水平降低；葡萄胎、无脑儿、妊娠期吸烟妇女等血中 E_2 水平也显著降低；重症妊娠高血压综合征患者血中 E_2 水平往往较低。若血中 E_2 水平特别低，则提示有胎儿宫内死亡的可能。

三、雌三醇测定

雌三醇（estriol，E_3）在非孕期是 E_2 的代谢产物，在血中含量最高。在妊娠中、晚期 90% 的 E_3 来自胎盘和胎儿，因此血中 E_3 的含量变化能监测胎盘功能和胎儿的健康状况。孕妇尿中雌激素排泄量约有 90% 是 E_3，因此测定孕妇尿中 E_3 也能反映胎盘和胎儿的功能状态。但孕妇尿中 E_3 排泄量在 24h 中有一定的波动，因此一般不主张测定孕妇尿中 E_3。血中 E_3 亦有阵发性波动，1h 内的变异系数（CV）可达 19%。因此，一般主张连续采血测 3 次采用其平均值。

测定 E_3 通常采用 RIA 法与 CUA 法，本节介绍 TrFIA 法和 CLIA 法。

（一）TrFIA 法

1. 原理　用铕标记 E_3 和待测血清中 E_3 竞争结合抗 E_3 抗体上的的结合位点。标准品、质控品和待测血清中的 E_3 抑制铕标记 E_3 和抗 E_3 抗体的结合，96 孔反应板上包被的是可以和抗 E_3 抗体抗原复合物结合的二抗。

解离增强液将铕离子从铕标记 E_3 上解离下来，和增强液中的有效成分形成强荧光螯合物；荧光强度和样本中的浓度成反比。

2. 试剂　购买成套的商品试剂盒，主要组成如下：

（1）96 孔微孔反应板：已包被第二抗体。

（2）E_3 标准品：由 6 瓶组成，分别含有 0、0.6、1.2、5.0、15.0、50.0nmol/L E3 标准品。

（3）铕标记 E_3 1 瓶（冻干品）。

（4）抗 E_3 抗体溶液：1 瓶（0.3 ml）。

（5）浓缩洗液（25x）1 瓶（40ml）。

（6）缓冲液：1 瓶（30ml）。

（7）增强液：1 瓶（50ml）。

3. 操作

（1）试剂准备：

1）E_3 标准品：在每个浓度标准品中加入 1.1ml 蒸馏水，混合。此过程须在用前 30min 内完成。

2）洗涤液：40ml 浓缩洗液加 960ml 蒸馏水混合。

3）铕标记 E_3 工作液：使用前 30min 内，取 0.75ml 去离子水溶解冻干品，每条反应板需 15μl 铕标记 E_3 加 1.5ml 缓冲液混合。

4）抗 E_3 抗体工作液：每条反应板需 45μl 抗 E_3 抗体溶液加 1.5ml 缓冲液混合。

（2）每孔加 100μl 稀释的抗 E_3 抗体工作液，在振荡器上缓慢振荡 15min，按顺序加入 50μl 标准品或待测血清到微孔反应板的孔中。

（3）每孔加100μl 铕标记 E_3 工作液。慢速振荡60 min。洗板6次，拍干。

（4）每孔加200μl 增强液，慢速振荡5 min。用时间分辨荧光检测仪检测。

4. 计算　以E3标准品的浓度为横坐标（对数坐标），荧光强度为纵坐标（普通坐标），在半对数坐标纸上绘制标准曲线，根据检样的荧光强度即可查出相应的E3浓度。此步骤通常以时间分辨荧光测定仪按设定模式直接打印，报告结果。

5. 参考区间

孕期：15～20周：2.5～7.6 nmol/L；

21～25周：3.4～37.8nmol/L；

26～30周：17.2～51.5nmol/L；

31～35周：19.7～78.2nmol/L；

36～40周：20.1～85.2nmol/L。

6. 临床意义　见ECLIA法。

（二）CLIA法

1. 原理　检样中 E_3 和碱性磷酸酶标记 E_3（ALP－E_3）与抗 E_3 抗体（Ab）进行竞争性结合反应。反应系统中形成的光子的量与ALP－E_3－Ab的量成正比，与 E_3 的量成反比。以光量子的产出为纵坐标，E_3 的浓度作为横坐标绘制标准曲线图。将待测标本同样处理即可于标准曲线上查得 E_3 的浓度。

2. 试剂　购买与仪器配套的商品成套试剂盒。

3. 操作　按仪器操作说明书进行，只需分离血清上机，包括加样、分离、搅拌、温育、打印结果在内的各项操作均由仪器自动进行。

4. 参考区间

孕妇孕期26～28周：4.1～7.3μg/L；

孕期28～32周：　7.4～8.5μg/L；

孕期32～36周：　9.3～13.7μg/L；

孕期36～38周：16.7～23.7 μg/L；

孕期38～40周：17.7～25.4μg/L；

孕期>40周：　19.3～30.0μg/L。

由于各厂商的产品不同以及各地区的实验室差异，各实验室应建立自己的参考值。

5. 附注

（1）待测标本及试剂上机前注意恢复至室温。

（2）标本严重溶血影响测定结果。标本应置－20℃存放，并避免反复冻融。

（3）批号不同的试剂，不能混用，每批试剂应分别制作标准曲线。同批试剂如超过定标稳定时间，应重新定标。

6. 临床意义　孕妇产前应连续测定E，以观察胎儿，胎盘功能的动态变化，而不限定于一个数值作为临界线。因胎儿先天性肾上腺发育不全或胎儿畸形（如无脑儿）而影响肾上腺功能者，E_3 值仅为正常量的1/10；胎儿宫内生长迟缓或孕妇吸烟过多、营养不良而影响胎儿发育，E_3 值下降；胎盘功能不良、死胎、妊娠高血压综合征、糖尿病等患者 E_3 值也显著下降；高龄妊娠者，若 E_3 值逐步下降，提示妊娠过期；明显降低则为胎儿窘迫的表现。

四、孕酮测定

孕酮（progesterone，P）是一种重要的孕激素，不仅在月经周期的调节中起重要作用，也是维持妊娠所必需的一种激素。P 主要由黄体产生，妊娠期主要来源于胎盘，是睾酮、雌激素和肾上腺皮质激素生物合成的主要中间体。妊娠期间的 P 直接作用于黄体，调节该组织前列腺素的合成。P 的主要作用是促进子宫内膜增厚，使其中的血管和腺体增生，引起分泌以便受精卵（胚胎）着床。若 P 降低会发生母体对胎儿的免疫排斥反应，亦有早期流产的危险。P 还具有促进乳腺腺泡与导管发育为泌乳作准备的作用，以及促进体内的产热作用。它使基础体温在排卵后升高约 1℃，并在黄体期内维持此水平。P 的测定主要用于确定排卵，孕激素治疗监测和早期妊娠状况的评价。在判断黄体功能状态及对卵巢生理病理的研究方面具有重要意义。

P 检测通常采用 RIA 法与 CLIA 法，本节介绍 TrFIA 法、CLIA 法与 ECLIA 法。

（一）TrFIA 法

1. 原理　为铕标记 P 和待测血清中 P 竞争性与抗 P 抗体结合的固相荧光免疫法。96 孔反应板上包被的是第二抗体，可以和 P 抗原 - 抗 P 抗体复合物结合。整个反应只需一步温育。最后加入解离增强液将铕标记 P 上的铕离子释放到溶液中，形成高效的荧光复合物，待测血清中 P 的浓度与荧光复合物的荧光强度成反比。

2. 试剂　购买成套的商品试剂盒，主要组成如下。

（1）96 孔微孔反应板：已包被第二抗体。

（2）P 标准品：由 6 瓶组成，分别含有 0、1.0、4.0、10.0、40.0、120.0 nmol/L P 标准品。

3. 铕标记 P 溶液：1 瓶（干粉）。

4. 抗 P 抗体：1 瓶（干粉）。

5. 浓缩洗液（25x）　1 瓶（40ml）。

6. 缓冲溶液：1 瓶（30ml）。

7. 增强液：1 瓶（50ml）：

3. 操作

（1）试剂准备：

1）洗涤液：40ml 浓缩洗液加 960ml 蒸馏水混合（pH 7.8）。

2）铕标记 P 溶液：准确加入 0.3ml 去离子水至小瓶、混匀。应在用前 30min 内完成。

3）抗 P 抗体溶液：准确加入 0.3ml 去离子水至小瓶、混匀。应在用前 30 min 内完成。

4）铕标记 P 工作液：每条反应板需 30μl 铕标记 P 溶液加 1.5ml 缓冲液混合，备用。

5）抗 P 抗体工作液：每条反应板需 30μl 抗 P 抗体溶液加 1.5 ml 缓冲液混合，备用。

（2）吸取 25μl 标准品或待测血清按顺序加入微孔反应板的孔中。

（3）分别吸取已稀释的铕标记 P 工作液和抗 P 抗体工作液各 100μl 至各孔中。慢速振荡 120 min。洗板 4 次，并在无尘吸水纸上拍干。

（4）每孔加 200μl 增强液。加样过程中避免加样头接触到小孔边缘和其中试剂，以免污染。慢速振荡 5 min。用时间分辨荧光检测仪检测。

4. 计算　以 P 标准品的浓度为横坐标（对数坐标），荧光强度为纵坐标（普通坐标），在半对数坐标纸上绘制标准曲线，根据检样的荧光强度即可查出相应的 P 浓度。此步骤通常以时间分辨荧光测定仪按设定模式直接打印，报告结果。

5. 参考区间

成年男性：0.7 ~ 3.0nmoVL。

行经期妇女卵泡期：1.3 ~ 3.4nmol/L；

排卵期：1.7 ~ 2.4nmol/L；

黄体期：11.6 ~ 68.9nmol/L。

绝经期妇女：0 ~ 3.0nmol/L。

6. 临床意义　见 ECLIA 法。

（二）CLIA 法

1. 原理　本方法为 CLIA 的竞争法，即待测抗原（P）与过量的碱性磷酸酶标记抗原（ALP - P）在反应体系中竞争性地结合特异性抗 P 抗体（Ab）的结合位点。实验时，检样中 P 和 AIP - P 与 Ab 进行竞争性结合反应，由于 ALP - P 和 Ab 为一定量的，检样中 P 的量越多，ALP - P - Ab 的量就越少。当反应达平衡时，反应体系中光子的产出量与 ALP - P - Ab 的量成正比，而与 P 的量成反比。

2. 试剂

购买与仪器配套的成套商品试剂盒。

3. 操作　按仪器操作说明书进行，只需分离血清上机，包括加样、分离、搅拌、温育、打印结果在内的各项操作均由仪器自动进行。

4. 参考区间

女性卵泡期：0.2 ~ 1.2μg/L；

排卵期：0.6 ~ 2.6μg/L；

黄体期：5.8 ~ 22.1μg/L；

绝经期：0.2 ~ 0.9μg/L；

男性成年人：0.4 ~ 1.1μg/L。

由于各厂商的产品不同以及各地区的实验室差异，各实验室应建立自己的参考值。

5. 附注

（1）待测标本及试剂上机前注意恢复至室温。

（2）测定标本严重溶血影响结果。标本应置 -20℃存放，并避免反复冻融。

（3）在月经期和妊娠后，P 在血中浓度的变化较大。

（4）批号不同的试剂不能混用。每批试剂应分别制作标准曲线。同批试剂如超过定标稳定时间，应重新定标。

6. 临床意义　见 ECLIA 测定法。

（三）ECLIA 法

1. 原理　待测抗原（P）、钌标记的 P 竞争性地与生物素化的抗 P 单克隆抗体结合，待测抗原（P）的量与钌标记的 P 和生物素化的抗 P 单克隆抗体所形成的免疫复合物的量成反比，加入链霉亲和素包被的磁性微粒与后者结合，在磁场的作用下，结合部分吸附至电极上，吸弃未结合部分。电极加压后产生光信号，其强度与检样中一定范围的 P 含量成反比：

2. 试剂　购买与仪器配套的商品成套试剂盒。

3. 操作　按仪器操作说明书进行，只需分离血清上机，包括加样、分离、搅拌、温育、打印结果在内的各项操作均由仪器自动进行。

4. 参考区间

女性卵泡期：0.6～4.7nmol/L；

排卵期：2.4～9.4nmol/L；

黄体期：5.3～86.0nmol/L；

绝经期：0.3～2.5nmol/L。

男性成人：0.7～4.3nmol/L。

由于各厂商的产品不同以及各地区的实验室差异，各实验室应建立自己的参考值。

5. 附注

（1）溶血、脂血、黄疸标本与类风湿因子不影响结果，但标本应置－20℃存放，并避免反复冻融。

待测标本及试剂上样前注意恢复至室温，并避免过度振摇产生泡沫影响测试。

（2）标本与质控品禁用叠氮钠防腐。

（3）批号不同的试剂不能混用；每批试剂应分别制作标准曲线。

6. 临床意义　P增高见于葡萄胎、轻度妊娠高血压综合征、糖尿病孕妇、肾上腺癌、库兴综合征、多发性排卵、多胎妊娠、原发性高血压、先天性17a－羟化酶缺乏征、先天性肾上腺皮质增生、卵巢颗粒层膜细胞瘤、卵巢脂肪样瘤等患者。

排卵障碍、卵巢功能减退征、无排卵性月经、闭经、全垂体功能减退征、Addison病、先兆流产、黄体功能不全、胎儿发育迟缓、死胎、严重的妊娠高血压综合征等患者血中孕酮降低。

（陈　鑫　刘金豪）

第三节　胰激素测定

一、胰岛素测定

胰岛素（insulin，Ins）是由含51个氨基酸组成的小分子蛋白质，人Ins相对分子质量仅5800。Ins由胰腺的β细胞分泌，分泌入血后约10min即降解，肝脏在此过程起着主要作用。Ins在体内是促进合成代谢的主要激素，对糖、脂肪与蛋白质的合成与储存起着十分重要的作用。血糖是调节Ins分泌的最重要因素，许多氨基酸如精氨酸、赖氨酸也有刺激Ins分泌的作用；另胃泌素、胰高血糖素等一些激素、支配胰岛的迷走神经等亦可刺激Ins的释放。

Ins的测定有RIA法与ELISA法等，本节介绍CLIA法与ECLIA法。

（一）CLIA法

1. 原理　本法为CLIA的夹心法。待测抗原（lns）与鼠抗人Ins单克隆抗体（mAb）、碱性磷酸酶标记的羊抗Ins抗体（ALP－gAb）反应，Ins的量越多，与mAb和ALP－gAb的结合量就越多。经洗涤吸弃废液后加入发光底物AMPPD，后者在ALP的作用下迅速发出稳定的光量子，光子的量与 mAb - Ins - ALP - gAb 的量（即 Ins 的量）成正比。

2. 试剂　购买与仪器配套的商品成套试剂盒。

3. 操作　按仪器操作说明书进行，只需分离血清上机，包括加样、分离、搅拌、温育、打印结果在内的各项操作均由仪器自动进行。

4. 参考区间

空腹时：4.0 ~ 15.6U/L。

由于各厂商的产品不同以及各地区的实验室差异，各实验室应建立自己的参考值。

5. 附注

（1）待测标本及试剂上机前注意恢复至室温。

（2）测定标本明显溶血或脂血应避免使用；标本应置 -20℃存放，并避免反复冻融。

（3）批号不同的试剂不能混用，每批试剂应分别制作标准曲线；同批试剂如超过定标稳定时间，应重新定标。

6. 临床意义　见 ECLIA 测定法。

（二）ECLIA 法

1. 原理　待测标本（Ins）、生物素化的抗 Ins 单克隆抗体与钌标记的抗 Ins 另一位点单克隆抗体在反应体系中混匀，形成双抗体夹心抗原抗体复合物。加入链霉亲和素包被的磁性微粒捕获该免疫复合物，在磁场的作用下，磁性微粒被吸附至电极上，吸弃各种游离成分。电极加压后产生光信号，其强度与检样中一定范围的 Ins 含量成正比。

2. 试剂　购买与仪器配套的商品成套试剂盒。

3. 操作　按仪器操作说明书进行，只需分离血清上机，包括加样、分离、搅拌、温育、打印结果在内的各项操作均由仪器自动进行。

4. 参考区间　空腹时：17.8 ~ 173.0pmol/L。

由于各厂商的产品不同以及各地区的实验室差异，各实验室应建立自己的参考值。

5. 附注

（1）溶血、脂血、黄疸标本与类风湿因子不影响结果，但标本应置 -20℃存放，并避免反复冻融。待测标本及试剂上机前注意恢复至室温，避免过度振摇产生泡沫影响测试。

（2）批号不同的试剂不能混用；每批试剂应分别制作标准曲线。标本与质控品禁用叠氮钠防腐。

（3）由于 Ins 的分泌有时相效应，因此对于 Ins 的测定应分时采样测定激发曲线。

6. 临床意义　Ins 的增高常见于非胰岛素依赖型糖尿病（2 型糖尿病），此类患者常较肥胖，其早期与中期均有高胰岛素血症；胰岛 β 细胞瘤、胰岛素自身免疫综合征、脑垂体功能减退征、甲状腺功能减退征、Addison 病也有异常增高。此外，怀孕妇女、应激状态下如外伤、电击与烧伤等患者 Ins 的水平也较高。

Ins 的减低常见于胰岛素依赖型糖尿病（1 型糖尿病）及晚期非胰岛素依赖型糖尿病（2 型糖尿病）患者；胰腺炎、胰腺外伤、β 细胞功能遗传性缺陷病的患者及服用噻嗪类药、β 受体阻滞剂者常见血 Ins 的降低：

二、C 肽测定

C 肽（C - P）是由 31 个氨基酸组成的分子质量为 3 000 的连接肽，由胰岛素原在转化酶的作用下降解时形成。C－P与胰岛素连接所形成的胰岛素原结构，对于维持胰岛素原分子的稳定性和完整性具重要的意义。由于胰岛β细胞分泌C－P和胰岛素是呈等分子的，肝脏对C－P的摄取仅10%以下，因此C－P的测定更能反映胰岛β细胞的功能。本节介绍C－P测定的ECLIA法。

1. 原理　待测标本、生物素化的抗C－P单克隆抗体与钌标记的抗C－P另一位点单克隆抗体，在反应体系中混匀，形成双抗体夹心抗原抗体复合物。加入链霉亲和素包被的磁性微粒与之结合，在磁场的作用下，结合免疫复合物的磁性微粒被吸附至电极上，未结合的无关成分被吸弃。电极加压后产生光信号，其强度与检样中一定范围的C－P含量成正比。

2. 试剂　购买与仪器配套的商品成套试剂盒。

3. 操作　按仪器操作说明书进行，只需分离血清上机，包括加样、分离、搅拌、温育、打印结果在内的各项操作均由仪器自动进行。

4. 参考区间　250.0～600.0pmol/L。

由于各厂商及各地区的实验室差异，各实验室应建立自己的参考值。

5. 附注

（1）溶血、脂血、黄疸标本与类风湿因子不影响结果，但标本应置－20℃存放，并避免反复冻融。待测标本及试剂上机前注意恢复至室温，避免过度振摇产生泡沫影响测试。

（2）批号不同的试剂不能混用；每批试剂应分别制作标准曲线。标本与质控品禁用叠氮钠防腐。

（3）C－P的分泌有时相效应，对于C－P的测定应分时采样测定激发曲线。

6. 临床意义　由于C－P的测定不受注射胰岛素的影响，因此对于胰岛素治疗的患者，C－P的变化更能反映胰岛B细胞的功能，以决定是否需继续治疗。此外C－P的测定也可用于鉴别低血糖的原因，是因胰岛素瘤的过度分泌或是因患者自己注射了胰岛素。还可用于判定胰岛素瘤的切除是否完整或是否已经转移，及用于胰岛移植手术后的监测。

（陈　鑫　刘金豪）

第二十五章　肝病的实验诊断

一、总胆红素（T－Bil）测定

1883 年，Ehrlich 用偶氮反应测定了血清中胆红素。1918 年 Vanden Bergh 将血清胆红素分为直接和间接反应两种。以后人们阐明了直接和间接反应胆红素主要是和或不和葡萄糖醛酸结合的胆红素。1977 年通过 X 线衍射法阐明了人体间接反应胆红素的 B、C 吡咯环上丙酸基侧链的两个氧原子分别和 D、C 及 A、D 吡咯环上的内氢键，使分子形成立体的舟状结构，这样使疏水基团暴露在外，因此间接胆红素不溶于水而溶于有机溶剂。直接胆红素无分子内氢键故溶于水。20 世纪 70 年代末用高效液相色谱法证明黄疸血清中存在 α、β、γ 及 δ 4 种胆红素。它们分别代表游离胆红素、胆红素单葡萄醛酸苷、胆红素双葡萄糖酸苷及白蛋白紧密结合（很可能共价结合）的胆红素。因此，血清中总胆红素包括上述 4 种不同类型的胆红素。

二、直接胆红素（D－Bil）测定

（一）生化及生理

胆红素是各种含血红素（亚铁原卟啉Ⅸ）蛋白中血红素的分解产物。每天产生 250～300mg。其中约 85% 来源于衰老红细胞中的血红蛋白，其余来源于骨髓中破坏的幼稚红细胞及全身组织中相似蛋白质，如肌红蛋白、细胞色素、过氧化物酶等。血液中红细胞溶解后，释放出来的血红蛋白被降解为珠蛋白和血红素。起氧化还原作用的血色素被血色素还原酶作用打开血色素环成为胆绿素，胆绿素经胆绿素还原酶转化成胆红素。这叫非结合胆红素（un－onjugated bilirubin），也称游离胆红素。它水溶解度小，能溶解于脂肪和有机溶剂。游离胆红素只有在加入乙醇或尿素后才能与重氮试剂发生反应，因此也称之为间接胆红素（indirect bilirubin）。胆红素和血液中的白蛋白结合后转运到肝脏，在肝脏中与葡睹醛酸结合后生成葡糖醛酸胆红素，叫结合胆红素（ conjugated bilirubin）。结合胆红素的水溶性大，且可以直接、迅速地与重氮试剂发生反应，因此也称之为直接胆红素（direct bilirubin）。结合胆红素经过肝细胞分泌，进入胆管，经肠道代谢出体外。

（二）检测方法

胆红素测定的方法归纳起来可以大致分为重氮反应法、高效液相色谱法、酶法及干片化学法等。临床常用改良 J－G 法和胆红素氧化酶法，推荐使用酶法。

改良 J－G 法：血清中结合胆红素与重氮盐反应生成偶氮胆红素；同样条件下，游离胆红素需要在加速剂作用下，使游离胆红素分子内的次级键断裂，极性上升并与重氮试剂反应。反应完成后加入终止试剂，继而加入碱性酒石酸钾钠使红紫色偶氮试剂转变为蓝色，波长 600nm 下比色分析，求出血样中总胆红素的含量。

胆红素氧化酶法：胆红素氧化酶（bilirubin oxidase，BOD）在不同 pH 条件下催化不同组分的胆红素氧化生成胆绿素，胆绿素与氧进行非酶促反应转变为淡紫色化合物，胆红素的最大吸收峰在 450nm 附近。随着胆红素被氧化，450nm 下降，下降程度与胆红素浓度成正比。在 pH 8.0 条件下，非结合胆红素及结合胆红素均被氧化，用于测定总胆红素；在 pH 4.5 的酸性条件下，BOD 仅能催化结合胆红素和大部分 δ 胆红素，而游离胆红素不被氧化，测定其含量代表结合胆红素。

高效液相色谱法：用简单快速的反相高效液相色谱法（RP - HPLC）可分离并测定四种胆红素组分。色谱柱采用 C4 宽孔短链的柱子，标本处理简单，不需除去蛋白质，血清经稀释后高速离心取上清液直接进样，采用线性梯度洗脱，在波长 436nm 处，Bγ、Bβ、Bδ 及 Bα 依次出峰，用样品保留时间进行定性分析、用峰面积进行定量分析，22 分钟可测一个标本。

（三）标本要求与保存

采用血清或血浆，血浆用肝素锂抗凝。标本量 1ml，至少 0.5ml。最好在 45 分钟内分离血清/血浆。分离后标本在室温（25℃）或冷藏（4℃）保存 3 天，或冷冻（ -20℃）稳定保存 14 天。可反复冻融 2 次。

（四）参考区间

血清总胆红素：成人 0 ~34μmol/ L。

血清结合胆红素：0 ~3.4μmol/L。

（五）临床意义

总胆红素测定是临床生化中一个重要指标。当患有中毒性或病毒性肝炎、溶血性黄疸、恶性贫血、阵发性血红蛋白尿、红细胞增多症、新生儿黄疸、内出血、输血后溶血性黄疸、急性黄色肝萎缩时血清总胆红素升高，总胆红素和结合胆红素增加为阻塞性黄疸；总胆红素和结合与非结合胆红素均增高，为肝细胞性黄疸。根据结合胆红素与总胆红素的比值 >35% 为阻塞性或肝细胞性黄疸；比值 <20% 为溶血性黄疸。

胆红素偏低的原因可能为缺铁性贫血。

（六）影响因素

（1）改良 J - G 法测定总胆红素在 10 ~37℃条件下不受温度变化的影响，呈色在两小时内非常稳定。本法灵敏度高，摩尔吸光系数为（74 380 ±866）L/（mol · cm）。轻度溶血（含血红蛋白≤1 000mg/L 时）对本法无影响，但溶血超过此范围时，可使测定结果偏低。其原因是血红蛋白在重氮化过程中的产物可使偶氮胆红素破坏，也可被亚硝酸氧化为高铁血红蛋白干扰吸光度测定。叠氮钠能与胆红素竞争结合重氮试剂，对血清胆红素的重氮反应有抑制作用；本法测定结合胆红素时用叠氮钠中止反应，代替抗坏血酸的中止反应。凡用叠氮钠作防腐剂的质控血清，可引起重氮反应不完全，甚至不呈色。胆红素和重氮试剂作用快慢取决于很多因素，重氮试剂甲乙二液组成成分是一个很重要的因素。一般而言，对氨基苯磺酸和亚硝酸量增加，反应也随之加快，重氮试剂中盐酸含量的影响更大，盐酸浓度增加，反应变慢。

（2）酶法常用抗凝剂及血红蛋白对测定结果无影响，试剂中含有 EDTA，它能抑制血红蛋白对胆红素的氧化作用，因此溶血对测定无明显影响，但 L - 多巴和 α - 甲基多巴对测定有负影响。

(3) 脂血及脂色素对测定有干扰，应尽量空腹抽血。胆红素对光敏感。标准及标本应尽量避光。

(4) 结合胆红素的测定结果比总胆红素的结果更难取得一致，不同实验室结果相差甚大。这是因为虽然测定结合胆红素方法相同，但反应时间最长的在加重氮试剂后30分钟比色，最短的则在加重氮试剂后1分钟就比色（即所谓1分钟胆红素），也有在5、10或15分钟比色测定结合胆红素，由于胆红素和重氮试剂作用是一个动态过程，不同时间比色结果自然会有差异。

三、间接胆红素（I－Bil）测定

（一）生化及生理

非结合胆红素又称为间接胆红素，其原因是这部分胆红素只有在加入乙醇或尿素后才能与重氮试剂发生反应。

（二）检测方法

计算法：血清与重氮试剂混合后，在规定时间所测定的胆红素，相当于直接胆红素含量，总胆红素减去直接胆红素的值即为间接胆红素。

（三）标本要求与保存

见“总胆红素”。

（四）参考区间

<11.1μmol/L。

（五）临床意义

增高见于严重烫伤、败血症、疟疾、血型不合输血、脾功能亢进、恶性贫血、珠蛋白生成障碍性贫血、铅中毒、新生儿生理性黄疸、药物性黄疸、体质性黄疸、哺乳性黄疸等。总胆红素和结合与非结合胆红素均增高，为肝细胞性黄疸。

（六）影响因素

(1) 肝脏疾患：一些恶性疾病会导致血中的非结合胆红素偏高，如急性黄疸型肝炎、急性黄色肝坏死、慢性活动性肝炎、肝硬化等。

(2) 溶血性贫血：人体内红细胞大量破坏，释放出非结合胆红素，当血中非结合胆红素过多时，超过了肝脏的转化能力，使非结合胆红素在血中滞留，从而引起血中非结合胆红素偏高。

(3) 血型不合输血：当输入血型不合的血液，会导致溶血，使体内红细胞大量破坏，从而导致血液中的非结合胆红素偏高。

(4) 新生儿出生以后，48～72小时出现黄疸（并不按照面部、顶部、躯干、四肢的顺序出现黄疸），精神不好，且两周内没有消退，常因新生儿先天性胆道畸形等起的，也会导致血液中的非结合胆红素偏高。

四、总胆汁酸（TBA）测定

（一）生化及生理

胆汁酸是胆汁中固体物质含量最多的一种，是胆固醇代谢最终产物，是一大类胆烷酸的总称。近年来发现胆汁中有近百种不同类型的胆汁酸，但最常见的不过数种，主要为胆酸（cholic acid，CA）、鹅脱氧胆酸（chenodesoxycholic acid，CDCA）、脱氧胆酸（desoxycholic acid，DCA）、熊脱氧胆酸（ursodesoxy - cholic acid，UDCA）、甘氨胆酸（glycocholic acld，GCA）、牛磺胆酸（taurocholic acid，TCA）。它们都具有环戊烷多氢菲 A、B、C、D 四个环的结构，没有双键，都为24碳胆烷酸的羟基衍生物，其中多为5β型胆烷酸。胆汁酸有游离型和结合型两种形式，结合型主要有甘氨酸结合型和牛磺酸结合型，分别形成甘氨胆酸和牛磺胆酸。

血清胆汁酸水平反映肝实质性损伤，尤其在急性肝炎、慢性活动性肝炎、乙醇性肝损伤和肝硬化时有较灵敏的改变，是肝病实验室诊断的一项重要指标。

（二）检测方法

临床常用酶比色法和酶循环法。

酶比色法：3α - 羟基类固醇脱氢酶（3α - hydroxys - teroid dehydrogenase，30α - HSD > 可将 C3 上的 α 位的羟基（3α - OH）脱氢生成羰基，同时氧化型的 NAD^+ 变成 NADH。随后，NADH 上的氢由黄递酶催化转移给硝基四氮唑蓝（INT），产生红色的甲臜。甲臜的产量与胆汁酸成正比，500nm 波长比色。

酶循环法（enzymatic cycling methods）：胆汁酸在 3α - 羟基类固醇脱氢酶作用下生成 3α - 酮类固醇，同时将硫代 - NAD 变为其还原形式（硫代 - NADH）；生成的 3α - 酮类固醇与 NADH 又在 3α - 羟基类固醇脱氢酶作用下，生成胆汁酸和 NAD^+，如此循环从而放大微量胆汁酸的量，在一定的反应时间内，生成的硫代 - NADH（405nm）的量与样品中胆汁酸的量成正比，测定 405nm 吸光度的改变即可计算胆汁酸的含量。

（三）标本要求与保存

采用血清。标本量 1.0ml，至少 0.2ml。分离后标本在室温（25℃）保存 1 天，或冷藏（4℃）保存 3 天，或冷冻（-20℃）稳定保存 7 天。可反复冻融 3 次。

（四）参考区间

4.5 ~ 24.5μmmol/L。

（五）临床意义

（1）肝硬化：胆汁酸的测定对肝硬化的诊断有较高价值，且较常规肝功能试验灵敏。因胆酸的合成减少，故胆酸与鹅去氧胆酸之比 <1。

（2）慢性肝炎：胆汁酸在指示疾病活动上较常规肝功能试验灵敏可靠。当疾病复发时，胆汁酸先于谷草转氨酶升高。亦有人报道在慢性肝炎恢复期时，胆汁酸恢复正常较常规肝功能试验为晚。也有人认为胆汁酸对慢性活动性肝炎和慢性迁延性肝炎的检测比转氨酶更灵敏，在恢复期时，胆汁酸含量与常规肝功能试验转为正常的先后不一，故建议血清中胆汁酸的测定要与常规肝功能试验相互结合，综合分析。还有人认为胆酸与鹅去氧胆酸联合分析，能进一步提高诊断的阳性率，且有可能替代常规肝功能试验。

（3）急性病毒性肝炎：人们关于血清中胆汁酸测定对此病的临床意义的意见尚不一致。有人认为不如常规肝功能试验灵敏；有人认为灵敏度与转氨酶相同；有人认为其对于评价急性肝炎恢复期优于常规肝功能试验，因观察恢复期患者时发现常规肝功能试验已恢复正常时，血清胆汁酸仍属异常，且与组织学观察不一致。

急性肝炎早期，血清中胆汁酸含量增高。胆酸与鹅去氧胆酸之比 >1，表示有胆汁淤积。有人认为总胆汁酸 >100mg/L，且以胆酸含量为主，常提示胆汁淤积性黄疸。

（4）肝癌：胆汁酸对肝癌的诊断有一定的意义。

（5）对肝病预后的判断：国外报道测定胆酸/鹅去氧胆酸比值，对肝病的预后有一定意义。严重肝细胞病变时，胆酸的合成显著降低，两者比值持续 <1 时，提示预后不良，两者比值 >1 且逐渐上升，提示预后较好。国内有人报道该比值测定对急性病毒性肝炎的预后无意义。

（6）鉴别黄疸：一般认为肝脏对胆红素和胆汁酸有不同的转运系统，提示可根据胆汁酸和胆红素的增高和正常的不同，而对胆汁淤积症和高胆红素血症加以鉴别（表 25－1）。

表 25－1　胆汁淤积症和高胆红素血症的鉴别

疾病名称	胆红素	胆汗酸
胆汁淤积型黄疸	增高	增高
高胆红素血症	增高	正常
胆汁淤积症	正常	增高

（六）影响因素

（1）标本：尽量使用新鲜标本。已知血清中的胆汁酸浓度在饭后上升，因此应注意采血时间。不进行负荷时，应严守早晨空腹时采血。血清中的胆汁酸在冰箱保存（4℃）时 1 周以内稳定，冷冻保存（－20℃）3 个月。

（2）干扰因素：当胆红素 <50mg/dl、乳酸 <3 000mmol/L、溶血血红蛋白 <500mg/dl、维生素 C <100mg/dl 时，对结果没有影响。

五、丙氨酸氨基转移酶（ALT）测定

（一）生化及生理

转氨酶是催化 α－氨基酸和 α－酮酸之间氨基移换反应的一组酶。其中，丙氨酸氨基转移酶（ALT）和天冬氨酸氨基转移酶（AST）最具有临床意义，是临床实验室中最常用的检测项目之一。磷酸吡哆醛是转氨酶的辅基，与酶蛋白结合后 ALT（或 AST）才具有催化活性。转氨酶广泛存在于肝脏、心肌、骨骼肌、肾、脑、胰、肺、白细胞和红细胞中。这些组织损伤或坏死时，酶从这些组织细胞中释出，致使血清中 ALT 或 AST 活性增高。

（二）检测方法

赖氏比色法：ALT 在适宜的温度及 pH 条件下作用于丙氨酸及 α－酮戊二酸组成的基质，生成丙酮酸及谷氨酸，反应至所规定时间后加 2，4－二硝基苯肼－盐酸溶液终止反应，同时 2，4－二硝基苯肼与酮酸中羰基加成，生成丙酮酸苯腙。苯腙在碱性条件下呈红棕色，

根据颜色深浅确定其酶的活力强弱。

速率法：在 ALT 速率法测定中，酶偶联反应为：L－丙氨酸与 α－酮戊二酸在 ALT 催化下生成丙酮酸和 L－谷氨酸，丙酮酸和还原型辅酶 I 在 LDH 催化下生成 L－乳酸和辅酶 I。上述偶联反应中，NADH 的氧化速率与标本中酶活性呈正比，可在 340nm 波长处监测吸光度下降速率，计算出 ALT 的活力单位。

（三）标本要求与保存

血清或血浆，血清首选，血浆用肝素或 EDTA 抗凝。避免过度溶血或脂血。标本量 1ml，至少 0.5ml。最好在 45 分钟内分离血清/血浆。分离后标本在室温（25℃）稳定保存 7 天，冷藏（4℃）稳定保存 14 天。

（四）参考区间

赖氏比色法：反应温度为 37℃，健康成年人血清 ALT 为 5～25 卡门单位/毫升血清。

速率法：反应温度 37℃，试剂中不含 PSP 时，健康成年人男性 5～40U/L；女性 5～35U/L。IFCC，反应温度 37℃，试剂中含 PSP，国外健康成年人为男性 $<0.77\mu kat/L$；女性 $<0.58\mu kat/L$。

（五）临床意义

由于肝组织中所含的 ALT 浓度最高，所以 ALT 升高常是由肝病引起的。但 ALT 升高也见于不少肝外疾病，应多方分析，综合考虑。

ALT 活性增高：

（1）肝胆疾病传染性肝炎、肝癌、肝硬化、中毒性肝炎、脂肪肝和胆管炎等。

（2）心血管疾病心肌梗死、心肌炎、心力衰竭时肝淤血和脑出血等。

（3）药物和毒物氯丙嗪、异烟肼、奎宁、水杨酸制剂及乙醇，铅、汞、四氯化碳或有机磷等引起 ALT 活性增高。

ALT 活性降低：磷酸吡哆醛缺乏症。

（六）影响因素

（1）严重脂血、黄疸或溶血等血清，可能会引起测定管吸光度增加。因此，检测此类病理标本时，应做自身血清标本对照管。当血清标本酶活力超过 150 卡门单位时，应将血清用生理盐水稀释 5 倍或 10 倍后再进行测定。

（2）草酸盐、肝素、枸橼酸盐虽不抑制酶活性，但可引起反应液轻度混浊。红细胞内 ALT 含量为血清中 3～5 倍，应避免标本溶血。尿液中 ALT 的含量很少或无，不推荐做尿液中 ALT 的活性测定。在常规 ALT 测定中，不推荐冰冻保存血清标本。

六、天门冬氨酸氨基转移酶（AST）测定

（一）生化及生理

天冬氨酸氨基转移酶在心、肝及骨骼肌的胞质和线粒体中含量最为丰富。因此，测定该酶对心肌梗死、肝病及肌营养不良有很大的临床价值。

（二）检测方法

赖氏比色法：血清中 AST 作用于由天冬氨酸和 α－酮戊二酸组成的基质，在一定的反应

条件下，产生一定量的草酰乙酸，草酰乙酸在反应过程中脱羧成为丙酮酸，在酶促反应达到规定时间时，加入2，4－二硝基苯肼，在酸性条件下形成苯腙。在碱性条件下，苯腙呈红棕色。根据颜色深浅即可确定AST的活力。

速率法：在AST速率法测定中酶偶联反应为：L－天冬氨酸和α－酮戊二酸在AST的催化下生成草酰乙酸和L－谷氨酸，草酰乙酸和NADH＋H^+在MDH催化下生成L－苹果酸和NAD^+。分光光度计波长340nm，监测NADH被氧化引起吸光度的下降速率，该下降速率与AST活性成正比。

（三）标本要求与保存

采用血清或血浆，血清首选，血浆用肝素或EDTA抗凝。避免溶血。标本量1ml，至少0.5ml。最好在45分钟内分离血清/血浆。分离后标本在室温（25℃）稳定保存7天，冷藏（4℃）或冷冻（－20℃）稳定保存14天。可反复冻融3次。

（四）参考区间

赖氏比色法：健康成年人血清AST为8～28卡门单位。

速率法：酶活性测定温度37℃，底物中不加PSP时健康成年人参考区间为8～40U/L；IFCC，反应温度37℃，试剂中含PSP，国外健康成年人为男性＜0.60μkat/L，女性＜0.53μkat/L。

（五）临床意义

（1）AST在心肌细胞内含量较多，当心肌梗死时，血清中AST活力增高，在发病后6～12小时之内显著增高，在48小时达到高峰，在3～5天恢复正常。血清中AST也可来源于肝细胞，各种肝病可引起血清AST的升高，有时可达1 200U，中毒性肝炎还可更高。

（2）肌炎、胸膜炎、肾炎及肺炎等也可引起血清AST的轻度增高。

（六）影响因素

测定结果超过200U时应将血清稀释后再进行测定，结果乘以稀释倍数。

七、天冬氨酸氨基转移酶线粒体同工酶（ASTm）测定

（一）生化及生理

AST广泛存在于多种器官中，按含量多少顺序为心、肝、骨骼肌和肾等，肝中70%存在于肝细胞线粒体中。AST有两种同工酶ASTs和ASTm，分别存在于可溶性的细胞质和线粒体。细胞轻度损伤时ASTs升高显著，而严重损伤时，则ASTm大量出现于血清中。正常血清所含AST的同工酶主要为ASTs，但在病理状态下，如细胞坏死，则血清中以ASTm为主。血清AST活性升高，多来自心肌或肝脏损伤；肾脏或胰腺细胞损伤时，也可出现很高的AST活性。

（二）检测方法

酶抑制法、电泳法。

（三）标本要求与保存

血清、肝素或EDTA抗凝血浆，室温条件下可稳定7天，冷藏和冰冻条件下分别可稳定14天，可反复冻融3次。

(四) 参考区间

酶抑制法：线粒体型 AST 2.8 ~6.2U/L。

电泳法：线粒体型 AST 占 AST 总量的 9.0% ~16.5%。

(五) 临床意义

正常血清中 AST 同工酶主要为 ASTs。ASTm 同工酶变化反映肝细胞结构性损伤的程度，如急、慢性肝炎以及活动性肝硬化患者，血清 ASTm 活性升高明显，恢复期时 ASTm 比 ASTs 消失得快。急性病毒性肝炎患者如 ASTm 持续升高表示病变迁延。ASTm 还可作为监测乙醇中毒的指标，恶性胆道梗阻时，m－AST 也可增高；急性心肌梗死 m－AST 升高较明显，升高幅度与心肌细胞损伤程度一致。

(六) 影响因素

草酸盐对 m－AST 有抑制作用；m－AST 不稳定，对 pH 敏感。

八、γ－谷氨酰基转移酶（GGT）测定

(一) 生化及生理

γ－谷氨酰基转移酶（GGT）是催化 γ－谷氨酰基移换反应的一种酶。在这一反应中，γ－谷氨酰基从谷胱甘肽或其他含 γ－谷氨酰基物质中转移到另一肽或氨基酸分子上。最适 pH 因底物缓冲液种类而异。甘氨酰甘氨酸（双甘肽）作为酶促反应的受体，可以加速反应的进行。人体各器官中 GGT 含量按下列顺序排列：肾、前列腺、胰、肝、盲肠和脑。在肾脏、胰腺和肝脏中，此酶含量之比约为 100 ：8 ：4。肾脏中 GGT 含量最高，但肾脏疾病时，血液中该酶活性增高却不明显。有人认为，肾单位病变时，GGT 经尿排出，测定尿中酶活力可能有助于诊断肾脏疾患。

(二) 检测方法

对硝基苯胺法：以 L－谷氨酰－3－羧基，对硝基苯胺为底物，双甘肽为 γ－谷氨酰基的受体，在 GGT 的催化下，谷氨酰基转移到双甘肽分子上，同时释放出黄色的 2－硝基－5－氨基苯甲酸，引起 405 ~410nm 波长处吸光度的增高。吸光度增高速率与 GGT 活性呈正比关系。

重氮反应比色法：以 L－γ－谷氨酰－α－萘胺为底物，在 GGT 催化下，γ－谷氨酰基转移到双甘肽分子上，同时释放出游离的 α－萘胺，后者与重氮试剂反应，产生红色化合物。

(三) 标本要求与保存

采用血清或血浆，血清首选，血浆用肝素或 EDTA 抗凝。避免溶血或脂血。标本量 1ml，至少均以 CK－MM 增高为主。手术、创伤、惊厥和癫痫发作等引起骨骼肌受损；肌内注射某些药物、正常分娩、剧烈运动后，血清 CK 总活力及 CK－MM 均增高，可达参考值的数倍。

(3) 中枢神经疾病：每克脑组织约含 CK－BB 200U。脑部疾病如脑梗死、急性颅脑损伤、脑出血、脑膜炎时，患者血清 CK 总活力及 CK－BB 轻度或中度增高。新生儿脑缺氧和缺血性脑病、脑外伤、梗死和血栓形成都可使患者血清 CK 和 CK－BB 活力上升，其升高幅度与损伤严重程度、范围和预后成正比。

（4）肿瘤：各种恶性肿瘤患者的血清 CK－BB 和巨 CK（macro－CK，m－CK）检出率为25%～41%，多为巨 CK。约有43%的小细胞肺癌患者血清 m－CK 升高，胃肠道肿瘤患者 m－CK 的升高率达55%。CK－BB 由脑合成，如成人无颅脑组织损伤，而血清 CK－BB 上升，应考虑有肿瘤发生。

（5）其他：肺和前列腺等富含 CK－BB 的器官组织损伤或疾病时，血清 CK－BB 可升高。甲状腺功能减退时其活性上升。

（六）影响因素

EDTA、柠檬酸和氟化物抑制 CK 活性；血细胞中腺苷酸激酶干扰底物，应避免溶血；CK 对光、热及 pH 敏感，应尽快分离血清保存。

九、γ－谷氨酰基转移酶同工酶测定

（一）生化及生理

γ－谷氨酰基转移酶（γ－GT 或 GGT）又称 γ－谷氨酰基转肽酶（γ－GTP 或 GGT），在人体细胞的微粒体中合成。GGT 参与了 γ－谷氨酰循环和氨基酸的跨膜转运，与机体内谷胱甘肽水平的调节有关，对氨基酸和蛋白质的吸收、转运、合成具有重要作用。组织分布以肾脏含量最多，其次为胰、肺、肝等。在肝脏主要存在于肝细胞胞质和胆管上皮细胞中。血清中的 γ－GT 则主要来自肝胆。血清 γ－GT 在琼脂糖凝胶电泳时分离为 4 条区带。聚丙烯酰胺凝胶电泳时分离为 13 条区带，从阳极到阴极依次为Ⅰ、Ⅰ'、Ⅱ、Ⅱ'、Ⅲ、Ⅳ、Ⅴ、Ⅵ、Ⅶa、Ⅶb、Ⅷa、Ⅷb、ⅧC。

（二）检测方法

琼脂糖凝胶电泳法、聚丙烯酰胺凝胶电泳法。

（三）标本要求与保存

血清、肝素或 EDTA 抗凝血浆，室温和冷藏条件下可稳定 7 天，冰冻条件下可稳定 28 天。

（四）参考区间

琼脂糖凝胶电泳：γ－GT1：58.3%～68.1%；γ－GT2：11.8%～16.2%；γ－GT3：15.3%～21.5%；γ－GT4：9.3%～13.5%。

聚丙烯酰胺凝胶电泳：健康人仅有 10 条区带，无Ⅰ'、Ⅱ、Ⅱ'。

（五）临床意义

（1）正常人无Ⅱ区带，在原发性及继发性肝癌患者血清Ⅱ区带的检出率达90%以上，Ⅱ对诊断肝细胞癌有较好的特异性。

（2）Ⅰ'、Ⅱ、Ⅱ'区带称为肝癌的特异性新带（novel γ－GT），肝癌患者特异性新带出现率为55%，其他疾患假阳性为3%，如转移性肝硬化、酒精性肝损伤、胆管细胞癌不出现新带。

十、碱性磷酸酶

（一）生化及生理

碱性磷酸酶是一组基质特异性很低，在碱性环境中能水解很多磷酸单酯化合物的酶。该酶含有 Zn^{2+}，活性中心含有丝氨酸残基，Mg^{2+} 和 Mn^{2+} 是该酶的激活剂；磷酸盐、硼酸盐、草酸盐和 EDTA 为各型 ALP 的抑制剂，据报道，ALP 是属于常见的一系列酶实验中精密度最低的。

（二）检测方法

比色法：ALP 在碱性环境中作用于磷酸苯二钠，使之水解释出酚和磷酸。酚在碱性溶液中与 4－氨基安替比林作用，经铁氰化钾氧化而成红色醌的衍生物，根据红色深浅确定 ALP 的活力。

速率法：血清中 ALP 能将对硝基苯磷酸二钠水解，生成无机磷和对硝基酚，对硝基酚在稀酸溶液是无色的，但在碱性溶液下转变为对硝基酚离子，为一种黄色的醌式结构。酶作用所释放的对硝基酚的量由标准曲线求得。

（三）标本要求与保存

采用血清或血浆，血清首选，血浆用肝素抗凝。避免溶血。标本量 2ml，至少 0.5ml。在 45 分钟内分离血清/血浆。分离后标本在室温（25℃）、冷藏（4℃）或冷冻（－20℃）稳定保存 14 天。可反复冻融 3 次。

（四）参考区间

（1）比色法：健康成年人：3～13 金氏单位，儿童：5～28 金氏单位。

（2）速率法：

女性：测定温度 37℃，1～12 岁 <500U/L，15 岁以上 40～150U/L。

男性：测定温度 37℃，1～12 岁 <500U/L；12～15 岁 <750U/L；25 岁以上 40～150U/L。

3）IFCC，37℃：

4～5 岁：男性 0.91～6.23μkat/L。

女性 0.91～6.23μkat/L。

20～50 岁：男性 0.90～2.18μkat/L。

女性 0.71～1.67μkat/L。

>60 岁：男性 0.95～2.02μkat7L。

女性 0. 90～2.40μkat/L。

（五）临床意义

碱性磷酸酶活力测定常作为肝胆疾病和骨骼疾病的临床辅助诊断的指标。血清碱性磷酸酶活力增高可见于下列疾病。

（1）肝胆疾病阻塞性黄疸、急性或慢性黄疸型肝炎、肝癌等。

（2）骨骼疾病由于骨的损伤或疾病使成骨细胞内所含高浓度的碱性磷酸酶释放入血液中，引起血清碱性磷酸酶活力增高。如纤维性骨炎、成骨不全症、佝偻病、骨软化病、骨转移癌和骨折修复愈合期等。

（六）影响因素

（1）血清 ALP 活力过高时，酶的含量与其分解基质的能力不完全成直线关系，故当酶活力超过 40U 时，应将血清用生理盐水稀释 5 倍，重新测定，将结果乘以稀释倍数。黄疸血清或溶血标本中的色素对比色法有干扰，应作测定空白。

（2）抗凝剂如草酸盐、柠檬酸盐和 EDTA · 2Na 能抑制 ALP 的活性，不能使用这类抗凝剂的血浆做 ALP 活性测定。血清置室温（25℃），ALP 活性显示轻度升高。例如，室温 6 小时活性约增高 1%，置 1 ~4 天，酶活性增高 3% ~6%。血清贮存冰箱（4℃），酶活性亦出现缓慢地升高。冰冻血清，ALP 活性降低，但当血清复温后，酶活性会慢慢恢复。质控血清或冻干质控血清亦呈现类似的 ALP 活性升高现象。

十一、碱性磷酸酶同工酶电泳测定

（一）生化及生理

碱性磷酸酶由两个亚单位组成。人体 ALP 大致可分为 4 种类型：一般型即肝型、胎盘型、小肠型、精原细胞型。热、苯丙氨酸、尿素等对不同组织来源的 ALP 有不同的抑制作用，常利用上述抑制作用鉴别 ALP 的组织来源。用醋酸纤维膜或琼脂糖凝胶电泳可将 ALP 分离为 6 条（1 ~6）区带；用聚丙烯酰胺凝胶电泳则分离为 7 条（Ⅰ ~ Ⅶ）区带。分子量最大、负电荷强的 ALP，称为高分子快肝型 ALP，它在醋酸纤维膜电泳中移动最快，在聚丙烯酰胺凝胶电泳中移动最慢，分别命名为 ALP_1 和 ALPⅦ。正常血清无 ALP_1 或 ALP－Ⅶ。此同工酶是由 ALP_2 和脂蛋白结合而成。肝主要含 ALP_2（ALP － Ⅱ），骨主要含 ALP_3（ALP－Ⅲ），胎盘主要含 ALP_4（ALP－Ⅳ），小肠主要含 ALPs（ALP－V），ALP_6（ALP－Ⅵ）为 ALP 与 IgG 结合的巨型 ALP。

（二）检测方法

一般采用电泳法。各个同工酶的量可用活性分数或总活性百分比表示。

对于骨 ALP 质量测定可采用免疫化学发光法。

（三）标本要求与保存

采用血清。避免溶血。标本量 1ml，至少 0.5ml。尽快分离血清。分离后标本在冷藏（4℃）保存 1 ~2 天，否则应冷冻（－20℃）保存。

（四）参考区间

正常血清：ALP_1（—）；ALP_2：90%；ALP_3：少量；ALP_4：（—）；ALPs：微量；ALP_6：（—）（表 25－2）。

表 25－2 碱性磷酸酶同工酶活性分数

	<1 岁	1 ~15 岁	成人	孕妇	绝经后妇女
胆汁	0.03 ~0.06	0.02 ~0.05	0.01 ~0.03	0.01 ~0.03	0.0 ~0.12
肝	0.20 ~0.34	0.22 ~0.34	0.17 ~0.35	0.05 ~0.17	0.17 ~0.48
骨	0.20 ~0.30	0.21 ~0.30	0.13 ~0.19	0.08 ~0.14	0.08 ~0.21

续 表

	<1岁	1~15岁	成人	孕妇	绝经后妇女
胎盘	0.08~0.19	0.05~0.17	0.13~0.21	0.53~0~69	0.07~0~15
肾	0.01~0.03	0.0~0.01	0.0~0.02	0.03~0.06	0.0~0.02
肠	0.0~0.02	0.0~0.01	0.0~0.01	0.0~0.01	0.0~0.01

（五）临床意义

（1）ALP_1（ALP－Ⅶ）在肝外胆道阻塞、肝癌、肝脓肿、肝淤血时增高，癌性阻塞者，100%出现ALP_1，且ALP_1大于ALP_2。

（2）ALP_2（ALP－Ⅱ）增高见于肝及胆道疾病、原发性肝癌、急性肝炎、肠梗阻等。

（3）ALP_3（ALP－Ⅲ）的活力与成骨细胞密切相关。骨肿瘤、肿瘤骨转移、畸形性骨炎、佝偻病、软骨病、骨折愈合期、甲状旁腺功能亢进时，ALP_3活力增高，畸形性骨炎增高最显著。

（4）ALP_4（ALP－Ⅳ）在妇科恶性肿瘤（如宫颈癌、卵巢癌、乳腺癌）时增高，阳性率为23%~68%，支气管肺癌、胰腺癌、睾丸癌时，血清ALP_4增高。妊娠中期妇女的血清中出现耐热并抵抗EDTA抑制的ALP_4（简称HS－ALP），并逐渐增高，可占ALP总活力的50%，当胎盘受损和先兆子痫时，血清HS－ALP显著增高；若血清HS－ALP明显降低，提示胎盘发育不良。

（5）ALPs（ALP－Ⅴ）在某些小肠疾病、慢性肾透析、酒精性肝硬化、高脂饮食、O及B血型血清ALP_5增高；肝硬化患者，血清ALPs明显增高，达40%左右。

（6）ALP_6（ALP－Ⅵ）为ALP与免疫球蛋白形成的复合物，见于各种自身免疫性疾病、溃疡性结肠炎。

（7）ALP－I仅在聚丙烯酰胺凝胶电泳时被检出。见于肝细胞癌患者，尤其对甲胎蛋白阳性的肝癌患者有诊断价值。

（六）影响因素

高脂饮食会使ALP_5（ALP－Ⅴ）假性升高。

（陈　鑫　赵　悦）

第二十六章　心肌疾病的实验诊断

一、肌酸激酶 CK－MB 质量测定

（一）生化及生理

肌酸激酶在骨骼肌含量最高，其次是心肌和脑。CK 分子量 86kD，在肝脏被清除。CK 是心肌中重要的能量调节酶，在 ATP 提供的能量下，催化肌酸生成磷酸肌酸（CP）和 ADP，CP 可以运送至细胞质中并储存。这种能量的储存形式比直接储存 ATP 好，在线粒体可以通过氧化磷酸化获取能量。CK 分子量 86kD，在肝脏被清除。

CK 是由 M 和 B 两类亚基组成的二聚体。在细胞质内存在 3 种同工酶，即 CK－BB（CK_1），CK－MB（CK_2）和 CK－MM（CK_3）。在细胞线粒体内还存在另一 CK 同工酶，即所谓线粒体 CK（CK－Mt），也称 CK_4。CK－BB 存在于脑组织中，CK－MM 和 CK－MB 存在各种肌肉组织中，不同肌肉同工酶的比例不同，骨骼肌中 98% ~99% 是 CK－MM，1% ~2% 是 CK－MB；心肌内 80% 左右也是 CK－MM，但 CK－MB 占心肌总 CK 的 15% ~25%。各种 CK 同工酶还可根据电泳不同的等电点分出若干亚型，如 CK－MB 可分为 CK－MBi 和 CK－MB_2。

（二）检测方法

利用酶免疫分析技术检测 CK－MB 质量提高了 CK－NIB 在 AMI 早期诊断和微小心肌梗死患者中的诊断敏感性。新一代方法是用单克隆抗体检测 CK－MB 质量，用两株抗 CK－MB 的单抗检测 CK－MB 蛋白量，其检测限为 1μg/L，诊断 AMI 较酶法更敏感、稳定、更快。

（三）标本要求与保存

血清或血浆，肝素抗凝，不需空腹采血。标本在冷藏（4℃）可保存 24 小时，冷冻（－20℃）可长期保存。

（四）参考区间

CK－MB 质量：<5.0μg/L。

（五）临床意义

（1）心肌梗死：在胸痛发作的最初 6 小时内 CK－MB 质量的敏感性明显优于 CK－MB 活性检测。在胸痛发作的最初 6 ~7 小时内 CK－MB 质量的诊断敏感性同肌红蛋白相似。CK－MB 的临床特异性高于肌红蛋白。在不同的时间重复此项检测有助于确诊 AMI。溶栓治疗第 90 分钟和治疗前相比，若 CK－MB 质量增加 >24μg/（L·h）或测定值增加 >4 倍，提示梗阻的血管再灌注成功。

（2）心绞痛：由于 CK－MB 质量检测的高敏感性，其对微小心肌梗死（如可能为严重的不稳定心绞痛）的诊断价值明显优于传统的酶活性测定。伴有 CK－MB 质量增加的不稳

定心绞痛患者数月后心肌梗死的发生和死亡都明显高于 CK - MB 质量正常的稳定心绞痛患者。

（3）心肌疾病含急性心肌炎：CK、CK - MB 水平也可增高，但增高的水平不及心肌梗死那么明显。

（4）肌损伤：由于 CK - MB 质量在骨骼肌损伤时也会增加，因此询问病史和观察症状时要加以注意。CK - MB 质量同 CK 活性比率的决定水平取决于检测方法。骨骼肌损伤时37℃测定 CK 活性的比率为 <0.025（2.5%）。

（六）影响因素

血红蛋白 <0.47mmol/L（750mg/dl）、胆红素 <850μmol/L（50mg/dl）、甘油三酯 <15.4mmoL/L（1 350mg/dl）对检测无影响。

二、肌钙蛋白Ⅰ（TnI）测定

（一）生化及生理

肌钙蛋白 I 是抑制亚单位，抑制肌动蛋白与肌蛋白的偶联，使心肌或骨骼肌松弛。cTnl 分子量为 22kDa，各种 Tnl 由于基因碱基对序列不同，分别编码的慢骨骼肌 TnI（sTnl）、快骨骼肌 TnI（fTnl）和 cT - nI 氨基酸序列不全相同。cTnI 只有 46.2%、41.4% 氨基酸序列与 sTnI、fTnl 同源。因此，恰当选择氨基酸序列，就可以制备出特异的抗 cTnl 单抗，识别来自心肌的 TnI，可使识别特异性达 100%。cTnl 的基因位于 19p13.2 - 19q13.2。实际上，目前检测的 cTnl 多以复合物形式存在，在 AMI 中 90% 是 cTnI - cTnC 复合物，在 AMI 患者血中仅见 5% 的 cTnl - cTnT。cT - nI - cTnC 复合物中由于 cTnC 的保护作用，cTnI 的中心区（第 28 ~ 110 位氨基酸）比较稳定，是制备抗体常选用的抗原决定簇区段。

（二）检测方法

ELISA 法、胶体金标免疫层析技术、电化学发光法、胶乳增强透射比浊法。肌钙蛋白测定多用免疫学技术，ELISA 法适宜大批量检查，对于单个标本检查有不便之处；胶体金标免疫层析技术，虽简单、方便、快速，但多数作为定性测定。近来发展的心肌梗死诊断仪，利用干片分析技术，可作定量测定 Mb、CK - MB 质量及 cTnI，但需专用仪器且价格昂贵；电化学发光法（试剂盒）简单、方便、准确、可靠、可定量，但需专门的仪器和配套试剂，成本较高，较大的医院目前常用；胶乳增强透射比浊法，目前已有试剂盒供应，可在各型自动生化分析仪上使用，通用性强，已在临床上使用。

胶乳增强透射比浊法：应用特异的抗 - cTnl 抗体使之与胶乳颗粒表面结合，样本与胶乳试剂在缓冲液中混合后，样本中的 cTnI 与胶乳颗粒表面的抗体结合，使相邻的胶乳颗粒彼此交联，发生凝集反应产生浊度改变，该浊度改变与样本中的 cTnI 成正比。

（三）标本要求与保存

血清。标本量 0.8ml，至少 0.3ml。患者标本采集后需在 4 小时内检测。标本贮存于 2 ~ 8℃，可稳定 24 小时；- 20℃ 以下冰冻可保存更长时间，但融化后必须离心，避免反复冻融。

（四）参考区间

胶乳增强透射比浊法 95% 单侧上限为 0.8μg/L。各实验室用根据自己的条件建立本地参考值及诊断标准。

ELISA 法：cTnI <0.2μg/L，>1.5μg/L 为诊断临界值。

电化学发光法：参考范围 <0.03μg/L，AMI 诊断的判断值（cut-off）为 0.5μg/L。

（五）临床意义

（1）急性心肌梗死：cTnI 是心肌损伤的敏感特异的指标。cTnI 是早期晚期诊断 AMI 的确定性标志物，心肌梗死发生后 4～8 小时血清中 cTnI 水平即可升高，12～14 小时达到峰值，升高持续时间较长，可达 6～10 天。cTnI 的诊断特异性优于 Mb 和 CK-NIB，用于对急性心肌梗死的诊断有重要价值，特别是对无 Q 波不典型心电图改变的心肌梗死更有重要价值。

在 AMI 时，所有生化标志物的敏感度都与时间有关。对于胸痛发作 4 小时以内的患者，首先应测定 Mb 水平；3 小时后得到的血液标本，应同时评价 Mb 和 cTnI，其阳性结果，都可确认为 AMI；阴性结果可排除心肌损伤。当结果不一致时，需进一步联合检查至胸痛发作后 9 小时，此时所有的生化标志物都达到最大的敏感性。

（2）不稳定心绞痛：cTnI 增高，但其增高水平不如心肌梗死那么明显。cTnl 在判断微小心肌损伤时颇有价值，不稳定型心绞痛患者常发生微小心肌损伤，对于这种微小的心肌损伤，CK-MB 常常不敏感，阳性率仅为 8%，cTnl 对不稳定型心绞痛阳性率可达 39%，这种损伤只有检测血清 cTnl 才能确诊。

（3）评估溶栓疗法：cTnI 在评估溶栓疗法的成功与否，观察冠状动脉是否复通是一项很好的标志物。溶栓成功的病例 cTnI 呈双峰，第一个峰高于第二个峰。研究表明，用 cTnI 评估复通，90 分钟时优于 CK-MB 和肌红蛋白，如果结合其他诊断 AMI 指标如心电图的 Q 波、S-T、T 变化，效果更好。

（4）心肌疾病：用于心肌炎、心肌病的诊断，cTnI 比 CK-MB 敏感得多，据报道，84% 心肌炎患者 cTnI 升高，心肌病 cTnI 亦可升高，但应注意的是，cTnI 阴性也不能排除心肌炎、心肌病的可能。

（六）影响因素

（1）本法敏感性为 0.3μg/L，线性范围可达 25μg/L，校准曲线至少稳定 30 天，如测定条件改变，应重新制备校准曲线。

（2）严重溶血或黄疸可造成负干扰，血液应充分凝固、及时分离血清，以确保除去纤维蛋白或其他颗粒物质。部分标本中含有某些高滴度嗜异性抗体和类风湿因子，可能会影响试验结果。

（3）肌钙蛋白主要以 TnC-TnI-TnT 复合物形式存在，外周血中的 cTnI 既有游离形式，又有不同复合物的形式（I-C、I-T 以及 T-I-C）。在 AMI 患者中以 cTnI-TnC 复合物形式占多数（90% 以上）。在使用 EDTA 抗凝时，cTn 复合物会因钙离子被螯合而出现降解，影响测定值的真实性。

三、肌钙蛋白 T（TnT）测定

（一）生化及生理

肌钙蛋白 T 是原肌球蛋白结合亚单位，其作用是将肌钙蛋白 C 和肌钙蛋白 I 连接到肌动蛋白和原肌球蛋白上，共同完成对心肌或骨骼肌收缩的调节。cTnT 属于心肌肌原纤维蛋白，分子量为37kDa，绝大多数 cTnT 以复合物的形式存在于细丝上，而6% ~8% 的 cTnT 以游离的形式存在于心肌细胞胞质中，当心肌细胞损伤时释放于血清中。自 1986 年推出 cTnT 检测试剂以来，世界多个国家已经广泛应用血清 cTnT 诊断 AMI。近年发现应用 cTnT 对急性心肌梗死、不稳定心绞痛患者监测可以发现一些轻度和微小心肌损伤。

（二）检测方法

ELISA 法、电化学发光法。最初的 cTnT 检测试剂是由生物素标记的鼠抗人 cTnT 单克隆抗体制备的，此抗体和骨骼肌的 sTnT 有 3.6% 的交叉反应，最低检测限 0.04μg/L，第二代试剂减少了和骨骼肌的交叉反应，最低检测限为 0.02μg/L。目前已有电化学发光检测试剂盒，该试剂盒所用的抗体和第二代相同，最低检测限为 0.01μgL，试验可在 9 分钟内完成。第二代试剂 99.6% 非心脏病患者 <0.01μg/L，心肌损伤的判断值（cut - off >0.08μg/L。

（三）标本要求与保存

血清。标本量 0.8ml，至少 0.3ml。4 ~25℃时 cTnT 检测值 24 小时减少 <5% 。 -20℃冰冻血清或血浆至少可稳定 3 个月。

（四）参考区间

ELISA 法：cTnT 为 0.02 ~ 0.13μg/L， >0.2μg/L 为诊断临界值， >0.5μg/L 可诊断 AMI。

电化学发光法：cTnT 为 <0.1μg/L。

（五）临床意义

cTnI 和 cTnT 的临床应用价值相同，目前检测 cTnI 或 cTnT 方法的心肌特异性都已达到 100% 。cTnT 检测在 ACS 中的临床意义主要有：①确定诊断，cTnT 在判断微小心肌损伤方面有价值；②危险性分类；③估计病情；④治疗指导。

（1）急性心肌梗死：cTnT 是心肌损伤的敏感特异的指标。cTnT 是早期晚期诊断 AMI 的确定性标志物。AMI 发病后 3 ~6 小时，血清 cTnT 即升高，10 ~24 小时达峰值，峰值可为参考值的 30 ~40 倍，恢复正常需要 10 ~15 天。对无 Q 波型、亚急性心肌梗死或 CK - MB 无法诊断的患者更有价值。cTnT 常用于判断急性心肌梗死范围的大小，用放射性核素 201TI 和 99mTc 确定急性心肌梗死面积并和心肌标志物比较，发现 CK - NIB、cTnT 和放射性核素检测的结果相关系数分别为 0.56 和 0.75。

（2）微小心肌损伤：微小心肌损伤时 cTnT 可增高，因此 cTnT 在判断微小心肌损伤时颇有价值，不稳定型心绞痛患者常发生微小心肌损伤，不典型心肌梗死如局灶性心肌坏死、无 Q 波型、S - T 段不抬高型等心梗患者有重要的诊断价值。对于这些微小的心肌损伤，CK - MB 常常不敏感，阳性率仅为 8% ，cTnT 对不稳定型心绞痛阳性率可达 39% ，这种损伤只有检测血清 cTnT 才能确诊。

（3）溶栓疗法评价：cTnT 在评估与观察冠状动脉经溶栓后是否复通的一项很好的标志物。溶栓成功的病例 cTnT 呈双峰，第一个峰高于第二个峰。研究表明，用 cTnT 评估复通，90 分钟时优于 CK - MB 和肌红蛋白，如果结合其他诊断 AMI 指标如心电图的 Q 波、S - T 段、T 波变化，效果更好。

（4）心肌疾病：用于心肌炎、心肌病的诊断，cT - nT 比 CK - MB 敏感得多，据临床报道，84%心肌炎患者cTnT升高，心肌病cTnT亦可升高，但cTnT阴性也不能排除心肌炎、心肌病的可能，应结合临床。

（六）影响因素

透析治疗患者大剂量摄入生物素（>5mg/d）会干扰检测。此时，患者的检测必须在最后一次摄入生物素后8小时进行。类风湿因子、血红蛋白<0.62mmol/L（10g/dl）、胆红素<428μmol/L（25mg/dl）、甘油三酯<17.1mmol/L（1 500mg/dl）不会干扰酶免疫分析。新的检测方法对骨骼肌的TnT无交叉反应。

四、肌红蛋白（Mb）测定

（一）生化及生理

Mb是一种氧结合蛋白，和血红蛋白一样含有亚铁血红素，能结合和释放氧分子，因而有贮氧和运输氧的功能。Mb存在于心肌和骨骼肌中，分子量小，仅为17.8kD，位于细胞质内，易从坏死或损伤的肌细胞中快速释放出来，可早期在血中升高，为早期诊断AMI的标志物。其血浆的半衰期为8~10分钟。正常时血中Mb含量很低，由肾脏排泄，当心肌和骨骼肌损害时，血中和尿中Mb水平升高，故测定Mb对急性心肌梗死的早期诊断、心肌梗死复发时的早期诊断最有意义。

（二）检测方法

测定肌红蛋白的方法有很多，荧光免疫测定法、分光光度法、电泳法、层析法、化学发光法及电化学发光法等。免疫化学法比较灵敏，但抗血清必须是对Mb特异的。对流免疫电泳是一种定性方法，灵敏度只有2mg/ml，不适宜检测心肌梗死。红细胞凝集试验，试剂制备难以标准化；胶乳凝集试验是个半定量试验，是用肉眼判断终点，具有一定的主观性，而且一些含有高浓度类风湿因子的血清会产生干扰。放射免疫试验灵敏度高，特异性强，但使用放射性同位素，造成对环境的污染，现已少用。胶乳增强透射比浊法灵敏度高，特异性好，测定速度快，适用于各类型生化自动分析仪，现已在临床上普遍使用。目前常用荧光免疫测定法、化学发光法及电化学发光法，可定量、敏感、特异。

胶乳增强透射比浊法：Mb致敏胶乳颗粒是大小均一的聚苯丙烯胶乳颗粒悬液，颗粒表面包被有兔抗人Mb抗体。样本中的Mb与胶乳颗粒表面的抗体结合后，使相邻的胶乳颗粒彼此交联，发生凝集反应产生浊度。该浊度与样本中的Mb浓度呈正比，在570nm处测定吸光度，可计算样本中Mb的浓度。

（三）标本要求与保存

血清。标本量0.8ml，至少0.3ml。避免溶血。分离后标本在室温（25℃）、冷藏（4℃）或冷冻（-20℃）条件下稳定14天。可反复冻融3次。

尿样本。应尽快检测，碱性条件（pH8~9）下4℃可稳定至少1周，建议碱性化后冷冻保存。

（四）参考区间

健康成年人血清肌红蛋白：

男性：28~72μg/L。

女性：25～58μg/L。

尿肌红蛋白<17μg/L。

（五）临床意义

Mb升高见于：

（1）急性心肌梗死：AMI发病后3小时内Mb开始升高，6小时内阳性率75%，6～12小时达峰值，12～24小时阳性率59%，18～30小时恢复到正常水平。由于AMI时Mb升高早于其他心肌标志物，故对于AMI早期诊断和再梗死的发现有重要价值，但其特异性较差，仍应结合临床。急性胸痛发作6～10小时如Mb阴性可除外AMI。

（2）急性骨骼肌损伤（挤压综合征）、肾功能衰竭、心功能衰竭和某些肌病。

（3）肌红蛋白尿症：主要见于遗传性肌红蛋白尿症（可伴有皮肌炎、肌营养不良、多发性肌炎）、挤压综合征和某些病理性肌肉组织变性、炎症等。

（六）影响因素

本法血红蛋白>0.12mmol/L（200mg/dl）和甘油三酯>6.9mmol/L（600mg/dl）时会引起干扰。脂血样本应离心去脂（15 000×g，10分钟）。

五、A型利钠肽测定

（一）生化及生理

心房利钠肽（ANP）又称A型利钠肽（A-type na-triuretic peptide，ANP）。主要由心房的心肌细胞分泌，其126个氨基酸的前体（proANP）的C末端有28个氨基酸。ANP有许多重要的生理效应，如尿钠排泄、血管舒张、抑制肾素和醛固酮分泌以及在维持体内水平衡和血压方面起重要作用。刺激ANP分泌最主要的因素是心房扩张，因此心衰常伴有ANP的增高。

ANP通过心房肽的作用于特异性受体结合而从血浆中迅速清除（半衰期2.5分钟）。98个氨基酸组成的N末端心房利钠肽原（N-terminal pro-atrial natriuretic peptide，NT-proANP）与ANP等量地释放入血循环，由于其半衰期较长（1～2小时），血浆浓度比ANP高约50倍。而与ANP不同，EDTA血浆样本无需冷冻，室温或运输途中可稳定数天。因此NT-proANP可作为常规的实验室检测指标之一。

（二）检测方法

ELISA法、RIA法、化学发光免疫测定等。对于NT-proANP而言，一般采用夹心ELISA法，将针对N端区域的抗体作为捕获抗体，将针对中间区域或C端区域的抗体作为指示抗体。近年来，已成功建立夹心化学发光免疫测定方法，采用抗GRGPVV DSS-DRSALLKSKL片段（NT-proANP73-97片段）抗体作为捕获抗体，将抗PEVppWT-GEVSPAQRDGGAL（NT-proANP53-72片段）抗体作为指示抗体，人工合成NT_proANP53-90多肽作为标准品。由于这两种抗体识别NT-proANP中间区域，故检测的NT-proANP被称为中间区NT-proANP（midregion of pro-atrial na-triuretic peptide，MR-proANP）。

（三）标本要求与保存

EDTA血浆。标本量0.8ml，至少0.5ml。立即检测，否则冷冻（-20℃）保存。

（四）参考区间

NT - proANP：18.4 ~ 163.9pmol/L。

（五）临床意义

（1）心衰：由于心房扩张是 ANP 释放的主要诱因，因此肺毛细血管楔嵌压，左心房舒张末压和 NT - proANP 的血浆浓度之间存在一定的相关，与肺动脉收缩压相关最明显，而在无临床症状的 NYHA I 级患者中，射血分数和 NT - proANP 的相关不明显。无临床症状的 NYHA I 级患者中血浆 NT - proANP 的浓度会显著升高，但 ANP 值很少出现增高，因此应用 NT - proANP 可诊断隐匿性心衰。

未经治疗而 NT - proANP 值正常者患心衰的可能性较小。因此初级医师在心脏病专家到来之前或在做进一步的心脏病学评估之前，检测 NT - proANP 特别有帮助。

对心脏病专家而言，利钠肽的作用仅限于心衰的协助诊断、监测病程和疗效观察以及评估预后。NT - proANP 已成功地应用于这些目的。纽约心脏病协会制订了心衰的分级分类，NT - proANP 的浓度于此密切相关（表 26 - 1）。表中不同 NYHA 等级之间有明显重叠，在中等至严重的心衰中测得的 NT - proANP 值 > 2.5nmol/L。

表 26 - 1　心衰不同阶段（NYHA 分级）NT - proANP 值

NYHA 分级	NT - proANP（nmol/L）
NYHA Ⅰ = 正常运动时无症状	0.265 ~ 1.219（中位数 0.725）
NYHA Ⅱ = 限制体力运动	0.343 ~ 9.000（中位数 1.527）
NYHA Ⅲ = 轻微运动时出现症状	0.351 ~ 9.000（中位数 1.705）
NYHA Ⅳ = 静息时也有症状	2.419 ~ 7.730（中位数 5.172）

目前，尚没有明确的研究表明可利用 NT - proANP 对心衰进行特异性的诊断，因为在许多具有相似症状的疾病中都会出现 NT - proANP 值的增高，例如支气管哮喘、慢性阻塞性肺炎。ANP 值的升高与心肺疾病有关，一般而言所有与高血容量有关的疾病可使心房扩张（如肾衰），导致血中利钠肽含量增高。对心衰的诊断目前临床主要应用以下所述的 BNP。

（2）急性心肌梗死的预后：研究显示，NT - proANP 升高对左心室功能障碍和 AMI 的死亡率有独特的预报价值。AMI 患者在亚急性期 NT - proANP 的浓度升高提示长期预后较差。

（六）影响因素

样本采集应尽量在相同的条件下进行，如每天相同的时间，仰卧静躺 15 分钟后采血，以使结果有可比性。老年患者的日间生理变异为 30% ~ 40%，年轻人仅 10%。过度活动和心动过速会使 NT - proANP 增高。应考虑除外肝、肾疾病，因为 ANP 和 NT - proANP 部分通过肝肾清除，在肝肾疾病患者中，ANP 的分泌会由于水潴留而在体内积聚，因此肾衰和肝硬化患者体内的 NT - proANP 值会增高。ANP 检测的交叉反应为 < 0.01%。

六、B 型利钠肽测定

（一）生化及生理

脑利钠肽（brain natriuretic peptide，BNP）主要的合成分泌部位在心室，故常称为 B 型利钠肽（B - type natriuretic peptide，BNP）。

心室肌和脑细胞可表达134个氨基酸的B型利钠肽原前体（pre proBNP），在细胞内水解下信号肽后，108个氨基酸的B型利纳肽原（proBNP）被释放入血。血液中的proBNP在肽酶的作用下进一步水解，生成等摩尔的32个氨基酸的BNP和76个氨基酸的N末端B型利钠肽原（N-terminal proBNP，NT-proBNP），分子量分别为4 000和10 000，二者均可反映BNP的分泌状况。

在正常时，BNP在心肌细胞内以前体（proBNP）形式存在，当心室压力增高、容积增大时，proBNP水解成活性形式的BNP和非活性形式的NT-proBNP两个片段（前者代谢途径可不受肾脏影响，后者常由肾脏代谢清除），从心肌细胞内大量释放入血，使血中BNP和NT-proBNP均升高。

（二）检测方法

放射免疫法、酶联免疫法、荧光免疫法和电化学发光法测定。对于BNP和NT-proBNP的临床应用，现主要用电化学发光法，快速、定量、敏感、特异。

（三）标本要求与保存

EDTA血浆。标本量0.8ml，至少0.5ml。立即检测，否则冷冻（-20℃）保存。

（四）参考区间

BNP：1.5~9.0pmol/L，判断值为>22pmol/L。

NT-proBNP：心衰诊断的NT-proBNP界值建议：年龄<50岁为450pg/ml，50~70岁为900pg/ml，>70岁为1 800pg/ml。<300pg/ml（非年龄依赖性）基本可排除心衰。

（五）临床意义

（1）心衰诊断：由于BNP在心衰早期即可升高，且升高水平与心衰程度呈正比，在心衰患者中无论有无症状，BNP水平可明显升高，因此，BNP水平升高可作为无症状性心衰或早期心衰诊断的筛选指标。由于灵敏度高，如BNP水平不升高，基本上可排除心衰的诊断。

血NT-proBNP水平与年龄相关，老年人比年轻人高。由于NT-proBNP水平与年龄有关，心衰诊断的NT-proBNP界值建议：年龄<50岁为450pg/ml，50~70岁为900pg/ml，>70岁为1 800pg/ml。<300pg/ml（非年龄依赖性）基本可排除心衰。在急诊情况下，当NT-proBNP>10 000pg/ml，则诊断急性心衰的可能性很大。以上用于心衰诊断时，仍应结合临床考虑。

由于BNP代谢途径不受肾脏影响，BNP升高更能反映心衰时是由于衰竭的心室所引起，但NT-proBNP半衰期长，为1~2小时（BNP为20分钟），且血浆浓度比BNP高、个体变异小、体外较稳定、无需样本预处理等优点，故目前临床认为BNP和NT，proBNP两者均可用于心衰的诊断，具有高度的敏感性和特异性，两者临床价值相同，但后者目前更广泛、更适用于临床。

（2）心衰分级：通常血浆中ANP/BNP的比率>1，在心衰严重的病例中，由于BNP量超出ANP而使该比率改变。NYHA I级的患者，其静息时BNP值（12+9.8）pmol/L，比同龄健康人明显增高。BNP浓度随NYHA分级而升高。NYHA Ⅱ为（21+20）pmol7L，NYHA Ⅲ/Ⅳ为（44+16）μmol/L。同NT-proANP一样，各阶段之间明显重叠。美国心脏协会（AHA）对心衰分级及BNP水平见表26-2，认为BNP是评估心衰有无及其严重程度的单个最准确的指标，但应结合临床进行评估。

表 26-2 心衰不同阶段（NYHA 分级）BNP 值

NYHA 分级	BNP（pg/L）
NYHA Ⅰ = 正常运动时无症状	244 ± 286
NYHA Ⅱ = 限制体力运动	389 ± 374
NYHA Ⅲ = 轻微运动时出现症状	640 ± 447
NYHA Ⅳ = 静息时也有症状	817 ± 435

（3）心衰治疗监测：BNP 是一种对容积敏感的激素，半衰期短（18～22 分钟），可用于指导利尿药及血管扩张药的临床应用，有利于心衰的治疗，降低其病死率。抗心衰药物均可降低 NT-proBNP 水平，当治疗后其值下降大于 30% 时，提示心血管死亡的可能性小，如治疗后其值不降反升，且升高幅度大于 30% 时，提示患者预后不好。

（4）左心室超负荷：除了用于无症状心衰（NY-HA Ⅰ级）的早期诊断，监测病程严重程度外，BNP 还是左心室超负荷（如动脉高压或肥大性梗阻性心肌病）的合适的标志物。所有的研究都显示了 BNP 与左心室射血分数有极好的相关性（负相关），因此能为左心室射血分数的替代检测指标予以协助诊断。可用于左室肥厚、肥厚梗阻性和扩张性心肌病的判断。

（5）心肌梗死后心功能情况、梗死面积和预后判断：用于心脏手术的术前、术后的心功能评估，且可为临床提供选择最佳手术时机。可用于降低高危人群（高血压、糖尿病、冠心病等）发生心衰所致的心血管风险，有效降低患者的发病率和病死率。

（6）鉴别呼吸困难：肺源性呼吸困难与心源性呼吸困难临床上有时鉴别困难，检测 BNP/NT-proB-NP 水平，显示前者水平不高，后者高，可协助临床鉴别。

（六）影响因素

样本采集应标准化（参见 NT-proANP）。肾脏和肝脏疾病以及血容量过多都会导致血中 BNP 浓度增高（参见 NT-proANP）。梗阻性肺部疾病也会引起 BNP 浓度的增高。

（陈 鑫 赵 悦）

第二十七章　肾脏疾病的实验诊断

一、肌酐（Cr）测定

肌酐测定包括血清（浆）肌酐浓度、内生肌酐清除率和体表面积矫正后的肌酐清除率。成为临床常规测定项目。

二、内生肌酐清除率（CCr）测定

肌酐包括直接从食物中摄取的外源性肌酐及机体内生成的内生性肌酐，机体内肌酐每日生成量几乎保持恒定。肌酐为不和血浆蛋白结合的小分子终末代谢物，绝大部分由肾小球滤过进入原尿，并且不被肾小管重吸收。在控制外源性肌酐摄取的前提下，肌酐可作为较理想的清除率试验测定内源性物质。

三、胱抑素C测定

（一）生化及生理

胱抑素C是一种小分子蛋白质，分子量仅为13kD，是胱氨酸蛋白酶的抑制剂。机体内所有有核细胞均能产生胱抑素C，且产生率恒定。胱抑素C几乎均由肾小球过滤而被清除，是反映肾小球滤过率的理想的内源性标志物。需注意的是，原尿中的胱抑素C几乎全部被近曲小管重吸收和分解，因此尿中胱抑素C浓度很低。

（二）检测方法

常用方法是透射比浊法。将血清或血浆中的胱抑素C与超敏化的抗体胶乳颗粒反应产生凝集，溶液的浊度的增加值与血清中胱抑素C浓度呈正比。在570nm波长处比色测定吸光度值，并与标准品对照，计算出胱抑素C的浓度。

（三）标本要求与保存

血清或血浆，肝素抗凝。标本量1ml，至少0.2ml。尽快分离血清/血浆。分离后标本在室温（25℃）、冷藏（4℃）或冷冻（－20℃）条件下稳定14天。可反复冻融3次。

（四）参考区间

0.59～1.03mg/L。

（五）临床意义

血胱抑素C浓度与GFR呈良好线性关系，并且在反映GFR时敏感性和特异性均显著优于血肌酐。因此在肾功能仅轻度减退时，血胱抑素C更适合反映GFR。现推荐以胱抑素C取代传统的血尿素、Cr、Ccr检查，作为判断GFR的首选常规指标。

（六）影响因素

（1）胱抑素C分泌恒定，浓度不受饮食、身高、体重等影响，在反映GFR时敏感性和特异性高于血尿素、Cr、Ccr 和其他内源性小分子蛋白质。

（2）血红蛋白 < 460mg/dl、抗坏血酸 < 2.8mmoL/L（50mg/dl）、三酰甘油 < 10mmol/L、胆红素 < 311μmol/L、类风湿因子（RF）< 240U/ml 时，胱抑素 C 测定不受干扰。

（陈　鑫　赵　悦）

第二十八章　其它酶类测定

一、淀粉酶（AMY）测定

（一）生化及生理

淀粉酶（α－1，4－葡聚糖，4－葡聚糖水解酶）是一组水解以α－D－葡萄糖组成的多糖的酶，可分为α、β二类。植物及细菌中的β－淀粉酶又称为淀粉外切酶，仅作用于淀粉外端的α－1，4－糖苷键，每次分解出一个麦芽糖。动物中的淀粉酶属于α－淀粉酶，是一种淀粉内切酶，可在直链淀粉或支链淀粉（或糖原）的内部水解α－1，4－糖苷键，产生麦芽糖、麦芽三糖、寡聚葡萄糖及α－糊精（含1，6－糖苷键）。α－淀粉酶主要存在于胰腺、唾液腺及其分泌液中，正常血清中的淀粉酶也主要来源于这两种组织。淀粉酶分子量较小，40 000～50 000道尔顿，很易由肾脏排出，尿中AMS活性高于血中AMS活性。

（二）检测方法

测定AIVIS活性的方法分为四类，具体方法不少于200种。第一类是测定基质淀粉的消耗量，有黏度法、浊度法及碘－淀粉比色法。第二类为糖化法，测定产物葡萄糖。第三类为染料释放法，测定游离出的染料含量。第四类是酶偶联法，AMS作用后释放出的产物，用多种工具酶和指示酶偶联到反应中进行测定。

碘－淀粉比色法：人体中淀粉酶属于α－淀粉酶，它能促进淀粉、糖原及糊精分子中α－1，4－葡萄糖苷键的水解。一定量的淀粉经与标本中的淀粉酶在37℃水浴中作用一定时间后，剩余的淀粉与碘作用生成蓝色。由蓝色的消退程度（即淀粉被水解的多少）来表示淀粉酶的活性。本法亦适用于其他体液淀粉酶的测定，十二指肠液或胰液内淀粉酶的含量极高，约为血清内含量的100倍，因此可将标本作1∶1 000稀释后测定。尿液先作1∶20稀释，然后同上测定。

染色淀粉法：淀粉分子上的羟基与活性染料中的活性基团起共价键结合，形成不溶性染色淀粉。染色淀粉经淀粉酶作用，水解α－1，4－葡萄糖苷键，生成可溶性有色产物，产物的多少与酶活性成正比。

酶偶联法：用组成确定的淀粉酶底物及辅助酶与指示酶系统测定AMS，可改进反应的化学计量关系，试剂稳定，产物恒定，化学计量关系明确，有利于实现连续监测及应用国际单位，应用最多的基质是4－硝基酚麦芽庚糖苷（4－NP－G7）。其检测原理为：用化学方法封闭4－NP－G7的非还原端（封闭的4－NP－G），制备出了一种新的色原基质4，6－苯亚甲基－α－D－4－硝基苯麦芽庚糖苷，用以测定AMS活力。酶促反应的主要产物是4－硝基苯糖苷（4－NP－Gn），它在α－葡萄糖苷酶及葡萄糖化酶的共同催化下，95%以上水解成游离的4－硝基酚（4－NP），所产生的4－NP的量与淀粉酶的活力呈比例。

（三）标本要求与保存

采用血清或血浆，血清首选，血浆用肝素或 EDTA 抗凝。标本量 1ml，至少 0.5ml。在 45 分钟内分离血清/血浆。分离后标本在室温（25℃）或冷藏（4℃）保存 14 天，冷冻（-20℃）稳定保存 3 天。可反复冻融 3 次。

收集尿液，24 小时尿液或随机尿，不加防腐剂，特别是酸。标本量 10ml，至少 0.5ml。标本在室温（25℃）、冷藏（4℃）或冷冻（-20℃）稳定保存 14 天。可反复冻融 3 次。

其体液，如十二指肠液、腹水、胸水等。收集标本 1ml。标本在室温（25℃）、冷藏（4℃）或冷冻（-20℃）稳定保存 14 天。可反复冻融 3 次。

（四）参考区间

碘-淀粉比色法：血清：40～160U；尿液：100～1 200U；十二指肠液：40U（吴氏）。

染色淀粉法：血清：76～145U/dl。

酶偶联法：血清：30℃时，15～85IU/L；37℃时，20～115IU/L。

（五）临床意义

淀粉酶主要来源于胰腺与腮腺，由肾脏排泄，在婴儿两个月以前可能血清中测不出淀粉酶活力，1 年后才达到成人水平。年龄性别对酶活力无影响。

流行性腮腺炎，血和尿中的 AMS 活性显著增高。血清及尿内淀粉酶主要在临床上用于胰腺炎的诊断，当急性胰腺炎时，血清淀粉酶迅速增高（阳性率约为 92%），可持续 48～72 小时，而尿淀粉酶则尚可在此后持续 7 天左右。一般而言，当血、尿淀粉酶活力较正常最高值大两倍以上时才有意义。有时要不断追踪测定，才能判断其意义。除了胰腺炎以外，在胰腺外伤、胰腺癌、总胆管阻塞、某些胆道疾患，由于胰管受阻，也可有淀粉酶增加，此外，当胃穿孔、腹膜炎波及胰腺时也可有淀粉酶增高。肾脏功能不全由于淀粉酶排泄障碍，血清中淀粉酶可增高，尿中则减低。当糖尿病、肝炎、肝硬化、肝癌、肝脏充血性肿大及其他肝损害情况时，可有血清及尿中的淀粉酶减低。淀粉酶降低，临床意义不大。

AMS 增高程度与病情轻重不成正相关，病情轻者可能很高，病情重者（如暴发性胰腺炎）因腺泡组织受到严重破坏，AMS 生成减少，故血清（或尿）AMS 可能不升高。

血循环中的 AMS 与大分子携带物（多半是 IgG 与 IgA，也可能是 α1-胰蛋白酶、糖蛋白、多糖类等）形成复合物，这种复合物分子量太大（150 000～1 000 000），以致不能被肾小球滤过。此时血清中 AMS 升高，尿 ANIS 则正常，称巨淀粉酶血症。

（六）影响因素

（1）如淀粉溶液出现混浊或絮状物，表示淀粉溶液污染或变质，不能再用。淀粉在水中不能形成真溶液，而是形成含有大小不同的水化淀粉胶粒的胶体溶液，其分散程度取决于温度，在较低温度时，淀粉聚集成大胶粒，效果不好。

（2）样品中 AMS 活性大于 2 000IU/L 时，需用生理盐水作 1 ∶ 1 稀释，结果乘以 2。

二、脂肪酶（LPS）测定

（一）生化及生理

脂肪酶是一组特异性较低的脂肪水解酶类，主要来源于胰腺，其次为胃及小肠，能水解多种含长链（8～18 碳链）脂肪酸的甘油酯。LPS 应和另一组特异性很低的酯酶（esterase）相区别。酯酶作用于能溶于水的含短链脂肪酸的酯类；而脂肪酶仅作用于酯和水界面的脂肪，只有当底物呈乳剂状态时，LPS 才发挥作用。脂肪酶的最大催化活性及特异性，必须要有胆汁酸盐、脂肪酶及共脂肪酶的共同参加。在乳化的三油酸甘油酯底物中应含有胆汁酸盐、共脂肪酶和 Ca^{2+}。胆汁酸盐的作用是清除底物 - 水界面的蛋白质，包括有干扰作用的酶。共脂肪酶与胆汁酸结合后生成胆汁酸盐 - 共脂肪酶复合物，便于脂肪酶与共脂肪酶结合。在胆汁酸盐—共脂肪酶—脂肪酶结合物中，脂肪酶方可催化底物反应。Ca^{2+} 在胆汁酸盐的存在下，促进酶对底物的结合，缩短酶促反应的延滞期，可轻度增加酶对底物的分解作用。脂肪酶对长链脂肪酸甘油酯酰基水解的特异性高，而对短链脂肪酸甘油酯酰基水解的特异性低，但水解速度快，例如脂肪酶对三丁酸甘油酯比对三油酸甘油酯的水解速度大 12 倍。

通常胰腺以等量分泌脂肪酶及共脂肪酶进入循环，但因共脂肪酶相对分子质量小，可以从肾小球滤出，急性胰腺炎时，共脂肪酶/脂肪酶比例下降。所以，在试剂盒中需加入一定量的共脂肪酶加速酶的催化反应。

（二）检测方法

所有测定催化活性的方法都基于甘油三酯或二酯的水解。甘油碳 1 或碳 3 释放的脂肪酸通过滴定来测定或使用浊度计在反应混合物中测定浊度的下降的方法进行测定。其他一些方法其原理是用酯酶或一甘油酯酶除去剩余的乙酰残基后测定甘油的量。这些方法的特异性是有疑问的，因为可溶性底物会被酯酶分解。脂肪酶的浓度用免疫化学的方法（免疫测定法）检测，不作常规使用。

检测脂肪酶最可靠的方法是动力学法。自动滴定从甘油三酯乳剂中释放的油酸或用氢氧化钠在 pH 9.0 时酶水解纯橄榄油释放的油酸。因为，在此过程中被酶活性裂解的每一个脂被一个单位中和，这可直接测定。该方法中，使用的稳定乳剂能很好地达到标准化，因此适合作为参考方法，但作为常规使用，它的技术要求太复杂。此外，关于诊断使用的临床资料很缺乏。

原理为血清中脂肪酶作用于橄榄油（为一种中性脂肪）水解而释出脂肪酸，以氢氧化钠滴定，即求得脂肪酶的单位。

（三）标本要求与保存

采用血清或血浆，血清首选，血浆用肝素抗凝。标本量 1ml，至少 0.5ml。在 45 分钟内分离血清/血浆。分离后标本在室温（25℃）或冷藏（4℃）保存 14 天，冷冻（-20℃）稳定保存 3 天。可反复冻融 3 次。

（四）参考区间

水解法：0.06～0.09U（水解 4 小时）；0.2～1.5U（水解 24 小时）。

动力学法：<0.65μkat/L（37℃）。

（五）临床意义

胰腺是人体 LPS 最主要来源。LPS 系分解脂肪的酶，在血中存在少量。脂肪酶升高见于：

（1）急性胰腺时明显增高，可持续 10～15 天，而血清淀粉酶持续时间较短。

（2）腺癌与胆管炎时也常见增加。

(3) 脂肪组织破坏时，如骨折、软组织损伤手术后可稍增高。

(4) 慢性胰腺炎、肝癌、乳腺癌，均有10%病例血清脂肪酶增高。

脂肪酶减少无临床意义。

(六) 影响因素

(1) 脂肪酶结构中含有巯基，含巯基的化合物，如半胱氨酸、硫代乙醇酸等有激活作用。在碱性条件下，胆酸盐、白蛋白及钙离子有明显激活作用。奎宁、重金属离子、一些醛类化合物、脂肪酸、毒扁豆碱、二异丙氟磷酸等对脂肪酶亦有抑制作用。

(2) 血红蛋白对脂肪酶有抑制作用，故溶血标本不宜采用。

(陈 鑫 赵 悦)

第四篇　临床免疫与血清学检验技术及临床应用

第二十九章　酶免疫技术

第一节　酶标记物的制备

一、酶的要求

酶标记物通过化学反应让酶与抗体或抗原形成复合物。酶标记物包括酶标记抗原、酶标记抗体和酶标记 SPA 等。酶标记物质量的好坏直接影响到酶免疫技术的效果，是酶免反应中最为关键的试剂。理论上凡对抗体（或抗原）无毒性且又具有高催化效率的酶，均可以用作标记酶。但是根据酶免疫的技术要点，理想的酶应符合下列要求：性质稳定，活性高，分解底物的能力强，并且对人体无危害；特异性好，即作用于底物的专一性强，对低浓度底物产生较高的催化反应率；易与抗原或抗体结合，结合后不影响抗原抗体的反应性，酶与抗原抗体结合后仍保持其酶活性；酶催化底物后产生的有色信号产物易于测量，且方法简单、敏感和重复性好；有较高的纯度，杂蛋白含量少，来源方便，易于制备和保存。

二、常用标记酶的种类

具备以上要求的酶并不多见，目前最常用的酶为辣根过氧化酶（horseradish peroxidase，HRP）和碱性磷酸酶（alkalinephosphatase，ALP）、β-半乳糖苷酶（β-galactosidase，β-Gal）、葡萄糖氧化酶（glucose oxidase，GOD）、在商品 ELISA 试剂中应用的酶尚有酸性磷酸酶、葡萄糖淀粉酶、乙酰胆碱酶等，其中 HRP、ALP 和 β-半乳糖苷酶应用比较广泛，葡萄糖氧化酶常用于免疫组织化学中。

1. 辣根过氧化酶（HRP）　HRP 广泛分布于植物界，辣根中含量最高，为无色的糖蛋白和棕色的亚铁血红素结合而成的复合物，相对分子质量为 44KD，主酶与活性无关，主酶及其所含有的杂蛋白的吸收峰在 275nm 处，辅基是酶活性基团，其最大吸收峰在 403nm。二者的比值 OD_{403}/OD_{275} 为酶的纯度，纯度通常用纯度数（Reinheit Zahl，RZ）来表示。RZ >3 表示为酶活性基团在 HRP 中的含量高，R2 <2.5 则表示纯度不够需要重新纯化。酶活性用 U 表示：即在一定条件下，1min 将 1μmol 底物转化为产物所需的酶量。用作标记的

HRP 其 RZ 要大于 3，活力要求大于 250U/mg。HRP 的储存条件：干燥的 HRP 蛋白冷冻储存，-20℃可长期稳定保存。临床使用较多的酶结合物常低温保存在一定的基质溶液中。基质溶液成分主要包括 1.36mol/L 甘油、10mmol/L 磷酸钠、30μmol/L 牛血清白蛋白和 20μmol/L 的细胞色素 c，pH 保持在 7.4，酶结合物可以在此保存条件下稳定数年。HRP 对热及有机溶剂的作用相对稳定，而酸对 HRP 有较强的抑制作用。氟化钠对 HRP 也有明显的抑制作用，所以，为防止酶活性失活，应避免使用叠氮钠作为酶结合物的防腐剂。

2. 碱性磷酸酶（ALP） ALP 是一种磷酸酯水解酶，从小牛肠黏膜或大肠杆菌中提取，相对分子质量约为 80kD，最适 pH 为 8.0（菌源性）和 9.6（肠源性）。其作用机理是催化磷酸酯水解释放出无机磷酸盐而显色，或者通过水解产生的磷酸与钼酸反应生成的产物在还原剂的作用下，对生成的蓝色产物进行测定。ALP 用于酶免疫测定时应注意，含有磷酸盐的缓冲液会抑制 ALP 的活性。因此，我们在实验时对注明使用 ALP 作为标记酶的试剂盒，不能使用常规使用的磷酸盐缓冲液（PBS）作为洗涤液。因为 PBS 中含有较高浓度的磷离子，能抑制碱性磷酸酶的活性。最初，是由 Bulman 等使用 ALP 标记抗体。其灵敏度一般高于 HRP 系统，空白值也较低，但是由于 ALP 本身的一些缺点如稳定性差，获取困难等因素，其应用受到一定的限制，不如 HRP 系统广泛。

3. β-半乳糖苷酶（β-Gal） β-Gal 是来源于大肠杆菌中的一种蛋白酶，形成四聚体的聚集体，相对分子质量约为 540kD，最适 pH 为 6.0~8.0。由于人血中缺乏这种酶，利用 β-Gal 制备的酶标记物用于检测时不易受到内源性酶的干扰，特异性较强，常用于均相酶免疫测定中。

三、常用底物

1. HRP 作用底物 HRP 的作用受氢体为 H_2O_2，催化时需要供氢体 DH_2，在 DH_2 存在时，HRP 与 H_2O_2 反应非常迅速而且专一。H_2O_2 在浓度为 30% 时容易分解，为保证检测结果的质量，常将其浓度限制在 2~6mmol/L，这点常在实际工作中为大家所忽略。供氢体也称为底物，使用的种类较多，常包括邻苯二胺（OPD）、四甲基联苯胺（TMB）、联大茴香胺（OD）、邻苯甲苯胺（OT）、5-氨基水杨酸（5-ASA）。比较常用的为 TMB、OPD、OD。但 OPD 有致癌作用，使用时应注意。

（1）四甲基联苯胺（3，3’，5，5’-tetramethylbenzidine，TMB）：目前较好的作用底物，TMB 与 HRP 反应后显蓝色，加入硫酸终止反应后变为黄色。在其最大吸收峰 450nm 处测定。TMB 具有的优点：稳定性好，显色过程中无须避光，无致癌性等。目前为 ELISA 实验中应用最广泛的底物，缺点是水溶性较差。

（2）邻苯二胺（orthophenylenediamino，OPD）：HRP 最为敏感的色原底物之一。OPD 在 HRP 作用下显黄色，在 492nm 处有最大吸收峰。虽然 OPD 的敏感性较好，但是其稳定性稍差，需配制 1h 内使用，并且显色过程中需避光。另外，OPD 具有潜在的致癌性。因此，目前商品化试剂中已不如 TMB 常用。

2. ALP 的底物 ALP 的底物也有多种，选用不同的底物，生成不同颜色的终产物。以萘酚和快蓝为底物可以生成蓝色产物，而用快红代替快蓝则生成红色不溶性沉淀。目前常用对-硝基苯磷酸酯（p-nitrophenyl phosphate，p-NPP）作为反应底物，与 ALP 反应后生成黄色的硝基酚，反应终止液常用氢氧化钠溶液。生成的产物硝基酚的最大吸收峰在 405nm。

3. β－半乳糖苷酶　β－半乳糖苷酶的底物常用4－甲基伞基－β－D半乳糖苷（4－methylumbelliferyl－β－D－galactoside），经酶水解后产生荧光物质4－甲基伞酮（4－methylumbelliferone），可用荧光计检测。荧光的放大作用大大提高了方法的敏感度，较HRP高30～50倍。但是需要荧光检测仪，常用于均相酶免测定中。

常用底物见表29－1。

表29－1　免疫技术常用的酶及其底物

酶	底物	显色反应	测定波长
辣根过氧化物酶	邻苯二胺	橘红色	492
	四甲基联苯胺	黄色	460
	氨基水杨酸	棕色	449
	邻联苯甲胺	蓝色	425
	2，2’－连胺基－2（3－乙基－并噻唑啉磺酸－6）铵盐	绿蓝色	642
碱性磷糖氧化酶	4－硝基酚酸盐（PNP）	黄色	400
	萘酚－AS－Mx磷酸盐＋重氮盐	红色	500
葡萄糖氧化酶	ABTS＋HRP＋葡萄糖	黄色	405，420
	葡萄糖＋甲硫酚嗪＋噻唑蓝	深蓝色	405，420
β－半乳糖苷酶	甲基伞酮基半乳糖苷（4MuG）	荧光	360，450
	硝基酚半乳糖苷（ONPG）	黄色	420

四、酶标记抗原或抗体

酶标记的抗原或抗体称为结合物（conjugate），是酶免疫技术的核心组成部分。酶结合物即酶标记的免疫反应物（抗体或抗原），是通过适当的化学反应或免疫学反应，让抗体或抗原分子以共价键或其他形式与酶蛋白分子相耦联，形成酶标抗体或酶标抗原。该结合物保留原先的免疫学活性和酶学活性，所以既有抗原－抗体反应的特异性，又有酶促反应的生物放大效应。制备高质量的酶结合物，在免疫酶技术中是至关重要的，直接影响酶免疫技术的效果。酶免疫测定试剂盒的有效使用期限就是根据酶标记物的稳定性而定。

1. 酶标抗体或抗原的制备　酶标记物的制备是酶免疫技术中一个非常关键的环节，高质量的酶标抗体（抗原）与酶、抗体（抗原）等原材料和标记方法息息相关。常用的抗体（抗原）酶标记方法有交联法和直接法两种。交联法是以双功能试剂作为"桥"，分别与酶和抗体（抗原）形成结合物。因此交联试剂具有至少两个与蛋白质结合的反应基团，如果反应基团相同即为同源双功能交联剂，反之则为异源双功能交联剂。直接法则是先采用过碘酸钠活化酶蛋白分子，然后再与抗体（抗原）结合。下面以HRP标记抗体为例，分别介绍两种标记方法的基本原理。

（1）待标记抗体或抗原的条件：抗体和抗原的质量是试验成功与否的关键因素。要求所用抗原纯度高、杂蛋白含量少，且保持抗原完整性；抗体效价高且亲和力强以及比活性高，并且能够规模化生产。标记抗体的方法还具备以下条件：技术方法简单，产率高；不影响酶和抗体（抗原）的生物活性；酶标记物本身不发生聚合。

（2）戊二醛交联法：戊二醛是一种双功能团试剂，它有两个相同的醛基，可以使酶与蛋白质或其他抗原的氨基通过它而耦联。利用戊二醛上的两个对称醛基，分别与酶和蛋白质分子中游离的氨基、酚基结合，形成 Schiff 碱而形成标记。此方法比较温和，可以在 4 ~ 40℃范围的缓冲溶液中进行，要求缓冲液 pH 在 6.0 ~ 8.0 之间，分为一步法和二步法。一步法是直接把一定量的酶、抗体和戊二醛一同加入溶液中进行交联，然后用透析法或凝胶过滤除去未结合的戊二醛即可得到酶结合物。此法虽然简单，操作方便，但由于抗体（抗原）和酶的赖氨酸数不同，交联产物不均一，除了酶 - 抗体结合物外，还会形成酶 - 酶、抗体 - 抗体的交联产物，因此产率较低。二步法则是先将相对过量的戊二醛与酶进行交联，透析除去未反应的戊二醛，再加入抗体（抗原），形成酶 - 戊二醛 - 抗体（抗原）的复合物。此法优点是酶结合物均一，产率较高。

（3）改良过碘酸钠法：因过碘酸钠是强氧化剂，又称为氧化交联法。目前是应用 HRP 标记蛋白最常用的方法。过碘酸钠能将酶活性无关的多糖（主要是甘露糖）的羟基氧化为醛基，后者即可与抗体蛋白中的游离氨基形成 Schiffs 碱形成交联，再加入硼氢化钠还原后，生成稳定的酶标结合物。为防止酶蛋白分子中氨基与醛基发生自身耦联反应，标记前需用 2，4 - 二硝基氟苯（dintro - fluorobenzene，DNFB）封闭酶蛋白中残存的 α - 氨基和 ε - 氨基。改良过碘酸钠法产率比戊二醛法高 3 ~4 倍。

2. 酶标记抗体鉴定与纯化　酶结合物的质量直接关系到免疫酶技术中的定性、定位和定量结果。酶结合物的质量取决于交联用的酶和抗体的质量。对于制备的酶结合物质量的鉴定，通常需测定酶结合物的免疫活性和酶活性等。一般以琼脂扩散实验和免疫电泳来鉴定免疫活性，一般出现沉淀线后，再用生理盐水漂洗，若沉淀线不消失则表示酶标记物具有免疫活性。酶活性的测定可以用 ELISA 方法直接测定，加入结合物后再添加底物，如果显色则具有酶活性。酶标记率的测定常用分光光度法分别测定酶标记物中酶后抗体（抗原），再用 OD_{403}/OD_{280} 计算其标记率。OD_{403} 表示酶中正铁血红素辅基的吸光度，即酶量；OD_{280} 表示抗体（抗原） - 酶中色氨酸、酪氨酸的吸光度，它们的比值与酶与抗体抗原的摩尔比值高度正相关。

酶标记反应完成后，产生的是各种交联产物的混合物，除需要的标记物外，还有其他游离酶和抗体，以及其他酶 - 酶、抗体或抗原聚合物。基于实验要求，除需要的酶 - 抗体（抗原）结合物外，其余成分均应除去。常用的纯化方法是 50% 饱和硫酸铵沉淀法和 SephadexG200 或 Sepharose - 6B 层析纯化等。

3. 酶标记物的保存　酶标记物可以冻干长期保存；也可以保存在浓度为 33% 甘油或者牛血清白蛋白中，分装为小瓶后，可长期保存在 4℃ 或 0℃ 以下，避免反复冻融。保存一年至两年活性不变。

（陈永红　杨　光）

第二节　酶免疫技术的类型

酶免疫技术一般分成酶免疫组化技术和酶免疫测定两大类。两者的区别主要是检测对象不同，前者主要检测组织切片或细胞涂片等标本的抗原；后者检测液体样品中的抗原或抗体。

根据抗原抗体反应后是否需要分离结合的与游离的酶标记物，酶免疫测定而分为均相

（homogenous）和异相（heterogenous）两种类型，实际上所有的标记免疫测定均可分成这两类。如果反应后需要分离结合的与未结合的酶标记物并分别检测则为异相法，如果反应后不需要进行分离而直接检测则为均相法。以标记抗体检测标本中的待测抗原为例，通常在酶标抗体过量的情况下反应，反应原理如下：$Ab^*E + Ag \rightarrow AgAb^*E + Ab^*E$

上面反应式中 Ag 表示待测抗原，Ab^*E 表示酶标记抗体，而 $AgAb^*E$ 则表示结合了待测抗原的酶标记物。如在与抗原反应后，先把 $AgAb^*E$ 与 Ab^*E 分离，然后测定 $AgAb^*E$ 或 Ab^* 中酶的量，最后推算出标本中的抗原量，这种方法称为异相法。若在抗原抗体反应后 $AgAb^*E$ 中的酶失去其活力，则不需对 $AgAb^*E$ 与 Ab^* 进行分离，可以直接测定游离的 Ab^* 的量，从而推算出标本中的 Ag 含量，这种方法称为均相法。

在异相法中，根据反应所依托的介质，可分为液相和固相酶免疫测定。抗原和抗体如在液体中反应，分离游离和结合的标记物的方法有多种。目前常用的酶免疫测定法为固相酶免疫测定。其特点是将抗原或抗体制成固相制剂，这样在与标本中抗体或抗原反应后，只需对固相介质进行洗涤，就可以达到抗原 - 抗体复合物与其他物质的分离，大大简化了操作步骤。比如目前的 ELISA 检测技术成为目前临床检验中应用较广的免疫测定方法。酶免疫技术的分类可以概括如下：

- 酶免疫技术
  - 酶免疫组化
  - 酶免疫测定
    - 均相酶免疫测定
    - 异相酶免疫测定
      - 固相酶免疫测定
      - 液相酶免疫测定

一、均相酶免疫分析

均相酶免疫分析属于竞争结合分析方法，是利用酶标记物与相应的抗体或抗原结合后，标记酶的活性会发生减弱或增强的原理，因此，可以不用分离结合酶标记物和游离酶标记物，然后测定标记酶的活性的变化，从而推算抗原或抗体的量。均相酶免疫测定主要用于小分子激素、药物等半抗原的测定。均相酶免疫分析的优点简化了操作步骤，减少分离操作误差，适合自动化测定。但反应中被抑制的酶活力较小，需用高灵敏度的光度计测定，并且还需考虑非特异的内源性酶、酶抑制剂和交叉反应的干扰。反应的温度也需要严格控制，其应用相对局限。最早取得临床实际应用的均相酶免疫分析是酶放大免疫分析技术，随着新的均相酶免疫试验的发展，目前最为成功的是克隆酶供体免疫分析技术。

（一）酶放大免疫分析技术

酶放大免疫分析技术（enzyme - multiplied immunoassay technique，EMIT）是最早用于实际的均相免疫分析技术，它的基本原理是酶标记小分子半抗原后，保留酶活性及小分子半抗原的免疫反应性，而当酶标记的半抗原中的半抗原与相应的特异性抗体结合后，抗体与半抗原的结合使得抗体与标记酶密切接触，使得酶的活性中心受影响而酶活性被抑制。EMIT 试剂盒中主要的试剂组分是：抗体、酶标记半抗原、酶的底物。检测对象为半抗原，酶标记半抗原与待测半抗原竞争性与试剂中抗体结合。

如果待测样本中特定的半抗原含量少，与抗体结合的酶标半抗原的比例就高，而游离的具有酶活性的酶标半抗原就少，加入底物后显色较浅，对应的就是酶活力的大小，因此反应后显色的深浅与待测样本中特定半抗原的含量呈正相关，从而推算出样本中半抗原的量。该方法中最常用的酶是葡萄糖 -6 - 磷酸脱氢酶和溶菌酶。

（二）克隆酶供体免疫分析

克隆酶供体免疫分析（cloned enzyme donor immunoassay，CEDIA）主要用于药物和小分子物质的测定，反应模式为竞争抑制法。其基本原理是：利用基因重组技术制备 β - D - 半乳糖苷酶的两种片段，大片段称为酶受体（enzyme acceptor，EA），小片段称为酶供体（enzyme donor，ED）。两个片段单独均无酶活性，但在适宜的条件下可自动装配成亚基，并聚合成具有酶活性的四聚体。CEDIA 就是利用待测样本中的抗原和 ED 标记抗原在同一条件下与特异性抗体竞争结合，形成两种抗原抗体复合物，由于 ED 标记抗原与抗体结合后产生空间位阻，不能再与 EA 结合，当反应平衡后，游离 ED 标记抗原与 EA 结合，形成具有活性的酶，此时加入底物测定酶活力，从而推算出待测样品中的抗原含量，酶活力大小与待测样本中抗原含量成正比。

二、异相酶免疫分析

相对于均相酶免疫分析，异相酶免疫分析的应用更为广泛。异相酶免疫分析的基本原理是抗原抗体反应平衡后，需采用适当的方法分离游离酶标记物和结合酶标记物，然后加入底物显色，进行测定，再推算出样品中待测抗原（或抗体）的含量。根据测定方法是否使用固相支持物，又分为液相和固相酶免疫分析两类。

（一）液相酶免疫分析

液相酶免疫分析主要用于检测样品中微量的短肽激素和某些药物等小分子半抗原，其灵敏度可达纳克甚至皮克水平，与放射免疫分析的灵敏度相近。但因该方法具有更好的稳定性，且无放射性污染，故近年来有取代放射免疫测定的趋势。液相免疫分析根据样品抗原加样顺序及温育反应时相不同又分为平衡法和非平衡法。前者是将待测抗原（或标准品）、酶标记抗原及特异性抗体相继加入反应体系后，一起温育，待反应平衡后，再加入分离剂，再离心沉淀后，弃上清（未与抗体结合的游离酶标记抗原），测定沉淀物（酶标记抗原抗体复合物）中酶活性，根据呈色光密度（OD）值绘制标准曲线，即可推算出样品中待检抗原的含量。而非平衡法则是先将待检抗原（或标准品）与抗体混合反应平衡后，然后加入酶标记抗原继续温育，然后分离、测定步骤（同平衡法）。非平衡法测定的灵敏度相对较高。

（二）固相酶免疫分析

固相酶免疫分析（solid phase enzyme immunoassay，SPEIA）是利用固相支持物作载体预先吸附抗体或抗原，使测定的免疫反应在其表面进行而形成抗原抗体复合物，洗涤除去反应液中无关成分，固相载体上的酶标记物催化底物生成有色产物，测定光密度值，就可以推算样品中抗原或抗体的含量。因为将抗原或抗体吸附在固相载体上形成固相制剂，在与标本中抗体或抗原反应后，只需经过固相的洗涤，就可直接分离抗原抗体复合物与其他成分，大大简化了操作步骤。目前以聚苯乙烯等材料作固相载体的酶联免疫吸附试验的应用最广泛。

酶免疫技术具有高度敏感性和特异性，可以检测几乎所有的可溶性抗原或抗体。与放射免疫分析相比，酶免疫技术的优点是酶标记物稳定，并且没有放射性危害。因此，酶免疫测定的应用日新月异，酶免疫测定的新方法和新技术不断更新。其主要特点是灵敏度高，可检测纳克水平甚至皮克水平的待测物；应用范围广泛，既能检测抗体又能检测抗原，既能定性又能定量，酶免疫组化还能定位，可用来分析抗原、抗体，并且不需要特殊设备。

（陈永红　杨　光）

第三节　酶联免疫吸附试验

一、基本原理

酶联免疫吸附试验（enzyme - linked immunosorbent assay，ELISA）是在酶免疫技术（immunoenzymatic techniques）的基础上发展起来的免疫测定技术，为固相酶免疫测定。其基本原理是将已知抗原或抗体结合到某种固相载体表面并保持其免疫活性，测定时把受检标本和酶标抗原或抗体按一定程序与固相载体表面的抗原或抗体起反应形成抗原抗体复合物。反应后，通过洗涤的方法使抗原抗体复合物与其他游离物质分离。通过抗原抗体复合物结合在固相载体上的酶量与标本中受检物的量成一定的比例。加入底物显色，根据颜色反应深浅及其吸光度值的大小进行定性或定量分析。ELISA 法常用的标记酶是辣根过氧化酶（HRP）和碱性磷酸酶（ALP），相应的底物分别为邻苯二胺（OPD）和对硝基苯磷酸盐，前者显色为黄色，后者为蓝色。

二、方法类型及反应原理

依据上述基本原理，ELISA 可用于检测样品中的抗原或抗体。目前已经试验出多种类型的 ELISA，主要包括双抗体夹心法、间接法，竞争法、捕获法和双抗原夹心法等。以下举例介绍几种常用的测定方法。

（一）双抗体夹心法

此法常用于检测抗原，适用于检测具备至少两个抗原决定簇的抗原。其基本原理是将抗体连接于固相载体上，然后与样品中的抗原结合，形成固相抗体抗原复合物，通过洗涤的方法除去未结合物；然后加入酶标记抗体进行反应，形成固相抗体 - 抗原 - 酶标抗体免疫复合物，从而使各种反应成分固相化，洗涤除去游离的未结合的酶标抗体；最后加入底物显色，根据显色的程度对抗原定性或定量。双抗体夹心法中一个抗原要与至少两个抗体结合，所以检测的抗原分子中必须至少具有两个抗原决定簇，因而不能用于药物、激素中小分子半抗原等的检测，属于非竞争结合测定。

另外需要注意的是类风湿因子（RF）的干扰。RF 是一种自身抗体，能与多种动物变性 IgG 的 Fc 段结合。如果检测的血清标本中如含有 RF，它可充当抗原成分，同时与固相抗体和酶标抗体结合，出现假阳性反应。采用 F（ab'）或 Fab 片段作酶结合物的试剂，由于去除 Fc 段，RF 就不能与此酶标记抗体结合，除去 RF 的干扰。双抗体夹心法 ELISA 试剂是否受 RF 的影响，是评价其质量的一个重要指标。

（二）竞争法

竞争法主要用于小分子抗原或半抗原的定量测定，当然也可用于测定抗体。以测定抗原为例，其原理是样品中的抗原与一定量的酶标抗原竞争和固相抗体结合，标本中抗原量含量愈多，结合在固相上的酶标抗原愈少，最后的显色也愈浅。小分子激素、药物等 ELISA 测定多用此法。特点是：①酶标记抗原（抗体）与标准品或样品中的非标记抗原或抗体与固相抗体（抗原）结合的能力相同；②反应体系中，固相抗体（抗原）和酶标记抗原（抗体）是固定限量，且前者的结合位点数少于酶标记与非标记抗原（抗体）的分子数量和；③免疫反应后，结合于固相载体上抗原抗体复合物中被测定的酶标记抗原（抗体）的量（酶活性）与标准品或样品中非标记抗原（抗体）的浓度成反比。临床使用较多的竞争法是测定乙型肝炎病毒 e 抗体（HBeAb）和乙型肝炎病毒核心抗体（HBcAb）的测定，只是二者测定的模式有所区别。测定核心抗体时，包被的是核心抗原在固相载体上，通过待测抗体与酶标抗体和固相抗体竞争结合的方式，测定核心抗体；而测定 e 抗体时，固相包被的是 e 抗体，再加入样品和酶标 e 抗原，通过固相 e 抗体与待测 e 抗体和酶标抗原竞争结合，测定 e 抗体的量。

（三）间接法

此法常用于测定抗体，属于非竞争结合实验。其原理是将抗原包被在固相载体上，再与待检样品中抗体结合成固相抗原 - 抗体复合物，再加入酶标记的抗抗体与固相免疫复合物中的抗体结合，在固相上形成抗原 - 待测抗体 - 形成酶标二抗复合物。经过洗涤后，然后测定加底物后的显色程度（OD 值），确定待检抗体含量。

间接法由于采用的酶标二抗是仅针对一类免疫球蛋白分子，通常为抗人 IgG，所以只需变换包被抗原，即可用一种酶标二抗检测各种抗原相应的抗体。如果非特异性 IgG 过高，容易干扰实验的特异性，通常该类样品需稀释后才能测定。

（四）捕获法

捕获法又称为反向间接法，目前常用于传染病的急性期诊断中 IgM 抗体的检测。如用抗原包被的间接法直接测定 IgM 抗体时，因标本中存在的 IgG 抗体，后者将竞争结合固相抗原，干扰测定。在临床检验中测定抗体 IgM 时多采用捕获包被法。先用抗人 IgM 抗体包被在固相上，以捕获血清标本中的总 IgM。然后加入抗与特异性 IgM 相结合的抗原。继而加针对抗原的特异性酶标记抗体。再与底物作用，显色深浅与标本中的 IgM 量成正相关。此法常用于甲型肝炎病毒（HAV）IgM 抗体和乙型肝炎病毒核心 HBc - IgM 的检测。

三、ELISA 条件的选择

（一）固相载体的选择

理想的固相载体应结合抗体（抗原）的容量大，且结合稳定，极少脱落；固相化后仍应保持抗体（抗原）的免疫活性，而且为使反应充分进行，最好其活性基团能朝向反应溶液；固相化方法应简便易行、快速经济。能够作为固相载体的原料种类很多，包括纤维素、葡萄球菌、聚苯乙烯、交联右旋糖酐、尼龙膜、聚丙烯酰胺、磁性微粒等。目前最常用的聚苯乙烯。

新的酶标板一般不需要处理，用双蒸水冲洗后就可以使用。理论上酶标板为一次性使用品，但是不少研究者发现用超声波处理，Triton X - 100、20% 乙醇处理后仍可应用。但如果空白孔的显色较深或阳性孔显色不好时应弃去。

（二）固相载体的吸附条件

固相载体吸附多为物理吸附，与其结合的抗原或抗体称为免疫吸附剂，将抗原或抗体固相化的过程称为包被（coating）。由于载体的不同，包被的方法也不同。吸附条件与 pH、蛋白质浓度、温度、离子强度和吸附时间有关。较好的吸附条件是：离子强度为 0.05～0.10mol/L、pH9.0～9.6 的碳酸盐缓冲液作为抗体或抗原的稀释液，蛋白质浓度为 1～100μg/mL，37℃吸附 3h 或者 4℃过夜。用于包被的抗原或抗体浓度也不宜过大，以免过多的蛋白质分子在固相载体表面形成聚集，影响反应时形成的稳定性与均一性。

抗原或抗体包被后，固相载体表面不能被包被蛋白完全覆盖，可非特异地吸附加入的标本和酶标记物中的蛋白质，导致显色本底偏高。在这种情况下，需用 1%～5% 牛血清白蛋白或 5%～20% 小牛血清包被一次，可以消除这种干扰，这一过程称为封闭（blocking），经清洗后即可应用。

（三）酶标抗体使用浓度的确定

聚苯乙烯微量滴定板孔中加入过量的抗体包被，温育后冲洗，把酶标记物做系列倍比稀释，加入到孔中，温育，冲洗，再加入底物显色、比色。以酶标记物的稀释度为横坐标，OD 值为纵坐标制作曲线。找出 OD 值为 1 时，相对应酶标记物的稀释度即为最佳稀释度。但是需要注意的是，最佳稀释度只是在固定的条件下得到的结果，所以实验条件一旦固定，最好不能随意更改，保证结果的重复性和准确性。将得到的最佳稀释度提高半个至一个滴度作为工作浓度。酶标记物的滴度能够反应酶标记物的质量，酶标记的滴度越高，敏感性就越强，用于工作浓度的稀释度就越大，非特异性结合就越少。

（陈永红　杨　光）

第四节　膜载体的酶免疫技术

膜载体的酶免疫技术又称为固相膜免疫测定，与 ELISA 相类似，其特点是以微孔膜作为固相。固相膜可被液体穿过流出，液体也可以通过毛细管作用在膜上向前移行。利用这种性能建立了两种不同类型的快速检验方法。常用的固相膜为硝酸纤维素膜和 PVDF 膜。下面我们来介绍几种膜载体的酶免疫试验。

一、免疫渗滤试验和免疫层析试验

在固相膜免疫测定中，有穿流形式的，称为免疫渗滤试验（immunofiltration assay，IFA）；有横流形式的，称为免疫层析试验（immuno chromatographic assay，ICA）。IFA 最初是用酶作为标志物，后来使用胶体金代替酶作为标志物，也称为（gold immunofiltration assay，GIFA）。

二、斑点酶免疫吸附试验

斑点酶免疫吸附试验（dot－ELISA）的特点：①以吸附蛋白质能力很强的 NC 膜为固相载体；②底物与酶反应后形成有色沉淀，使固相膜染色。Dot－ELISA 的操作步骤大概如下。

在面积为 96 孔大小硝酸纤维膜中央点加抗原 1～2μl，形成一个抗原吸附的小点。干燥后分别放入 ELISA 板孔中，按 ELISA 方法操作，最后加入底物，如在膜上出现不溶性有色沉淀，染色为斑点，即为阳性。因 NC 膜吸附能力强，包被后需再进行封闭。若将 NC 膜裁剪成膜条，并在同一张膜条上不同位置点有多种抗原，将整个膜条与同一份血清反应，可同时获得对多个检测结果。Dot - ELISA 的优点是灵敏度比 ELISA 高 6 ~ 8 倍，试剂用量少，不需要特殊的设备，并且实验结果可以长期保存。Dot - ELISA 的缺点是操作麻烦，洗涤的操作很不方便。临床检验常应用这一系统可做各种蛋白质、激素、药物和抗生素的定量测定。欧盟公司生产用于检测自身抗体谱的免疫印迹条，就是基于这样的原理。

三、免疫印迹法

免疫印迹法（immunoblotting test，IBT）亦称酶联免疫电转移印斑法（EITB），亦被称为 Western Blot。免疫印迹法是将蛋白质电泳分离与酶免疫测定相结合形成的检测蛋白质的技术。免疫印迹法分为三个步骤。第一步为 SDS - 聚丙烯酰胺凝胶电泳（SDS - PAGE）。抗原等蛋白样品经 SDS 处理后带负电荷，从负极向正极泳动，相对分子质量越小，泳动速度就越快，将蛋白质按相对分子质量大小和所带电荷的多少进行分离。此时分离效果肉眼不可见。第二步为电转移。将在凝胶中已经分离的条带转移至 NC 膜上，此时肉眼仍不能见到分离的蛋白质条带。第三步为测定步骤，进行酶免疫定位。将带有蛋白质条带的 NC 膜（相当于包被了抗原的固相载体）依次与特异性抗体和酶标抗抗体反应后，加入反应底物，使区带染色。常用的 HRP 底物为 3，3 - 二氨基联苯胺（呈棕色）和 4 - 氯 - 1 - 萘酚（呈蓝紫色）；目前也有使用鲁米诺为底物，反应后发射波长为 428nm 的光，需要特殊设备进行检测或者使用 X 光胶片（放射自显影片）感光记录下来。阳性反应的条带清晰可辨，并可根据电泳时加入的相对分子质量标准，确定各组分的相对分子质量。免疫印迹法综合了 SDS - PAGE 的高分辨力和 ELISA 法的高特异性和敏感性，广泛应用于分析抗原组分及其免疫活性，并可用于疾病的诊断。此法作为艾滋病病毒感染中确诊试验。

四、酶联免疫斑点试验

酶联免疫斑点试验（enzyme - linked immunospot assay，ELISPOT）结合了细胞培养技术和 ELISA 技术，在单细胞水平检测 T 细胞分泌的细胞因子或者 B 细胞分泌抗体的分泌情况。该技术原理是以培养板的板底或者 PVDF 膜、硝酸纤维素膜等为基质，包被针对待测抗原的单克隆抗体，捕获细胞分泌的细胞因子，细胞分解后，在与生物素标记的二抗结合，再用酶标记亲和素与生物素结合，加入底物显色后，可在膜局部形成“紫色”斑点，即表明有细胞因子的产生。应用在该技术中的单克隆抗体比 ELISA 中的捕获抗体要求更高，因为涉及细胞培养，还要求该抗体无毒，无内毒素，亲和力高等。与传统 ELISA 相比，ELISPOT 具有以下特点。①灵敏度高，比传统 ELISA 高 2 或 3 个数量级。②单细胞水平的活细胞功能检测，检测的是单个活细胞的分泌情况。③操作经济，简便，并可以进行高通量筛选。该法具有较高的特异性和灵敏度，目前国内外广泛应用于临床试验或临床检验的高通量检测中。

（陈永红　杨　光）

第五节 生物素亲和素系统酶联免疫吸附试验

将生物素－亲和素系统（biotin avidin system，BAS）引入 ELISA，是 ELISA 的一种改良技术，即 BAS－酶联免疫吸附试验（BAS－ELISA）。它大大提高了 ELISA 的灵敏度。生物素－亲和素系统（BAS）是从 20 世纪 70 年代后期应用于免疫学，并得到迅速发展。BAS 以生物素和亲和素具有结合迅速、专一、稳定的特性为基础而建立的一种新型放大系统。并且结合二者即可耦联抗原抗体等生物活性物质，又可以被荧光素、酶、放射性核素等材料标记。由于 BAS 具有高灵敏度、高特异性和高稳定性等优点，因此将 BAS 于免疫标记技术有机结合而形成了生物素－亲和素免疫技术，在现代生物免疫学领域中已得到广泛应用。已报道有用于免疫荧光、放射免疫和免疫电镜等技术中，但最多还是应用在酶免疫技术中。

一、生物素－亲和素酶联吸附免疫原理

生物素与亲和素的结合具有很强的特异性，其亲和力较抗原抗体反应大得多，而且结合后稳定。1 个亲和素分子有 4 个生物素分子的结合位点，连接多个生物素化的分子，形成一种类似晶体的复合体，这样就形成多级放大作用，使其在应用时可极大地提高检测方法的灵敏度。

二、BAS－ELISA 的技术类型

生物素与亲和素的结合具有很强的特异性，其亲和力较抗原抗体反应大得多，两者一经结合就极为稳定。由于 1 个亲和素可结合 4 个生物素分子，因此 BAS－ELISA 法可分为桥联亲和素－生物素法和酶标记亲和素－生物素法两种类型。两者均以生物素标记的抗体（或抗原）代替原 ELISA 系统中的酶标抗体（或抗原）。下面介绍这两种类型。

（一）BAB 法

BAB 法（biotin－avidin－biotin）即以游离的亲和素分别桥联生物素化抗体和生物素化酶的检测方法。目前常用的是本法的改良版，预先使亲和素与生物素化酶形成复合物（avidin－biotin－peroxidase complex，ABC），再使其与生物素化抗体反应，因而又叫 ABC 法，此法既减少了反应步骤，又同样提高了灵敏度。一个标记了生物素的酶连接多个亲和素，而一个亲和素又可桥联多个酶标生物素分子，经过这种依次的相互作用连接，从而形成一种较大的具多级放大作用的晶格样网状结构，其中包含大量酶分子，由于生物素化抗体分子上连有多个生物素，而与、ABC 反应后形成的复合物，就形成了多级放大系统，加入反应底物后，酶促反应会比传统的 ELISA 强，因此，灵敏度更高。

（二）BA 法

BA 法（Ab－biotin－avidin－HRP）即直接以酶标亲和素连接生物素化抗体，检测抗原的方法。该法也有相当高的灵敏度，由于省略了加标记生物素的步骤，因此操作较 BAB 法简便。

三、BAS－ELISA 在检测工作中的应用

由于 BAS－ELISA 较普通 ELISA 多用了两种试剂，增加了操作步骤，在临床检验中

BAS－ELISA 应用不多。该技术应用最多的一个方面是检测可溶性抗原如细菌和病毒等，以及它们的相应抗体。采用双抗体夹心 ABC－ELISA 法检测流感杆菌 b 型、链球菌和肺炎球菌抗原等，先用相应抗体包被酶标板，然后分别加入细菌培养上清、生物素化抗体和亲和素－生物素化酶复合物来依次反应；本法灵敏度比传统的 ELISA 和荧光抗体法高 4～16 倍。病毒性抗原的检测也用双抗体夹心法检测，如检测粪便中的轮状病毒，可用抗体包板，再相继加入待检标本、生物素化抗体、亲和素和^{3}H 标记的生物素，然后作放射免疫测定。国内已用此法检测单纯疱疹病毒、巨细胞病毒、肺炎病毒及其相应抗体。

（陈永红　杨　光）

第六节　酶免疫技术的应用

酶免疫测定应用十分广泛，几乎所有可溶性抗原，抗体均可以使用该方法测定，酶免疫技术的高特异性和高灵敏度，并且操作简便，试剂容易保存，与放免技术相比，无污染，在临床工作中已经取代放免测定技术，成为临床免疫测定的主流技术。

均相酶免疫测定主要用于药物和小分子物质的检测。非均相免疫测定中的 ELISA 应用更为广泛，ELISA 广泛用于传染病的诊断，病毒如病毒性肝炎（甲肝抗体、“乙肝三对”、丙肝抗体、丁肝抗体、戊肝抗体），风疹病毒，疱疹病毒，轮状病毒等；细菌如结核杆菌、幽门螺杆菌等。也用于一些蛋白质检测，如各种免疫球蛋白，补体，肿瘤标志物（甲胎蛋白、癌胚抗原、前列腺特异性抗原等）。

酶免疫检测技术是基于抗原抗体的特异反应，也有它的局限性。

抗原抗体的特异反应，实际上取决于单克隆抗体所针对的抗原决定簇，因而受试剂中包被所用抗原抗体的纯度、抗体的特异性，酶标记物的稳定性、特异性、纯度、亲和力以及制备工艺等诸多因素的影响。比如胰岛素和 C 肽，二者具有交叉的抗原性而难以分开，通常检测的只能称为“免疫反应性”胰岛素或 C 肽，而不是“真”或“纯”胰岛素、C 肽的测定，因此抗体的特异性就显得举足轻重。在包被抗原测定抗体时，还要求抗原具有该抗体识别的所有抗原决定簇，保证抗原抗体的充分结合，但是目前技术上还存在一定的困难。

酶免疫分析以固相酶免疫测定为主，在测定中要注意固相不同部位包被抗原（抗体）量不均一引起的表面效应，温育时要防止边缘孔与中心孔反应条件不一致引起的边缘效应，以及抗原、抗体间比例不合适引起的钩状效应。还得注意操作简易的“一步法”常比“两步法”易发生钩状效应，临床上用“一步法”检测乙肝表面抗原，已经更改为“两步法”。

需要指出的是随着技术进步，特别是第三代基因工程抗体技术，抗体制备技术和标技术的进步，酶免疫技术方法学上的进步，基本消除了抗原、抗体间的非特异性交叉反应，保证了分析的准确性。总之，随着科学发展和技术创新，酶免疫分析技术必将越来越完善。特别是与现代化技术的融合发展，自动化程度越来越高，准确度和精密度越来越好，将为人类的健康事业做出更大的贡献。

（陈永红　杨　光）

第三十章　放射免疫技术

第一节　概述

放射免疫技术是基于抗原抗体结合反应的特异性，运用放射示踪原理对待测物浓度进行检测的一种超微量分析技术。放射免疫技术的基本试剂主要包括放射性核素标记的示踪物、标准品、特异性结合物质（抗体）及分离剂，这些基本试剂与放射免疫技术的准确性、精确性、特异性囊灵敏度等质量控制指标的优劣密切相关。由于利用放射免疫技术可对各种微量蛋白质、激素、小分子药物和肿瘤标志物进行定量检测，目前该技术广泛应用于内分泌学、免疫学、药理学、微生物学、生物化学等多个领域，在临床诊断和科研工作中发挥重要作用。但是放射免疫技术的最大弊端在于它的放射性污染，因此该项技术有逐渐被其他免疫标记技术取代的趋势。

一、基本类型及原理

1. RIA　是经典的放射免疫技术。它是以放射性核素标记的抗原与反应系统中未标记抗原竞争结合特异性抗体为基本原理来测定待测样本中抗原量的分析方法。

2. IRMA　是用放射性核素标记过量抗体与待测抗原直接结合，并采用固相免疫吸附载体分离结合部分与游离部分的非竞争放射免疫分析方法。

3. RRA　是用放射性核素标记配体，在一定条件下与相应受体结合，形成配体 - 受体复合物。由于两者的结合是表示配体与受体之间的生物学活性而非免疫学活性，因此具有更高的特异性。主要用于测定受体的亲和常数、解离常数、受体结合数以及定位分析等。

二、常用的放射性核素

放射性核素是指原子核能自发产生能级变迁，生成另一种核素，同时伴有射线的发射。放射性核素依衰变方式可分为 α、β、γ 三种。

放射免疫技术常用的放射性核素有^{125}I、^{131}I、^{3}H 和^{14}C 等。^{3}H、^{14}C 在衰变过程中产生 β 射线，β 射线虽然易于防护，但是半衰期长，标记过程复杂，测定 β 射线需要液体闪烁计数器，不适合在一般实验室进行。目前，临床上最常用的是核素标记物是^{125}I，其具有以下特点：①^{125}I 化学性质活泼，容易用简单的方法制备标记物；②其衰变过程中不产生电离辐射强的 β 射线，对标记的多肽和蛋白质等抗原分子的免疫活性影响较小；③^{125}I 释放的 γ 射线测量方法简便，易于推广应用；④^{125}I 的半衰期（60 天）、核素丰度（ >95% ）及计数率与^{131}I（半衰期 8 天，核素丰度仅 20% ）相比更为合适。

三、标记物制备及鉴定

放射性核素标记物是通过直接或间接的化学反应将放射性核素连接到被标记分子上所形

成的化合物。

制备高纯度和具有完整免疫学活性的标记物是进行高质量放射免疫分析的重要条件。用于标记的化合物要求纯度大于90%，具有完整的免疫活性，以避免影响标记物应用时的特异性和灵敏度测定；如果需要在待标记化合物中引入其他基团时，应注意引入的基团不能遮盖抗原抗体反应的特异性结合位点。以^{125}I为例介绍标记物的制备和鉴定：

采用放射性碘（如^{125}I）制备标记物的基本原理是放射性碘原子可以通过取代反应置换被标记物分子中酪胺残基或组胺残基上的氢原子。因此，在结构中含有上述基团的蛋白质、肽类等化合物均可以用放射性碘直接进行标记。对于不含上述基团的甾体类激素或药物分子，则需要在分子结构上连接相应的基团后进行放射性核素标记。

（一）标记方法及类型

标记^{125}I的方法可分两大类：直接标记法和间接标记法。

1. 直接标记法　通过化学或酶促氧化反应直接将^{125}I结合到被标记蛋白质分子中的酪氨酸残基或组胺残基上。此法优点是：操作简便，仅需一步即可以将^{125}I结合到待标记蛋白质分子上，得到比放射性较高的标记物。但此法只能用于标记含酪氨酸残基或组胺残基的化合物。值得注意的是：如果标记的酪氨酸残基或组胺残基决定了该蛋白质的特异性和生物活性，则该蛋白会因为标记而受到损伤。该方法常用于肽类、蛋白质和酶的碘化标记。

几种常用的标记方法如下：

（1）氯胺T（Ch－T）法：Ch－T是对甲苯磺基酰胺的N－氯衍生物钠盐，在水溶液中逐渐分解形成次氯酸（强氧化剂），将^{125}I氧化成带正电荷的$^{125}I^+$，后者取代被标记物分子中酪氨酸残基苯环上的氢原子，形成二碘酪氨酸，使蛋白质或多肽被碘化。

（2）乳过氧化物酶法：乳过氧化物酶（lactoperoxidase，LPO）催化过氧化氢释放氧，氧使^{125}I离子活化成$^{125}I_2$，取代标记物中暴露的酪氨酸残基苯环上的氢原子。该标记方法反应温和，可减少对被标记物免疫活性的损伤；同时酶活性有限，稀释即可终止反应，易于控制反应强弱。

2. 间接标记法（又称联接法，Bolton－Hunter法）　将用Ch－T法预先标记的^{125}I化酯（市售Bolton－Hunter试剂）与待标记物混合反应后，^{125}I化酯的功能基团即与蛋白质分子上的氨基酸残基反应，从而使待标记物被碘化。Bolton－Hunter法是最常用的间接碘标记法。尽管该方法操作较复杂，标记蛋白质的比放射性要显著低于直接法，但是该方法避免了标记反应中氧化/还原试剂对待标记物免疫活性的损伤，因此尤其适用于对氧化敏感的肽类化合物，缺乏酪氨酸残基的蛋白质（如半抗原、甾体类化合物、环核苷酸、前列腺素等）和酪氨酸残基未暴露在分子表面的化合物的碘标记。此种标记反应较为温和，可以避免因蛋白质直接加入^{125}I引起的生物和免疫活性的丧失，但是，由于添加了基团可能会使标记蛋白质的免疫活性受到影响，标记过程较直接法复杂，因此碘标记蛋白质的比放射性和碘的利用率低。该方法主要用于标记甾体类化合物等缺乏可供碘标记部位的小分子化合物。

标记物的化学损伤和自身辐射损伤是放射性核素标记中的重要问题。化学损伤是由标记过程中所使用的试剂对被标记物造成的损伤，因此标记时应采取比较温和的反应条件。自身辐射损伤是标记物贮存过程中，由于标记放射性核素原子所发出的射线对标记物造成的损伤，因此，试剂一旦溶解不宜长期保存。

（二）放射性核素标记物的纯化

标记反应后，应将标记物进行分离纯化，去除游离的^{125}I和其他试剂，通常标记的是蛋白质，因此可以用纯化蛋白质的方法纯化被标记物，如凝胶过滤法、离子交换层析法、聚丙烯酰胺凝胶电泳法以及高效液相色谱法等。

标记抗原在贮存过久后，会出现标记物的脱碘以及自身辐射使蛋白质抗原性发生变化，因此需要对标记物进行重新标记。

（三）放射性核素标记物的鉴定

1. 放射化学纯度　指单位标记物中，结合于被标记物上的放射性占总放射性的百分率，一般要求大于95%。常用的测定方法是利用三氯醋酸将待测样品中所有蛋白质沉淀，离心后测定沉淀物的放射性并计算其占待测样品总放射性的百分率。该项参数是观察在贮存期内标记物脱碘程度的重要指标。

2. 免疫活性（immunoreactivity）　反映标记过程中被标记物免疫活性受损情况。方法：用少量的标记物与过量的抗体反应，然后测定与抗体结合部分（B）的放射性，并计算与加入标记物总放射性（T）的百分比（B/T%）。此值应在80%以上，该值越大，表示抗原损伤越少。

3. 比放射性（specific radioactivity）　指单位化学量标记物中所含的放射性强度，即每分子被标记物平均所挂放射性原子数目，常用Ci/g（或Ci/mmol）表示。标记物比放射性高，所需标记物越少，检测的灵敏度越高，但是比放射性过高时，辐射自损伤大，标记物免疫活性易受影响，且贮存稳定性差。

标记抗原的比放射性计算是根据放射性碘的利用率（或标记率）：

$$^{125}\text{I 标记率（利用率）}=\frac{\text{标记抗原的总放射性}}{\text{投入的总放射性}}\times 100\%$$

$$\text{长度（}\mu\text{Ci/}\mu\text{g）}=\frac{\text{投入的总放射性}\times\text{标记率}}{\text{标记抗原量}}$$

如：5μg人生长激素（hGH）用2m CiNa^{125}I进行标记，标记率为40%，则：

$$\text{比放射性}=\frac{200\mu\text{Ci}\times 40\%}{5\mu\text{g}}=160\mu\text{Ci/}\mu\text{g}$$

（四）抗血清的鉴定

用于放射免疫分析的抗体通常是以抗原免疫动物获得的多克隆抗血清（多克隆抗体）。抗血清的质量直接影响分析方法的灵敏度和特异性。检测抗血清质量的指标主要有亲和力、特异性和滴度等参数。

1. 亲和力（affinity）　在特定的抗原抗体反应系统中，亲和力常数Ka是正/逆向反应速度常数的比值，单位为mol/L，即表示需将1mol抗体稀释至多少升溶液中时，才能使抗原抗体结合率达到50%。抗血清Ka值越大，放射免疫分析的灵敏度、精密和准确度越好。通常抗血清的Ka值要求达到$10^9\sim10^{12}$mol/L才适用于放射免疫分析。

2. 特异性（specificity）　是一种抗体识别相应抗原决定簇的能力。抗原之间常有结构相似的类似物，针对某一抗原决定簇具有特异性的抗血清也能识别该抗原的类似物，如抗甲状腺激素的三碘甲状腺原氨酸（T_3）抗体可能与四碘甲状腺原氨酸（T_4）发生交叉反应，抗雌激素的雌二醇（E_2）抗体可能与雌三醇（E_3）发生交叉反应等。常用交叉反应率来鉴定抗体的特异性。交叉反应率是将反应最大结合率抑制并下降50%时特异性抗原与类似物的剂量之比。交叉反应率越低，特异性越强。

3. 滴度（titer）　能指抗血清能与抗原发生有效反应的最高稀释倍数。通常将一株抗血清做系列稀释并与标记抗原反应，计算不同稀释度时抗体与标记抗原的结合率，绘制抗体稀释度曲线。放射免疫技术中滴度一般是指结合50%标记抗原时的抗血清的稀释倍数。

（陈永红　杨　光）

第二节　放射免疫分析

RIA是以放射性核素标记已知抗原，并与样品中待测抗原竞争结合特异性抗体的免疫分析方法，主要用于样品中抗原的定量测定。由于放射核素测量的灵敏度和抗原抗体反应的特异性，因此，RIA具有高度的灵敏度和特异性，特别适用于激素、多肽等含量微少物质的定量检测。放射免疫分析技术由Yalow和Berson于1959年首创，用于检测血浆中胰岛素水平。此项技术的问世使人类首次可以利用体外的方法检测血中激素水平，同时该技术被广泛推广，应用于生物医学的各个领域，极大促进了相关学科的发展。1977年，该技术创始人之一——美国学者Yalow获得诺贝尔生理医学或医学奖。

一、基本原理

经典RIA利用放射性核素标记抗原（Ag^*）与非标记抗原（Ag）竞争结合有限量的特异性抗体（Ab），反应式为：

$$\begin{array}{c} Ag^* + Ab = Ag^*\,Ab \\ + \\ Ag \\ \| \\ AgAb \end{array}$$

在该反应体系中，作为试剂的Ag^*和特异性Ab的量是固定的，即要求Ag^*是定量的，特异性Ab是限量的，同时Ag^*和Ag（标准抗原或待测抗原）与特异性抗体的结合效率相同，并分别形成Ag^* Ab复合物和AgAb复合物。当定量的Ag^*和Ag的数量大于Ab的结合数目时，Ag^*和Ag即可通过竞争方式与Ab结合。因此，Ag的量越大则该反应体系中Ag^*与Ab结合的概率就越低，形成的Ag^* Ab复合物就越少，测定时的放射量就越低，因此，Ag^* Ab复合物的含量与Ag在一定范围内呈现反比关系。若以F代表未结合的Ag^*，B代表Ag^* Ab复合物，则B/F或B/（B+F）与Ag存在函数关系。

因此，RIA方法利用定量的Ag^*，限量的Ab以及一系列已知浓度的标准Ag共同反应平衡后，将Ag^*Ab复合物（B）和游离的Ag^*（F）分离，测定各自放射性强度，并计算出相应反应参数B/F或B/（B+F）结合率；以标准抗原浓度为横坐标，反应参数为纵坐标，绘制标准曲线（也称为剂量-反应或竞争-抑制曲线）。待测样品就可以通过查找标准曲线来确定含量。样品中待测抗原的含量与所测放射性呈反比（图30-1）。

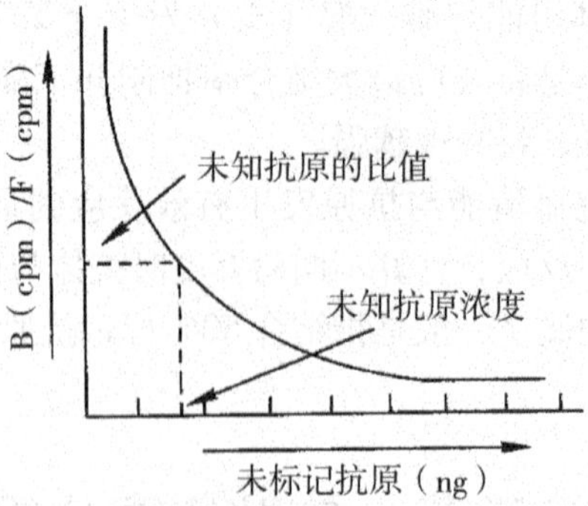

图 30－1　剂量－反应（竞争－抑制）曲线

cpm：记数/每分钟

二、技术要点

RIA 的操作主要有三个步骤，其要点如下：

（一）抗原抗体反应

分别将未标记抗原（标准品或待测样本）、标记抗原和血清按顺序定量加入反应管中，在一定条件（温度、时间及介质 pH）下进行竞争抑制反应。不同质量的抗体和不同含量的抗原对孵育的温度和时间有不同的要求。反应温度和时间可根据待测抗原的理化特点和所用抗体 Ka 大小等进行选择，如待测标本中抗原性质稳定且含量高，抗体的亲和力大，可选择室温或者 37℃ 短时间（数小时）反应；抗原性质不稳定（如某些小分子多肽）或含量甚微，抗体的 Ka 较低，则应选择低温（4℃）做较长时间 20～24h 反应，以形成牢固的抗原抗体复合物。

（二）B、F 分离技术

在 RIA 反应中，标记抗原和特异性抗体的含量极微，形成的抗原抗体复合物（B）不能自行沉淀，因此需加入适当的沉淀剂才能将其彻底沉淀，经过离心后完成与游离标记抗原（F）的分离。另外，对于某些小分子抗原，也可以采取吸附法分离 B 和 F。

B 和 F 分离过程是 RIA 实验误差的主要原因，可影响方法的灵敏度和测定的准确性。理想的分离方法：①操作简单易行、重复性好，适用于大批量样品分析；②B、F 分离彻底、迅速，非特异性结合低；③试剂来源容易、价格低廉、稳定性好，可长期保存；④分离试剂和分离过程不影响反应平衡，而且效果不受反应介质因素的影响；⑤适合自动化分析的要求。目前 RIA 常用的分离方法有以下几种：

1. 第二抗体沉淀法　RIA 中最常用的分离方法。其原理是将产生特异性抗体（第一抗体）的动物（如兔）的 IgG 免疫另一种动物（如羊），获得羊抗兔 IgG 血清（第二抗体）。由于在本反应系统中采用第一、第二两种抗体，故称为双抗体法。在抗原与特异性抗体反应后加入第二抗体，形成由抗原－第一抗体－第二抗体组成的双抗体复合物。但是由于第一抗体浓度极低，其复合物亦极少，无法进行离心分离，为此在分离时加入一定量的与一抗同种动物的血清或 IgG，使之与第二抗体形成可见的沉淀物，与上述抗原的双抗体复合物形成共沉淀。经离心即可使含有结合态抗原（B）的沉淀物沉淀，与上清液中的游离标记抗原

（F）分离。若将第二抗体结合在颗粒状的固相载体上即成为固相第二抗体，利用固相第二抗体分离 B、F，操作更简便、快速。

2. 聚乙二醇沉淀法　不同浓度聚乙二醇（PEG）能非特异性沉淀相对分子质量大小不同的蛋白质，因此，特定浓度的 PEG 可以沉淀抗原抗体复合物而不沉淀小分子抗原。利用此特性，PEG 作为沉淀剂被广泛应用于 RIA 实验中。其优点：沉淀完全，经济实惠，使用方便；缺点：非特异性结合率较高，受温度影响较大，当温度高于 30℃时，沉淀物易于复溶。

3. PR 试剂法　是将二抗先与 PEG 按一定比例混合制成混悬液，将二抗法和 PEG 沉淀原理相结合的一种方法。此方法保留了两者的优点，节省了两者的用量，且分离迅速、操作简便。

4. 清蛋白（或葡聚糖衣）活性炭吸附法　活性炭具有吸附小分子抗原和半抗原的性质，而对抗体、抗原抗体复合物等大分子物质没有吸附能力，如在活性炭表面涂上一层葡聚糖，使它表面具有一定孔径的网眼，效果更好。因此，在抗原抗体发生特异性反应后，若加入葡聚糖－活性炭颗粒，游离的标记抗原则可以吸附到活性炭颗粒上，通过离心沉淀活性炭颗粒，则上清液中为含有标记抗原抗体的复合物。该方法主要用于测定小分子抗原，如类固醇激素、强心苷等药物。

5. 固相分离法　将抗体或抗原包被在固相载体上，如磁性颗粒、聚苯烯试管或珠子等，利用固相抗体或抗原分离 B 和 F。该方法具有简便、缩短沉淀时间、沉淀易于分离，适合自动化分析等特点，已经逐渐取代了液相分离的方法。

（三）放射性测量及数据处理

B、F 分离后，即可以对标记抗原抗体复合物（B）进行放射性强度测量，也可以根据 RIA 实验方法和目的，测定游离标记抗原（F）的放射性强度。核射线检测仪由射线探测器和后续的电子学单元两大部分组成。核射线探测器即能量转化器，检测原理是当射线作用于闪烁体，闪烁体吸收了射线的能量而引起闪烁体中原子或分子激发，当激发的原子或分子回复基态时，发出的光子进入光电倍增管，形成电脉冲。用于放射性物质放射性强度测定的仪器主要有用于测量 β 射线的液体闪烁计数仪（如 ^{3}H、^{32}P、^{14}C 等）和用于测量 γ 射线的晶体闪烁计数仪（如 ^{125}I、^{131}I、^{57}Cr 等）。液体闪烁计数仪是在闪烁杯内进行的。放射性样品主要被溶剂和闪烁剂分子包围，射线能量首先被溶剂分子吸收，受到激发的溶剂分子在向基态恢复的过程中，释放出能量并激发闪烁剂而产生光子，在光电倍增管的电场作用下，形成脉冲信号。目前临床上 RIA 项目主要以 ^{125}I 作为核素标记物。

闪烁计数仪是以电脉冲数代表放射性强度，以计数/分钟（counts per minute，cpm）为单位；若要计算放射性核素的衰变，则以衰变/分钟或衰变/秒钟（disintegration per minute，dpm 或 disintegration per second，dps）为单位，但是需要了解仪器的探测效率（η）。

与其他标记分析方法一样，每一批 RIA 实验均需要做标准曲线。标准曲线是以标准抗原的不同浓度为横坐标，以标准抗原在测定中得到的相应放射性强度为纵坐标作图。除直接用放射性强度作为纵坐标外，还可以用计算参数作为纵坐标，如 B/（B + F），B/F 或者 B/B0；此外，为了使曲线易于直线化，标准品浓度常以对数值表示。样品管就可以通过测量值或计算数值对照标准曲线查出相应的待测抗原浓度（图 30－2）。

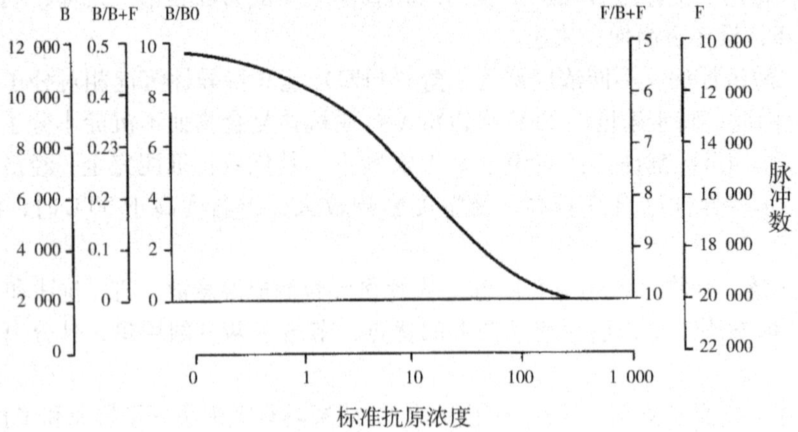

图 30－2　RIA 标准曲线

三、放射免疫分析中造成测量误差的可能因素

1. 仪器因素　实验过程中要保证各种设备的稳定性，避免由于污染等原因造成的实验误差。产生误差的可能因素有：①放射性测量仪器的稳定性、效率，样品试管的材料和均匀性，及被测物的放射性强度等；②样品的自吸收、本底校正、测定时间、可能的污染等；③实验中所用的移液管、微量取样器以及天平的刻度、校准和使用方法等；④反应试管、移液管以及测定用试管等表面清洁度和所引起的不同吸附性等，都可以对测定结果带来误差。

2. 试剂因素　试剂的纯度、质量和稳定性也是造成误差的重要因素。如标记抗原的比度、纯度，辐射自分解，抗体的稳定性，以及分离剂、阻断剂及缓冲液的质量等。

3. 人员因素　由于工作人员技术熟练程度不同，在放射免疫分析中一些基本操作，如取样（操作移液管垂直程度、下流速度等）、提取、沉淀、分离不规范，以及保温条件不适当等造成的误差。操作者不按规程操作，造成提取及层析分离过程中免疫复合物的丢失等也易造成误差。

4. 样品因素　样品的收集方法、贮存温度、放置条件、微量样品取样的准确度、样品可能造成的污染以及样品的变性（如免疫反应活性的降低、蛋白质的变性等）也都能造成测量的误差。

四、方法评价

RIA 具有以下优点：敏感度高、特异性强；准确性、重复性好，批间和批内误差小；用血量少。缺点：有放射性核素污染，放射性核素易于衰变以及放射性标记物不稳定，导致试剂有效期短。

（陈永红　杨　光）

第三节　免疫放射分析

IRMA 是在 RIA 的基础上发展的一种核素标记免疫分析方法。IRMA 是待测抗原与过量标记抗体的非竞争结合反应，然后加入固相的抗原免疫吸附剂以结合游离的标记抗体，离心除去沉淀，测定上清液中放射性强度，从而推算出待测样品中抗原含量。1968 年，Miles 和 Heles 应用放射性核素标记的抗胰岛素抗体检测牛血清胰岛素获得成功，为了区别经典的 RIA，将其称为 IRMA。与经典的 RIA 方法不同，IRMA 是以放射性核素标记过量的抗体与待测抗原进行非竞争性抗原抗体结合反应，用固相免疫吸附剂对 B 或 F 进行分离，其灵敏度和可测范围均优于 RIA，操作程序较 RIA 简单。IRMA 较少受到抗体亲和常数的限制，当单克隆抗体的亲和力较低时，也能满足试验要求。同时一个抗原分子可以结合多个标记抗体分子，使 IRMA 的灵敏度明显高于 RIA。

一、基本原理

IRMA 属于非竞争性免疫结合反应，其将放射性核素标记在抗体上，用过量的标记抗体与待测抗原反应，待充分反应后，除去游离的标记抗体（F），检测抗原与标记抗体复合物（B）的放射性强度。放射性强度与待测抗原的含量呈正相关，即 B 的放射性强度越高，待测抗原含量越多；反之，则越低。

二、技术类型

1. 直接法 IRMA（单位点 IRMA）　先将待测抗原与过量的标记抗体进行反应，形成抗原抗体复合物，反应平衡后，用固相抗原结合反应液中剩余的未结合标记抗体（F）并将其分离，测定上清液中抗原与标记抗体结合物（B）的放射量。根据标准曲线即可得知待测样品中的抗原含量。

2. 双抗体夹心 IRMA（双位点 IRMA）　先用固相抗体与抗原反应结合，然后再用过量的记抗体与已结合于固相的抗原的另一抗原决定簇结合，形成固相抗体 - 抗原 - 标记抗体复合（B），洗涤除去反应液中剩余的标记抗体，测定固相上的放射性。根据标准曲线求得测样品中的抗原含量。此法仅适用于检测有多个抗原决定簇的多肽和蛋白质抗原。

两种 IRMA 最后测得的放射量均与样品中待测抗原的含量呈正相关。

3. 间接 IRMA 法　此法是在双抗体夹心法的基础上进一步改良，用 ^{125}I 标记抗 Ab2 的抗体（Ab3 *），反应形成固相抗体（Ab1） - 抗原 - Ab2 - 标记抗体（Ab3 *）的四重免疫复合物。其中 Ab3 * 可作为通用试剂，适用于同种 Ab2 的各种 IRMA，省去了标记针对不同抗原的特异性抗体。

4. BAS - IRMA 法　将生物素 - 亲和素系统引入免疫放射分析，建立了新一代 IRMA。此法的最大优点是使用生物素的抗体和以 ^{125}I 标记亲和素为示踪剂，可以通用于甾体类、甲状腺激素、前列腺素等多种分子物质的检测。固相半抗原结合物经过无水乙醇处理，结合非常牢固，可长期保存；反应和测定在同一试管内完成，操作十分简便，适用于 IRMA 技术自动化检测。

三、技术要点

1. 抗原抗体反应　向固相载体中加入的是待测抗原和标记抗体，进行抗原抗体结合反应，在一定的温度下孵育，使反应达到平衡。

2. B/F 分离　洗涤或吸弃上清，以便除去未结合的游离标记抗体。

3. 放射性测定 除去游离抗体后，测定反应管中放射性强度。

4. 数据处理 反应管中放射性强度即代表与抗原结合的标记抗体量。IRMA 中抗原抗体复合物放射性强度与待测抗原呈正比，通过标准曲线即可以得出待测抗原的含量。

四、方法评价

（一）优点

1. 敏感性高 主要是因为：①抗体分子含酪氨酸残基多，可结合多个放射性碘原子；②抗体过量的情况下，一个抗原分子可以结合多个抗体分子，提高了实验的灵敏度。

2. 特异性强 双位点 IRMA 法要求待测物必须同时具备两个表位，才能形成有效的双抗体夹心复合物，因此该方法不易产生严重的交叉反应，具有较高的特异性。

3. 标记物稳定，标记容易。

4. 结果稳定 IRMA 法测定结果的稳定性好，因为标记抗体和固相抗体均过量，不易受外界环境的影响，也不易受实验人员操作误差的影响。

（二）缺点

IRMA 抗体用量大，且抗体的纯化比较困难，但是单克隆抗体可以克服这些缺点。

五、IRMA 与 RIA 的异同点

IRMA 与 RIA 均是以放射性核素作为示踪物的标记免疫分析技术，但是两者在方法学上各具特点。

1. 标记物 RIA 是以放射性核素标记抗原，标记时需要根据抗原的理化性质和化学结构不同选择不同的放射性核素进行标记；IRMA 则是以放射性核素标记抗体，由于抗体是相对分子质量较大的蛋白质，性质稳定，有利于抗体的碘化标记，因此标记抗体的方法基本相同，且标记抗体的比活度高，大大提高了测定分析的灵敏度。

2. 反应速率 反应速度与反应物浓度呈正相关，IRMA 反应中，核素标记抗体是过量的，应用亲和力较低的单克隆抗体就可以得到很好的效果，且抗原抗体反应为非竞争的，因此反应速度比 RIA 快速；RIA 反应中，抗体量是微量的，所以一定要用高亲和力的多克隆抗体。

3. 反应模式 RIA 为竞争抑制性结合，反应参数与待测抗原量呈负相关；IRMA 为非竞争性结合，反应参数与待测抗原呈正相关。

4. 特异性 IRMA 采用针对同一抗原不同抗原决定簇的单克隆抗体，其受交叉反应的干扰作用较仅使用单一多克隆抗体的 RIA 低，因此，IRMA 的特异性更高。

5. 灵敏度和检测范围 IRMA 反应中，抗原与抗体属于非竞争结合，微量抗原能够与抗体充分结合；RIA 中标记抗原和待测抗原属于竞争关系，与限量的抗体结合不充分，因此 IRMA 测定的灵敏度高于 RIA。此外，由于抗体量大，能结合较多的抗原量，故 IRMA 用于抗原含量较高标本测定时，结果优于 RIA，同时 IRMA 标准曲线的工作范围比 RIA 宽 1 ~ 2 个数量级。

6. 分析误差 RIA 中加入的抗体和标记抗原都是定量的，加样误差可严重影响测定结果。IRMA 中标记抗体和固相抗体在反应中都是过量的，只有受检标本的加样误差才会影响

分析结果。因此，IRMA 的批内和批间变异均比较小。

7. 其他　RIA 所用抗体为多克隆抗体，因此对其亲和力和特异性要求较高，但用量较少；IRMA 为试剂过量的非竞争性结合反应，对抗体亲和力的要求没有 RIA 高，但用量大，一般用来源丰富、特异性较高的单克隆抗体。此外，RIA 可以测定大分子和小分子抗原，而 IRMA 只能测定至少有两个抗原决定簇的抗原。现将 RIA 与 RIMA 异同点总结如表 30－1 所示。

表 30－1　RIA 与 IRMA 异同点

	RIA	IRMA
标记物质	核素标记抗原	核素标记抗体
反应模式	竞争抑制	非竞争结合
特异性	多克隆抗体，有交叉反应	单克隆抗体，交叉反应低
灵敏度	高	比 RIA 更高
反应速度	较慢	较快
反应曲线	呈负相关曲线	呈正相关曲线
线性范围	2～3 个数量级	3 个数量级以上
抗体用量	少，限量	多，过量
加样分析误差	严重影响结果	较小影响结果
测定的物质	测定大分子和小分子物质	只能测定具有 2 个以上抗原表位的物质

（陈永红　杨　光）

第四节　放射受体分析技术

应用放射性核素标记可与受体特异性结合的配体，检测待测标本受体的方法，称为放射受体分析（radioreceptor assay，RRA）或放射性配体结合分析（radioligand receptor binding assay，RBA）。配体是与受体呈特异性结合的物质，其不仅局限于化学物质，也可以是光、声、味及嗅觉等。自 20 世纪 60 年代初建立放射配体示踪测定受体的方法以来，极大推动了受体研究工作。特别是 80 年代以来，由于生物医学技术迅速发展，使受体的研究从间接观测进入了直接检测。RRA 技术已经成为研究神经递质及激素的作用原理、细胞水平的调控机制和受体病及其他疾病发病机制的重要手段。

一、基本原理

RRA 也是放射性核素标记的免疫分析技术。该方法采用放射性核素标记配体，在一定条件下与相应受体结合形成配体－受体复合物，经分离后分别测定配体－受体复合物或游离标记配体的放射性强度，即可对受体进行定量或定位检测。配体与受体的结合可反应配体与受体间的生物活性关系，而放射性核素标记的免疫分析反映的则是抗原与抗体之间的免疫学活性。

二、技术要点

RRA 测定受体的步骤主要包括配体的选择、受体标本的制备、分析条件选择和配体－

受体复合物与游离标记配体的分离等重要环节。

（一）配体的选择

配体与受体之间的相互作用是一种分子与分子间的识别过程。对任何一种受体系统而言，通常都有几种可供选择的配体，选择的主要目的就是要找到对靶受体具有特异和适合的分子结构的配体，确保配体与所测受体具有较高特异性和亲和力。

（二）受体标本制备

在 RRA 中，待测受体的标本可以是组织切片、完整的单层培养细胞或游离的活细胞，也可以是纯化的细胞核或细胞膜受体及可溶性受体蛋白等。受体标本的制备原则是在整个制备过程中要保持受体功能的完整性，其测定结果才能真实反映受体的生理学特点。受体标本的纯化过程通常是在低温环境（4℃）和超速离心等条件下进行，标本的制备是 RRA 的重要环节。

（三）分析条件选择

RRA 对实验条件有严格要求，如放射配体的浓度、标本的受体浓度、反应时间、温度及 pH 等均是影响配体与受体结合的重要因素。通常情况下，对单位点饱和试验要求标记配体应与待测受体充分结合，即要求标记配体是过量的；对多位点饱和试验需满足受体的亲和力范围广（Kd 值为 0.1～10），即满足受体及其各种亚型与标记配体充分结合的要求；对标本受体浓度的选择常需要通过预试验来确定，特异性结合量与样品浓度呈线性范围内的较高受体浓度即可作为选择受体浓度；实验反应的环境温度和 pH 及反应时间则要根据检测目的不同，通过有关试验选定。

（四）配体－受体复合物的分离

RRA 是通过测定受体与配体反应达到平衡时受体结合标记配体的量，来获得受体的数量与解离平衡常数。当受体与标记配体反应达到平衡后，要先分离结合物与游离标记配体，再测定结合物的放射性强度。常用的分离方法有离心法、抽滤法、吸附法、透析法和电泳法等，分离时均在低温（4℃）环境下进行，并尽可能在短时间内完成。

（陈永红　杨　光）

第五节　放射免疫分析技术的应用

放射免疫分析技术由于其测定的灵敏度高、特异性强、精密度好，并且可以用于相对分子质量大的抗原和相对分子质量小的半抗原测定，对仪器设备要求不高，适于在普通实验室推广，因此广泛用于生物医学检验。常用于测定各种激素（如甲状腺激素、性激素、胰岛素等）、微量蛋白质、肿瘤标志物（如 AFP、CEA、CA－125、CA－199 等）和药物（如苯巴比妥、氯丙嗪、庆大霉素等）等小分子物质的检测。大多数检验项目具有 RIA 或 IRMA 试剂盒提供，目前仍然是基层单位对超微量物质测定的主要手段。但是由于近年来生物医学的飞速发展，其他非放射性标记免疫测定技术（酶免疫技术、发光免疫技术等）及其自动化分析的应用，以及放射免疫分析使用的放射性核素的放射污染和危害，半衰期短、无法自动化分析等诸多因素，RIA 将逐步被更优秀的标记免疫分析方法取代。

RRA 对于某些受体异常的疾病，特别是对遗传性受体病、自身免疫性受体病和继发性受体病的诊断与治疗发挥重要作用。目前，临床实验室可利用 RRA 检测盐皮质激素受体、糖皮质激素受体、促肾上腺皮质激素释放激素受体、褪黑素受体、雄激素受体、环孢素受体、细胞因子受体等。此外，RRA 在药物筛选和临床药物作用机制研究等方面均被广泛采用。

基于 RIA 技术的高灵敏度，近年来该技术又取得重大进展，即第五代 RIA 方法问世。该方法的特点是以纳米磁性微粒子作为载体，经共价结合将抗体结合到磁性微粒载体上，以此最大限度地简化了操作步骤和缩短了反应时间，并为实现完全自动化检测创造了条件，使经典的 RIA 技术又焕发了新的生机和活力。

（陈永红　杨　光）

第三十一章　荧光免疫技术

荧光免疫技术（fluorescencelmmunoassay，FIA）创始于20世纪40年代初，是将荧光标记及检测技术与抗原抗体反应相结合而建立的一种标记免疫技术，具有高度的敏感性、特异性和直观性。荧光免疫技术的基本原理是将已知的抗原或抗体标记上荧光染料，再用这种荧光抗体（或抗原）作为探针检测组织或细胞内的相应抗原（或抗体），利用荧光检测设备来确定被测抗原（或抗体）的定位、性质和数量。

经典的荧光免疫技术是以荧光物质标记抗体对抗原进行检测，借助荧光显微镜观察荧光形态判断有无待测抗原或确定其在组织或细胞中的定位，故而又被称为荧光抗体技术（fluorescent antibody technique，FAT）或荧光免疫显微技术（immunofluorescence microscopy），随着现代技术的不断完善，荧光免疫测定方法也有了很大的改进和发展，使荧光免疫技术的应用扩大到对体液中多种微量或超微量物质的定量检测。目前应用到临床检测的荧光免疫测定方法主要有时间分辨荧光免疫测定、荧光偏振免疫测定和荧光酶免疫测定等。

第一节　荧光标记物的制备

一、荧光和荧光物质

（一）荧光的基本知识

1. 荧光（fluorescence）　荧光是指某些物质吸收外界能量进入激发态，当其恢复至基态时吸收的能量以电磁辐射的形式释放所发出的光。具备产生荧光特性的物质就称为荧光物质。可以引发荧光的能量种类很多，由光激发所引起的荧光称为光致荧光；由化学反应所引起的荧光称为化学荧光；由X线或阴极射线引起的荧光分别称为X线荧光或阴极射线荧光。荧光免疫技术一般应用光致荧光物质进行标记。

2. 荧光的特性

（1）获能发光：荧光物质在接受能量后引发荧光，一旦停止供能，荧光现象随即终止。

（2）特定光谱：每种荧光物质有其特定的激发光谱（excitation spectrum）和发射光谱（emission spectrum），通常激发光波长小于发射光波长。

（3）荧光效率（fluorescent efficiency）：荧光分子不可能将全部吸收的光能量都转变成荧光，会有部分光能量以其他形式释放。荧光效率即是指荧光分子将吸收的光能转变成荧光的效率，以发射荧光强度与激发光强度的比值来表示，光强度通常以光量子数来计算。

荧光效率＝发射荧光的光量子数（荧光强度）/吸收光的光量子数（激发光强度）

激发光波长和荧光测定波长也会影响荧光效率，因为每种荧光物质在其特定的激发光谱和发射光谱中，其中某一波长处为其最大吸收峰和最大发射峰。选择接近最大吸收峰的波长作为激发光波长，于接近于最大发射光波长测定荧光，得到的荧光强度也最大，荧光效率也最高。

（4）荧光猝灭：荧光分子在受到激发光较长时间照射后辐射能力会减弱甚至猝灭，激发态分子不能回复到基态，所吸收的能量无法以荧光的形式发射，因此荧光物质的保存应注意避免光（特别是紫外光）的直接照射和与其他有荧光猝灭作用的化合物接触。在荧光抗体技术中可利用这样一些非荧光色素物质如亚甲蓝、碱性复红、伊文思蓝或低浓度的过锰酸钾、碘溶液等对标本进行复染，可以帮助减弱非特异性荧光本质，使特异荧光显示更突出。

（5）荧光寿命（fluorescence lifetime）：荧光分子受激发后处于激发状态的平均时间，即受激发之后的荧光分子从激发态回到基态的时间。对于大部分常用的荧光物质，从能量跃迁至激发态至发出荧光的时间在 0.5 ~ 20ns 之间。

（6）斯托克斯位移（Stokes shift）：表示分子发光特性的物理常数，指发射峰波长与最大吸收峰波长之间的差，一般把发射峰与激发波长的差也叫作斯托克斯位移。这个常数表示的是荧光分子在回到基态以前，在激发态寿命期间能量的消耗。sotkes 位移大，表示发射光谱与激发光谱重叠少，荧光辨识度高。

（二）荧光物质

1. 荧光色素（fluorochrome）　荧光色素也常被称作荧光染料（fluorescent dye），是指受到某一波长的光激发后能产生荧光的物质。许多物质都可以产生荧光现象，但只有那些能产生明显的荧光并能作为染料使用的有机化合物才能成为荧光色素或荧光染料。理想的荧光染料应具备水溶性、荧光颜色明亮、灵敏度高、毒性小、稳定性好等特征。目前开发出荧光染料的种类很多，已接近 2 000 种。在临床实验室中常用于标记抗体的荧光素主要有以下几种：异硫氰酸荧光素（FITC）、四乙基罗丹明（RIB200）、四甲基异硫氰酸罗丹明（TRITC）、藻红蛋白（PE）、德克萨斯红（Texas red）、花青类（carbocyanine，Cy，如 Cy2、Cy3、Cy5 等）（表 31 - 1）。

表 31 - 1　临床实验室常用的荧光物质特性及主要应用

荧光物质	最大吸收光谱	最大发射光谱	应
FITC	490 ~ 495nm	520 ~ 530nm（黄绿色）	FAT，荧光偏振免疫测定
RIB200	570 ~ 575nm	595 ~ 600nm（橘红色）	FITC 的衬比染色或双标记 FAT
TRITC	550nm	620nm（橘红色）	FITC 的衬比染色或双标记 FAT
PE	490 ~ 560nm	595nm（红色）	双标记 FAT，流式细胞术
Eu^{3+} 螯合物	340nm	613nm（橘红色）	时间分辨荧光免疫测定

（1）异硫氰酸荧光素（fluoresceinisothiocyanate，FITC）：使用最广泛的荧光染料，为黄色或橙黄色结晶粉末，易溶于水或酒精等溶剂，室温可保存 2 年，低温干燥可保存多年。FITC 相对分子质量为 389.4，最大吸收光波长为 490nm，最大发射光波长 520nm，经激发后呈现明亮的黄绿色荧光。FITC 有两种同分异构体，其中异构体 Ⅰ 型在荧光效率、稳定性、与蛋白质结合能力等方面都更好。在碱性条件下，FITC 的异硫氰酸基在水溶液中与免疫球蛋白的自由氨基经碳酰胺化而形成硫碳氨基键，成为标记荧光免疫球蛋白，即荧光抗体。反应式如下（图 31 - 1），一个免疫球蛋白分子上最多能标记 15 ~ 20 个 FITC 分子。

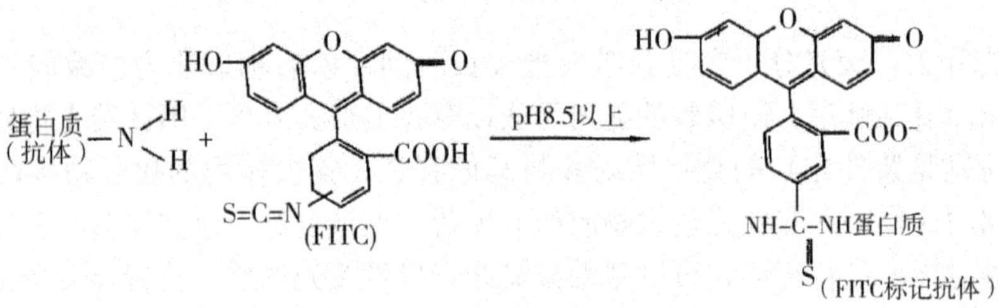

图31－1 FITC免疫球蛋白标记反应式

（2）四乙基罗丹明（rhodamine，RIB200）：为橘红色粉末，相对分子质量580，不溶于水，易溶于酒精和丙酮，性质稳定，可长期保存。RIB200的最大吸收光波长为570nm，最大发射光波长为595～600nm，呈现明亮的橙红色荧光。在碱性条件下易与蛋白质的赖氨酸ε－氨基反应结合而标记在蛋白分子上。

（3）四甲基异硫氰酸罗丹明（tetramethylrhodamine isothiocyanate，TRITC）：为紫红色粉末，较稳定。最大吸收光波长为550nm，最大发射光波长为620nm，呈橙红色荧光。与FITC的黄绿色荧光对比鲜明，常常用于双重标记或对比染色。

（4）藻红蛋白（phycoerythrin，PE）：红藻中提取的一种藻胆蛋白，为天然荧光色素，最大吸收光谱为490～560nm，最大发射光波长为595nm，呈现明亮的红色荧光。其特点是相对分子质量大，达240kDa，一个免疫球蛋白分子只能结合一个PE分子；非特异性吸附弱；荧光强而稳定，灵敏度高，具有较小的荧光背景，不易猝灭，荧光保存期较长，是目前流式荧光技术中最常用的荧光染料之一。

（5）花青类荧光染料：能与细胞内蛋白质结合，最常用的为Cy3、Cy5等。这类染料的荧光特性与传统荧光色素类似，但水溶性和光稳定性较强，荧光量子产率高，对pH等环境不敏感，常用于多重染色。其中Cy5为使用激光扫描共聚焦显微镜常用的荧光染料，

2. 其他荧光物质

（1）酶作用后产生荧光的物质：某些化合物本身并无荧光效应，一旦经酶作用可形成具有强荧光的物质，这类化合物也被称为荧光底物。碱性磷酸酶的底物4－甲基伞形酮－磷酸酯、β－半乳糖苷酶的底物4－甲基伞形酮－半乳糖苷和辣根过氧化物酶的底物对羟基苯乙酸等，都具有荧光底物的特性，可用于酶免疫荧光分析。

（2）镧系（lanthanide）元素螯合物：某些3价稀土镧系元素如铕（Eu^{3+}）、铽（Tb^{3+}）、铈（Ce^{3+}）等的螯合物经激发后可发射特征性的荧光。镧系金属螯合物具有独特的荧光特性，即狭窄的荧光发射峰，很大的stokes位移，以及比背景荧光长的多的荧光寿命，主要用于时间分辨荧光免疫测定。

（3）量子点（quantum dots，QDs）：近年来研制的一种新型荧光物质，又称半导体纳米晶体（semiconductor nanocrystal），是由几百或几千个纳米级颗粒构成的半导体材料。与传统的染料分子标记比较，量子点标记具有荧光时间长，灵敏度高，可产生多种颜色，检测方便和应用范围广等优点。当某一波长的激发光对多种大小不同的量子点进行照射时，可以同时观察到多种颜色，因而可同时探测细胞或组织的不同物质，实现一元激发多元探测。量子点还可与抗体、链霉亲和素等多种分子进行耦联，检测靶分子的分布和功能。

二、荧光标记物的制备

（一）荧光抗体的制备

荧光抗体是将荧光素与特异性抗体结合而形成的耦合物，此耦合物仍保留抗体的活性，同时又具有荧光素的示踪作用。荧光抗体的制备包括两个关键的步骤：抗体的荧光素标记和荧光抗体的鉴定。

1. 抗体的荧光素标记

（1）抗体要求：用于荧光素标记的抗体要求是特异性强、纯度高、亲和力高。一般为单克隆抗体，或经特异性抗血清提纯后的高效价免疫球蛋白。如果含有 γ 球蛋白以外的蛋白质，会引起非特异性荧光的出现。

（2）荧光素要求：适用于标记抗体的荧光素应尽量符合以下要求：①具有能与蛋白质分子形成共价键的化学基团，与蛋白质结合后不易解离，未结合的色素及其降解产物易于清除；②荧光效率高；③耦合物产生的荧光颜色与背景组织的自发荧光对比鲜明，易于辨析；④与蛋白质结合后不影响蛋白质原有的生化与免疫性质；⑤标记方法简单、安全无毒；⑥与蛋白质的结合物稳定，易于保存。

（3）标记方法：常用的抗体标记方法有搅拌法和透析法两种。

搅拌法是指将一定浓度的荧光染料溶液逐滴加入待标记的抗体溶液中，在室温持续搅拌一段时间后，离心取上清。搅拌法适用于标记体积较大，蛋白含量较高的抗体溶液。此法的优点是标记时间短，荧光素用量少，但往往会有较强的非特异性荧光染色。

透析法是将待标记的蛋白质溶液置于透析袋中，再放入荧光素溶液中反应过夜。这种方法适用于标记样品量少，蛋白含量低的抗体溶液。此法标记比较均匀，非特异性荧光也较少，但标记时间长，荧光素用量多。

标记过程中应注意避光操作，并选择适当的搅拌速度以避免气泡产生。

（4）影响标记的因素：①荧光素的质量。②荧光素与蛋白质溶液浓度，以粉末状 FITC 为例，标记浓度以 0.025 ~ 0.05mg/mL 为宜，标记蛋白质含量以 20 ~ 25mg/mL 为宜。浓度过低标记过慢；浓度过高标记效果不好。③pH 值，FITC 标记时应处于碱性环境，以 pH9.0 ~ 9.5 为最好。过低标记速度慢，过高（大于 10）蛋白质容易变性。④温度和时间，温度 4 ~ 25℃ 均可。温度低，反应需时长；温度高，反应需时短。FITC 0 ~ 4℃ 以 6 ~ 12h 为宜，20 ~ 25℃ 以 1 ~ 2h 为宜。透析法以 4℃ 较长时间反应为好。

（5）标记抗体的纯化：抗体标记后，应立即进行纯化处理以消除或降低非特异性染色和特异交叉染色。①可采用透析法或凝胶过滤法去除游离荧光素。②去除游离荧光素后，结合物中往往还存在未标记和过度标记的蛋白质分子，是降低染色效价和出现非特异性染色的主要因素。常用 DEAE - 纤维素和 DEAD - 葡聚糖凝胶层析法去除过度标记或未标记的蛋白质分子。③常用肝粉吸收法去除特异性交叉染色抗体，这一步可造成较大的抗体损耗，在必要情况下才使用。

2. 荧光抗体的鉴定　荧光抗体在使用前应鉴定荧光素与蛋白质的结合比率、抗体特异性及抗体效价。

（1）荧光素与蛋白质的结合比率：荧光素与蛋白质的结合比率反应荧光抗体的特异性染色质量，是荧光素抗体结合物中荧光素和蛋白质各自的摩尔浓度的比值（F/Pmolarratio），这一比值表示每个抗体分子上平均结合的荧光素分子数。一般来说，F/P 值越高，说明抗体分子上结合的荧光素越多，标记抗体的灵敏度就高，反之则越低。过度标记会使荧光素分子发出的荧光被邻近的荧光素分子吸收而导致荧光衰减，也可能影响被标记抗体分子的生物活性和溶解度；而 F/P 值过低则荧光过于微弱难以检测。F/P 比值以 1~2 为合适，1~3.5 为合格。

荧光素与蛋白质结合比率（F/P）的测定和计算方法是：将制备的荧光抗体稀释至 A_{280nm} 约为 1.0，分别测读 A_{280nm}（蛋白质特异吸收峰）和标记荧光素的特异吸收峰（如 FITC 为 A_{495nm}），按以下公式计算。

$$(FITC)\ F/P = \frac{2.87 \times A_{495nm}}{A_{280nm} - 35 \times A_{495nm}}$$

一般用于固定标本的荧光抗体以 F/P = 1.5 为宜，用于活细胞染色的以 F/P = 2.4 为宜。

（2）抗体的特异性鉴定：①阳性和阴性对照试验，分别用制得的荧光抗体与已知相应抗原和非相应抗原染色，结果应分别为阳性和阴性。②类属性抗原染色试验，用制得的荧光抗体与已知抗原相近的类属抗原反应，如为阴性结果，说明特异性强；如出现不同程度荧光，说明具有类属反应，特异性较差。③抗体吸收试验，以制得荧光抗体与过量的相应抗原充分反应后，再用于相应抗原染色，应无荧光或荧光显著消退。④染色阻抑试验，用未标记的抗体与相应抗原反应后，再加入荧光抗体染色，应观察不到荧光。

（3）荧光抗体效价测定：可用双向免疫扩散法进行测定，效价大于 1∶16 者较为理想；或将荧光抗体倍比稀释，对切片标本作荧光抗体染色。能清晰显示特异荧光、且非特异染色弱的最大稀释倍数即为该荧光抗体的染色滴度。

3. 荧光抗体的保存　荧光抗体的保存应注意防止抗体失活和荧光猝灭。最好小量分装，并加入 1:（1 000~5 000）的叠氮钠防腐，-20℃冻存，可保存 3~4 年。稀释后的抗体不宜长时间保存，在 4℃仅可保存 1~3 天。

（二）镧系稀土元素标记物的制备

1. 标记物　镧系元素如铕（Eu^{3+}）、铽（Tb^{3+}）、铈（Ce^{3+}）、钕（Nd^{3+}）和镝（Dy^{3+}）等是用于时间分辨荧光测定的标记物，其中尤以铕（Eu^{3+}）和铽（Tb^{3+}）最为常用。

2. 标记方法　镧系元素作为金属离子，很难直接与抗原抗体结合，在标记时需要有一种双功能集团的螯合剂。螯合剂分子内或带氨基和羧基，或带有异硫氰酸基和羧酸基，一端与镧系元素离子连接，一端与抗原或抗体的自由氨基（组氨酸、酪氨酸）连接，形成镧系元素离子-螯合剂-抗原（或抗体）复合物。目前常用的镧系元素标记的双功能螯合剂有异硫氰酸-苯基-EDTA（ICB-EDTA），β-奈甲酰三氟丙酮（β-NTA），二乙烯三胺五乙酸（DTPA）等。标记时，不同蛋白质的反应性依赖于蛋白质表面的游离氨基酸数目和蛋白质特异等电点。一般来说，游离氨基酸数目越大，蛋白质等电点越高，蛋白质与螯合剂反应会产生较高的标记率。此外，标记率还与反应体系的 pH、温度和时间有关，标记条件以 pH9.0~9.3 的标记结合率最高，反应时间以 14~24h，温度以（10±2）℃为宜。理想的标记率为 5~15Eu^{3+}/IgG。在标记系统中引入生物素-亲和素系统可进一步提高检测灵敏度，一般以亲和素（SA）标记 Eu^{3+}，而制备生物素（Bi）耦联的抗体或抗原，在反应中可形成 Eu^{3+}SA-Bi-IgG 复合物，可进一步提高荧光信号。

（王富伟　杨洪毅）

第二节 荧光免疫显微技术

一、基本原理

荧光免疫显微技术（immunofluorescence microscopy）是将经典的抗原抗体特异性结合反应、荧光物质标记技术与显微检测技术相结合应用的一门技术。应用最多的是用荧光素标记的抗体（或抗原）检测待测组织、细胞或血清中的抗体（抗原），通过荧光显微镜直接观察呈现特异荧光的抗原抗体复合物，实现对组织或细胞抗原（抗体）进行定性、定位或形态学定向的检测方法。近年来共聚焦显微镜的使用，使得这一技术能更准确地检测抗原表达及组织细胞结构的形态学特性，并做定量分析。

二、荧光免疫显微技术类型

根据抗原抗体反应的结合步骤不同，免疫荧光显微技术可分为直接法、间接法、补体法和双重免疫荧光法四种。

1. 直接法　是最简便快捷的方法。用荧光素标记特异性抗体，以检查组织、细胞或血清中相应的抗原成分的方法（图 31－2a）。这种方法特异性强，常用于肾穿刺、皮肤活检和病原体检查，缺点是一种荧光抗体只能检查一种抗原，敏感性较差。

2. 间接法　这一方法需要两种抗体相继使用。先用特异性抗体与相应的抗原结合，洗去未结合的抗体，再用荧光素标记的抗特异性抗体（间接荧光抗体）与特异性抗体相结合，形成抗原－特异性抗体－间接荧光抗体的复合物，因此在形成的复合物上带有比直接法更多的荧光抗体，具有放大效应，所以较直接法更为灵敏（图 31－2b），是检测血清中自身抗体和多种病原体抗体的重要手段。此法只需制备一种种属间接荧光抗体，适用于同一种属产生的多种第一抗体的标记显示，为临床实验室应用最为广泛的一种免疫荧光技术。

3. 补体法　在间接法的第一步抗原抗体反应时加入补体，形成抗原抗体补体复合物，再用荧光标记的抗补体抗体与之相结合，就形成了抗原－抗体－补体－抗补体荧光抗体的复合物。荧光显微镜下所见到的发出荧光的部分即是抗原所在的部位（图 31－2c）。补体法灵敏度高，且只需一种抗体，适用于各种不同种属来源的特异性抗体的标记显示；但易出现非特异性染色，加上补体不稳定，每次需要采用新鲜血清，操作比较复杂，目前已较少使用。

4. 双抗体标记法　在对同一组织细胞标本上需要检测两种抗原时，可进行双重荧光染色，即将两种特异性抗体（例如抗 A 和抗 B）分别以发出不同颜色的荧光素进行标记，如抗 A 抗体用异硫氰酸荧光素标记发出黄绿色荧光，抗 B 抗体用藻红蛋白标记发出红色荧光，将两将荧光抗体按适当比例混合后，与待测标本共孵育，在荧光显微镜下观察形成的抗原抗体复合物，发出黄绿色荧光的即抗 A 抗体结合部位，发出红色荧光的即抗 B 抗体结合的部位，可明确定位两种抗原的位置（图 31－2d）。

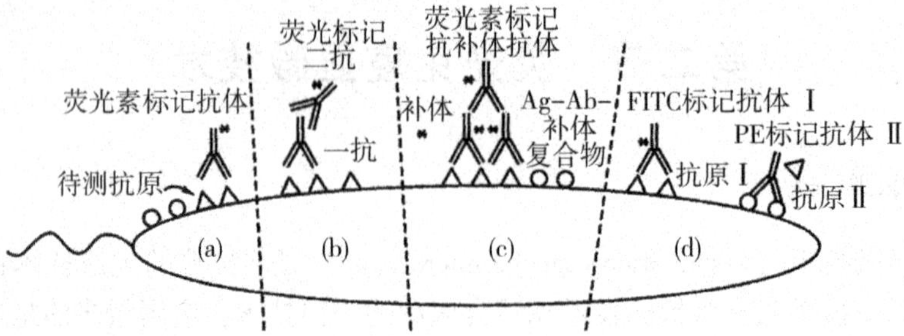

图 31－2　几种荧光免疫显微技术示意图

三、荧光检测设备

（一）荧光显微镜（fluorescence microscope）

荧光显微镜是荧光免疫技术的基本工具之一，分为透射和落射两种类型。荧光显微镜由光源、滤色镜系统和光学系统等主要部件组成，它利用一个高发光效率的点光源，经过滤色系统发出一定波长的光作为激发光，照射被检样品，激发荧光物质发射荧光，通过物镜和目镜系统成像、放大以观察标本的荧光图像，分析样本中产生荧光的成分和结构及定位。

荧光显微镜的组成部件示意图见图 31－3。

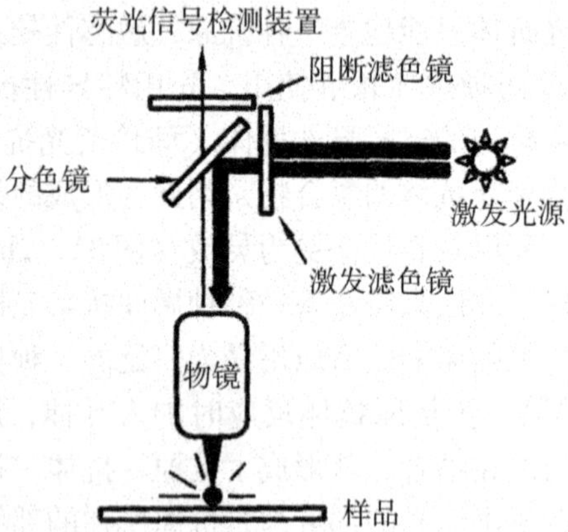

图 31－3　荧光显微镜结构示意图

1. 光源　荧光显微镜的光源所起的作用是作为能激发标本内的荧光物质的能源而不是直接照明，所以要求有很强的近单色光源。荧光显微镜多采用 50～200W 的超高压汞灯作为光源，它可发射很强的紫外和蓝紫光，辅以激发滤片，足以激发各类荧光物质。

2. 滤色镜系统　由激发滤色镜和阻断滤色镜组成，是荧光显微镜的重要组件。

激发滤色镜（exciter filter）：作用是为被检样品提供最佳波段的激发光。荧光显微镜的光源提供的是特定波长范围内的激发光，由于每种荧光物质都有一个产生最强荧光的激发光波长，为了只让某一波长的激发光照射被检样本，通常在光源和物镜之间安装滤色镜，利用其对光线选择吸收的能力从激发光源发出的光谱中选择通过最适宜波段的光线作为激发光。

阻断滤色镜（barrier filter）：位于物镜之上，二向色镜和目镜之间，用于透过相应波长范围的荧光，阻断或吸收剩余激发光。阻断滤色镜的选用，应视荧光染料的荧光光谱而定。

针对不同荧光染料的特点选配适宜的激发与阻断滤色镜组合是十分重要的。

二向分色镜（dichroic mirror）：位于由激发光源和激发滤色镜构成的平行光轴与目镜和物镜构成的竖直光轴的垂直相交处，以45°角斜向安装。二向分色镜的作用为透射长波光线并反射短波光线，在荧光显微镜中承担色光的“分流”作用。

3. 光学系统　包括聚光器、物镜、目镜等。聚光器有明视野、暗视野和相差荧光聚光器等。目镜常用消色差镜头。

（二）激光共聚焦扫描显微镜

激光共聚焦扫描显微技术是一种高分辨率的显微成像技术，它是在荧光显微镜成像的基础上加装激光扫描装置，实现对标本逐点、逐行、逐面的快速连续扫描，不仅对经过荧光标记的组织或细胞标本共聚焦荧光进行定量分析，并能显示荧光沿 Z 轴的强度变化。激光共聚焦扫描显微镜（Confocal Laser Scanning Microscope，CLSM）有较高的分辨力，大约是普通光学显微镜的 3 倍，且通过调焦扫描能获得样品不同深度层次的图像，并通过计算机分析和模拟显示细胞样品的立体结构，有显微 CT 之称。激光共聚焦扫描显微镜除了对单、双或三重标记的细胞及组织标本的荧光进行高灵敏度的快速定量、定位分析外，还可以借助显微 CT 功能在不损失分辨率的前提下对标本深层进行荧光分布的测量，获得组织形态结构信息，以及对活细胞的结构、分子、离子进行实时动态的观察和检测。目前，激光共聚焦扫描显微技术已用于细胞形态定位、立体结构重组、动态变化过程等研究，并提供定量荧光测定、定量图像分析等实用研究手段。但由于荧光显微镜已可满足大部分临床试验的要求，采用 CLSM 的临床实验室还为数不多。

（三）流式细胞仪

流式细胞技术（flow cytometry）是免疫抗体荧光技术的一种特殊应用，使用的荧光检测设备为流式细胞仪（flow cytometer）。流式细胞技术的突出特点是可以在细胞保持完整的情况下，对液相中的细胞或悬浮的颗粒样物质逐个进行分子水平的分析。借助单克隆抗体技术和荧光染料标记技术的协助，不仅能同时从一个细胞中测得多个特征参数，带有分选系统的流式细胞仪还可根据某一参数对其中具有相同特征的细胞亚群进行分选，以供进一步深入研究。

四、荧光免疫显微技术标本制作要求

1. 样本制备　可为细胞或组织样本，在标本制作过程中应力求保持抗原的完整性，并在染色、洗涤和封裱过程中不发生溶解和变性。培养细胞样本如为单层贴壁细胞无须特殊处理，悬浮生长细胞可制作为细胞甩片染色后观察。常见的临床标本主要有组织、细胞和细菌三大类。组织标本可制备为石蜡切片或冰冻切片，要求切片越薄越好，切片太厚会消耗激发光造成上层标本不能充分激发，细胞重叠也会引起一些非特异荧光背景。一些组织如肝、脾、淋巴结的标本也可制备成组织印片，方法是用洗净的玻片轻压组织切面使玻片粘上 1 ~ 2 层组织细胞。各种体液、穿刺液、细菌培养物或细胞悬液可制成涂片，涂片应薄而均匀。涂片或印片制成后应迅速吹干、封装，置 -10℃保存或立即染色观察。

2. 荧光探针的选择　选择适合的荧光探针是取得理想实验结果的保障。荧光探针的选择需考虑以下几个因素：①荧光检测设备所采用的激发光源；②荧光探针的光稳定性和光漂白性；③荧光探针的特异性和毒性。

3. 载玻片和盖玻片　载玻片和盖玻片必须无明显自发荧光，表面光洁，厚度均匀，载玻片厚度应在0.8~1.2mm之间，盖玻片厚度0.17mm左右。

4. 封裱剂　必须无自发荧光，无色透明。

五、荧光染色结果观测及注意事项

标本进行荧光染色后应立即观察以防时间过久荧光出现猝灭现象，标本观察应在暗室中进行。

荧光染色结果观察：荧光染色必须在每次实验设立严格的阳性对照和阴性对照，并正确区分特异性染色和非特异性染色。结果观察包括两个内容：一是具有荧光的颜色和亮度，二是具有形态学特征，在判断结果时，必须将二者结合起来综合判断。

（1）荧光亮度的判断标准：一般分为四级，“－”表示无或可见微弱的自发荧光；“+”表示荧光较弱，但清楚可见；“++”表示可见到明亮的荧光；“+++”表示可见到耀眼的荧光。特异荧光强度“++”以上判定为阳性，对照光应呈“－”或“±”。

（2）荧光图像：由于荧光很易减弱褪色，荧光显微镜摄影技术对于记录荧光图像十分必要，一般研究型荧光显微镜都配有半自动或全自动显微数码相机摄影系统装置，但拍摄时须考虑到光漂白作用，设定适宜的曝光时间，以免荧光猝灭。

（王富伟　杨洪毅）

第三节　荧光免疫测定技术

免疫测定技术（immunoassay，IA）是利用抗原抗体反应检测标本中微量物质的方法。荧光免疫测定技术（fluorescence immunoassay）是基于抗原抗体反应的特异性和敏感性，与荧光标记技术的相结合，在完成抗原抗体反应后，利用特殊仪器测定荧光强度而推算被测物浓度的检测方法。荧光免疫测定分为均相荧光免疫测定（homogeneous fluorescence immunoassay）和非均相荧光免疫测定（heterogeneous fluorescence immunoassay）。临床实验室常用的非均相荧光免疫测定方法有时间分辨荧光免疫测定和荧光酶免疫测定，常用的均相荧光免疫测定为荧光偏振免疫测定。

一、时间分辨荧光免疫测定

常用荧光素作为标记物的荧光免疫测定往往受血清成分、试管、仪器组件等本底荧光以及激发光源的杂射光的干扰，对于含量极微而又具有重要生物学意义的物质的精确定量测定受到很大限制。时间分辨荧光免疫测定技术（time - resolved fluo’rescence nnmunoassay，TR-FIA）是Soini和Kojola于1983年建立的一种新型检测技术。其基本原理是以镧系元素螯合物作为荧光标记物，利用这类荧光物质有长荧光寿命的特点，延长荧光测量时间，待短寿命的自然本底荧光完全衰退后再行测定，利用时间分辨荧光仪测定长寿命镧系螯合物的荧光强度，从而有效地消除非特异性本底荧光的干扰，而精确推测出待测物含量。

（一）基本原理

1. 镧系元素螯合物的主要优势和特点

（1）超长荧光寿命：与普通的荧光物质比较，镧系元素离子螯合物荧光的衰变时间

(decay time) 很长，为传统荧光的 10^3 ~ 10^6 倍（表 31－2），这一特点使得其能通过时间分辨方式区别于背景荧光。

表 31－2 常见荧光物质与镧系元素螯合物的荧光寿命

荧光物质	荧光寿命/ns	荧光物质	荧光寿命/ns
非特异荧背景	1~10	Sm^{3+} －β－NTA	65 000
人血白蛋白	4.1	Sm^{3+} －PTA	60 000
球	3.0	Eu^{3+} －β－NTA	714 000
细胞色素 C	3.5	Eu^{3+} －NTA	925 000
FITC	4.5	Tb^{3+} －PTA	96 000
罗丹明 B	3.0	Dy^{3+} －PTA	1 000

（2）最大的斯托克斯位移（Stokes shift）：如第一节中所述，Stokes shift 是指荧光物质激发光谱中的最大吸收波长和发射光谱的最大发射波长之间的差。普通荧光物质荧光光谱的 Stokes shift 为几十纳米，激发光谱和发射光谱通常有部分重叠，存在互相干扰。而镧系元素螯合物的 Stokes shift 可高达 200nm（Eu^{3+} 270nm，Tb^{3+} 250nm），这种特性可避免激发光谱和荧光发射光谱以及生物基质发射的光谱重合，从而排除激发光和背景荧光的干扰。

（3）狭窄的荧光发射峰：镧系螯合物的激发光光谱较宽，最大激发波长在 300 ~ 500nm 之间；而发射光谱很窄，甚至不到 10nm，利用这一特点可采用只允许发射荧光通过的滤光片，能进一步降低本底荧光，提高信号检测的特异性和灵敏性。

（4）不同稀土离子螯合物间良好的分辨性：由于不同稀土离子螯合物的荧光具有不同的波长和寿命，这种良好的可分辨性使得 TRFIA 在多元待测物免疫分析中具有独特的优势。

2. 时间分辨信号原理　利用镧系元素长荧光寿命、荧光光谱较大的 Stokes shift、狭窄的发射光谱的特点，当用时间分辨荧光仪测量镧系元素螯合物的荧光时，在脉冲光源激发之后，采用延缓测量时间的方式，待血清、容器、样品管和其他成分的短半衰期荧光衰变消失后，再打开取样门仪器记录长寿命镧系元素螯合物发射的特异性荧光。即通过时间分辨，极大地降低了本底荧光，实现了高信噪比，这是 TRFIA 高灵敏度、高精密度和低干扰的原因之一。

3. 解离增强原理　镧系元素螯合物（如 Eu^{3+} 螯合物）与待测标本中的抗原或抗体生成的 Eu^{3+} －螯合剂－抗原（或抗体）复合物在弱碱性溶液中被激发后的荧光信号强度较弱，加入酸性荧光增强液使溶液 pH 降至 2 ~ 3，可将 Eu^{3+} 从复合物上解离下来，并与增强液中的另一种螯合剂（β－二酮体，Triton X－100 等）螯合形成一种胶态分子团，这种分子团在激发光的激发下能发出极强的荧光，使原来微弱的荧光信号增强百万倍。这种分析方法使用了解离增强步骤，因此称为解离增强镧系元素荧光免疫分析。

（二）TRFIA 的反应类型

目前常用的有双位点夹心法、固相抗体竞争法和固相抗原竞争法。

1. 双位点夹心分析法　将针对被测物上不同抗原决定簇的两个单克隆抗体，一个包被于固相载体，另一个用 Eu^{3+} 标记，经过免疫反应形成固相抗体一待测抗原 Eu^{3+} 抗体免疫复合物。在酸性增强剂作用下，Eu^{3+} 从复合物上完全解离与增强液中的另一种螯合剂结合，在 340nm 激发光照射下发射出很强的荧光信号，其强弱与待测抗原含量相关。这一方法通常用于测定蛋白质类大分子化合物。

2. 固相抗体竞争法　固相抗体与 Eu^{3+} 标记抗原和样品中的待测抗原竞争性结合，温育洗涤后在固相中加入增强液，测定荧光强度。样品中的抗原浓度越高，固相抗体结合的 Eu^{3+} 标记抗原量就越少，反之亦然，即固相抗体上的荧光信号强度与样品中的抗原浓度成反比。

3. 固相抗原竞争法　固相抗原、样品中的待测抗原与 Eu^{3+} 标记抗体竞争性结合，温育洗涤后在固相中加入增强液，测定荧光强度。样品中的抗原浓度越高，固相抗原上结合的 Eu^{3+} 标记抗体量就越少，反之亦然，即固相抗原上的荧光信号强度与样品中的抗原浓度成反比。

固相抗体竞争法与固相抗原竞争法适用于一些小分子半抗原化合物，如多肽、甲状腺激素类和一些药物等。

（三）方法学评价

TRFIA 极大地提高了荧光免疫技术的灵敏度，使得检测下限由普通荧光免疫技术的 10^{-8}mol/L 提高至 $10^{-18} \sim 10^{-15}$mol/L，其灵敏度可以与放射免疫技术相媲美，适用于体液中极微量生物活性物质的定量检测。

二、荧光酶免疫测定

荧光酶免疫测定（fluorescent enzymelmmunoassays，FEIA）是在酶免疫分析法（enzyme immunoassay，EIA）的基础上于 20 世纪 80 年代末发展起来的一种非放射性标记免疫分析技术。

（一）基本原理

以酶标抗体（或抗原）作为示踪物，与待检抗原（或抗体）反应，由高活性的酶催化酶反应荧光底物，生成稳定且高效的荧光物质，通过测定荧光强度确定待检抗原或抗体的含量。

荧光酶免疫测定技术中最常选用的是高活性的碱性磷酸酶（Alkaline phosphatase，ALP）及 β－半乳糖苷酶（β－galactosidase，β－gal），它们的底物分别为 4－甲基伞形酮－磷酸酯（4－MUP）和 4－甲基伞形酮－半乳糖苷（4－MUG）。这两种底物均不发出荧光，但经酶催化后 4－MUP 和 4－MUG 会产生游离 4－甲基伞形酮（4－MU），4－MU 经紫外光激发后可发出高强度的特征性荧光。通过荧光测量仪记录产生的荧光强度，可计算出待检抗原或抗体的含量。

（二）方法类型

反应模式与常规酶免疫测定法相同，仅使用的酶和底物不同。

（三）方法学评价

荧光酶免疫测定技术结合了酶和荧光测定技术，灵敏度较常规酶免疫技术提高 10～100 倍；标记物稳定，有效期长；操作简单；但荧光测定时应考虑到血清和其他生物样品的背景荧光的干扰。

三、荧光偏振免疫测定

荧光偏振免疫测定（fluorescence polarization immunoassay，FPIA）始于20世纪70年代，是基于荧光偏振现象及免疫学原理发展起来的分析方法。

（一）基本原理

荧光偏振现象是指荧光物质经单一波长的偏振光照射后，吸收光能跃入激发态；在恢复至基态时，释放能量并发出相应的偏振荧光。偏振荧光的强度与荧光物质受激发时分子转动的速度成反比，物质分子在溶液中的旋转速度又与分子大小成反比，大分子物质旋转慢，发出的偏振荧光强；小分子物质旋转快，其偏振荧光弱。

FPIA是一种均相竞争荧光免疫分析法。荧光素（如FITC）标记的小分子抗原和待测标本中小分子抗原与相应抗体发生竞争性结合，反应平衡后，结合状态的荧光素标记小分子抗原量与待测标本中小分子抗原成反比。经490nm偏振光激发，发射出525～550nm的偏振光，偏振光的强度与荧光素受激发时分子转动的速度成反比。游离的荧光素标记抗原分子小，转动速度快，激发后发射的光子散向四面八方，检测到的偏振荧光信号很弱；而与抗体大分子结合的荧光素标记抗原分子大，转动速度慢，激发后产生的荧光比较集中，偏振光信号比未结合时强得多。因此，待测抗原越少，荧光标记抗原与抗体结合量就越多，当激发光照射后测得的偏振荧光信号越强。根据荧光偏振程度与抗原浓度成反比的关系，以抗原浓度为横坐标，荧光偏振强度为纵坐标，绘制竞争结合抑制标准曲线。通过测定的偏振光强度大小，即从标准曲线上就可精确地换算出样品中待测抗原的相应含量。

（二）方法学评价

与其他免疫学分析方法相比，FPIA的优点是操作简便，易于自动化进行；荧光标记试剂稳定，使用寿命长；样品用量少；方法精密度高、重复性好等。缺点是仪器设备昂贵，药品试剂盒专属性强，需进口；灵敏度较非均相荧光免疫分析方法稍低。

FPIA特别适用于常用于小分子物质（特别是药物浓度）的测定。目前已有数十种药物（如环孢素、卡马西平、苯妥英钠、丙戊酸、地高辛、氨茶碱．苯巴比妥等）、激素、毒品等用FPIA进行分析。但它不适宜大分子物质的测定。

（王富伟　杨洪毅）

第四节　荧光免疫技术在检验医学中的应用

前述介绍的荧光免疫技术根据其原理不同而在临床检验医学中各有其相应的应用领域。荧光免疫显微技术主要用于组织学中抗原或抗体的定位、定性检查，因为其既具备抗原抗体反应的高度特异性，又能在荧光显微镜下清晰地显示形态，直观性强。激光共聚焦扫描显微镜具有更高的分辨率，成像清晰，且通过对不同层面的连续扫描，能够提供更为准确的定位和定量信息。在临床检验中，荧光免疫显微技术多用于自身免疫性疾病、细菌、病毒和寄生虫的检验诊断中。荧光免疫测定技术则具备高灵敏度、高精确度、易于自动化进行，其在临床检验中的应用侧重于对血液或体液标本中各种生物活性物质的定量检测。

1. 血清中自身抗体的检测　这是荧光免疫显微技术在临床检验中的重要应用，主要使用间接荧光免疫法。例如对抗核抗体（ANA）的检测，不仅可以做到定性检测，还可以通过解读不同类型的荧光图像（均质型、颗粒型、核膜型、核仁型等），对自身免疫性疾病的诊断起重要的辅助作用。其他如抗平滑肌抗体、抗线粒体抗体、抗（胃）壁细胞抗体、抗甲状腺球蛋白抗体、抗甲状腺微粒体抗体、抗骨骼肌抗体及抗肾上腺抗体等也常使用这一方法进行检测。

2. 免疫病理检测　可用于组织中免疫球蛋白、补体和抗原抗体复合物的检测，常采用直接免疫荧光法。一些组织特征性的荧光图像具有非常重要的诊断价值，例如基底膜显示颗粒状或块状崎岖不平的，以免疫球蛋白 G（IgG）为主的荧光染色，可诊断为红斑狼疮；基底膜显示管状或线状荧光，而以免疫球蛋白 G 为主者，为类天疱疮；真皮的乳头体内显示以免疫球蛋白 A（IgA）为主的颗粒状荧光，为疱疹样皮炎；多种脉管炎可显示管壁或管周荧光染色。

3. 各种病原体检测　荧光抗体染色法检测梅毒螺旋体抗体时梅毒特异性诊断的常用方法之一。在病毒学检验中也具有重要意义，目前已有多种免疫荧光检测病毒试剂盒面世。而在细菌学检验中主要用于菌种的鉴定，还可以检测血清中的抗体用于流行病学调查和临床回顾诊断。

4. 细胞表面抗原和受体检测　进行荧光染色后可用荧光显微镜观察或利用流式细胞仪（flow cytometry）进行分析，对于细胞免疫功能检测、白血病分型诊断具有重要的诊断价值。

5. 体液生物活性物质检测　时间分辨荧光免疫测定的应用范围十分广泛，包括激素、蛋白质、多肽、核酸、神经递质、受体、细胞因子、肿瘤标志物等；荧光酶免疫测定可用于多种抗原抗体的检测，如病毒抗体、细菌及毒素抗原、肿瘤标志物、过敏原、心肌损伤标志物和凝血因子等；荧光偏振免疫测定则特别适用于小分子物质的测定，包括药物、激素、维生素等，尤其在血药浓度监测方面应用十分广泛。

（王富伟　杨洪毅）

第三十二章　自身免疫病与免疫学检验

第一节　概述

一、基本概念

一般情况下，机体能识别“自我”，对自身不产生或仅产生微弱的免疫应答，这种现象称为自身免疫耐受（autoimmune tolerance）。自身免疫耐受是机体维持免疫平衡的重要因素。某些情况下，机体自身免疫耐受遭到破坏，免疫系统对自身组织成分发生较强的免疫应答，这种现象称为自身免疫（autoimmunity）。

免疫系统受环境或遗传等因素作用，产生针对自身正常或变性组织、细胞、酶类等自身抗原成分的自身抗体或自身反应性 T 淋巴细胞（亦称为致敏 T 淋巴细胞，简称致敏 T 细胞），造成自身组织器官损伤或功能障碍所引发的疾病称自身免疫病。

二、自身免疫病的基本特征

自身免疫病病因复杂、种类较多，疾病一般拥有以下十大特征。①多数病因不明，可有诱因或无诱因，无诱因者多称为自发性或特发性自身免疫病。②患者以女性居多，发病率随年龄增长而增加。③患者外周血中可检出高效价的自身抗体或针对自身组织细胞的致敏 T 细胞，自身抗体在不同的自身免疫病中有交叉和重叠现象，少数疾病有相关的特异性自身抗体。④自身免疫病有重叠现象，即一个人可同时患两种及以上自身免疫病。⑤病程往往较长，多迁延而成为慢性，病情发展与缓解常常反复交替，病情轻重程度与自身免疫调节紊乱密切相关。⑥损伤局部可见淋巴细胞、浆细胞、中性粒细胞浸润。⑦免疫抑制剂治疗大部分可取得较好的疗效。⑧在实验动物中经相关抗原免疫或输注自身抗体或输注自身反应性 T 细胞可复制出相似的疾病模型。⑨存在遗传倾向，已发现某些特定基因和自身免疫病发病有密切关系，如强直性脊柱炎与 HLA－B27 相关。⑩可能与环境因素有关。

三、自身免疫病的分类

目前尚无统一的分类方法。一般按受累组织器官将其分为器官特异性与非器官特异性两大类，具体见表 32－1。

表 32-1 常见自身免疫病的分类

类别	病名	自身抗原或免疫复合物
器官特异性	慢性甲状腺炎	甲状腺球蛋白、微粒体
	Graves 病	甲状腺细胞表面 TSH 受体
	自身免疫性溶血性贫血	红细胞
	特发性血小板减少性紫癜	血小板
	免疫不孕	精子
	多发性硬化症	髓鞘碱性蛋白
	原发性胆汁性肝硬化	胆小管细胞、线粒体
	萎缩性胃炎	胃壁细胞
	溃疡性结肠炎	结肠上皮细胞
	胰岛素依赖型糖尿病	胰岛细胞
	重症肌无力	乙酰胆碱受体
非器官特异性	类风湿关节炎	变性 IgG、免疫复合物
	强直性脊柱炎	免疫复合物
	干燥综合征	细胞核（SSA、SSB）、唾液腺管
	系统性红斑狼疮	胞核成分（DNA、组蛋白、Sm）
	系统性硬化症	胞核成分（拓扑异构酶 I、着丝粒蛋白 B）
	混合性结缔组织病	胞质成分（线粒体、微粒体）

（陈永红　杨洪毅）

第二节　自身免疫病发生的相关因素

自身免疫病发生的确切原因目前还不是很清楚，启动机制较为复杂，可能涉及自身抗原的暴露或改变、免疫调节以及遗传因素异常等。

一、自身抗原方面的因素

（一）自身抗原成分改变

理化、生物以及药物等因素作用于机体自身成分后引起自身抗原性发生改变。改变的自身成分能刺激 T、B 细胞产生自身免疫应答，导致自身免疫病发生。如变性 IgG 常可刺激机体产生抗变性 IgG 的抗体，引起类风湿关节炎。临床使用某些药物，可改变血细胞表面抗原性，引起自身免疫性溶血性贫血或粒细胞减少等。

（二）免疫隔离部位的隐蔽抗原释放

人体脑、眼球、睾丸、心肌与子宫等部位存在隐蔽抗原（sequestered antigen），手术、外伤、感染等原因可破坏隔离屏障，造成隐蔽抗原释放入血或淋巴液，免疫系统误认它为“异物”，从而引起自身免疫病的发生。例如眼外伤造成隐蔽抗原释放所引发的自身免疫性交感性眼炎。

（三）共同抗原引起的交叉反应

有些细菌、病毒与正常人体一些组织细胞上有相同或类似的抗原表位，人体感染这些病原微生物后，针对这些细菌、病毒抗原产生的抗体和致敏 T 细胞，引起机体免疫应答以清除外来异物，同时也可能与自身组织细胞发生交叉反应，引起自身免疫病，这种现象称为分子模拟（molecular mimicry）。分子模拟可引发多种自身免疫病。如 A 族溶血性链球菌的多种抗原蛋白与人肾小球基底膜等有共同抗原，故感染链球菌可引起急性肾小球肾炎等。

二、免疫调节机制紊乱方面的因素

正常情况下，机体内虽有针对自身抗原的 T、B 淋巴细胞，但机体有一个严格、精密控制的免疫调节系统，因而不发生自身免疫病。如果免疫调节系统功能紊乱，则有可能发生自身免疫病。免疫调节系统功能紊乱与下列因素有关。

（一）MHCⅡ类抗原表达异常

一般情况下，体内多数组织器官只表达 MHCⅠ类抗原，不表达 MHCⅡ类抗原，在一些细胞因子作用下，有些组织细胞表面可异常表达 MHCⅡ类抗原，并可将自身抗原递呈给 Th 细胞，启动自身免疫应答，引起自身免疫病。原发性胆汁性肝硬化患者的胆管上皮细胞、糖尿病患者的胰岛内皮细胞和 β 细胞表面等均可异常表达 MHCⅡ类分子。

（二）免疫忽视被打破

免疫忽视（immunological ignorance）指免疫系统对低水平抗原或低亲和力抗原不发生免疫应答的现象。在胚胎发育期间，由于免疫忽视，针对低水平表达或低亲和力自身抗原的淋巴细胞克隆并未被删除且保持着对自身抗原的反应性，成为潜在的自身反应性淋巴细胞。

许多因素可打破免疫忽视，例如在微生物感染之时，树突细胞（DC）可被激活并高水平表达协同刺激分子，此时如果递呈被免疫忽视的自身抗原就可能激活自身反应性淋巴细胞克隆，引起自身免疫病；细菌超抗原等多克隆刺激剂可激活处于耐受状态的 T 细胞，使其向 B 细胞发出辅助信号以刺激其产生自身抗体，引发自身免疫病；自身抗原的免疫忽视也可通过 Toll 受体的激活而被打破。异常情况下，凋亡细胞碎片清除发生障碍，碎片中的 DNA 片段可被 DNA 特异性的 B 细胞所识别并被内化，启动激活信号，激活 B 细胞产生抗 DNA 抗体，引发自身免疫病。

（三）调节性 T 细胞功能失常

$CD4^+$ $CD25^+$ 调节性 T 细胞（Treg）的免疫抑制功能异常为自身免疫病产生的一种原因。$CD4^+$ $CD25^+$ 调节性 T 细胞功能缺陷小鼠易发生自身免疫病，将正常小鼠的 $CD4^+$ $CD25^+$ 调节性 T 细胞过继给该小鼠可抑制其自身免疫病的发生。

三、生理性方面的因素

（一）年龄与性别

自身免疫病发病率随年龄增大而升高，这可能和随年龄增长胸腺功能低下引起的免疫功能紊乱有关。实验和临床资料均显示，自身免疫病可能和性别有关，性别使体内性激素水平不同。女性高发某些自身免疫病可能与体内雌激素水平相关，但其机制目前仍不清楚。

（二）遗传方面的因素

自身免疫病发病和遗传因素呈密切相关，临床与实验均证实自身免疫病往往出现家系发病，患者家族中常常有家系成员患同一自身免疫病或其他自身免疫病；同卵与异卵双生子具有某些非常类似的自身免疫病发病模式；一些自身免疫病和性染色体有关；实验动物中一些品系小鼠易患某些自身免疫病。机体的遗传背景对自身免疫病易感性有影响。

1. HLA 和自身免疫病易感性相关联　在众多的遗传因素中，科学家对 HLA 和自身免疫病易感性关联性进行了广泛深入的研究，现已发现许多自身免疫病的发生率与 HLA 的某些基因型表达的抗原检出率呈正相关。比较多见的一些 HLA 系统抗原表达和自身免疫病的相关性见表 32－2。

表 32－2　HLA 与自身免疫病的相关性

病名	HLA 抗原	相对危险值 $\bar{x}$
强直性脊柱炎	B27	10
系统性红斑狼疮	DR3	5.8
类风湿关节炎	DR4	4.2
多发性硬化	DR2	4.1
桥本甲状腺炎	DR5	3.2
重症肌无力	DR3	2.5

注：$\bar{x}$ 相对危险值 = pp（1－pc）/pc（1－pp），pp 与 pc 分别为病例组与对照组中抗原阳性百分率。

2. 非 HLA 基因和自身免疫病易感性的关联　一些非 HLA 基因缺陷或异常也和自身免疫性疾病易感性相关，如 Fas/FasL 基因缺陷者，其活化诱导的细胞死亡（AICD）机制发生障碍，使自身反应性淋巴细胞凋亡受阻，易产生系统性红斑狼疮等，其他免疫分子如淋巴毒细胞相关抗原 4（CTLA－4）、补体等基因缺乏也能导致免疫性肠炎、乳糜泻等自身免疫病。

（陈永红　杨洪毅）

第三节　自身免疫病的免疫损伤机制

自身免疫病的发生是自身抗体、自身反应性 T 细胞单个或共同介导对自身成分的免疫应答，其组织损伤多由Ⅱ～Ⅳ型超敏反应所致，参与的免疫学因素主要有自身抗体和 T 淋巴细胞。

一、自身抗体的作用

自身抗体常通过激活补体系统、调理吞噬、介导细胞毒作用，以及发挥酶与介质的作用而引发自身细胞破坏或激活细胞表面受体而引发自身免疫病。

（一）细胞表面或细胞外基质抗原自身抗体介导的组织损伤

自身抗体直接和其靶抗原结合，通过激活补体、趋化中性粒细胞及单核细胞、促进吞噬及释放炎症介质等，引起肥大细胞活化、血小板聚集、血管平滑肌扩张与凝血途径活化等，导致细胞或组织损伤。如自身免疫性溶血性贫血、肺出血肾炎综合征等。

（二）细胞表面受体自身抗体介导细胞与组织功能障碍

细胞表面受体与其自身抗体结合，可通过多种机制导致受体功能障碍。①模拟配体作用：自身抗体与受体结合，自身抗体可模拟受体配体的作用，刺激并导致靶细胞功能亢进，如甲状腺毒症等。②竞争性阻断效应：自身抗体与受体结合，阻断了受体与天然配体结合或改变受体结构，抑制受体功能。如胰岛素耐受性糖尿病。③介导受体内化与降解：自身抗体和受体结合使受体内化并降解．或通过激活补体系统而引发细胞损伤，如重症肌无力。

（三）免疫复合物介导的组织损伤

自身抗体与可溶性自身抗原结合形成循环免疫复合物，并随血流沉积于某些组织，进而造成组织损伤。主要包括系统性红斑狼疮、类风湿关节炎、强直性脊柱炎，其中系统性红斑狼疮是该类疾病的代表。

二、自身反应性 T 细胞的作用

自身反应性 T 细胞在多种自身免疫病的免疫损伤中起重要作用。$CD8^+$ CTL 细胞、$CD4^+$Th1 细胞均可介导自身组织损伤。CTL 可直接攻击靶细胞；Th 细胞可辅助 CTL 细胞，或者通过释放毒性细胞因子及促进炎性细胞聚集与激活的细胞因子，产生淋巴细胞与单核细胞浸润为主的炎性病变，直接或间接造成组织损伤。针对自身抗原，体内存在自身反应性 T 淋巴细胞时，在一定条件下可引发自身免疫病。如胰岛素依赖性糖尿病（IDDM）是由自身反应性 T 细胞引起的自身免疫病。

还有一点需说明，有的自身免疫病的发生是自身抗体和自身反应性 T 淋巴细胞混合作用的结果，如有些重症肌无力（MG）患者的体内既存在神经肌肉接头乙酰胆碱受体的自身抗体，也存在乙酰胆碱受体自身反应性 T 淋巴细胞。

常见自身反应性 T 细胞引起的自身免疫病见表 32－3。

表 32－3　自身反应性 T 细胞引起的自身免疫病

疾病类型	自身抗原	指征	损伤范围
胰岛素依赖性糖尿病	胰腺细胞抗原	细胞破坏	器官特异性
多发性硬化	髓磷脂	虚弱及多处硬化	非器官的异性
桥本甲状腺炎	甲状腺抗原	甲状腺功能低下	器官特异性
类风湿关节炎	关节滑膜抗原	关节炎症和损伤	非器官特异性

（陈永红　杨洪毅）

第四节　临床常见的自身免疫病

许多自身免疫病与超敏反应密切相关，主要分为由Ⅱ型、Ⅲ型、Ⅵ型超敏反应引起的自身免疫病。临床常见的有系统性红斑狼疮、类风湿关节炎及甲状腺毒症等，现分述如下。

一、系统性红斑狼疮（systemic lupus erythromatosus，SLE）

SLE 是一种多器官、多系统被累及的小血管及结缔组织疾病，多发于中青年女性，病程往往呈现缓解与复发交替出现。患者体内有针对核酸、核蛋白和组蛋白而产生的抗核抗体及其他自身抗体，其抗体种类及其发生率见表 32－4。

表 32－4 系统性红斑狼疮常见的自身抗体

自身抗体	发生率
抗双链 DNA（dsDNA）抗体	60%～90%
抗 Sm 抗体	20%～40%
抗单链 DNA（ssDNA）抗体	70%～95%
抗 SSA 抗体	20%～60%
抗 SSB 抗体	10%～20%
抗核糖核蛋白抗体（抗 nRNP 抗体）	30%～40%
抗核糖体 P 蛋白抗体（ARPA）	10%
抗组蛋白抗体	30%～70%
增殖性细胞核抗原（PCNA）抗体	3%～5%
抗血小板抗体	75%～80%
抗红细胞抗体	10%～65%
抗磷脂抗体	10%～15%

上述自身抗体和相应抗原结合形成免疫复合物，进而沉积在心血管结缔组织、肾小球基底膜、浆膜、关节滑膜与多种脏器小血管壁上，并在局部激活补体，吸引中性粒细胞到局部组织，造成其慢性炎性损伤。

依据损害器官的不同，患者临床表现常有面颊部红斑、盘状红斑、光敏性红斑（皮疹）、关节痛、肾损害（尿蛋白 >0.5g/d，细胞管型等）、心血管病变、浆膜炎、血液学异常［溶血性贫血，白细胞减少和（或）血小板减少］、精神症状，有时也有发热等。

二、类风湿关节炎（rheumatoid arthritis，RA）

RA 多发于青壮年，女性多于男性。患者手与脚的小关节常呈向心性对称发病，老年患者可能发生远端大关节受累，关节畸变程度和病程长短有关。患者可伴有血管炎、皮肤与肌肉萎缩、皮下结节、浆膜炎、淋巴结病、（局限型）肺炎、脾肿大及白细胞减少等临床表现。

疾病发生与患者体内出现类风湿因子（rheumatoid factory，RF）有关，它是免疫系统针对体内变性 IgG 产生的自身抗体。变性 IgG 可与 RF 结合成免疫复合物，沉淀于关节滑膜等部位，激活补体，在局部引起慢性渐进性免疫炎症性损害，引起滑膜炎症，产生渗出液、肉芽肿、软骨与骨细胞破坏、类风湿结节等，部分病例可累及心、肺及血管等。

三、甲状腺毒症

患者血清中产生针对促甲状腺激素受体的自身 IgG 抗体，由此而引发自身免疫病。患者体内产生的 IgG 抗体持续作用于甲状腺细胞的促甲状腺激素受体，刺激甲状腺细胞分泌过多的甲状腺素，使患者出现甲状腺功能亢进。

某些自身抗体能过继诱导相应的自身免疫病。如患毒性弥漫性甲状腺肿的母亲血液中的自身促甲状腺激素受体激动剂样 IgG 类抗体能通过胎盘进入胎儿体内，其婴儿在出生后前几周表现为甲状腺功能亢进的症状。

其他较常见的自身免疫病还有干燥综合征、多发性肌炎与皮肌炎、硬化病等。干燥综合征（Sjogren syndrome，SS）常与系统性红斑狼疮、硬皮病、淋巴增生性疾病以及胆汁性肝硬化等伴随而发生。其典型的临床特征为腺体分泌功能异常，导致皮肤与黏膜干燥，最常侵犯泪腺和唾液腺，产生眼干与口干。约半数患者有鱼鳞样的皮肤干燥，患者抗 SSA 抗体、抗 SSB 抗体等通常为阳性。

多发性肌炎（polymyositis，PM）是以肌肉损害为主要临床表现的自身免疫病，如果同时伴有皮肤损害，则称为皮肌炎（dermatomyositis，DM）。PM 常表现为近端肌群无力且伴触痛，随病情发展患者可有呼吸困难甚至生命危险。多发性肌炎与皮肌炎患者有多种自身抗体，较为特异的是抗 Jo-1 等。

硬化病（scleroderma，Scl）也是较为常见的自身免疫病，其最典型的临床表现为皮肤变紧、变硬。病变仅累及皮肤而不伴有内脏器官时则称为进行性系统性硬化症（progressive-systemic sclerosis，PSS）。其特异性抗体为抗 Scl-70 抗体，80%～95%的局限性硬化症患者可检测到抗着丝点抗体。

（陈永红　杨洪毅）

第五节　自身免疫病的免疫学检验

自身免疫病主要是机体针对自身成分产生相应自身抗体和（或）致敏淋巴细胞而引发的相应疾病。临床上自身免疫病的诊断，目前主要依靠临床表现及自身抗体检查，故无论是临床医生，还是临床检验工作者，都需要掌握或熟悉自身抗体及其相关知识。

一、自身抗体的分类及其命名

（一）自身抗体的分类

自身抗体分类方法较多，目前主要有两类分类方法。

（1）根据致病自身抗原体内分布范围：分为器官特异性和非器官特异性自身抗体。

（2）根据检测自身抗体所用基质：分为细胞抗体和组织抗体。

（二）自身抗体的命名

自身抗体的命名尚不统一，一种抗体常常有几个名称，如抗丝集蛋白抗体，也有称抗角质蛋白抗体等。自身抗体的命名一般以下述原则进行。

（1）以首先被检测到该抗体的患者名字的缩写进行命名，如，抗 Sm 其同义名为抗 SSA；抗 La，其同义名为抗 SSB。

（2）以相关疾病名称的缩写进行命名，如抗 Scl-70、抗 SSA、抗 SSB 等。

（3）以抗原化学性质进行命名，如抗 DNA、抗 U1-RNP 等。

（4）以抗原所在部位进行命名，如抗核膜抗体等。

目前习惯上以自身抗体针对的抗原进行命名。与特定疾病高度相关的自身抗体称该疾病的标志性抗体。

二、自身抗体的常用检测方法

抗体检测的所有方法均可用于检测自身抗体，目前常用的检测方法有免疫荧光法、

ELISA、免疫印迹法、胶乳凝集试验。

三、自身抗体检测及其相关自身免疫病诊断

（一）抗核抗体

抗核抗体（antinuclear antibody，ANA）是一组将各种自身细胞核成分作为靶抗原的自身抗体的总称。ANA 主要是 IgG，其次有 IgM、IgA 和 IgD，无种属与器官特异性，故这一类抗体可和所有动物的细胞核发生反应。迄今被发现的已有二十余种 ANA，主要存在于血清中，也可在胸腔积液、关节滑膜液和尿液中检测到。

大多数自身免疫病患者 ANA 均可呈阳性，但 ANA 阳性并不一定患有自身免疫病，正常老年人可有低滴度的 ANA。总 ANA 检测在临床诊断与鉴别诊断中已成为一个非常重要的筛查试验。

各种 ANA 在不同自身免疫病中可出现不同组合，能形成各种疾病或疾病亚群的特征性抗体谱。ANA 阳性者应进一步检测各亚类抗核抗体，这对明确诊断、临床分型、病情预后及疗效评价均有重要意义。

根据抗原分布部位和细胞内分子理化性质将抗核抗体分为四大类：抗 DNA 抗体、抗组蛋白抗体与抗非组蛋白抗体以及抗核仁抗体。各大类又因抗原特性的不同再分为许多亚类。

1. ANA 的检查方法　临床常用间接免疫荧光法作为总 ANA 筛检试验，用核质丰富的培养细胞 Hep－2 细胞作为抗原，是目前最常用的检测方法。

2. 常见 ANA 荧光图形

（1）均质型（homogeneous，H）：胞核均匀着染荧光素，核仁部位可不着色，分裂期细胞浓缩染色体荧光强度增大，和均质型相关的自身抗体主要有抗双链 DNA 抗体与抗单链 DNA 抗体、抗组蛋白抗体和抗核小体抗体。

高滴度均质型抗核抗体主要见于系统性红斑狼疮，低滴度均质型抗核抗体可见于类风湿关节炎、慢性肝病等。

（2）颗粒型（speckled，S）：也称斑点型，胞核内出现颗粒状荧光，分裂期细胞染色体无荧光显示。与颗粒型相关的自身抗体涉及抗 nRNP 抗体，如抗 Ul－nRNP、抗 Sm、抗 SSA、抗 SSB 等。

高滴度的颗粒型常见于混合型结缔组织病，也可见于系统性红斑狼疮、干燥综合征、硬化症等。

（3）核膜型（membranous，M）：也称周边型，荧光主要显示在细胞核的周边且形成荧光环，或者是在均一的荧光背景上核周边荧光增强；分裂期细胞浓缩染色体着染阴性，也有人认为，只有 Hep－2 细胞未固定好时，才会出现周边型荧光。

现认为此型主要见于原发性胆汁性肝硬化患者。

（4）核仁型（nucheolar，N）：荧光着色主要分布在核仁区，分裂期细胞染色体无荧光着染。相关抗体为核仁特异的低相对分子质量 RNA 抗体，如抗原纤维蛋白（U3－RNP）抗体、抗 Scl－70 抗体等。

核仁型在系统性干燥综合征中出现率最高，特别是高滴度核仁型对诊断硬皮病具有特异性，但核仁型也见于其他。

未治疗的 SLE 与混合性结缔组织病（MCTD）患者，大约 95% 以上都有较高滴度抗核

抗体，1 ∶ 100 以上即可怀疑临床疾病。抗核抗体阴性时，对排除非系统性红斑狼疮有较高的价值，故抗核抗体检测为系统性红斑狼疮的最佳筛检试验。

抗核抗体荧光图形分类对于自身免疫病的鉴别诊断具有提示作用，但要明确属哪一类自身抗体，还须对抗核抗体谱系做进一步的检查，不能只凭荧光核型对自身抗体做出关的判断。

（二）抗双链 DNA 抗体（抗 dsDNA）的检测及其临床意义

抗 dsDNA 抗体其反应位点在 DNA 外围区的脱氧核糖磷酸框架上。目前，抗 dsDNA 抗体的检测方法有间接免疫荧光法、放射免疫分析法、ELISA 及芯片技术。

用绿蝇短膜虫为基质的间接免疫荧光法能特异性检测抗 dsDNA 抗体，且有较高的疾病特异性和灵敏度，由于绿蝇短膜虫的虫体为圆形或卵圆形，其动基体（kinetoplast）由环状双链 DNA 构成，且通常不含有其他细胞核抗原，能和动基体起反应的自身抗体仅有抗 dsDNA 抗体，所以有高度的特异性；仅细胞核或鞭毛体的荧光应判断为抗 dsDNA 抗体阴性。用此法检测可见抗 dsDNA 抗体和动基体结合后发出致密光亮点，动基体可单独发荧光，也能与核同时发出荧光。抗双链 DNA 抗体低滴度时，在 Hep－2 细胞片上则不易检出。但在绿蝇短膜虫基质片上，用 1 ∶ 10 稀释时即出现动基体阳性，故其灵敏度高。

抗 dsDNA 抗体为系统性红斑狼疮患者的特征性标志抗体，为系统性红斑狼疮重要的诊断标准之一。抗 dsDNA 抗体滴度和疾病活动度相关，抗体滴度的动态检测可指导治疗。抗 dsDNA 抗体参与系统性红斑狼疮发病，此抗体可形成多种冷沉淀而导致血管炎、蝶形红斑及狼疮型肾炎等。

临床意义：抗 dsDNA 抗体诊断 SLE 的特异性能达 95%，但其敏感性只有 30% ~50%，故抗 dsDNA 抗体阴性不能排除 SLE 的诊断。抗核小体抗体也可用于系统性红斑狼疮诊断。

四、抗 ENA 抗体谱的检测及其临床意义

ENA（extractable nuclear antigens）是可提取核抗原的总称，用盐水或磷酸盐缓冲液可从细胞核中提取 ENA 抗原。ENA 为非组蛋白的核蛋白，属于酸性蛋白抗原，是许多小相对分子质量 RNA（100 ~125 个核苷酸）和各自对应的特定蛋白质组成的核糖核蛋白（ribonucleoprotein，RNP）颗粒，这样的组成使其抗原性得以增强，分子中无 DNA。ENA 抗原主要包括 RNP、Sm、SSA、SSB、Jo－1、Scl－70 等抗原，这些抗原有各自的抗原特异性，因其与蛋白质组成后的抗原相对分子质量大小各异，电泳时可被分成不同相对分子质量的抗原条带。相应的自身免疫病能产生相应的抗 ENA 抗体。按照 ENA 抗体相对分子质量与抗原特性的不同，可用不同的免疫方法检测这些自身抗体。不同特性的抗 ENA 抗体在各种自身免疫病中的阳性率差异明显，有的有很高的特异性。对其进一步检测，可协助诊断和鉴别诊断自身免疫病，临床意义重大。

（一）检测方法

抗 ENA 抗体谱检测的方法较多，较早常用的方法有双向免疫扩散、对流免疫电泳，但敏感度和特异性较低。自从 1979 年免疫印迹法被引进中国后，因在同一载体上可作多项分析，且灵敏度高，特异性强，易操作，现已成为临床实验室广泛采用的抗 ENA 抗体谱的检测方法。

(二) 临床意义

1. 抗 Sm 抗体　Sm 抗原属小核核糖核蛋白（snRNP 或 nRNP）颗粒，参与 mRNA 前体的剪切，由富含尿嘧啶的核 RNA（U－RNA）与各种特定蛋白组成，据其色谱测定性质，U－RNA可分为 U1－U6RNA，常见的为 U1RNA，其次为 U2RNA、U4－U6RNA，分布在细胞核内，U3RNA 分布在核仁上，常与原纤维蛋白结合，它与蛋白质形成复合物后相对分子质量为 9～70kD。抗 Sm 抗体只在系统性红斑狼疮（SLE）患者中发现，属于 SLE 的血清标志抗体，已列入 SLE 的诊断标准。30%～40% 的 SLE 患者抗 Sm 抗体阳性，故其阴性不能排除 SLE。与抗 dsDNA 抗体相比，抗 Sm 抗体水平与 SLE 疾病活动性不相关，和临床表现也不相关，治疗后的 SLE 患者亦可有抗 Sm 抗体阳性存在。抗 Sm 抗体检测对早期、不典型的 SLE 有很大的诊断价值。

2. 抗核小体抗体　主要见于系统性狼疮患者血清中。对 SLE 诊断的特异性可达到 95%。

3. 抗核糖体 P 蛋白抗体（ARPA）　为系统性狼疮的特异性自身抗体。抗核糖体 P 蛋白抗体在干燥综合征、皮肌炎/多肌炎、系统性硬化症、夏普综合征以及健康献血者中未曾检出。近年来研究认为核糖体 P 蛋白抗体的出现与狼疮性脑病密切相关。

4. 抗 U1－nRNP 抗体　通常所说的抗核 RNP（nuclear RNP，nRNP 或 RNP）抗体，因其抗原物质常为含有 U1RNA 及核蛋白的复合物，故又称为抗 U1－nRNP 抗体，是诊断混合性结缔组织病的重要血清学依据，高滴度的抗 U1－nRNP 抗体是混合性结缔组织病的特征性抗体，已列入混合性结缔组织病的诊断标准。其抗体在混合性结缔组织病患者的阳性检出率可高达 95%。无论在疾病的活动或缓解期，高滴度的抗 nRNP 抗体均可持续存在。

抗 nRNP 抗体尚无疾病特异性，在其他自身免疫病中也有不同的阳性检出率，不过滴度均低于混合性结缔组织病患者。Sm 与 nRNP 分别属于同一分子（RNA－核蛋白颗粒）抗原位置上的不同位点，抗 Sm 抗体能与所有的 nRNP 反应，故抗 Sm 抗体与抗 nRNP 抗体常同时阳性，但抗 U1－nRNP 抗体则不一定。

5. 抗 SSA 抗体与抗 SSB 抗体　它们是干燥综合征最常见的自身抗体。其阳性检出率分别是 70%～80%、40%，抗 SSB 抗体的特异性高于抗 SSA 抗体，可达 50%～60%。两抗体共同检测可提高干燥综合征患者的诊断阳性率。一些 SLE 患者其阳性率分别为 35% 与 15% 左右。

6. 抗 Scl－70 抗体　抗 Scl－70 抗体几乎只在硬皮病患者中检出，其靶抗原成分是相对分子质量为 70 kD 的拓扑异构酶 I（topo－I），故称其抗体为抗 Scl－70 抗体。在系统性硬皮病中的阳性检出率为 20%～40%，在进行性系统性硬化症患者中的阳性检出率依据实验方法与疾病的活动度不同，为 25%～75%，在其他自身免疫病中极少有阳性结果，正常人为阴性。

7. 抗 Jo－1 抗体　又称多发性肌炎－1 抗体（PM－1 抗体），此抗体最常见于多发性肌炎（polmositis，PM）。PM－1 自身抗原是相对分子质量为 110kD 和（或）80kD 的多肽（核仁蛋白）。抗 PM－1 抗体在多发性肌炎的阳性检出率可达 40%～50%，在多发性肌炎、皮肌炎患者中阳性检出率为 25%，单独皮肌炎检出率不到 10%，在其他自身免疫病中抗 PM－1抗体几乎阴性，故其对诊断多发性肌炎具有特异性。

多发性肌炎和硬皮症重叠的患者，抗 PM－1 抗体的阳性率可高达 85%。

另外，还有抗着丝点抗体（ACA）、抗增殖性细胞核抗原抗体（PCNA）、抗组蛋白（H）抗体及抗线粒体 - M2 抗体（AMA - M2），它们分别和局限性系统性硬化症、SLE、RF 及原发性胆汁硬化性肝硬化相关。

五、类风湿关节炎相关自身抗体的检测与临床意义

（一）类风湿因子（rheumatoid factor，RF）

RF 最早由 Rose 等人在 RA 患者血清中发现。RF 主要为 19S IgM，也可有 7S IgM 和 IgA，它和天然 IgG 结合能力较差，最易和人及动物的变性 IgG 或免疫复合物中的 IgG 结合，形成的免疫复合物可活化补体，或者被吞噬细胞吞噬。吞噬细胞可释放溶酶体酶、胶原酶及前列腺素 E_2 等物质，在炎症黏附分子等的参与下，导致组织炎性损伤，引发关节炎及血管炎。

常见的类风湿因子有 IgM 型、IgG 型、IgA 型与 IgE 型，IgM 型被认为是 RF 的主要类型，也是临床免疫检验中最常用的测定对象。

1. 检测方法　胶乳颗粒凝集试验为检测 IgM 型 RF 的常用方法，只能定性或半定量，灵敏度与特异性均不高，仅能检出血清中的 IgM 型类风湿因子；速率散射比浊法检测类风湿因子快速、准确，可定量分析，灵敏性与准确性均高于胶乳凝集法，此法已逐渐替代胶乳凝集法，但其仍只能检出 IgM 型类风湿因子；ELISA 可测定不同类型的类风湿因子。

2. 临床意义　RF 在 RA 患者中的阳性率很高，约为 80%，属于 RA 患者中最常见的自身抗体。高滴度 RF 有助于 RA 患者的早期诊断，其滴度与患者的临床表现相关。另外，部分老年人和其他自身免疫病患者也可检测到 RF，其阳性率为 28.9% ~50%。尽管在多种疾病中，RF 可呈阳性，但浓度一般低于 40U/mL，随其浓度增加，其对 RA 诊断的特异性增高。

Ig 浓度监测及分型检测有助于病情分析及预后判断，病变部位检出高浓度 Ig 意义更大。

RF 阴性时不排除 RA，有些 RA 患者血清 RF 阴性，该类患者关节滑膜炎轻微，极少发展为关节外类风湿病。

（二）抗丝集蛋白抗体（anti - filaggrin antibody，AFA）

AFA 又称抗角蛋白抗体（anti keratin antibody，AKA）。AFA 主要见于类风湿关节炎患者，其阳性率为 30% ~55%，特异性可达 95% ~99%。在其他疾病，AFA 的检出率极低。AFA 同类风湿关节炎有显著相关性。

1. AFA 检测方法　常用间接免疫荧光法，以大鼠食管中段黏膜组织切片作为基质。AFA 的靶抗原是食管角质层蛋白与上皮层角质基底层蛋白及角质棘层蛋白。

2. 临床意义　抗丝集蛋白抗体对类风湿关节炎早期诊断具有重要意义，与类风湿因子联合检测，能进一步提高诊断效能。抗丝集蛋白抗体属于判断类风湿关节炎预后的一个标志性抗体，高滴度常提示疾病较为严重。抗丝集蛋白抗体敏感性较低。阴性尚不能排除类风湿关节炎，抗丝集蛋白抗体与类风湿因子极少同时平行检出。

（三）抗环瓜氨酸肽抗体（antibodies against cyclic citrullinated peptides，anti - CCP）

丝集蛋白中的瓜氨酸是主要抗原表位，用合成的环瓜氨酸肽作为 ELISA 的抗原基质检测抗 CCP 抗体，其敏感性可达 80%。抗 CCP 抗体是一个高度特异性诊断类风湿关节炎的新

指标，已被纳入类风湿关节炎的诊断标准。

1. 检测方法　目前最常用的检测方法为 ELISA。

2. 临床意义　抗 CCP 对类风湿关节炎诊断的特异性为 96%，在疾病早期阶段即可呈阳性，具很高的阳性预测值。抗 CCP 特异性显著高于类风湿因子，且阳性患者更易发生关节损伤。

六、自身免疫病相关的其他实验室检测

自身免疫病自身抗体虽为主要的检查内容，但其他免疫学指标（如 IgG、IgA、IgM 和补体等）有无变化也能为临床诊疗提供帮助。

（一）免疫球蛋白、补体检测及临床意义

1. 免疫球蛋白检测及其意义　自身免疫病患者免疫功能紊乱，体内产生了大量自身抗体，所以血清 Ig 含量常常高于正常值。其中 IgG 升高较明显，IgM、IgA 也可升高。其含量的波动与疾病活动呈一定相关性，动态观察血清或局部体液中 Ig 含量变化，能辅助分析病情。

2. 补体监测及其临床意义　在以Ⅱ型、Ⅲ型超敏反应机制引发的自身免疫病中，补体参与反应。这类患者因疾病活跃期时消耗了大量补体，总补体活性（CH50）与单一补体含量均明显降低。在疾病缓解期，补体含量又可逐渐恢复正常。故监测补体含量的变化对了解疾病的进展与治疗效果有重要意义。T 细胞引起的自身免疫病，补体含量变化不明显。

（二）淋巴细胞检测及临床意义

尽管自身免疫病多与自身抗体有关，但起主导作用的还是淋巴细胞，故检测淋巴细胞亚群数量及其功能变化，可反映患者体内免疫细胞状况，进而为临床治疗提供参考指标。

（三）细胞因子检测及其临床意义

目前临床上已开始用生物合成的抗细胞因子抗体治疗一些自身免疫病，目的是为了降低过强的免疫应答、缓解免疫病理损伤，如用抗 IL－10 单克隆抗体治疗 SLE，用抗 TNF－α 抗体治疗类风湿关节炎。故在疾病病程中检测这些细胞因子不但对疾病发生机制的研究有作用，而且还可了解病程进展并指导治疗。

（四）循环免疫复合物检测及其临床意义

随血液循环的免疫复合物称为循环免疫复合物（carculating immune complex，CIC）。免疫复合物沉积能引起一系列病理生理反应，进而形成免疫复合物病。故检测体内免疫复合物，对自身免疫病的诊断、疗效观察、预后判断和病情演变及发病机制的探讨等有重要意义。

（陈永红　杨洪毅）

第三十三章　肿瘤相关抗原测定

第一节　胚胎抗原类肿瘤标志物

胚胎抗原（fetal antigen）是在胚胎发育阶段由胚胎组织产生的正常成分，在胚胎后期减少，出生后逐渐消失，或仅存留极微量。而当细胞发生癌变时，出现返祖现象，此类抗原可重新合成。它可表达于肿瘤细胞表面，也可分泌到血液中，成为诊断肿瘤的重要标志。

常见的胚胎抗原有甲胎蛋白（alpha - fetopro - tein，AFP）、癌胚抗原（carcinoembryonlc antigen，CEA）、胚胎硫糖蛋白抗原（fetal sulfoslycoproteinantigen，FSA）等。胚胎抗原虽然与肿瘤组织不一定都有特定的相关性，但与肿瘤的发生存在着内在联系，是最早用于肿瘤免疫学诊断的肿瘤标志物。

以下主要介绍临床上常用的胚胎抗原类肿瘤标志物。

一、甲胎蛋白

（一）概况

甲胎蛋白（alpha - fetoprotein，AFP）是一种由卵黄囊及胚胎肝脏产生，在电场中泳动于α - 球蛋白区的单一多聚体肽链的糖蛋白，其分子量为70kDa，含糖4%，AFP的编码基因位于4号染色体4q11 - 12。1963年G. I. Abelev首先发现AFP主要在胚胎期由肝细胞和卵黄囊合成，存在于胎儿血清中，其浓度以胎龄4～5个月的胎儿血清含量最高，以后随胎龄增长而逐渐下降，出生后迅速下降几乎消失，胎儿出生后1年，血清AFP应降至正常成年人水平。正常成人血清中仅有极微量的AFP（<25μg/L）。

（二）检测方法

目前广泛用于AFP的检测方法主要有：放射免疫分析（RIA）、酶免疫分析（EIA）、时间分辨荧光免疫分析（TFIA）和化学发光免疫分析（CLIA）。

（三）临床意义

1. AFP是诊断原发性肝癌较敏感和特异的肿瘤标志物　当发生原发性肝癌时，约80%的病人血清中AFP含量增高（>300μg/L），并且比临床症状出现早3～8个月。

2. AFP是筛选和诊断无临床症状小肝癌的最主要方法　AFP含量显著升高，大于500μg/L，持续4周，或大于200μg/L，持续8周，或由低浓度逐渐升高不降，在排除妊娠和生殖腺胚胎瘤基础上，一般提示原发性肝细胞癌。

3. AFP是肝癌治疗效果和预后判断的一项敏感指标　AFP水平在一定程度上反映肿瘤的大小，其动态变化与病情有一定的关系。70%～95%原发性肝癌患者越是晚期，AFP含量越高，但阴性并不能排除原发性肝癌。AFP值异常高者一般提示预后不佳，其含量上升则提示病情恶化。通常手术切除肝癌后 2 个月，AFP 值应降至 20μg/L 以下，若降得不多或降而复升，提示切除不彻底或有复发、转移的可能。

4. 血清 AFP 含量的检测对其他肿瘤的监测亦有重要临床价值

（1）某些消化道癌如胃癌、胰腺癌等患者会出现血清 AFP 升高现象。

（2）睾丸癌、畸胎瘤、生殖腺胚胎癌、卵巢内胚窦癌等生殖腺肿瘤 AFP 也会明显升高。

（3）部分转移性肝癌，某些非恶性肝脏病变，如病毒性肝炎、肝硬化，AFP 水平亦可升高，但 AFP 水平升高的程度和幅度往往不如肝细胞癌，故必须通过动态观察 AFP 含量和 ALT 酶活性的变化予以鉴别诊断。①ALT 酶活性数倍于正常者多为活动性肝炎，如 ALT > 200 单位以上者，以肝炎可能性为大，而 ALT < 100 单位，AFP 持续阳性者，则肝癌出现的机会较多，AFP > 500μg/L 者多为肝癌。②肝癌 AFP 定量呈上升曲线，肝病则随病情稳定 AFP 降至正常。③AFP 与 ALT 动态曲线呈同步或跟随关系者肝病可能性大。肝病 AFP 增高常为一过性，且含量多呈低水平（50 ~ 200μ/g/L，个别高达 1 000μg/L 或以上），急性病毒性肝炎、慢性肝炎活动期、肝硬化及药物诱导性肝病者 AFP 含量高峰多在 ALT 的升高阶段，二者下降也一致，其 AFP 升高是由肝细胞再生引起。如二者分离即 ALT 逐渐下降和 AFP 进行性上升，则有患肝癌的可能。这种“AFP 与 ALT 曲线分离”的现象，对诊断肝癌和肝炎、肝硬化活动期是一个十分重要的鉴别指标。

（四）注意事项

1. AFP 用于原发性肝癌诊断时会发现，少部分（约 10%）的原发性肝癌患者 AFP 检测始终为阴性，或测定值升高不显著。AFP 与其他标志物联合检测可提高诊断的准确性，如与 α - L - 岩藻糖苷酶（AFU）联用。

2. 妊娠妇女从妊娠第 10 周开始，AFP 水平的升高取决于妊娠周数。血清 AFP 在妊娠第 32 ~ 36 周达到峰值（最高 400 ~ 500μg/L）；直到分娩时才降低（妊娠第 40 周 AFP 值为40 ~ 250μg/L），分娩后进一步降低。

3. 新生儿脐带血清 AFP 从浓度 70mg/L 水平开始生理性下降。出生后 2 ~ 3 周达到500 ~ 4 000μg/L，出生后大约 10 个月达正常成年人水平。

二、癌胚抗原

（一）概况

癌胚抗原（carcinoembryonlc antigen，CEA）是一种存在于结肠癌及胚胎结肠黏膜上皮细胞，分子量为 180 kDa 的糖蛋白。一般情况下，CEA 是由胎儿胃肠道上皮组织、胰和肝的细胞所合成，经胃肠道代谢，在正常成年人的血液中很难测出。通常在妊娠前 6 个月内 CEA 含量增高，出生后血清中含量已降至很低水平，健康成年人血清中 CEA 浓度小于 2. 5μg/L。细胞发生恶变时，肿瘤细胞异常合成 CEA，进入血和淋巴循环，引起血清 CEA 异常增高。

（二）检测方法

目前广泛用于 CEA 的检测方法主要有：放射免疫分析（RIA）、酶免疫分析（EIA）、时间分辨荧光免疫分析（TFIA）和化学发光免疫分析（CLIA）。

（三）临床意义

CEA是一种广谱肿瘤标志物，虽然不能作为诊断某种恶性肿瘤的特异性指标，但在恶性肿瘤的鉴别诊断、病情监测、疗效评价等方面，仍有重要临床价值。

1. 用于消化系统恶性肿瘤的诊断　CEA是一种重要的非器官特异性肿瘤相关抗原，分泌CEA的肿瘤大多位于空腔脏器，如胃肠道、呼吸道、泌尿道等，故CEA主要用于消化系统恶性肿瘤如结肠直肠癌、胰腺癌、胆管癌、肝癌、胃癌等的诊断。70%~90%的结肠腺癌患者CEA高度阳性，在其他恶性肿瘤中的阳性率从高到低依次为胃癌（60%~90%）、胰腺癌（70%~80%）、小肠腺癌（60%~83%）、肺癌（56%~80%）、肝癌（62%~75%）、乳腺癌（40%~68%）、泌尿系肿瘤（31%~46%）。甲状腺髓样癌和多种妇科恶性肿瘤等亦有一定的阳性检出率。当肿瘤发生肝转移时，CEA的升高尤为明显。

2. 用于指导各种肿瘤的治疗及随访　CEA含量与肿瘤大小、有无转移存在一定关系，对肿瘤患者血液或其他体液中的CEA浓度进行连续观察，能为病情判断、预后及疗效观察提供重要的依据。

在对恶性肿瘤进行手术切除时，连续测定CEA将有助于疗效观察。手术完全切除者，一般术后6周CEA恢复正常；术后有残留或微转移者，可见下降，但不恢复正常；无法切除而做姑息手术者，一般呈持续上升。CEA浓度的检测也能较好地反映放疗和化疗疗效。其疗效不一定与肿瘤体积成正比，只要CEA浓度能随治疗而下降，则说明有效；若经治疗其浓度不变，甚至上升，则需更换治疗方案。

在临床上，CEA水平升高，表明有病变残存或进展。如肺癌、乳腺癌、膀胱癌和卵巢癌患者血清CEA含量明显升高，大多显示肿瘤浸润，其中约70%为转移性癌。一般来说，手术切除后6周，CEA水平恢复正常，否则提示有残存肿瘤，若CEA浓度持续不断升高，或其数值超过正常5~6倍者均提示预后不良。连续随访定量检测血清CEA含量，对肿瘤病情判断更具有意义。

CEA检测还可对经手术或其他方法治疗使CEA恢复正常的病人，进行长期随访，监测其复发和转移。通常采用以下方案：术后第6周1次；术后3年内，每月1次；3~5年每3个月1次；5~7年每6个月1次；7年后1年1次。若发现升高，2周后再测1次，两次都升高则提示复发和转移。

（四）注意事项

1. 消化系统的某些良性病变如慢性萎缩性胃炎、溃疡病、结肠息肉、阻塞性黄疸、慢性肝炎和肝硬化以及肾功能不全等可使CEA升高，但其升高的程度不及恶性病变。

2. 血浆/血清CEA浓度与年龄和吸烟习惯有关，长期吸烟者中约有3.9%的人CEA > 5μg/L。另外妊娠者CEA也可升高。

3. 正常血清或血浆中存在交叉反应性抗原。不同厂家试剂检测同一标本CEA可能会得到不同的值。

4. 为了治疗或者诊断而注射鼠免疫球蛋白的病人血清中会存在抗鼠免疫球蛋白抗体，从而影响以鼠单抗为基础的测定方法的结果。

三、胰胚胎抗原

（一）概况

胰胚胎抗原（pancreatlc oncofetal antigen，POA）是1974年Banwo等人自胎儿胰腺抽提出的抗原，1979年被国际癌症生物学和医学会正式命名。POA是一种分子量为40kDa，在血清中以分子量900kDa复合形式存在，但可降解为40kDa的糖蛋白。

（二）检测方法

目前用于POA的检测方法主要有：放射免疫分析（RIA）和酶免疫分析（EIA）。

（三）临床意义

POA是胰腺癌的又一新型、敏感、特异的标志物，正常人群血清中RIA法测定小于7U/ml。胰腺癌的POA的阳性率为95%，其血清含量大于20U/ml。

肝癌、大肠癌、胃癌等恶性肿瘤也会使POA升高，但阳性率较低。

四、胚胎硫糖蛋白抗原

（一）概况

胚胎硫糖蛋白抗原（fetal sulfoglycoproteln an－tigen，FSA）是一种存在于胎儿消化道上皮细胞内含硫的酸性糖蛋白。

（二）检测方法

目前用于FSA的检测方法主要是酶联免疫吸附试验（ELISA）。

（三）临床意义

FSA的检查对排除胃癌有一定帮助。在胃癌病人的癌性胃液或血清中FSA阳性率高达98%。

FSA并非胃癌的特异性抗原，胃溃疡患者的胃液阳性率为14%，其他胃病阳性率9.4%。

（陈永红　杨洪毅）

第二节　糖类抗原肿瘤标志物

糖类抗原（carbohydrate antigen，CA）是肿瘤细胞膜的结构成分，是肿瘤细胞表面的抗原物质或者由肿瘤细胞所分泌的糖蛋白或糖脂。这类抗原是用单克隆抗体技术从肿瘤细胞系（株）中鉴定出来的，所以在特定肿瘤的诊断方面具有较高的准确性。这类标志物的出现为临床肿瘤的诊断带来方便，糖类抗原标志物产生又可分为两大类：高分子黏蛋白类（表33－1）和血型类抗原（表33－2）。

表 33-1 糖类高分子黏蛋白抗原肿瘤标志物

名称	性质	肿瘤	常用单克隆抗体
CA125	糖蛋白 >200kDa	卵巢、子宫内膜	OC125
CA15-3	糖蛋白 400kDa	乳腺、卵巢	DF3 和 115D8
CA549	高分子量糖蛋白	乳腺、卵巢	BC4E 549 和 BC4N 154
CA27-29	高分子量糖蛋白	乳腺	B27.29
DU-PAN-2	黏蛋白 100-500kDa	胰腺、卵巢、胃	DU-PAN-2

表 33-2 血型类抗原肿瘤标志物

名称	性质	肿瘤	常用单克隆抗体
CA19-9	唾液酸化 Lexa	胰腺、胃肠、肝	1116-NS19-9
CA19-5	唾液酸化 Lea 和 Leag	胃肠、卵巢	1116-NS19-5
CA50	唾液酸化 Lea	胰腺、胃肠、结肠	Colo-50
CA72-4	唾液酸化 Tn	卵巢、乳腺、胃肠、结肠	B27.3.cc49
CA242	唾液酸化 CHO	结肠、直肠、胰腺	C242
鳞状细胞癌抗原	糖蛋白	子宫颈、肺、皮肤、头颈部	SCC

这类抗原标志物的命名是没有规律的，有些是肿瘤细胞株的编号，有些是抗体的物质编号。常用检测方法是利用单克隆抗体的标记免疫学技术进行检测；而对一些糖类抗原的异质体，则通常用不同的植物凝集素来进行分离检测。

下面主要介绍临床上常用的糖类抗原。

一、糖类抗原 125

（一）概况

糖类抗原 125（carbohydrate antigen 125，CA125）是 1981 年首次报道从上皮性卵巢癌中检测出可被单克隆抗体 OC125 结合的一种糖蛋白，分子量为 200kDa，存在于上皮性卵巢癌组织和病人的血清中。正常人血清中小于 35U/ml。

（二）检测方法

目前广泛用于 CA125 的检测方法主要有：放射免疫分析（RIA）、酶免疫分析（EIA）、时间分辨荧光免疫分析（TFIA）和化学发光免疫分析（CLIA）。

（三）临床意义

CA125 是上皮性卵巢癌和子宫内膜癌的首选标志物。用于卵巢癌的早期诊断、疗效观察、预后判断、复发及转移监测，如果以 65U/ml 为阳性界限，Ⅲ～Ⅳ期癌变准确率可达 100%。浆液性子宫内膜样癌、透明细胞癌、输卵管癌及未分化卵巢癌患者的 CA125 含量亦可明显升高。

动态观察血清 CA125 浓度有助于卵巢癌的预后评价和治疗控制，治疗后动态随访血清 CA125 水平非常有利于预后的判断和复发的预测。经治疗后，CA125 含量可明显下降，若不能恢复至正常范围，应考虑有残存肿瘤的可能。95% 的残存肿瘤患者的血清 CA125 浓度大于 35U/ml。当卵巢癌复发时，在临床确诊前几个月便可呈现 CA125 增高，卵巢癌发生转移的患者血清中 CA125 更明显高于正常参考值。

CA125 升高也可见于多种妇科良性疾病，如卵巢囊肿、子宫内膜病、宫颈炎及子宫肌瘤。各种恶性肿瘤引起的腹水中也可见 CA125 升高。胃肠道癌、胰腺癌、肝癌、乳腺癌和子宫内膜炎，急性胰腺炎、腹膜炎、肝炎、肝硬化腹水也可见 CA125 升高。CA125 升高还与肿瘤复发有关。

CA125 血清浓度轻微上升还见于 1% 健康妇女，3% ~6% 良性卵巢疾患或非肿瘤患者，包括孕期起始 3 个月、行经期、子宫内膜异位、子宫纤维变性、急性输卵管炎、肝病、胸腹膜和心包感染等。

（四）注意事项

1. CA125 水平与性别、年龄、月经周期、妊娠、是否吸烟等因素有关。

2. 含糖的血清肿瘤标志物一般在常规实验室室温条件下有一定程度的稳定性。然而样本的快速处理对于减少分解是十分必要的。新鲜分离的血清应该立即进行 CA125 的测定。血清样本应于 40℃下存放或冻存 -20℃（短期）或 -70℃（长期），以备重复测试时使用。

3. 即使使用相同的单克隆抗体和相似的检测技术，不同厂家的检测试剂盒没有相关性。

4. 肿瘤病人血清中的 CA125 水平可能很高。为了避免高剂量钩状效应，CA125 大于 350 ~400U/ml 时应将血清以 1 ： 10 稀释重新检测分析（一些厂商提供特殊稀释剂）。

二、糖类抗原 15 -3

（一）概况

糖类抗原 15 -3（carbohydrate antigen 15 -3，CA15 -3）是同时用 1984 年 Hilkens 等从人乳脂肪球膜上糖蛋白 MAM -6 制成的小鼠单克隆抗体（115D8）和 Kufu 等自肝转移乳腺癌细胞膜制成单克隆抗体（DF3）所证实的糖类抗原，它们识别同一抗原上的不同表位，故被命名为 CA15 -3。CA15 -3 分子量为 400kDa，分子结构尚未清楚，由分泌性上皮细胞（如乳腺、肺、胃肠道、子宫）分泌，属乳腺细胞膜表面糖蛋白的变异体，正常健康者血清 CA15 -3 含量（RIA 法）小于 28U/ml。此抗原虽然没有器官和肿瘤特异性，在乳腺癌、肺癌、前列腺癌、卵巢癌和胃肠道癌中指标均有升高（大于 30U/ml），但可作为监测乳腺癌患者术后复发的指标，在其他乳腺疾病和部分孕妇（约 8%）中 CA15 -3 也有升高。

（二）检测方法

目前广泛用于 CA15 -3 的检测方法主要有：放射免疫分析（RIA）、酶免疫分析（EIA）、时间分辨荧光免疫分析（TFIA）和他学发光免疫分析（CLIA）。

（三）临床意义

CA15 -3 是乳腺癌最重要的标志物。30% ~50% 的乳腺癌患者的 CA15 -3 明显升高，其含量的变化与治疗效果密切相关，血清 CA15 -3 异常增高往往比临床发现术后复发（如扪及包块，影像学检查发现肿块）早 3 ~4 个月，是乳腺癌患者诊断和监测术后复发，观察疗效的最佳指标。CA15 -3 动态测定有助于Ⅱ期和Ⅲ期乳腺癌病人治疗后复发的早期发现；当 CA15 -3 大于 100U/ml 时，可认为有转移性病变。

肺癌、胃肠癌、子宫内膜癌、卵巢癌及宫颈癌患者的血清 CA15 -3 也可升高，少数良性乳腺疾病、肝硬化患者也有轻度升高，故应予以鉴别，特别要排除部分妊娠引起的含量升高。

（四）注意事项

1. CA15－3 的检测可以采用新鲜分离的血清样本。CA15－3 在 4℃下可以稳定 24h。建议将血清贮存于－20℃（短期）或－70℃（长期），以备重复检测时使用。若需长期贮存，则不能使用变性胶（CA15－3 在变性胶的存在下表现出明显的不稳定）。

2. 尽管使用抗体相同和方法相似，不同厂商的试剂盒显示结果不同。所以对随访监测的标本尽量应用同一个厂家试剂盒进行检测。

3. 4% 的哺乳期妇女血清 CA15－3 水平大于 25U/ml，8% 妊娠妇女 CA15－3 水平大于 30U/ml，但其值在羊水中则不升高。

三、糖类抗原 19－9

（一）概况

糖类抗原 19－9（carbohydrate antigen 19－9，CA19－9）是一种能与结肠癌细胞免疫小鼠所得单克隆抗体 1116－NS－19－9 反应的低聚糖类肿瘤相关糖类抗原，分子量为 5 000kDa，其结构为 Lea 血型抗原物质与唾液酸 Lexa 的结合物。正常人血清中含量小于 37U/ml。

（二）检测方法

目前广泛用于 CA19－9 的检测方法主要有：放射免疫分析（RIA）、酶免疫分析（EIA）、时间分辨荧光免疫分析（TFIA）和化学发光免疫分析（CLIA）。

（三）临床意义

CA19－9 是胰腺癌、胃癌、结直肠癌、胆囊癌的相关标志物，85%～95% 胰腺癌患者为阳性，CA19－9 测定有助于胰腺癌的鉴别诊断和病情监测。当 CA19－9 小于 1 000U/ml 时，有一定的手术意义，肿瘤切除后 CA19－9 浓度会下降，如再上升，则可表示复发。CA19－9 对胰腺癌转移的诊断也有较高的阳性率，当血清 CA19－9 水平高于 10 000U/ml 时，几乎均存在外周转移。

胃癌、结直肠癌、胆囊癌、胆管癌、肝癌患者 CA19－9 的阳性率也会很高，若同时检测 CEA 和 AFP 可进一步提高阳性检测率，而对于胃癌，建议做 CA72－4 和 CEA 联合检测。

（四）注意事项

1. 胃肠道和肝的多种良性和炎症病变，如胰腺炎、轻微的胆汁淤积和黄疸，CA19－9 浓度也可增高，但往往呈“一过性”，而且其浓度多低于 120U/ml，必须加以鉴别。

2. 唾液污染可使 CA19－9 升高。

四、糖类抗原 50

（一）概况

糖类抗原 50（carbohydrate antigen 50，CA50）是一种由 1983 年 Linclholm 等从抗人结、直肠癌 COLD205 细胞株的一系列单克隆抗体中筛选出的一株对结、直肠癌有强烈反应但不与骨髓瘤细胞及血淋巴细胞反应的单克隆抗体 COLD－50 所能识别的糖类抗原。CA50 存在于细胞膜内，其抗原决定簇为唾液酸 Lea 血型物质与唾液酸－N－四氧神经酰胺。在正常人群，CA50 血清浓度（RIA 法）小于 20kU/L。

（二）检测方法

目前用于 CA50 的检测方法主要是时间分辨荧光免疫分析法（TFIA）与放射免疫分析（RIA）。

（三）临床意义

CA50 是胰腺和结直肠癌的标志物，CA50 广泛存在胰腺、胆囊、肝、胃、结直肠、膀胱、子宫。当细胞恶变时，由于糖基转化酶的失活或胚胎期才能活跃的某些转化酶被激活，造成细胞表面糖类结构性质改变而形成 CA50，是一种普遍的肿瘤标志相关抗原，而不是特指某个器官的肿瘤标志物。CA50 在多种恶性肿瘤中可检出不同的阳性率。对胰腺癌和胆囊癌的阳性检出率居首位，占 94.4%；其他依次为肝癌（88%）、卵巢与子宫癌（88%）和恶性胸腔积液（80%）等。可用于胰腺癌、胆囊癌等肿瘤的早期诊断，对肝癌、胃癌、结直肠癌及卵巢肿瘤诊断亦有较高价值。

值得指出的是，CA50 在 80% AFP 阴性的肝细胞癌中呈阳性结果，作为手术治疗彻底与否的指标也有较大的准确性。另外，CA50 对恶性胸腔积液有很高的阳性检出率，而良性胸腔积液尚无阳性报道，故 CA50 的检测对鉴别良、恶性胸腔积液亦有较大的应用价值。

另有报道萎缩性胃炎患者胃液 CA50 的浓度与正常人比较有显著改变。通常认为萎缩性胃炎是癌前高危期，因此 CA50 可作为癌前诊断指标之一。

在胰腺炎、结肠炎和肺炎发病时，CA50 也会升高，但随炎症消除而下降。

五、糖类抗原 72－4

（一）概况

糖类抗原 72－4（carbohydrate antigen 72－4，CA72－4）是 1981 年国立癌症研究所从乳腺癌的肝转移灶中得到的肿瘤相关糖蛋白 TAG－72。它是一种高分子（相对分子量 > 106kDa）的黏蛋白，其抗原决定簇是二糖，由乳腺癌肝转移细胞为免疫原制备的单克隆抗体 B72.3 和从结肠癌培养细胞产生的 TAG－72 抗原为免疫原制备的单克隆抗体 CC49 识别的糖链抗原。

（二）检测方法

目前广泛用于 CA72－4 的检测方法主要有：放射免疫分析（RIA）、酶免疫分析（EIA）、时间分辨荧光免疫分析（TFIA）和化学发光免疫分析（CLIA）。

（三）临床意义

CA72－4 是目前诊断胃癌的最佳肿瘤标志物之一，对胃癌具有较高的特异性，其敏感性可达 28%～80%，若与 CA19－9 及 CEA 联合检测可以监测 70% 以上的胃癌。CA72－4 水平与胃癌的分期有明显的相关性，一般在胃癌的Ⅲ～Ⅳ期增高，对伴有转移的胃癌病人，CA72－4 的阳性率更远远高于非转移者。CA72－4 水平在术后可迅速下降至正常。在 70% 的复发病例中，CA72－4 浓度首先升高。与其他标志物相比，CA72－4 最主要的优势是其对良性病变的鉴别诊断有极高的特异性，在众多的良性胃病患者中，其检出率仅 0.7%。

CA72－4在其他胃肠道癌、乳腺癌、肺癌、卵巢癌中也有不同程度的检出率。

CA72－4与CA125联合检测，作为诊断原发性及复发性卵巢肿瘤的标志，特异性可达100%。

六、糖类抗原242

（一）概况

糖类抗原242（carbohydrate antigen 242，CA242）是一个近年来应用于临床较新型的肿瘤标志物，也是被人结直肠癌细胞系COLD205免疫所获单克隆抗体所识别的一种具有唾液酸化的糖类结构的黏蛋白。当消化道发生肿瘤时，其含量升高，临床用途及效率相似于CA19－9及CA50。

（二）检测方法

目前广泛用于CA242的检测方法主要有：放射免疫分析（RIA）和酶联免疫吸附试验（ELISA）。

（三）临床意义

临床上常用于胰腺癌、直肠癌的诊断分析；胰腺癌和良性肝胆疾病的鉴别诊断及预后；也用于结直肠癌病人术后预后判断及复发鉴别。

CA242在消化道恶性肿瘤患者中常异常增高，而在许多良性疾病如胰腺炎、结肠炎、慢性肝炎、肝硬化等中很少升高或升高甚微，故对消化道恶性肿瘤（如胰腺癌、肝癌、胃癌等）特别是对胰腺癌诊断的特异性高（90%）。在胰腺癌、结直肠癌分别有86%和62%的阳性检出率，对肺癌、乳腺癌也有一定的阳性检出率。

CEA与CA242联合检测可提高25%～40%的敏感性，与单独采用CEA检测相比，对结肠癌可提高40%～70%，对直肠癌提高达到47%～62%。CEA与CA242无相关性，具有独立的诊断价值，且二者之间具有互补性。CA19－9和CA242联合检查已被证实对胰腺癌的诊断和预后判断有一定的作用。有资料显示，对胰腺癌的诊断，CA242优于CA19－9，敏感度可达66%～100%，对大肠癌诊断的敏感度也达60%～72%。

CA242诊断食管癌的敏感性仅为9.1%，表明该项标志物检测不适用于鳞状细胞癌的检测。

七、糖类抗原549

（一）概况

糖类抗原549（carbohydrate antigen 549，CA549）是由两种单克隆抗体（针对乳腺癌细胞株的单克隆抗体BC4E 549和针对乳脂肪球膜的单克隆抗体BC4N 154）所识别的大分子量酸性糖蛋白，用SDS－PAGE电泳，可分离出分子量分别为400kDa和512kDa的两条带。CA549和CAl53是来自相同复合物分子中的不同抗原决定簇，所以两者特性有许多相似之处。95%健康女性血清CA549水平＜12U/ml。

（二）检测方法

目前广泛用于CA549的检测方法主要有：放射免疫分析（RIA）、酶免疫分析（EIA）

和时间分辨荧光免疫分析（TFIA）。

（三）临床意义

CA549 也是乳腺癌的标志物，在肿瘤早期阳性率较低，阴性预测值仅为 0.51，所以它和 CA15 - 3 一样都不宜作为普查指标。但 CA549 有很高的特异性，阳性预测值达 0.93。

怀孕妇女和良性乳腺瘤、肝病患者 CA549 略微升高，非乳腺癌患者如卵巢癌、前列腺癌、肺癌患者 CA549 也可上升。

八、糖类抗原 27 - 29

（一）概况

糖类抗原 27 - 29（carbohydrate antigen 27 - 29，CA27 - 29）是由乳腺癌转移至腹水中的细胞作为抗原所诱导的抗体（B27.29）所识别的糖类黏蛋白，其抗原决定簇是黏蛋白核心中的 8 个氨基酸。在竞争抑制试验中，B27.29 抗体和 DF3 抗体均可与 CA27 - 29 及 CA15 - 3 抗原结合，因此，CA27 - 29 及 CA15 - 3 抗原具有同源性。

（二）检测方法

目前广泛用于 CA27 - 29 的检测方法主要有：放射免疫分析（RIA）、酶免疫分析（EIA）和时间分辨荧光免疫分析（TFIA）。

（三）临床意义

CA27 - 29 的临床用途和 CA15 - 3 一样，其诊断转移性乳腺癌的特异性和敏感性略有差别，美国 FDA 认为 CA27 - 29 判断转移的敏感度为 81%。美国临床肿瘤协会关于乳腺癌应用指南上提出：CA27 - 29 发现复发的敏感性高于 CA15 - 3。

九、鳞状细胞癌抗原

（一）概况

鳞状细胞癌抗原（squamous cell carclnoma an - tigen，SCC）是 1977 年由 Kato 等从宫颈上皮细胞癌中分离出的一种分子量为 48 kDa 的糖蛋白，是肿瘤相关抗原 TA - 4 的一个亚片段。SCC 广泛存在于不同器官的正常组织（含量极微）和恶性病变的上皮细胞中，在正常的鳞状上皮细胞中抑制细胞凋亡和参与鳞状上皮层的分化，在肿瘤细胞中参与肿瘤的生长。最初从宫颈癌组织中分离获得，后来发现在子宫、肺、口腔、头颈等鳞状上皮癌细胞的胞质中均有存在。就生物活性而言属于丝氨酸蛋白酶抑制剂家族，它包括两个基因 SCC1 和 SCC2。在血清中至少有四种形式的 SCC：游离 SCC1、游离 SCC2 及与其相对应的丝氨酸蛋白酶结合物。

（二）检测方法

目前广泛用于 SCC 的检测方法主要有：酶联免疫吸附试验（ELISA）和化学发光免疫分析（CLIA）。

（三）临床意义

SCC 是一种最早用于诊断鳞癌的肿瘤标志物，特异性高，但灵敏度低。临床上有助于所有鳞状上皮细胞起源癌的诊断和监测这些肿瘤的疗效、复发和转移以及预后评价。

1. 对子宫颈癌有较高的诊断价值　对原发性宫颈鳞癌敏感度为44% ~69%；复发癌敏感度为67% ~100%，特异度90% ~96%；其血清学水平与肿瘤发展、侵犯程度及有否转移相关。在宫颈癌根治术后SCC浓度显著下降；可及早提示复发，50%患者的SCC浓度升高先于临床诊断复发2~5个月，它可以作为独立风险因子加以应用。

2. 辅助诊断肺鳞癌　肺鳞癌阳性率为46.5%，其水平与肿瘤的进展程度相关，它配合CA125、CYFRA21－1和CEA联合检测可提高肺癌患者诊断的灵敏性。

3. 食管鳞癌、鼻咽癌的预测　阳性率随病情发展而上升，对于晚期患者，其灵敏性可达73%，联合检测CYFRA21－1和SCC可以提高检测的灵敏性。

4. 其他鳞癌的诊断和监测　头颈癌、外阴癌、膀胱癌、肛管癌、皮肤癌等。Ⅲ期头颈部癌阳性率为40%，Ⅳ期时阳性率增至60%。

（四）注意事项

1. 银屑病、肾功能不全或肺、乳、肝的良性疾病病人，SCC也可出现升高。

2. SCC在皮肤、头皮、汗液以及唾液中广泛存在，且容易通过空气传播，故应尽量避免操作过程的污染，以免造成假阳性结果。

3. 要动态观察肿瘤标志物浓度的变化，同时为了保证结果的可靠性，当测得的浓度增加时，应进行重复测定。

十、DU－PAN－2

（一）概况

DU－PAN－2是被人胰腺癌细胞所制备的单克隆抗体所识别的一种糖蛋白，分子量>200 kDa。DU－PAN－2在胎儿多种组织中如支气管、胰、食管、胃、小肠、结肠等均有分泌，而成年人仅在胰腺癌及部分胃、结肠、肺或乳腺癌等时方有大量合成。

（二）检测方法

目前广泛用于DU－PAN－2的检测方法主要有：放射免疫分析（RIA）、酶免疫分析（EIA）和时间分辨荧光免疫分析（TFIA）。

（三）临床意义

胰腺癌时DU—PAN－2可达正常值50倍以上，对胰腺癌的诊断有相对特异性，以100U/ml为正常上限，DU－PAN－2对胰腺癌诊断的敏感性为72% ~82%。但其在消化道良性肿瘤时亦有30% ~81%的阳性率，可达200U/ml。在消化道其他肿瘤也有10% ~44%的阳性率，胃、结肠癌时DU－PAN－2为正常值5~10倍。

DU－PAN－2与CA19－9联合检测可使其灵敏度增加至95%，但其在早期胰腺癌的诊断中价值不高。或以400U/ml为正常上限，提高诊断的特异性，有助于临床上鉴别诊断胰腺癌。

（陈永红　杨洪毅）

第三十四章　免疫球蛋白测定

第一节　IgG、IgA、IgM 测定

一、单向环状免疫扩散法（SRID）

测定 IgG、IgA、IgM

1. 原理　将抗 Ig 单价血清均匀地混合于琼脂糖凝胶内，浇注平板，凝固后打孔，将待测血清（含 IgG 或 IgA、IgM）滴加于含相应抗 Ig 血清的琼脂板孔中，检样中 Ig 呈辐射状向含抗体的琼脂内扩散，至抗原与抗体的量达恰当比例时形成可见的沉淀环。在一定浓度范围内，待检血清中 Ig 的含量与沉淀环直径成正比。

2. 试剂　购置商品试剂盒，内含抗 Ig 血清琼脂板和不同浓度的 IgG、IgA、IgM 标准品。

3. 操作　按试剂盒说明书操作。将试剂盒自冰箱中取出，放室温中平衡 15 min。打开包装，吸待测血清和不同浓度的 Ig 标准品 10μl 加入相应的琼脂板孔内。置 37℃湿盒于水平位置扩散 24 h（IgG 和 IgA）或 48 h（IgM）。

4. 结果判定　按习惯方法测量沉淀环直径（椭圆形环应测长径与短径后求其均值）。以标准品的 Ig 含量为纵坐标，沉淀环的直径为横坐标，在半对数坐标纸上绘制标准曲线。待测血清中 Ig 的含量自标准曲线查出。

5. 附注

（1）严格按照试剂盒说明书操作。不同批号、不同厂家的试剂不可混用。

（2）加样必须准确，勿使溢出孔外，不能产生气泡。

（3）扩散时应保持水平位置，否则扩散圈会产生偏移。

二、免疫比浊法测定 IgG、IgA、IgM

1. 试剂　购买与仪器配套的商品试剂盒。免疫比浊法所用试剂有以下要求。

（1）抗血清高效价、高亲和力、高特异性的多克隆抗 Ig（IgG、IgA、IgM）血清。经高速离心或滤膜过滤去除颗粒物质。

（2）标准品：含 IgG 15.4 g/L、IgA 3.67 g/L、IgM 1.25 g/L，经国际参考品标化的标准血清。

（3）稀释液：用于稀释血清样本（一般 IgG 1 ∶ 216、IgA、IgM 1 ∶ 36 稀释）。主要成分为 NaCl 和 NaN_3，3 号玻璃滤器过滤。

（4）缓冲液：除稀释液成分外含聚乙二醇（或含 NaF），也需经 3 号玻璃滤器过滤。

2. 操作　按仪器和试剂盒说明书操作，仪器全自动化运行。

3. 结果判定　用世界卫生组织（WHO）参考品标化的 IgG、IgA、IgM 含量标准血清.

稀释成不同浓度后与待测血清同时测定。以各类 Ig 的浓度为横坐标，相应的检测信号为纵坐标，制备标准曲线。待测血清中各类 Ig 浓度依据所测检测信号由仪器直接打印报告。

4. 参考区间

见（表 34－1）。

表 34－1 各年龄组 IgG、IgA、IgM 参考值 单位：g/L

年龄	IgG	IgA	IgM
新生儿	9.70 ±4.00	0.008 ±0.005	0.13 ±0.07
4 个月	5.20 ±1.98	0.24 ±0.11	0.57 ±0.34
7 个月	5.40 ±2.34	0.23 ±0.18	0.56 ±0.32
1 岁	6.40 ±2.80	0.32 ±0.24	0.82 ±0.44
3 岁	7.20 ±3.38	0.64 ±0.50	0.84 ±0.44
7 岁	7.80 ±2.80	0.86 ±0.52	0.94 ±0.50
12 岁	10.20 ±3.84	1.21 ±0.58	0.85 ±0.56
15 岁	9.80 ±3.44	1.39 ±0.90	0.94 ±0.52
18 岁	10.30 ±3.84	1.49 ±0.96	0.93 ±0.52
成人	12.87 ±1.35	2.35 ±0.34	1.08 ±0.24

5. 附注

（1）试剂应在有效期内使用，每批试剂均需严格标定。

（2）不同厂家、不同批号试剂不可混用。

（3）轻度脂血、溶血、黄疸的标本不影响本法的测定。

6. 临床意义

（1）年龄：年龄与血中 Ig 含量有一定关系，新生儿可由母体获得通过胎盘转移来的 IgG，故血清含量较高，近于成人水平。婴幼儿由于体液免疫功能尚不成熟，免疫球蛋白含量较成人低。

（2）血清免疫球蛋白降低：有先天性和获得性二类。先天性低 Ig 血症主要见于体液免疫缺损和联合免疫缺陷病。一种情况是 Ig 全缺，如 Bruton 型无 Ig 血症，血中 IgG <1g/L，IgA 与 IgM 含量也明显降低。另一种情况是三种 Ig 中缺一或两种，或仅某一亚类缺失。最多见的是缺乏 IgA，患者易患呼吸道反复感染；缺乏 IgG 易患化脓性感染；缺乏 IgM 易患革兰染色阴性细菌引起的败血症。获得性低 Ig 血症血清中 IgG <5g/L，引起的原因较多，如有大量蛋白丢失的疾病（剥脱性皮炎、肠淋巴管扩张症、肾病综合征等），淋巴系统肿瘤（如淋巴肉瘤、霍奇金病）中毒性骨髓疾病等。

（3）血清免疫球蛋白增高：常见于各种慢性细菌感染，如慢性骨髓炎、慢性肺脓肿。子宫内感染时脐血或出生后 2 日的新生儿血清中 IgM 含量可 >0.2g/L 或 >0.3g/L。在多种自身免疫病、肝脏疾病（慢性活动性肝炎、原发性胆汁性肝硬化、隐匿性肝硬化）患者可有三类 Ig 升高。SLE 以 IgG、IgA 或 IgG、IgM 升高较多见；类风湿性关节炎以 IgM 升高为主。

（4）M 蛋白血症：主要见于浆细胞恶性病变，包括多发性骨髓瘤、巨球蛋白血症等。此病血清中某类 Ig（M 蛋白）升高，而其他类 Ig 水平正常或降低。

（陈永红　刘金豪）

第二节 IgD 测定

IgD 血清中含量很低，0.04～0.4g/L，相对分子质量 175 000，半衰期 2.8 天，是 B 细胞的重要表面标志。当 B 细胞上表达膜表面 IgD（SmIgD）时，受抗原刺激可被激活，故认为 SmIgD 为 B 细胞激活受体。循环中 IgD 无抗感染作用，但可能与某些超敏反应有关。由于血清中 IgD 含量很低，10%～50% 正常人血清 IgD 用免疫比浊法不能测出，故目前多用 ELISA 法测定。

ELISA 法测定 IgD

1. 原理　为 ELISA 双抗体夹心法。用抗人 IgD 多克隆或单克隆抗体包被聚苯乙烯反应板微孔，再加入待检血清和酶标记抗人 IgD 抗体，在固相上形成抗体一抗原（IgD）－酶标记抗体复合物，洗去未反应物质，加入酶底物/色原溶液，出现呈色反应，呈色强度反映待测血清中 IgD 水平。

2. 试剂　购买专用商品试剂盒。

3. 操作　按试剂盒说明书操作，举例如下。

（1）自冰箱中取出试剂盒，恢复至室温（18～25℃）；配制试剂；稀释待测血清；将所需量的已包被抗人 IgD 抗体的微孔反应板用洗液洗 1 次。

（2）加待检血清、不同浓度的 IgD 标准品至相应微孔中，每孔 100μl，室温 1h。甩尽孔内液体，用洗涤液洗孔 3 次，在吸水纸上拍干。

（3）加入工作浓度的酶标记抗人 IgD 抗体，每孔 100μl，室温 1h。同上法洗孔。

（4）加入酶底物/色原溶液，每孔 100μl，室温避光反应 10～15min。

（5）每孔加终止液 50μl，终止反应，30min 内于酶联仪相应波长测吸光度值。

4. 结果判定　以 IgD 标准品浓度为横坐标，相应吸光度为纵坐标，制备标准曲线。待测血清中 IgD 含量可根据所测吸光度从标准曲线得出。通常由酶联仪自动打印报告。

5. 参考区间　正常人血清中 IgD 含量变动范围很大，文献上报告的数值很不一致，如 0.003～0.140g/L、0.003～0.030g/L 等。各实验室最好用固定的试剂盒，调查一定数量的不同年龄、性别的人群，建立自己的参考值。

6. 附注

（1）试剂盒自冷藏处取出后应恢复至室温。待测血清为了批量检查常需较长时间保存以集中标本，故以－20℃冻存为宜。取出时应在室温中自然融化并轻轻混匀，切忌强烈振摇。

（2）不同厂家、不同批号试剂不可混用；不用过期试剂。每批实验均需用标准品（经 WHO 参考品标化）制备标准曲线。

（3）反应过程中每次洗涤时必须按试剂盒说明书规定次数与时间认真洗涤；在下一步反应前孔内残留液体必须在吸水纸上拍干。

（4）正常人血清中 IgD 含量变动范围很大，因此，对每一个体一次测定的 IgD 数值很难判定其临床意义，最好是连续动态测定，观察其变化情况。

7. 临床意义　IgD 的生物学功能不完全了解。妊娠末期、大量吸烟者、IgD 型多发性骨髓瘤患者血清中 IgD 含量升高。SLE、类风湿性关节炎等自身免疫病患者有 IgD 类的自身抗体，但血清中 IgD 含量是否升高尚不明确。

（陈永红 刘金豪）

第三节 IgE 测定

IgE 又称反应素或亲细胞抗体，为单体，相对分子质量 190 000，半衰期 2.5 天。正常人血清中含量极微且个体差异甚大，约 30～2 000ng/ml（0.03～2.0mg/L）。主要在呼吸道、消化道黏膜固有层中的浆细胞合成，故血清 IgE 浓度并不能反映体内 IgE 水平。对肥大细胞及嗜碱性粒细胞具有高度亲和性，可与细胞表面的高亲和性受体 Fc8RI 结合，当过敏原再次进入机体时，与致敏肥大细胞、嗜碱性粒细胞上的 IgE 结合，促使细胞脱颗粒，释放生物活性物质，引发 I 型变态反应（哮喘、枯草热、变态反应性皮炎等）。此外，IgE 还有抗寄生虫感染的作用。IgE 测定包括血清中总 IgE 及特异性 IgE 测定。须采用放射免疫分析（RIA）和 ELISA、电化学发光等高度灵敏的方法。

ELISA 测定 IgE

1. 原理 先将羊抗人 IgE 抗体包被聚苯乙烯反应板微孔，再加入待检血清，在固相上形成抗原抗体复合物。洗涤后再加入酶标记抗人 IgE 单克隆抗体，洗去过剩的酶标抗体，加入酶底物/色原溶液显色。呈色的深浅与待测血清中 IgE 量成正比的关系。

2. 试剂 购置成套商品试剂盒，包含已包被羊抗人 IgE 反应板；系列标准品（0、10、100、500U/ml）及质控血清；酶（HRP）标记抗人 IgE 单克隆抗体；缓冲液、终止液等。

3. 操作 按试剂盒说明书操作，具体步骤可参见本章第二节 IgD 测定。

4. 结果判定 以 IgE 标准品浓度为横坐标，相应吸光度为纵坐标，制备标准曲线。待测血清中 IgE 含量可根据所测吸光度从标准曲线得出。通常由酶联仪自动打印报告。

5. 参考区间

男：（31～5 500）μg/L，或（631±128）U/ml。

女：（31～2 000）μg/L，或（337±60）U/ml。

注：1U=2.4ng。

6. 临床意义 IgE 升高常见于超敏反应性疾病（如过敏性鼻炎、外源性哮喘、枯草热、变应性皮炎、慢性荨麻疹）、寄生虫感染以及 IgE 型多发性骨髓瘤、AIDS、非霍奇金淋巴瘤、高 IgE 综合征（Job 综合征）患者。

（陈永红 刘金豪）

第四节 冷球蛋白测定

冷球蛋白（cryoglybulin，CG）是一种在 37℃以下为不溶性、37℃时可溶解的病理性蛋白质，其本质是免疫球蛋白，应注意与冷纤维蛋白原区别，后者由纤维蛋白原、纤维蛋白和纤维连接蛋白组成，需用 EDTA 抗凝血浆测定，低于 37℃时沉淀，重新加温溶解后如加入凝血酶可发生凝固。

1. 分类

1 型：又称单克隆型冷球蛋白，绝大多数为单克隆性 IgM 或 IgG（多数为 IgG2 和 IgG3

亚类)，单克隆性 IgA 或轻链冷球蛋白很少见。此型占冷球蛋白血症的5% ~10%。

2 型：单克隆混合型冷球蛋白，由具有抗多克隆 IgG 抗体活性的单克隆性 IgM（很少为 IgA 或 IgG）与 IgG 的 Fc 段结合构成。此型占冷球蛋白血症的 50% ~65%。

3 型：多克隆混合型冷球蛋白，由多克隆性抗 Ig 抗体（绝大部分为 IgM 类）与其他 Ig（如 IgG、IgA）结合形成的免疫复合物，有时还可能含补体成分（如 C3)。此型占冷球蛋白血症的 30%。

1 型冷球蛋白和冷纤维蛋白原在 4℃3 ~18h 内即可沉淀出来，而混合型冷球蛋白（2、3 型）常需 72h 以上。沉淀物可呈絮状、胶凝状或结晶状。

2. 操作

（1）用在 37℃预温的注射器抽取静脉血 10ml（如需测冷纤维蛋白原，可另抽取 5ml 血用预温 EDTA 抗凝)，置 37℃水浴 2h。

（2）于 37℃下离心分离血清（或血浆，测冷纤维蛋白原，以下操作相同)。离心机可空转 20 ~30min 达到预温目的（或在套管中加入温水)。

（3）用预温的细长毛细滴管吸取血清注入红细胞比积管（Wintrobe 管）至刻度 10 处，其余血清移至尖底离心管中，均置 4℃，7 天。取出后于 4℃离心，2 500r/min，30min。

3. 结果判定

（1）观察红细胞比积管中冷沉淀物比容，做出报告。

（2）弃去尖底离心管中上层血清，用冰冷的 9.0g/L NaCl 洗沉淀物，4℃ 2 500r/min，共 3 次。再将沉淀物用适量 9.0g/L NaCl 重悬，置 37℃溶解后用双缩脲法测蛋白质含量。

（3）为鉴定冷沉淀物的成分，可用免疫电泳、免疫固定电泳技术，利用各种特异性抗血清（抗人全血清抗体，抗 α、μ、γ 重链抗体，抗 K、λ 轻链抗体，抗 C3 抗体等）予以鉴定。

（4）为鉴定冷纤维蛋白原，可在已溶解的冷沉淀物中加入凝血酶。

4. 参考区间　冷沉淀物比容 <0.4%；冷球蛋白蛋白质含量 <80mg/L；冷纤维蛋白原蛋白质含量 <60mg/L。

5. 附注

（1）操作中直至将血清（血浆）置 4℃之前，所有注射器、试管、毛细滴管以及离心过程均应尽量预温，保持 37℃，否则会影响结果。

（2）冷球蛋白与冷纤维蛋白原在 37℃都会重新溶解，沉淀物如在 37℃不溶解，不能视为冷球蛋白或冷纤维蛋白原。

6. 临床意义　冷球蛋白因可致血管的堵塞且具有免疫复合物性质，能激活补体系统，引发炎症反应，故常引起全身性血管炎。冷球蛋白血症的临床表现有紫癜、荨麻疹和雷诺现象，有时有严重的腿部溃疡甚至肢端坏死。70% 的患者有关节痛，10% ~30% 患者有膜增殖性肾小球肾炎，20% 患者有腹痛或神经炎。1 型冷球蛋白蛋白质浓度可 >1.0g/L，多见于恶性 B 细胞疾病，如 Waldenstrom 巨球蛋白血症，浆细胞瘤；2 型与 3 型冷球蛋白多见于慢性丙型病毒性肝炎（50% 冷球蛋白血症患者抗 HCV 阳性）也见于白血病、干燥综合征等结缔组织病以及一些慢性感染患者。冷纤维蛋白原血症常与冷球蛋白血症同时存在，临床表现大致相同。

（陈永红　刘金豪）

第五节 M蛋白测定

M蛋白是单克隆B淋巴细胞或浆细胞恶性增殖，产生大量类别、亚类、型、亚型、基因型和独特型相同的均一免疫球蛋白。这种均一蛋白质的氨基酸序列、空间构象、电泳特性均相同。由于这种蛋白产生于单一的细胞克隆（monoclone)，多出现于多发性骨髓瘤（multiple myeloma)、巨球蛋白血症（macroglobulinemia）或恶性淋巴瘤（malignant lym-phoma）患者的血或尿中，故称为“M蛋白”。

M蛋白血症大致可分为恶性的与意义不明的两类。恶性M蛋白血症见于：多发性骨髓瘤（包括轻链病)、Waldenstrom's巨球蛋白血症、重链病、7SIgM病（Solomen-Kunkel病)、半分子病和不完全骨髓瘤蛋白病（C端缺陷)。意义不明的M蛋白血症（monoclonal gammopathy of undetermined signifi-cance，MGUS)，一种是与其他恶性肿瘤（如恶性淋巴瘤）伴发者，另一种即所谓良性M蛋白血症。

M蛋白血症的诊断有赖于多种复杂的免疫学检查，通常由专业实验室进行，此处仅介绍M蛋白检测与鉴定的基本原则。

1. 多发性骨髓瘤与巨球蛋白血症时的M蟹白检测、鉴定方法

（1）血清总蛋白定量：90%的患者血清总蛋白含量升高（70%的患者>100 g/L)，约10%的患者正常或甚至偏低（如轻链病时)。

（2）血清蛋白醋酸纤维素膜电泳：M蛋白在$\alpha^2 \sim \gamma$区形成浓密区带，用光密度计描记可出现基底较窄、高而尖锐的蛋白蜂。在γ区，蛋白蜂的高宽比值>2；在B区和α^2区>1。

（3）血清Ig定量：一般M蛋白所属Ig均显著增多，其他Ig则正常或显著降低。

（4）血清游离轻链定量：kappa型或lambda型游离轻链含量升高，K/入比值异常。

（5）免疫电泳：M蛋白由单一种类（亚类）重链和单一型轻链构成，必须用免疫电泳加以证实。M蛋白与相应的抗重链血清、抗轻链血清形成迁移范围十分局限的浓密的沉淀弧。

（6）免疫固定电泳：将待测血清或尿在载体上电泳，使不同蛋白质形成电泳位置不同的区带。将特异性抗重链或抗轻链血清加于载体上，抗血清即可与相应的蛋白区带结合（例如抗kappa链抗血清与kappa轻链区带结合)，形成抗原抗体复合物。洗去未与抗血清结合的区带，用氨基黑或丽春红染色，抗血清固定的区带即可呈色。

（7）尿本-周蛋白（Bence-Jones protein）即尿游离轻链检测：轻链-白蛋白-戊二醛免疫电泳法：取尿液5ml，加入2.0g/L牛血清白蛋白（BSA）0.25ml，再加0.5%戊二醛0.25ml混匀，室温下30min。尿液中的轻链能与BSA在戊二醛的存在下结合。按常法与抗轻链血清进行对流免疫电泳，则检样与抗K、λ血清之间可产生白色沉淀线。此法阳性检出率为100%，假阳性率为4%。尿中含有轻链200 μg/ml时即可出现阳性结果。

根据尿蛋白含量，用不浓缩尿或浓缩尿作免疫电泳与固定免疫电泳可以进一步鉴定。由于已有游离轻链检测的商品试剂盒，故可用免疫比浊法测定尿液游离轻链含量。

2. 重链病时的M蛋白检测与鉴定　与多发性骨髓瘤相同，但尚需用选择性免疫电泳加以证实：方法是将抗Fab或多价抗轻链血清与融化琼脂混匀，浇注玻片，按常法打孔、加

样、电泳。抗体槽中可加相应抗 Ig 血清（疑为 γ 重链病加抗 IgG 血清．疑为 α 重链病加抗 IgA 血清等）。电泳时检样中正常 Ig 被琼脂中抗 Fab 或抗轻链血清选择性阻留，重链片段则继续向阳极移动，形成单一沉淀弧。

3. 7S IgM 病的 M 蛋白检测与鉴定　除上述方法外，尚需证实 7S IgM 的存在。一般 IgM 为五聚体，沉降系数为 19S，而 7S IgM 病患者的 IgM 为单体，沉降系数为 7S。证实 7S IgM 有两种方法：一种是在测定 IgM 总量后，将被测血清 1 ~ 2ml 过 Seph - arose 6B 柱，再根据洗脱峰图用面积仪测出 7S IgM 占总 IgM 的百分比，与 IgM 总量换算即得 7S IgM 绝对值。另一方法即植物血凝素（PHA）选择电泳：此法原理是五聚体 IgM 可与 PHA 结合形成沉淀，而单体 IgM 不与 PHA 结合。制备含 PHA 的琼脂胶（2mg/ml），浇板、打孔、加样、电泳。五聚体 IgM 被琼脂中 PHA 阻留，7S IgM 继续向阳极泳动，并可与随后加于抗体槽中的 IgM 抗血清（γ 球蛋白组分）反应，形成单一沉淀弧。

4. 半分子病的 M 蛋白检测与鉴定　所谓半分产（half - molecule），是指此种 M 蛋白由一条重链和一条轻链组成。检测与鉴定方法与多发性骨髓瘤不同。除此之外，尚需对“半分子”进行特殊鉴定。方法有：

（1）用免疫电泳法鉴定半分子 M 蛋白的电泳迁移率：与 Ig 相比，半分子 M 蛋白泳向正极，可达 α^2 区。

（2）十二烷基硫酸钠（SDS）- 聚丙烯酰胺凝胶电泳，推算 M 蛋白的分子量。

（3）超速离心分析，测定 M 蛋白的沉淀系数。

（4）Fc 抗原决定簇的确定：用相应抗重链血清对比患者（M 蛋白）与正常人相应 Ig 的区别。

（陈永红　刘金豪）

第五篇　临床微生物与寄生虫检验技术及临床应用

第三十五章　抗微生物药物耐药性监测技术

第一节　抗微生物药物敏感性试验

抗微生物药物敏感性试验（antimicrobial susceptibility test，AST）简称药敏试验，是在体外测定抗微生物药物抑制或杀灭微生物能力的试验，其主要目的是预测抗菌药物治疗的结果。敏感（suscep - tible）意为检测菌引起的感染用该药物的推荐剂量治疗时可能有效。耐药（resistant）指用该药物治疗检测菌所致感染时，无论剂量如何，感染发生于何部位，临床均无效。中介（intermediate）对于毒性低，可以加大剂量或在感染局部药物浓度高的抗菌药物，可以用于临床治疗，对于毒性大的药物，为敏感与耐药之间的缓冲，避免因实验误差导致严重或极严重错误。但有些情况，如葡萄球菌对苯唑西林敏感性，只分为敏感和耐药。

（一）常用抗菌药物

抗菌药物包括对细菌有活性的抗生素、半合成抗生素及化学合成药物。

1. β - 内酰胺类（β - lactams）　β - 内酰胺类抗菌药物化学结构中均有一个四元 β - 内酰胺环，其抗菌机制为抑制细菌细胞壁的合成，包括青霉素类、头孢菌素类、碳青霉烯类、单环类、头霉素类及其他非典型 β - 内酰胺类。

2. 糖肽类　肽类抗菌药物包括万古霉素和替考拉宁，作用机制为抑制细胞壁合成，但作用位点与 β - 内酰胺类不同，对需氧革兰阳性菌具有强大作用。

3. 氨基糖苷类　主要作用于细菌细胞内核糖体，抑制细菌蛋白质合成，对葡萄球菌属、需氧革兰阴性杆菌具有良好抗菌活性。

4. 大环内酯类　因具有大环内酯环基本结构而命名，在核糖体水平抑制细菌蛋白质的合成，对需氧革兰阳性菌、革兰阴性球菌、厌氧球菌、某些苛养革兰阴性杆菌及不典型病原体有良好作用。

5. 喹诺酮类　属化学合成抗菌药，包括喹诺酮类和氟喹诺酮类，可抑制许多革兰阳性和革兰阴性菌的 DNA 促旋酶和拓扑异构酶Ⅳ的活性。

6. 四环素类　抗菌药物亦在核糖体水平抑制细菌蛋白质的合成，对一些革兰阳性菌和革兰阴性菌均具有抗菌活性。

7. 林可酰胺类　包括林可霉素和克林霉素，作用机制和抗菌谱与大环内酯类相似。

8. 磺胺类和甲氧苄啶　系化学合成药，通过干扰细菌叶酸代谢而抑制核酸和蛋白质合成。甲氧苄啶与磺胺药合用可双重阻断细菌叶酸合成代谢。

（二）常规试验和选择性报告的抗菌药物选择

微生物实验室常规试验和报告的药物，除需遵循相关技术标准外，尚需根据本院患者的特点与相关人员讨论后确定。我国普遍遵循美国临床实验室标准化研究所（clinical and laboratory standardinstitute，CLSI）制定的药敏试验指南。

根据 CLSI 指南，常规药敏试验药物分为 AL、B、C、U 组。A 组药物通常为疗效确切、毒副作用小、价格不贵的老药，需常规试验并报告。B 组包括临床上重要的，特别是针对医院感染的药物，常规试验，选择性报告，报告指征为 A 组同类药物耐药或患者不耐受时；特定的标本来源（如对脑脊液中的肠道杆菌用三代头孢菌素或者对泌尿道的分离菌株用 TMP/SMZ）；多种细菌感染；多部位感染；流行病学调查。C 组为替代或补充性的抗菌药物，选择性报告，报告指征为对数种基本药物（特别是同类药物）耐药，且存在潜在的局部流行或广泛流行的菌株；对基本药物过敏的患者；少见菌感染；流行病学调查。U 组仅用于治疗泌尿道感染的药物。O 组，对该组细菌有临床适应证，但一般不用于常规试验与报告的药物。Inv 组，对该菌群作研究，尚未经 FDA 批准的药物。科学地选择性报告药敏试验结果有助于减低抗菌药物选择性压力。

（三）抗菌药物敏感性试验方法

抗菌药物敏感性试验方法包括纸片扩散法、稀释法、E 试验方法和自动仪器法。稀释法包括琼脂稀释法和肉汤稀释法（包括常量、微量）。临床微生物实验室可以根据操作易行性、价格、试验药物选择的灵活性、结果准确性等选择。以下简述常用药敏试验方法及其质量保证。

1. 纸片扩散法及其质量保证　纸片扩散法又称 Kirby－Bauer（K－B）法，是将含有定量抗菌药物的纸片贴在已接种测试菌的琼脂平板上，纸片中所含的药物吸收琼脂中水分溶解后向周围扩散，形成递减的浓度，纸片周围抑菌浓度范围内测试菌的生长被抑制，形成透明带为抑菌圈。抑菌圈的大小反映测试菌对测定药物的敏感程度，与该药对测试菌的最小抑菌浓度呈负相关。

抗菌药物纸片选择直径为 6.35mm，吸水量为 20μl 的专用纸片，用逐片加样或浸泡方法使每片含药量达规定标准。水解酪蛋白（mueller－hinton，MH）培养基是 CLSI 推荐采用的兼性厌氧菌和需氧菌药敏试验标准培养基，pH 为 7.2～7.4，对营养要求高的细菌如流感嗜血杆菌、淋病奈瑟菌、链球菌等需添加血液或其他添加剂。

纸片扩散法操作环节多，其质量保证需注意以下方面。①药敏纸片贮存与使用：以低温干燥保存为佳，纸片密封贮存于 2～8℃或－14℃以下无霜冷冻箱（避免反复冻融），β－内酰胺类药敏纸片应冷冻贮存。使用前将贮存容器移至室温平衡 1～2h 后开启，以免纸片产生冷凝水。②培养基：准确量取培养基，以保证每个培养基厚度为 4mm。配制当天使用或置密封袋中 4℃保存，使用前置 35℃温箱孵育 15min，使其表面干燥。培养基的成分直接影响结果的准确性，有些抗菌药物的抑菌或杀菌能力可被多种物质拮抗，如某些蛋白质及氨基酸对磺胺类药物有不同程度的拮抗作用；培养基的酸碱度以 pH7.2～7.4 最适宜，碱性可扩大氨基糖苷类药物的抑菌圈，酸性可扩大四环素类药物的抑菌圈。③菌液浓度、接种：定期校准比浊管，以保证接种菌液浓度符合标准（加大菌量抑菌圈减小，相反则抑菌圈扩大）。标准浓度的菌液应在15min内用无菌棉拭子蘸取，在管内壁旋转挤去多余菌液，均匀涂抹于培养基，室温下干燥3~5min贴纸片，但不宜太久，否则在贴纸片前细菌已开始生长可使抑菌圈缩小。④贴纸片：各纸片中心相距>24mm，纸片距平板内缘>15mm，纸片紧贴于琼脂表面，纸片只要接触琼脂就不可再移动，因为抗菌药物会自动扩散入培养基。⑤孵育：通常35℃孵育16~18h，但甲氧西林、苯唑西林、萘夫西林和万古霉素必须孵育24h。检测甲氧西林耐药葡萄球菌菌株温度不超过35℃。⑥抑菌圈测量：定期确认测量抑菌圈直径量具的准确性，通常忽略抑菌圈边缘仅能在放大镜下观察到的细小菌落生长，但需特别注意以下情况，即甲氧苄啶和磺胺类药物应忽略20%或更低生长的薄菌苔，测量抑菌圈直径较为明显的生长界限；忽略变形杆菌属细菌在某些抗菌药物抑菌圈内的迁徙性生长；链球菌属测量抑菌圈而非溶血圈；采用透射光观察万古霉素对葡萄球菌属或肠球菌属、利萘唑胺对葡萄球菌属、苯唑西林对葡萄球菌属抑菌圈，任何可辨菌落或生长薄膜，经确认为非污染菌，均提示耐药；对于其他细菌，若抑菌圈内出现散在菌落，可能为菌种不纯，需重新分离、鉴定和做药敏试验，也可能提示为高频突变耐药株。⑦质量控制：质控菌株对每种抗菌药物的抑菌圈允许范围为95%的可信限，即实验室日间质控抑菌圈直径在连续20个数值中，仅允许1个超出范围。要获得准确的药敏试验结果，应特别注意标准菌株种类、质控频率符合相应指南要求。标准菌株的保存、使用规范，避免发生突变、衰老等。

纸片扩散法的优点：操作简单，试剂费用相对较低，定性试验结果易理解，无需特殊设备，抗菌药物选择灵活，被WHO推荐为定性药敏试验的基本方法，是目前已建立且证实为最好的药敏试验方法之一。其局限性为已标准化的细菌谱覆盖不广，如未覆盖厌氧菌、棒状杆菌属等；难以准确检测万古霉素中介金黄色葡萄球菌，某些苯唑西林异质性耐药葡萄球菌和万古霉素低水平耐药肠球菌等多重耐药菌；为定性结果，特殊情况下需要采用定量试验，如青霉素和头孢菌素对肺炎链球菌和某些草绿色链球菌的敏感性。目前抑菌圈直径的测量与判读、数据保存及解释已出现自动化设备，减少结果错误。

2. 稀释法　根据培养基不同，稀释法分为肉汤稀释法和琼脂稀释法。肉汤稀释法又分为常量肉汤稀释法和微量肉汤稀释法。稀释法所测为某种抗菌药物的最低（或最小）抑菌浓度（MIC），即完全抑制细菌生长的最低药物浓度，亦可测定最低（或最小）杀菌浓度。

常量稀释法每管肉汤≥1.0ml（通常2ml），微量稀释法每孔含0.1ml，商品化的微量稀释板上含有多种经对倍稀释的冻干抗菌药物，操作方便，被广泛使用。配制0.5麦氏浓度菌液，用肉汤（常量稀释法）、蒸馏水或生理盐水（微量稀释法）稀释菌液，使最终菌液浓度（每管或每孔）为5×10^5CFU/ml。

肉汤稀释法质量保证重点环节为：①某些菌属、药物需在通常使用的离子校正的M-H肉汤中添加成分，如链球菌属添加2.5%~5%溶解马血；嗜血杆菌属与K-B法添加相同的成分；葡萄球菌属对苯唑西林、萘夫西林、甲氧西林检测培养基添加2% NaCl；达托霉素添加50μg/ml钙离子。校正培养基pH为7.2~7.4（25℃），布鲁菌属pH为7.0~7.2。②根据抗菌药物性能选择溶剂，保存条件，保存期限。③定期校准比浊管，以保证接种菌液浓度符合标准。菌液于15min内接种完毕。④通常35℃孵育16~20h，但不动杆菌属、洋葱伯克霍尔德菌、嗜麦芽窄食单胞菌、嗜血杆菌属（5% CO_2）、链球菌属（5% CO_2）需孵育20~

24h，葡萄球菌属对苯唑西林、萘夫西林、甲氧西林和万古霉素及肠球菌属对万古霉素必须孵育 24h。⑤每一次试验均需以相应标准菌株进行质控。此外，还需设置阳性、阴性对照，除阳性对照管内不含抗菌药物，阴性对照管内无待检细菌外，其他成分与试验管完全相同。⑥结果判断：甲氧苄啶或磺胺药物以 80% 生长抑制作为判断指标。微量稀释法常借助比浊仪判断细菌的生长。

常量肉汤稀释法是用于研究目的或检测一种药物对一种微生物活性的可靠的参考方法。但过程烦琐，且目前有许多方便的稀释系统（如微量肉汤稀释），故在大多数微生物实验室该方法不作为常规药敏试验方法。微量肉汤稀释法可自制或使用商品化平板。

琼脂稀释法是将药物混匀于琼脂培养基中，配制含不同浓度药物平板，使用多点接种器接种细菌，经孵育后观察细菌生长，以抑制细菌生长的琼脂平板所含药物浓度测得 MIC。其质量保证应特别重视以下环节。①一般细菌培养基为 M－H 琼脂，pH7. 2～7. 4。然而，除肺炎链球菌外的其他链球菌需添加 5% 脱纤维羊血（检测磺胺类药物宜用溶解马血），幽门螺杆菌添加 5% 脱纤维羊血，检测葡萄球菌属对苯唑西林、萘夫西林、甲氧西林敏感性的培养基应添加 2% NaCl；厌氧菌培养基为布氏血琼脂。②抗菌药物浓度梯度配制要求与肉汤稀释法相同。③平板制备时，准确加入抗菌药物、琼脂，并使二者充分混匀。琼脂厚度为 3～4mm。通常含药平皿置密闭塑料袋，2～8℃贮存 5d，易降解药物如头孢克洛，需 48h 内使用，亚胺培南、含克拉维酸复合制剂配制当天使用。冷藏保存的平板使用前应在室温中平衡或置温箱中 30min，使琼脂表面干燥。④0. 5 麦氏比浊管浓度菌液稀释 10 倍，以多点接种仪接种（1～2μl），15min 内接种完毕。⑤孵育：一般置 35℃16～20h，特殊情况与肉汤稀释法相同。幽门螺杆菌置微需氧环境孵育 3d。⑥质控与对照设置与肉体稀释法相同。⑦结果判断：平板置暗色，无反光表面判读，以抑制细菌生长的药物稀释度为终点浓度（含磺胺或甲氧苄啶平板上可见少许散在生长）。

琼脂稀释法的优点：方法可靠，可作为评估其他检测系统准确性的参考方法；同时检测大量微生物的药物敏感性，可作为流行病学调查和研究方法；污染微生物和异质性微生物比肉汤法易检测。其主要缺点为费时、费力。

3. E 试验法及其质量保证　E 试验法是一种结合稀释法和扩散法原理对抗微生物药物直接定量检测的实验技术。E 试条是 5mm×50mm 的无孔试剂载体，一面固定呈连续指数增长的某一种抗菌药物，另一面标识相应浓度。将 E 试条贴在接种细菌的琼脂平板，孵育过夜，试条与其周围椭圆形抑菌圈交点的刻度即为该药物的 MIC。E 试验法质量保证与纸片扩散法、稀释法相同。E 试验法可确定少见抗菌药物的 MIC；可检测苛养菌或厌氧菌 IIC，但其费用高。

4. 抗菌药物药效学的其他试验　常用的是杀菌试验、联合药物敏感性试验。

（1）杀菌试验：临床实验室常用最低杀菌浓度（MBC）定量评价抗菌药物杀菌效力。最低杀菌浓度指抗菌药物杀灭 99. 9% 以上测试菌的最低药物浓度。测定方法是在稀释法 MIC 测定基础上，通过再转种、再孵育，最终测得某种抗菌药物对被测菌的 MBC。时间一杀菌曲线主要用于评价一种抗菌药物对测试菌的杀菌效率及 2 种或 2 种以上抗菌药物对测试菌的联合杀菌活性。培养基和测试菌的准备等与测定 MIC 的肉汤稀释法相同，设定 0h、4h、8h、24h 等不同培养时间试验管，每管均设生长对照管，孵育后，立即连同生长对照管转种血平板进行菌落计数，将各时间点测得的平均菌落计数在半对数坐标纸上绘制杀菌曲线。

（2）联合药物敏感性试验：体外联合药敏试验的临床意义在于，扩大抗菌谱，治疗混合感染；预防或延缓细菌耐药性的发生；减小剂量以减少毒性；治疗某些耐药细菌引起的严重感染。

联合药物敏感性试验包括联合抑菌试验、联合杀菌试验，可出现4种试验结果。①无关作用：两种药物联合作用的活性等于其单独活性。②拮抗作用：两种药物联合作用显著低于单独抗菌活性。③累加作用：两种药物联合作用时的活性等于两种单独抗菌活性之和。④协同作用：两种药物联合作用显著大于其单独作用的总和。

联合抑菌试验方法有棋盘（方阵）稀释法、微量棋盘（方阵）稀释法、琼脂棋盘（方阵）稀释法，分别利用肉汤稀释法、琼脂稀释法原理，首先测定各拟联合抗菌药物对检测菌的 MIC。根据所得 MIC，确定药物稀释度（一般为 6～8 个稀释度），药物最高浓度为其 MIC 的 2 倍，依次对倍稀释。两种药物的稀释分别在方阵的纵列和横列进行，得到不同浓度组合的两种药物混合液。接种菌量为 5×10^5CFU/ml，35℃孵育 18～24h 或以后观察结果。计算部分抑菌浓度（fractional inhibitory concentra－tion，FIC）指数。

FIC 指数 = A 药联合时的 MIC/A 药单测 MIC + B 药联合时的 MIC/B 药单测 MIC。判断标准：FIC 指数 <0.5 协同作用；0.5～1 相加作用；1～2 无关作用；>2 拮抗作用。

联合杀菌试验方法与时间－杀菌曲线法相同。分别测定并绘出两种药物对被测菌的单独杀菌曲线和联合杀菌曲线，根据杀菌曲线判断联合用药的结果。

（四）厌氧菌的体外药物敏感试验

目前，厌氧菌体外药物敏感试验可选择的方法有限制性琼脂稀释法、微量肉汤稀释法（脆弱类杆菌族）及 E 试验。CLSI 将琼脂稀释法作为厌氧菌药敏试验参考方法，该方法复杂，费用较高。培养基为布氏血琼脂，贮存期不超过 7d（4～10℃），含亚胺培南和克拉维酸的培养基必须当天制备。目前，微量肉汤稀释法适用于脆弱类杆菌，其他药物及菌属尚在评估中，推荐培养基为布氏肉汤，添加 X 因子、维生素 K1 及溶解马血。E 试验与 CLSI 参考方法相关性好，操作灵活方便，但费用较高。除考虑使用青霉素外，β－内酰胺酶检测作用有限。

（五）分枝杆菌的体外药物敏感性试验

1. 结核分枝杆菌　药敏试验方法有部分浓度法、放射性核素法或 BACTEC460TB、绝对浓度法、耐药比率法。琼脂部分浓度法和 BACTEC460TB 仍是美国和欧洲最常用的方法。近来出现的，包括手工和自动的快速药敏试验，采用非放射性肉汤培养基，克服了放射性底物的局限性，如 ESPⅡ培养系统、MGIT 及 MB/BacT ALERT 3D。快速药敏试验应与快速培养和鉴定方法联合使用，以尽早检测耐药性。

2. 鸟分枝杆菌复合体　目前欧洲采用琼脂稀释法，培养基为 M－H 添加十八烯酸－清蛋白－葡萄糖－触酶。美国认为放射性常量和微量肉汤稀释法准确、可靠。

3. 其他缓慢生长分枝杆菌　尽管缺少相关药物治疗资料，但药敏试验结果有助于感染的治疗。此外，本底资料亦有助于复发的治疗。由于药敏试验过程及结果解释的复杂性，常在有条件的实验室进行。

4. 快速生长分枝杆菌　试验方法有微量肉汤稀释法、纸片扩散法、E 试验法和琼脂纸片洗脱法，CLSI 仅有微量肉汤稀释法的相关标准。

（六）酵母样真菌的体外药物敏感性试验

抗真菌药敏试验有纸片扩散法和肉汤稀释法。

1. 纸片扩散法　方法同细菌纸片扩散法。培养基为 M－H＋2％葡萄糖＋0.5μg/ml 亚甲蓝染液（GMB）。孵育时间为 20～24h，如 24h 生长不良继续孵育至 48h。结果报告为敏感（S）、敏感剂量依赖（S－DD）、耐药（R）。质控菌株包括白假丝酵母菌 ATCC90028、近平滑假丝酵母菌 ATCC22019、热带假丝酵母菌 ATCC750、克柔假丝酵母菌 ATCC6258。目前该方法只能测试氟康唑的敏感性。

2. 肉汤稀释法　不同于普通肉汤稀释法的操作步骤。①培养基含谷氨酰胺和 pH 指示剂，不含碳酸氢钠 RPMI1640。检测 5－氟胞嘧啶（5－FC）或吡咯类对白假丝酵母菌敏感性时，用丙磺酸吗啉缓冲液（MOPS）调整 pH 为 7.0（25℃）。②药物原液 10 倍于最高试验浓度。非水溶性药物用 100％非水溶性溶剂对倍稀释，浓度范围为原液浓度至试验终浓度的 100 倍，再以 RPMI1640 培养基 10 倍稀释作为试验用量。水溶性药物直接用 RPMI1640 培养基作对倍稀释，浓度范围为原液至 10 倍于试验最终浓度。③检测菌接种于沙氏培养基或马铃薯葡萄糖琼脂，35℃孵育 24h（假丝酵母菌）或 48h（隐球菌）至少传代 2 次，以保证纯种和活力。挑取菌落于 5ml 生理盐水中混匀，在波长 530nm 调整分光光度计至 0.5 麦氏比浊度，此时菌液为 $1\times10^6\sim5\times10^6$CFU/ml，再以 RPMI1640 培养基稀释 1 ：2 000，即 $5\times10^2\sim2.5\times10^3$CFU/ml。④结果判断：常量稀释法 46～50h，或 70～74h（新生隐球菌），微量稀释法生长对照孔出现生长时判读结果。两性霉素 B 以抑制测试菌肉眼可见生长的最低药物浓度为 MIC，5－FC 或吡咯类采用 80％MIC 为判断标准。⑤质控菌株为近平滑假丝酵母菌 ATCC22019、克柔假丝酵母菌 ATCC6258。

（七）病毒体外药物敏感性试验

抗病毒药物药敏试验对明确病毒耐药机制，确定耐药病毒突变体出现的频率，检测药物间的交叉耐药性及评估新的抗病毒药物都是必需的。最近，CLSI 发布了 HSV 药敏试验的推荐性标准，其他病毒尚无推荐的标准方法。抗病毒药物药敏试验标准化存在的困难是，许多因素影响实验结果，包括细胞系，病毒接种物滴度，孵育时间，抗病毒药物的浓度范围，参考菌株，试验终点的标准，计算及解释等。

（八）寄生虫体外药物敏感性试验

通过准确的方法确定寄生虫对药物的反应在某些方面证实是有效的。寄生虫药敏试验分为 4 类：体内试验、体外试验、动物模型试验及分子水平试验。体内试验直接评价药物的临床疗效。体外试验可重复评估多种药物包括试验药物，但缺乏标准化方法。动物模型试验可检测无法体外培养的寄生虫或尚未批准用于临床的药物。分子水平试验可检测耐药相关的遗传变异，可用于大规模的流行病学研究。

（郭改玲　郭风涛）

第二节　临床重要的耐药菌及其检测

（一）细菌的耐药机制

1. 产生灭活抗菌药物的各种酶　细菌可产生灭活抗菌药物的酶，包括水解酶、钝化酶及修饰酶。

（1）β－内酰胺酶：产生β－内酰胺酶是细菌对β－内酰胺类抗菌药物耐药的主要原因。β－内酰胺酶通过其丝氨酸活性位点与β－内酰胺类抗菌药物分子中的酰胺环结合并打开β－内酰胺环，导致药物失活。根据1995年Bush提出的功能分类，按照底物和抑制物分为4组（其中2组和3组又分亚组），根据氨基酸序列分属于A、B、C、D 4种分子类别（Ambler分子分类）。

（2）钝化酶：氨基苷类钝化酶是细菌对氨基糖苷类产生耐药性的最重要原因，此外还有氯霉素乙酰转移酶、红霉素酯化酶等。氨基糖苷类钝化酶通常由质粒介导染色体编码，同时与可移动遗传因子（整合子、转座子）亦有关，质粒的交换和转座子的转座作用均有利于耐药基因插入敏感菌的遗传物质中。

（3）修饰酶：氨基糖苷类修饰酶催化氨基糖苷类药物氨基或羟基的共价修饰，使氨基糖苷类药物与核糖体的结合减少，促进药物摄取EDP－Ⅱ也被阻断，因而导致耐药。氨基糖苷类修饰酶主要包括N－乙酰转移酶（AAC）、O－核苷转移酶（ANT）和O－磷酸转移酶（APH）。

2. 药物作用靶位改变　如青霉素结合蛋白（PBP）的改变导致β－内酰胺类抗菌药物耐药，DNA拓扑异构酶的改变引起喹诺酮类抗菌药物耐药。

3. 抗菌药物渗透障碍　细胞外膜上存在多种孔蛋白，系营养物质和亲水性抗菌药物的通道。细菌突变造成某种孔蛋白减少、缺失或结构变异时，即可阻碍抗菌药物进入细菌，导致细菌耐药性的发生。此外，许多细菌可吸附于生物材料或机体腔道表面，分泌多糖基质、纤维蛋白、脂蛋白等，形成生物膜。生物膜可通过物理阻挡作用保护细菌逃逸宿主免疫和抗菌药物的杀伤作用，同时在较低药物浓度下，易开启耐药基因，是形成耐药的原因之一。

4. 药物的主动外排　主动外排泵是细菌耐药的又一机制。根据氨基酸序列同源性分为5类：①主要易化子超家族（MFS）。②耐药结节细胞分化（RND）家族。③多药和毒物排除（lVIATE）家族。④小多重耐药（small multi－drug resistance）家族。⑤ATP结合盒（ATP－binding cassette，ABC）家族。在这些超家族中，仅ABC超家族以水解ATP供能，其余均以质子驱动力供能。

（二）特殊耐药性检测

1. 酶介导的耐药性检测

（1）β－内酰胺酶检测：β－内酰胺酶试验有3种方法，即产酸法、碘还原法和色原法。3种方法所用的试验菌均需取自非选择性平板上的菌落。

产酸法所用的底物为青霉素，将试验菌种入含底物的枸橼酸缓冲液中，试验菌所产生的β－内酰胺酶将青霉素水解为青霉噻唑酸，使溶液的pH降低，溶液中的指示剂酚红由红色（阴性）变为黄色（阳性）。

碘还原法所用的底物亦为青霉素，溶解于磷酸盐缓冲液中，指示剂为碘淀粉复合物。当试验菌产生β－内酰胺酶时，底物水解产生的青霉噻唑酸使碘淀粉复合物中的碘还原，后者不能和淀粉结合致溶液由蓝色（阴性）转为无色（阳性）。出现淡蓝紫色时亦判为阴性。

色原法的底物是色原头孢菌素（头孢硝噻吩，nitrocefin），可以将其用磷酸盐缓冲液（pH7.0）配成溶液，置于试管中，再种入试验菌以观察颜色变化，亦可将其制成纸片，直接刮取菌落，涂菌部位纸片由黄色变为红色（阳性），则试验菌产β－内酰胺酶，即nitrocefin 被水解而引起电子转移。

以上 3 种试验方法的影响因素：产酸法和碘还原法的底物青霉素保存不当会自发降解而致假阳性，血清可以引起 nitrocefin 产生颜色反应。金黄色葡萄球菌和路邓葡萄球菌常需通过诱导才能产生 β－内酰胺酶，若诱导前试验阴性，可用亚抑菌浓度的头孢西丁（0.25μg/ml）诱导后再测，或于 β－内酰胺类抗菌药物纸片抑菌圈的边缘取菌苔进行测定，该试验至少 60min 后才能报告阴性。

临床实验室常规检测 β－内酰胺酶的细菌为流感嗜血杆菌、卡他莫拉菌、淋病奈瑟菌、肠球菌属（仅无菌体液）、类杆菌属、普雷沃菌属及其他革兰阴性厌氧菌（脆弱类杆菌组除外）。

（2）超广谱 β－内酰胺酶（ESBLs）筛选和确证：常规筛选 ESBLs 的菌株为肺炎克雷伯菌、产酸克雷伯菌、大肠埃希菌、奇异变形杆菌（与临床相关时）。ESBLs 大多由 TEM－1、2，SHV－1 型突变而来。其他基因型还有 CTX－I、TOHO 等。

ESBLs 可以水解青霉素类、头孢菌素类、氨曲南，即使体外试验有时敏感，临床上对以上药物治疗仍然无效，故应报告耐药。但头霉素类和碳青霉烯类不受 ESBLs 影响。ESBLs 筛选和确证试验见表 35－1。

表 35－1　临床常见菌株 ESBLs 筛选和确证试验

筛选试验	确证试验			
试验方法	纸片扩散法	肉汤稀释法，琼脂稀释法	纸片扩散法	肉汤稀释法，琼脂稀释法
培养基	Mueller－Hinton 琼脂	肉汤稀释法：CAMHB[a] 琼脂稀释法：M－H 琼脂	Mueller－Hinton 琼脂	肉汤稀释法：CAMHB[a] 琼脂稀释法：M－H 琼脂
接种	生长法或直接菌落悬液法，0.5McF	生长法或直接菌落悬液法，0.5McF	生长法或直接菌落悬液法，0.5McF	生长法或直接菌落悬液法，0.5McF
孵育条件	35±2℃，空气 16～18h	35±2℃，空气 16～20h	35±2℃，空气 16～18h	35±2℃，空气 16～20h
结果	对于 kpn/kox/eco 头孢伯肟 10μg≤17mm 头孢他啶 30μg≤22mm 氨曲南 30μg≤27mm 头孢噻肟 30μg≤27mm 头孢曲松 30μg≤25mm 对于 pmi 头孢伯肟 10μg≤22mm 头孢他啶 30μg≤22mm 头孢噻肟 30μg≤27mm	头孢伯肟≥8μg/ml 头孢他啶≥2μg/ml 氨曲南≥2μg/ml 头孢噻肟≥2μg/ml 头孢曲松≥2μg/ml 头孢伯肟≥2μg/ml 头孢他啶≥2μg/ml 头孢噻肟≥2μg/ml	头孢他啶/克拉维酸或头孢噻肟/克拉维酸的抑菌圈直径比相应的头孢他啶或头孢噻肟的抑菌圈直径≥5mm，判定为产 ESBLs	头孢他啶/克拉维酸或头孢噻肟/克拉维酸的 MIC 比相应的头孢他啶或头孢噻肟的 MIC 降低 3 倍以上判定为产 ESBLs
报告			对于所有 ESBLs 确证试验阳性的菌株，报告对青霉素类、头孢菌素类、氨曲南耐药	

续 表

筛选试验	确证试验			
QC 建议	进行筛选试验时，kpn ATCC 700603 用于质量评估（如，培训、能力测试或试验评估）。kpn AI' CC700603 或 eco ATCC25922 均可用于常规 QC（如每周或每天）。kpn ATCC 700603 头孢伯肟 10μg 9～16mm 头孢他啶 30μg 10～18 mm 氨曲南 30μg 9～17mm 头孢噻肟 30μg 17～25 mm 头孢曲松 30μg 16～24 mm eco ATCC25922	进行筛选试验时，kpn ATCC700603 用于质量评估（如，培训、能力测试或试验评估）。kpn ATCC700603 或 eco ATCC25922 均可用于常规 QC（如每周或每天）。eco ATCC25922 = 不生长 kpn ATCC 700603 一生长 头孢伯肟≥8μg/ml 头孢他啶≥2μg/ml 氨曲南≥2μg/ml 头孢噻肟≥2μg/ml 头孢曲松》2μg/ml	进行确证试验时，kpn ATCC 700603 和 eco ATCC25922 均应用于常规 QC（如每周或每天）。eco ATCC25922 所测试药物加入克拉维酸后抑菌圈直径与单药抑菌圈直径相比，增加≤2mm kpn ATCC 700603 头孢他啶/克拉维酸抑菌圈直径增加≥5mm 头孢噻肟/克拉维酸抑菌圈直径增加≥3mm	进行确证试验时，kpn ATCC700603 和 eco ATCC25922 均应用于常规 QC（如每周或每天）。eco ATCC25922：加入克拉维酸的药物 MIC 相对单药 MIC 减低 <3 个倍比稀释度 kpn ATCC 700603：加入克拉维酸的药物 MIC 相对单药 MIC 减低≥3 个倍比稀释度

注：CAMHBa：阳离子调节 M－H 肉汤。

2. 葡萄球菌属苯唑西林耐药性检测　耐甲氧西林葡萄球菌（methicillin resistant staphylococci，IVIRS）多由 mecA 基因介导，其基因产物是低亲和力的 PBP2a。CLSI 建议用头孢西丁纸片检测 mecA 基因介导的苯唑西林耐药性，结果容易观察，且对于凝固酶阴性葡萄球菌（SCN）的特异性更高。金黄色葡萄球菌和路邓葡萄球菌亦可采用头孢西丁肉汤稀释法检测 mecA 基因介导的苯唑西林耐药性。苯唑西林耐药性和头孢西丁检测 mecA 基因介导的苯唑西林耐药性试验见表 35－2。

表 35－2　苯唑西林耐药性和头孢西丁检测 mecA 基因介导的苯唑西林耐药性试验

筛选试验	苯唑西林耐药性	*mec*A 基因介导的苯唑西林耐药性		
细菌	金黄色葡萄球菌	金黄色葡萄球菌 路邓葡萄球菌	凝固酶阴性葡萄球菌 （路邓葡萄球菌除外）	金黄色葡萄球菌 路邓葡萄球菌
试验方法	琼脂稀释法	纸片扩散法		肉汤稀释法
培养基	含 4% NaCl 的 M－H 琼脂	M－H 琼脂		CAMHB[a]
抗菌药物浓度	6μg/ml 苯唑西林	30μg 头孢西丁纸片		4μg/ml 头孢西丁
接种	直接菌落悬液获得 0.5 麦氏浊度。使用 1μl 接种环蘸取涂布菌液，在平板上涂布直径 10～15mm 斑点或以棉签涂布类似大小斑点或涂满 1/4 区	标准纸片扩散法推荐		标准肉汤稀释法推荐

续 表

筛选试验	苯唑西林耐药性	*mec*A 基因介导的苯唑西林耐药性		
培养条件	33~35℃，空气			
培养时间	24h	16~18h	24h（18h 耐药亦可报告）	16~20h
结果	用透射光仔细观察 >1 个菌落或淡膜状生长 >1 菌落=耐药	≤21mm-*mecA* 阳性 ≥22mm=*mecA* 阴性	≤24mm=*mecA* 阳性 ≥25mm=*mecA* 阴性	>4μg/ml=*mecA* 阳性 ≤4μg/ml=*mecA* 阴性
报告	苯唑西林耐药金黄色葡萄球菌对其他β-内酰胺类亦耐药	*mecA* 阳性报告苯唑西林及其他β-内酰胺类耐药。若 mecA 阴性，但苯唑西林 MICs≥4μg/ ml（sau&slu）或≥0.5μg/ml（SCN），报告苯唑西林耐药		
QC 建议	金黄色葡萄球菌 ATCC29213-敏感 金黄色葡萄球菌 ATCC43300-耐药	金黄色葡萄球菌 ATCC25923 *mecA* 阴性（23~29mm） 金黄色葡萄球菌 ATCC43300 *mecA* 阳性（≤21mm）		金黄色葡萄球菌 ATCC29213 *mecA* 阴性（MIC1~4FLg/ml） 金黄色葡萄球菌 ATCC43300 *mecA* 阳性（MIC>4μg/ml）

注：CAMHBa：阳离子调节 M-H 肉汤。

除上述方法外，目前尚有一些商品化快速方法检测葡萄球菌属苯唑西林耐药性，包括3种乳胶凝集法分别为MRSA筛选试验（检测PBP2a）、PBP2'乳胶凝集试验和Mastalex试验（检测mecA基因）。除Mastalex试验外其余2种方法获得了美国FDA批准。IRSA筛选试验仅用于检测金黄色葡萄球菌，具有较高的敏感性和特异性。PBP2'乳胶凝集试验可用于检测金黄色葡萄球菌和SCN，但目前为止尚无评估性数据。

3. 克林霉素诱导耐药试验　对大环内酯类耐药的葡萄球菌属和β溶血链球菌可能对克林霉素结构性或诱导性耐药（erm基因编码的23S rRNA甲基化，导致大环内酯类、林可酰胺类、链阳霉素B耐药，即MLSB型耐药）或只对大环内酯类耐药（msrA或mef编码的外排泵）。克林霉素诱导耐药试验见表35-3。

表35-3　克林霉素诱导耐药试验

筛选试验	克林霉素诱导耐药试验		
细菌	红霉素耐药、克林霉素中介或敏感的葡萄球菌		β溶血链球菌
试验方法	纸片扩散法	肉汤稀释法	纸片扩散法
培养基	M-H 琼脂或用于 MIC 测试的血琼脂平板	CAMHB[a]	含5%脱纤维羊血 M-H 琼脂
抗菌药物浓度	15μg 红霉素纸片、2μg 克林霉素纸片，边缘相距 15~26mm	在同一孔加入 4μg/ml 红霉素和 0.5μg/ ml 克林霉素	15μg 红霉素纸片、2μg 克林霉素纸片，边缘相距 12mm
接种	标准纸片扩散法推荐或浓菌液接种平板	标准肉汤稀释法推荐	标准纸片扩散法推荐

续 表

筛选试验	克林霉素诱导耐药试验		
培养条件	35±2℃，空气		35±25℃ ，5% CO_2
培养时间	16～18h	18～24h	20～24h
结果	与红霉素相邻侧抑菌圈出现边缘“截平”（D 抑菌圈）＝克林霉素诱导耐药	任何生长＝克林霉素诱导耐药无生长＝无克林霉素诱导耐药	与红霉素相邻侧抑菌圈出现边缘“截平”（D 抑菌圈）＝克林霉素诱导耐药
报告	克林霉素诱导耐药菌株应报告“克林霉素耐药”在报告中可加入“通过克林霉素诱导耐药试验，推测该菌株对克林霉素耐药、克林霉素对某些患者仍然有效”的注释		
QC 建议	金黄色葡萄球菌 ATCC25923 用于纸片扩散法常规质量控制	金黄色葡萄球菌 BAA－976 或金黄色葡萄球菌触℃C 29213 不生长 金黄色葡萄球菌 BAA－977 生长	肺炎链球菌 ATCC49619

注：CAMHBa：阳离子调节 M－H 肉汤。

4. 氨基糖苷类高水平耐药（HLAR）检测　筛选肠球菌属高浓度庆大霉素或链霉素耐药，可预测氨苄西林、青霉素或万古霉素和一种氨基糖苷类的协同效应。HLAR 筛选试验纸片扩散法、肉汤稀释法和琼脂稀释法见表 35－4。

表 35－4　氨基糖苷类高水平耐药检测试验

筛选试验	庆大霉素 HLAR			链霉素 HLAR		
试验方法	纸片扩散法	肉汤稀释法	琼脂稀释法	纸片扩散法	肉汤稀释法	琼脂稀释法
培养基	M－H 琼脂	BHI[a] 肉汤	BHI[a] 琼脂	M－H 琼脂	BHI[a] 肉汤	BHI[a] 琼脂
抗菌药物浓度	120μg 庆大霉素纸片	庆大霉素 500μg/ml	庆大霉素 500μg/ml	300μg 链霉素纸片	链霉素 1 000μg/ml	链霉素 2 000μg/ml
接种	标准纸片扩散法推荐	标准肉汤稀释法推荐	10μg 0.5 麦氏浊度点种琼脂平板表面	标准纸片扩散法推荐	标准肉汤稀释法推荐	10μl 0.5 麦氏浊度点种琼脂平板表面
培养条件	35±2℃，空气					
培养时间	16～18h	24h	24h	16～18h	24～48h（如 24h 敏感，继续孵育）	24～48h（如 24h 敏感，继续孵育）

续 表

筛选试验	庆大霉素 HLAR			链霉素 HLAR		
结果	6mm = 耐药 7 ~ 9mm = 不确定 ≥ 10mm = 敏感 MIC 相关性：耐药 = >500μg/ml 敏感 = ≤500μg/ml	任何生长 = 耐药	>1 个菌落 = 耐药	6mm = 耐药 7 ~ 9mm = 不确定 ≥ 10mm = 敏感 MIC 相关性：耐药 = >1 000μg/ml（肉汤）& >2 000μg/ml（琼脂） 敏感 = ≤ 500μg/ml（肉汤）& ≤ 1 000μg/ml（琼脂）	任何生长 = 耐药	>1 个菌落 = 耐药
进一步试验和报告	耐药：与作用细胞壁合成药物（例如氨苄西林、青霉素和万古霉素）联合无协同作用敏感：与作用细胞壁合成药物（例如氨苄西林、青霉素和万古霉素）联合有协同作用不确定：行琼脂稀释法或肉汤稀释法进行确证					
QC 建议	粪肠球菌 ATCC 29212：16 ~ 23mm	粪肠球菌 ATCC 29212 - 敏感粪肠球菌 ATCC 51299 - 耐药	粪肠球菌 ATCC 29212 - 敏感 粪肠球菌 ATCC 51299 - 耐药	粪肠球菌 ATCC 29212：14 ~ 20mm	粪肠球菌 ATCC 29212 - 敏感 粪肠球菌 ATCC5 1299 - 耐药	粪肠球菌 ATCC29212 - 敏感 粪肠球菌 ATCC51299 - 耐药

注：BHI[a] = 脑心浸液，通过比较试验表明葡萄糖磷酸盐琼脂和肉汤有局限性。

5. 万古霉素敏感性中介/耐药阳性球菌检测　纸片扩散法检测万古霉素耐药肠球菌（VRE），孵育时间为 24h，测量抑菌圈直径时，用透射光仔细观察抑菌圈内微小菌落或膜状生长，当万古霉素抑菌圈直径≤14mm 和（或）在抑菌圈内发现任何生长均提示万古霉素耐药。对于中介（15 ~ 16mm）的结果，需进一步检测 MIC 及动力和色素产生，有助于区别万古霉素获得性耐药（vanA 和 vanB）和固有、中介水平耐药（vanC）。VRE 的检测亦可采用琼脂稀释法（表 35 - 5）。

表 35 - 5　万古霉素敏感性减低/耐药阳性球菌检测

筛选试验	万古霉素耐药肠球菌	万古霉素敏感性降低金黄色葡萄球菌
试验方法	琼脂稀释法	琼脂稀释法
培养基	BHI[a] 琼脂	BHI 琼脂
抗菌药物浓度	万古霉素 6μg/ml	万古霉素 6μg/ml

续 表

筛选试验	万古霉素耐药肠球菌	万古霉素敏感性降低金黄色葡萄球菌
接种	1~10μl 0.5麦氏浊度点种琼脂平板表面	直接菌落悬液获得0.5麦氏浊度。使用微量吸管吸取10μl点种琼脂平板表面。或棉签蘸取菌液，挤去多余菌液，在平板上涂布直径10~15mm斑点或在部分区域划线接种
培养条件	35±2℃，空气	
培养时间	24h	
结果	>1个菌落=可能万古霉素耐药	用透射光仔细观察>1个菌落或淡膜状生长>1个菌落=可能万古霉素敏感性降低
进一步试验和报告	检测万古霉素MIC及动力和色素产生有助于区别万古霉素获得性耐药（vanA和vanB）和固有、中介水平耐药（vanC），例如鹑鸡肠球菌和铅黄肠球菌可在万古霉素筛选平板上生长。与其他肠球菌相比，鹑鸡肠球菌和铅黄肠球菌万古霉素MIC8~16μg/ml（中介）不同于感控目的的VRE	使用确证MIC方法测定万古霉素MIC来确证敏感性降低
QC建议	粪肠球菌ATCC29212－敏感粪肠球菌ATCC51299－耐药	

注：BHIa=脑心浸液，通过比较试验表明葡萄糖磷酸盐琼脂和肉汤有局限性。

1997年日本发现第一株万古霉素中介金黄色葡萄球菌（VISA），此后一些国家陆续报道了VI－SA。自2002年，美国相继发现6株万古霉素耐药金黄色葡萄球菌（VRSA），万古霉素MIC16~1 024μg/ml，这些菌株均含有vanA基因。

研究显示，目前VRSA可通过参考肉汤稀释法、琼脂稀释法、etest、纸片扩散法、万古霉素筛选平板、mlcroscan overnight and synergies plus. BDphoenix检测。VISA检测方法主要为非自动化仪器方法，包括参考肉汤稀释法、琼脂稀释法、Etest。自动化仪器和万古霉素筛选平板可检测MIC为8μg/ml的VisA，而MIC为4p/g/ml的V1SA检测的敏感性尚需确定。纸片扩散法不能检出VISA。

对于疑似VISA/VRSA的细菌可用MIC法或纸片扩散法加万古霉素筛选平板（含6μg/ml万古霉素心脑浸液琼脂）进行检测，若万古霉素MIC≤2μ/g/ml且万古霉素筛选平板无菌生长，报告万古霉素敏感金黄色葡萄球菌（VSSA）；若万古霉素MIC≥2μg/ml和（或）万古霉素筛选平板有菌生长，可能为VISA/VRSA；若万古霉素抑菌圈直径≥15mm且万古霉素筛选平板无菌生长，可能为VSSA；若万古霉素抑菌圈直径<15mm，且万古霉素筛选平板有菌生长或万古霉素抑菌圈直径<15mm和（或）万古霉素筛选平板有菌生长，可能为VI-SA/VRSA。对于可能为VISA/VRSA的菌株首先检查纯度，确认菌株鉴定无误，用可靠的MIC方法（参考肉汤稀释法，琼脂稀释法，E试验法，mi－croscan overnight and synergies plus；BD phoenix）重新检测，保存VISA/VRSA菌株，并向有关部门报告，将菌株送参考实验室确证。

6. KPC酶检测　KPC酶属于碳青霉烯酶，分子分类法（Amblar）的A组丝氨酸酶、功能分类法（Bush）的2f组，主要由质粒介导，酶活性可受酶抑制药抑制，可水解青霉素类、广谱头孢菌素、氨曲南及碳青霉烯类，即使体外试验有时敏感，临床上对以上药物治疗仍然无效，故应报告为耐药。

目前发现的KPC酶有KPC－1～KPC－4等4种，它们之间只有个别氨基酸发生了突变。KPC－1是1996年在美国一株对碳青霉烯类耐药的肺炎克雷伯菌中发现，仅几年时间，已在美国，特别在美国的东北部各州蔓延。

临床常见产KPC酶的菌株为肺炎克雷伯菌，其他肠杆菌科细菌如产酸克雷伯菌、弗劳地枸橼酸菌、大肠埃希菌、肠杆菌属、沙门菌属、沙雷菌属亦有报道。

厄他培南和美罗培南可用于检测KPC酶，检测能力存在差异。厄他培南敏感性最好，但缺乏特异性。产KPC酶菌株通常对碳青霉烯类低水平耐药（MIC升高，但在敏感范围内）。纸片扩散法筛查KPC酶时，大多数菌株对厄他培南表现为“中介”或“耐药”。

KPC酶确证试验为PCR扩增blaKPC，亦可采用改良Hodge试验，检测敏感性为100%。具体方法：0.5麦氏浊度单位（1∶10）大肠埃希菌ATCC25922涂布MH平板，中间贴厄他培南或美罗培南（10μg）纸片，接种待检菌的无菌接种环自纸片外缘向平板边缘划线，35℃过夜培养。结果判断：厄他培南或美罗培南抑菌圈内出现待检菌矢状生长者为产碳青霉烯酶菌株。

（郭改玲　郭风涛）

第三十六章　医院感染控制及其检测技术

第一节　医院感染的定义及流行病学特征

医院感染（nosocomial infection，NI）又称医院获得性感染（hospital - acquired infection，HAI），指在医院中获得的感染。感染来源包括外源性和内源性。外源性感染来自于另一感染者或医院环境；内源性感染来自于患者自身。由于正常菌群迁徙至机体其他部位或组织受损，抗菌药物的不合理使用，导致病原体过度生长。入院时处于潜伏期的感染，不属于医院感染，但是，社区获得性感染可能经感染者带入医院，导致患者、探视者及医务人员的医院感染。

医院感染分为散发性或流行性。大多数为散发性，暴发或聚集约占10%，与住院时间、诊疗操作有关。感染病例远远高于本底水平或出现特殊感染时，提示医院感染暴发或流行。

（一）医院感染病原体

几乎所有病原体都可以导致医院感染。然而，医院感染病原体因医院、患者、疾病、感染部位等存在差异。诊疗常规的实施，可能导致医院感染病原谱改变，如美国实施预防围生期B群链球菌感染，以减少新生儿经产道感染率后，20世纪90年代后期，极低体重新生儿早发性细菌性脓毒症B群链球菌发病率减少，而大肠埃希菌增加。

医院感染病原体最常见的是细菌，包括人体正常菌群、条件致病菌和致病菌。近年来，在大型、综合性医院中，多重耐药菌、非发酵菌、真菌医院感染越来越重要。主要的多重耐药细菌包括大肠埃希菌和克雷伯菌产超广谱β-内酰胺酶（ESBLs）菌株，苯唑西林耐药的表皮葡萄球菌、金黄色葡萄球菌（MRSA）。产ESBLs菌株的增加使碳青霉烯类抗菌药物使用增加，碳青霉烯类耐药的铜绿假单胞菌、不动杆菌属逐年增加，肠杆菌科细菌亦出现碳青霉烯类耐药菌株。此外，近年国际上新出现的糖肽类中介金黄色葡萄球菌（GISA）、万古霉素耐药金黄色葡萄球菌（VRSA），糖肽类耐药屎肠球菌（GRE）值得关注。

真菌感染多发生在严重基础疾病的患者，由于易感人群增多，感染率与病死率上升。以白假丝酵母菌占重要地位。近年来，由于氟康唑处方量增加，热带假丝酵母菌和近平滑假丝酵母菌等非白假丝酵母菌感染呈上升趋势。卡氏肺孢菌感染发生于严重免疫功能低下患者。曲霉菌存在于灰尘和土壤中经空气传播造成环境污染，特别容易发生在医院建设过程中。

病毒是医院感染的重要病原体。由于缺乏有效、简单易行的检测手段，流行病学资料匮乏。在病毒流行季节，儿科及老年患者易发生医院内病毒感染。呼吸道病毒因潜伏期短，容易传播，成为重要的医院感染病原体。呼吸道病毒以呼吸道合胞病毒最常见。轮状病毒亦是医院感染的重要病原体，引起婴儿、5岁以下儿童、老年人及免疫缺陷患者胃肠炎。乙型肝炎病毒、丙型肝炎病毒、人类免疫缺陷病毒与医院感染有关，这些病毒主要通过血液以及其他体液传播，或经感染的移植物传播给移植受体。

支原体也可引起医院感染，支原体肺炎临床常见。在输血或免疫功能低下时，寄生虫也可引起医院感染，如疟疾、弓形虫病（常发生于器官移植后大剂量免疫抑制药治疗者）。有些寄生虫很容易在成人和儿童中传播，如蓝氏贾第鞭毛虫、疥螨在医疗保健机构中可反复引起暴发。

（二）传染源和传播途径

宿主可以通过以下几种方式获得病原体，引起医院感染。

1. 内源性感染　来自患者的常驻菌或暂居菌。正常菌群迁徙到正常寄居部位之外引起感染；抗菌药物治疗引起肠道正常细菌中的艰难梭菌过度生长，导致抗菌药物相关性腹泻；消化道内的革兰阴性细菌常引起腹部手术感染或插管患者的泌尿道感染。

2. 外源性感染　感染来源于患者自身以外，如其他患者、探视者、工作人员、医院环境等。通过直接接触、间接接触被污染的物品、器械、食物等而发生感染。有些微生物贮藏于医院环境中，成为医院感染的潜在病原体。

人是医院感染的主体，是微生物的主要贮主和感染源，也是病原体的主要传播者。

（三）危险因素及易感人群

医院感染的危险因素包括年龄、免疫力、基础疾病、诊断和治疗手段。以新生儿、老年人最为易感。在疾病情况下，全身或局部免疫功能受损者、慢性疾病患者易发生条件病原体感染。侵入性操作增加了感染的危险性。

（四）常见医院感染

医院肺炎是医院感染主要死因，发病率占医院感染13%～18%，延长住院时间8～9d。最重要的医院肺炎是机械通气相关性肺炎。气管内插管患者累积住院肺炎发生率为每天1%～3%。除机械通气外，ICU、抗菌药物治疗、手术、慢性肺部疾病、老年、免疫功能低下、疾病发作或意识下降也是医院肺炎的危险因素。此外，呼吸道合胞病毒引起的病毒性支气管炎在儿科病房常见，流感和继发细菌性肺炎常发生于老年病房。免疫力极低患者可发生军团菌和曲霉菌肺炎。结核及其多重耐药菌株在医疗机构中的传播，在多重耐药菌株流行的国家也是非常重要的问题。

泌尿道感染最常见，占医院感染40%，累及5%的入院患者，约2/3医院革兰阴性菌血流感染与医院泌尿道感染有关。医院泌尿道感染中，80%与留置导尿管有关，留置导尿管相关性感染累积发生率为每日0～5%。事实上，所有患者插管30d后均出现菌尿，菌尿患者3%发展为菌血症。感染主要是内源性的，因尿道口细菌逆行（70%～80%）或插管时带入，肠道正常菌群移位，也可能因引流系统交叉污染等外源性感染导致。泌尿道感染诊断常采用微生物学标准：2种及2种以下病原菌，菌落计数≥105 CFU/ml。

手术部位感染（surgical site infection，SSI）也很常见，根据手术类型和患者基础疾病不同，发病率从0.5%～15%。手术部位感染包括外科伤口感染（腱膜上或腱膜下），器官或器官腔隙深部感染，感染常发生在手术过程中，通过外源途径（空气，医疗器械，外科医生和其他工作人员）或内源途径（皮肤或手术部位的菌群），极少数因手术时输血引起。感染病原体取决于手术类型、手术部位、抗微生物药物使用。最主要的危险因素是手术部位污染程度（清洁、清洁－污染、污染、脏）。感染主要取决于手术时间和患者的综合情况，其他因素包括手术技巧、引流管等的留置、病原体致病力、其他部位的感染以及术前剃毛，手术小组的经验。

血流感染约占医院感染的5%，病死率高，有些病死率超过50%。医院血流感染发病率日益增加，特别是某些病原体如多重耐药的凝固酶阴性葡萄球菌、假丝酵母菌。病原体主要来源于皮肤的常驻菌或暂居菌，定植于血管内导管的微生物可以引起血流感染，但不出现肉眼可见的外部感染。导管相关性血流感染最主要的危险因素是插管持续时间、插管时的无菌操作和导管护理。

除以上4种最常见、最重要的医院感染外，机体各部位均可发生感染，例如，皮肤和软组织感染、胃肠道感染、鼻窦炎、眼和结膜感染、子宫内膜炎和产后生殖器官感染等。

（郭改玲　郭风涛）

第二节　医院感染诊断方法和检测

医院感染的诊断方法和检测技术并无特殊，然而，由于医院感染常发生于免疫功能低下人群，临床表现常不典型，常延误诊断使患者失去治疗机会。因此，医院感染的病原学检查和物理检查，甚至侵入性检查对早期诊断非常重要。

（一）医院感染的诊断

医院感染的诊断，首先依靠临床资料、实验室检查等诊断指标判断感染的存在，其次，按医院感染病的诊断标准判断是否属于医院感染，再行流行病学调查。

以下情况属于医院感染：潜伏期明确者，入院后，超过平均潜伏期的感染；潜伏期不明确者，入院48h后发生的感染，初步判断为医院感染；与上次或以往住院有直接关系的感染；入院时已发生感染性疾病，住院期间从原发或继发病灶检出与前不同的病原体；新生儿经产道获得的或发生于分娩48h后的感染；医疗机构中工作人员的职业性感染；医疗机构中探视者获得的感染。免疫功能低下患者可发生多部位、多系统医院感染，应分别计算感染次数。

慢性感染性疾病在医院内急性发作，未发现新的病原体；先天性感染，通过胎盘发生的宫内感染；由损伤产生的炎性反应或物理性、化学性刺激导致的炎症；细菌定植等不属于医院感染。

（二）医院感染的实验室诊断及分型技术

无论医院感染病原体种类如何，直接或间接获得病原学证据是确诊的重要依据。除形态学检查、分离培养等常规实验室诊断技术外，免疫学和分子生物学的发展，使病原微生物的实验室诊断更加敏感、准确、快速、简便，拓宽了病原微生物的检测范围。目前，细菌、真菌感染仍以分离培养鉴定技术为主，病毒、衣原体感染以免疫学、分子生物学技术为主，支原体以培养鉴定、分子生物学技术为主。

医院感染传播、暴发病原体来自单一菌株，与克隆相关。在传播、暴发调查时，微生物实验室需描述潜在菌株的特征。流行病学分型可以了解菌株的遗传相关性；描述流行克隆的传播方式；验证宿主、传染源、传播途径的假设；证明感染控制措施的有效性。

病原体分型技术包括表型分型（抗菌药物敏感性试验）、生物分型、特异性分型。良好的分型技术应具有分辨率高、重复性好、分型能力强的特点。普通临床微生物学实验室能开展表型分型及简单的生物分型，特异的分型技术常由有能力的实验室完成。

抗菌药物敏感性试验是临床微生物学实验室的常规实验，通过分析抗菌药物敏感性试验结果，能够初步判断菌株间的差异。抗菌谱表型分析原因简单、快速，成为目前使用最多的分型技术，但其缺点为分辨率低，不同菌株在抗菌药物选择性压力下可能经过进化和基因转换，出现相同耐药表型，而相同菌株可能因获得或丢失耐药质粒，耐药谱不相同。值得注意的是，一些商业化药物敏感性试验系统不能准确检测某些细菌的耐药性，应跟踪文献，了解本实验室使用的商业系统检测抗菌药物耐药性的能力以及检测或确认耐药表型需要增加的实验，最好在临床使用以前，对新购买的系统或新技术进行评估。

WHONET 软件是 WHO 推荐的用于管理，分析抗菌药物敏感性试验结果的数据库管理软件。其主要作用是①帮助临床更合理的选择抗菌药物；②及早发现医院感染暴发；③及时发现实验室的质量控制缺陷；④识别细菌耐药机制及其流行。通过耐药性数据分析，发现一定时间、病区、人群、菌种，抗菌药物耐药性异常升高或出现新的耐药表型。分析其抗菌谱，若可疑菌株抗菌谱一致，各抗菌药物抑菌圈一致，初步判断为同一克隆，通过其他分型技术进一步确证。

生物分型技术是利用微生物的生长、代谢特性，鉴定微生物。可用于临床各种微生物分型，方法快速、可靠。

特殊分型检测病原体特异抗原结构、遗传物质及特异性噬菌体等，常用技术包括特异性抗血清反应、噬菌体分型、细菌素分型、分子分型。

特异性抗血清反应是经典的分型技术，以特异性抗血清识别不同菌株的抗原结构，具有中等分辨力。主要用于革兰阴性需氧杆菌分型，如铜绿假单胞菌、肺炎克雷伯菌等。噬菌体分型技术是将分离细菌与标准噬菌体共同孵育，观察融菌状况，根据细菌对噬菌体的敏感性进行分型，用于金黄色葡萄球菌、表皮葡萄球菌、伤寒沙门菌等细菌分型。细菌素是细菌产生的具有杀灭同种或近缘细菌作用的小分子蛋白质。检测菌产生的细菌素抑制标准指示菌生长，以此对检测菌进行分型。该技术可用于所有产生细菌素菌株的分型，目前，成功地用于铜绿假单胞菌和宋内志贺菌的分型。

分子分型技术具有广泛鉴定基因型间差异的能力，并且有很好的再现性。其特点为分辨率高、重复性好、分型能力强，是理想的分型技术。主要用于①确定来源及暴发程度；②确定医院感染病原体传播方式；③评估预防措施的效果；④监测高危病区感染。分子分型方法学有多种，近来主要以电泳法分离不同分子量的 DNA 片段。常用技术包括脉冲场凝胶电泳技术、限制性片段长度多态性技术、随机引物扩增多态性 DNA 分析、Southern 印迹杂交技术以及扩增的限制性片段长度多态性技术、简单重复序列标记技术、染色体原位杂交技术等。质粒分析仅适用于携带不同质粒的菌株，且菌株间的差异性存在于质粒上。不同的革兰阴性杆菌可能通过结合获得相同的质粒，然而，质粒分析仍然用于绘制医院病原体抗菌药物耐药质粒传播图谱。

近 10 年出现的快速诊断技术，利用分子或免疫学方法快速、准确的检测病原体，如快速检测呼吸道合胞病毒、艰难梭菌、结核分枝杆菌、军团菌血清型 1；乳胶凝集试验筛查青霉素结合蛋白 2a 或 mecA 基因，诊断苯唑西林耐药的金黄色葡萄球菌。快速诊断技术对感染控制具有重要意义。然而，因质量控制问题，可能导致假阳性，出现假暴发的错误判断。快速检测的阴性预测价值更高。在医院感染检测、监测中，还应特别注意及时发现国内鲜有报道的多重耐药细菌。

（三）常见医院感染病原学检测

临床微生物实验室病原体诊断的能力是及时、有效地预防和控制医院感染的基础。临床微生物实验室在医院感染控制中的职责包括制定标本采集、运送、处理规范；保证实验操作符合规范要求；处理感染患者及工作人员的标本，尽可能获得微生物学诊断；保证实验室生物安全，预防实验室感染；遵循国际标准的抗微生物药物敏感性试验方法，定期总结并报告耐药状况；监测消毒、灭菌效果，必要时进行环境监测；及时将具有流行病学意义的结果通知相关人员；必要时进行医院感染微生物的流行病学分型。以下简述常见医院感染的病原学诊断。

1. 导管相关性血流感染（catheter - relatedbloodstream infection，CRBSI） CRBSI 诊断缺乏金标准，但已有一些方法应用于临床，如导管段半定量和定量培养，成对的末梢血和导管血培养，定量末梢和导管血培养，末梢血和导管血培养的不同时间阳性比和腔内刷用吖啶黄染色等。研究显示，导管段定量培养最准确，非配对定量导管血培养成本效益最好，尤其用于长期留置导管。由于导管段培养需拔管或更换导管，而留置导管发热患者，非配对定量导管血培养 75% ~85% 无须拔管，避免了导管的不必要拔除。此外，留置导管的管理困难，导管相关的血流感染与皮肤污染、细菌定植或来源于导管之外的感染进行区别十分重要。

CRBSI 标本采集与导管类型、导管留置状况等因素有关。

（1）短期周围导管留置：疑为 CRBSI 时，采集 2 套外周血培养。血培养标本的采集、运送、处理，按普通血培养常规方法进行。导管尖以 Maki 半定量法检测。菌落计数≥15CFU，或为 2 种细菌生长，且均≥15CFU，需进行鉴定和药物敏感性试验，结合血培养结果判断；3 种或 3 种以上细菌生长，分别进行涂片革兰染色，报告涂片结果和实际的菌落数。培养结果解释：1 套或 1 套以上血培养阳性，导管尖培养亦为阳性（菌落计数≥15CFU）并且为相同微生物，提示 CRBSI；1 套或 1 套以上血培养阳性，导管培养阴性，CRBSI 不确定。若阳性培养结果为金黄色葡萄球菌或假丝酵母菌，且无其他感染源时，提示 CRBSI；2 份血培养均为阴性，导管培养阳性，提示导管微生物定植，而非 CRBSI；血培养和导管培养均阴性，排除 CRBSI。

（2）非隧道式/隧道式中央静脉导管及静脉通道：疑为 CRBSI 时，至少采集 2 套血培养。其中一套静脉血（外周血），另一套采自导管或经 VAP 隔膜，2 套血培养尽量同时采集。结果解释：2 套血培养阳性，为相同微生物，且无其他感染源，提示 CRBSI；2 套血培养阳性，为相同微生物，且导管血培养阳性结果至少早 120min，无其他感染源，提示 CRBSI；2 套血培养阳性时间差异小于 120min，鉴定结果及药敏谱相同，有可能为 CRBSI；2 套血培养阳性且导管血培养菌量多 5 倍 CFUs/ml，无其他感染源，提示 CRBSI（适于手工血培养系统）；仅导管血培养阳性时，可能为导管定植或采集时污染，CRBSI 不确定；仅外周血培养阳性时，CRBSI 不确定。但若为金黄色葡萄球菌或假丝酵母菌，且无其他感染源时，提示 CRBSI；导管尖定量或半定量培养相同微生物且无其他感染源时，支持 CRBSI 诊断；2 套血培养均为阴性，排除 CRBSI。

（3）疑为 CRBSI，无需保留导管者：分别自不同部位静脉采集 2 套血培养，同时拔除导管，无菌采集导管尖 5cm，Maki 半定量或涡流/超声定量培养。结果解释：1 套或 1 套以上血培养，导管尖培养阳性，且为相同微生物及药敏谱，可能为 CRSBI；1 套或 1 套以上血培养为金黄色葡萄球菌或假丝酵母菌，且无其他感染源，导管尖培养阴性，可能为 CRSBI；需再抽外周血培养，若分离出相同微生物，且无其他感染源时，证实为CRSBI；血培养均为阴性、导管尖培养为阳性，提示导管定植；血培养、导管尖培养均为阴性，排除CRBSI。

2. 真菌血症　由于抗菌药物的使用、诊疗技术的发展，免疫功能低下人群日益增多，加之血培养技术的改善，真菌血症显著增加。真菌血症血培养采集方法、实验室处理与普通血培养相同。以下几方面值得注意：①酵母菌在需氧肉汤中生长优于厌氧肉汤；②摇动肉汤，增加通气，可促进酵母菌生长；③大多数酵母及酵母样真菌2～5d培养阳性，某些光滑酵母菌、新生隐球菌需延长孵育，糠秕马拉色菌添加脂类物质生长更好；④手工血培养系统包括营养肉汤、双相系统、溶血－离心系统。酵母菌在3个系统中均生长良好；双相真菌、丝状真菌只能在双相系统、溶血－离心系统生长。即营养肉汤只能培养酵母菌，应使用需氧培养基，而非厌氧肉汤；双相系统培养真菌时，最好初始24h轻摇，双相真菌需延长培养时间至4周；溶血－离心系统培养双相真菌、丝状真菌时，阳性报告时间缩短，最好接种多种培养基，置27～30℃及35～37℃培养。

自动化血培养系统培养真菌以需氧肉汤最好，无须特殊培养基。某些研究显示，抗菌药物中和剂可提高酵母菌培养阳性率、缩短培养时间。

3. 假膜性结肠炎　是抗生素相关性结肠炎的一种。抗生素相关性结肠炎（antibiotic associated colitis，AAC）指应用抗菌药物而引起肠道菌群失调或二重感染导致腹泻性肠道疾病的总称，包括较严重的假膜性结肠炎和急性出血性结肠炎以及较轻的无假膜或出血的抗生素相关性腹泻（antibiotic associated diarrhea，AAD）。金黄色葡萄球菌、白假丝酵母菌肠道二重感染可归入AAC。

假膜性结肠炎又称为艰难梭菌相关性肠炎，主要发生于结肠及小肠的急性黏膜坏死性炎症，常发生于大手术后、肿瘤化疗期间或化疗后和一些慢性消耗性疾病患者。使用广谱抗菌药物导致肠道菌群失调，艰难梭菌异常繁殖，产生毒素引起肠道黏膜急性炎症变化。

假膜性结肠炎的病原学诊断包括粪便厌氧菌培养艰难梭菌及艰难梭菌毒素检测。艰难梭菌是肠道正常菌群，因此，粪便中艰难梭菌毒素检测对诊断艰难梭菌相关性肠炎极为重要。

对于严重腹泻且有抗菌药物暴露史，年龄超过6个月的所有患者，应行粪便艰难梭菌毒素检测。艰难梭菌毒素检测应作为年龄大于6个月，普通肠道病原体检查阴性的住院腹泻患者的常规微生物学检查。

4. 围生期B群链球菌病　健康女性约1/4生殖道携带B群链球菌，大多数无症状。然而，分娩时新生儿经产道感染B群链球菌（GBS），可能导致败血症、脑膜炎或肺炎。围生期GBS筛查，治疗携带者，可大大降低婴儿GBS感染，进而减少感染病死率，预防孕妇羊膜炎和子宫内膜炎。

围生期GBS筛查对象：除有GBS菌血症或先前产过GBS疾病患儿的妇女外，所有孕妇在孕期35～37周均进行阴道和直肠的GBS检查。

标本采集与运送：孕妇按说明自行采集或由医务人员采集。以棉签同时采集阴道（阴道口）和直肠（通过直肠括约肌）标本。两处标本可以使用同一拭子或不同拭子。不推荐采集宫颈部标本，不应使用窥阴镜。拭子置同一非营养的运送培养基运送。运送培养基含庆大霉素（8μg/ml）和萘啶酸（15μg/ml）或黏菌素（10μg/ml）和萘啶酸（15μg/ml），室温或冰箱中GBS活性4d以上。

标本应注明B群链球菌检查，青霉素过敏的孕妇，还应注明青霉素过敏史。

培养和鉴定：选择性肉汤培养基在35～37℃，空气或5% CO_2 环境中温育18～24h，再转种于血平板，培养18～24h。若不能识别GBS，再继续温育至48h，鉴定可疑细菌。

值得注意的是：①直肠标本培养明显提高阳性率。②推荐用2根棉签采集2个不同部位，2根棉签放置在同一个肉汤培养基中。③使用选择性肉汤，避免其他微生物过度生长，以提高GBS分离率。④直接接种平板代替选择性肉汤时，多达50% GBS携带妇女呈假阴性结果。⑤青霉素是首选药物，氨苄西林为替代药物。静脉注射是分娩中预防围产期GBS疾病的唯一途径，因为可以获得较高的羊膜内浓度。⑥对青霉素过敏妇女，当过敏反应风险高时，建议孕前筛查时测试GBS对克林霉素和红霉素的敏感性。对青霉素过敏妇女，若克林霉素和红霉素耐药或敏感性未知时，考虑使用万古霉素。由于已经出现革兰阳性球菌对万古霉素耐药（如耐万古霉素的肠球菌和耐万古霉素的金黄色葡萄球菌），应慎重使用万古霉素。⑦围生期GBS疾病的预防治疗，不能有效预防晚发性GBS疾病。

（郭改玲　郭风涛）

第三节　医院感染的预防和控制

与其他感染一样，医院感染预防和控制措施包括去除或治疗传染源、切断传播途径、保护易感者。在医院中，每一个部门及工作人员都与医院感染控制有关，包括管理者、医生、护士、微生物学家、药剂师、后勤人员等，必须执行相应的工作职责，遵循规范化操作规程，以减少医院感染的发生。

医院感染控制根据传播途径（经空气、飞沫，通过直接接触或间接接触，通过污染物品）采取相应的措施。标准（常规）预防是采取有效措施，避免暴露于潜在感染环境下，适用于所有患者的医疗、护理。医院建筑结构、通气系统、设施、环境符合相关规定，是预防医院感染传播的基础。

医院感染常由抗菌药物耐药菌引起。预防抗微生物药物耐药性措施包括：抗菌药物的合理使用（药物选择，剂量和给药时间应基于医院抗菌药物政策、监测、抗菌药物耐药性以及最新的抗微生物药物使用准则）；加强医院感染控制措施，提供合适的医疗设施和资源，特别是手卫生、屏障预防（隔离）和环境控制措施；制定规程（准则），通过教育和行政管理，提高抗微生物药物处方合理性，限制抗菌药物的局部使用。预防耐药细菌传播的措施为减少工作人员和患者转换病房；通过筛查高危患者等措施，及早发现病例；将感染或携带者隔离在单人病房、隔离病房或同一间病房；工作人员接触感染或携带者后洗手，考虑使用抗菌洗手剂；戴手套、穿隔离衣或围裙处理污染物品、感染患者以及携带者；考虑用莫匹罗星治疗鼻部携带者，携带者、感染者每天用抗菌清洁剂清洗或洗澡；按要求处理和丢弃医疗器械、被服、废弃物等；明确隔离措施终止时间。

医疗废弃物指医疗保健机构、研究机构和实验室产生的所有废弃物，其中，75%～90%为日常废弃物，为非危险性或“一般”废弃物，10%～25%具有一定危害。感染性废弃物包括实验室培养物，隔离病房废弃物，感染患者的组织、排泄物，接触感染患者的拭子、材料和器械以及其他患者的组织、血液或体液等。可能含有细菌、病毒、寄生虫或真菌等病原体，达一定浓度或数量时能引起易感宿主感染。医疗废弃物的处理应符合国家、地方相关规定。

（郭改玲　郭风涛）

第三十七章　细菌的培养与分离技术

细菌培养是将细菌接种到培养基内，并在适当的环境内，使细菌生长和繁殖。分离培养是指从标本中培养出细菌或者从混有多种细菌的标本中将各个菌种分别同时培养出来。细菌经培养或分离培养后观察其生长现象，对于初步识别细菌的属性很重要。

一、基本条件

（一）细菌实验室

细菌实验室是进行细菌学检测的场所，标本的接种、培养、分离、鉴定及药敏试验等工作都要在此完成。所以细菌室应该符合一定的条件。

1. 细菌室必须安装严密的门窗，以防室内环境受到外界的污染。且室内禁用风扇，避免细菌的播散。

2. 细菌室必须安装供空气消毒的紫外线灯，置于操作台上面 1m 处，每天开始工作前照射 20 分钟。对其消毒效果要定期检查，及时更换失效的灯管。

3. 室内应备有消毒剂，用于实验中发生菌液洒溅时的及时消毒处理。同时还应备有供工作人员浸手用的盛有消毒剂的水盆、肥皂及自来水源等。还应安装洗眼器。

4. 室内操作台需每日用消毒剂擦洗，地面至少 1 周用消毒剂擦洗 1 次。

5. 对接收的标本、无菌器具、用过的物品等应明显分开并放在指定位置。同时要对用过的物品及时进行灭菌处理。

6. 细菌室根据当地的气温特点，安装空调机，以适合细菌试验工作。同时室内应设置必要的消防设备。

7. 细菌室必须安装生物安全柜，工作人员应在柜内处理标本及病原微生物。

（二）无菌实验室

无菌实验室是细菌实验室内用于无菌操作的小室，其内部装饰、消毒条件要求更严格。

1. 无菌室应完全封闭，人员出入应有两道门，其间应隔有缓冲区。

2. 用前应以紫外线消毒 30 分钟，定期用乳酸或甲醛熏蒸，彻底消毒。

3. 在无菌室中一般仅限于分装无菌的培养基及传染性强的细菌的接种，不进行有菌标本的分离及其他操作。

4. 无菌室内应仅限操作人员进入，而且进入无菌室应着隔离衣和专用鞋，操作时戴口罩，随时保证室内的无菌状态。

5. 无菌室应配备空调设备，保证不因室温而影响工作。

（三）基本设备和器具

细菌实验室内必须具备的设备和器具有：用于细菌培养的温箱、CO_2 培养箱、厌氧培养设备；用于观察细菌形态及标本直接镜检的显微镜；用于物品灭菌的高压蒸气灭菌器、干烤箱；用于储存培养基、诊断用血清、抗生素及菌种等的冰箱和冷藏柜；用于挑取标本、接种等的接种器具，包括接种环和接种针；制备培养基时用的 pH 计；细菌检验操作时用于接种器具灭菌的火焰灯或酒精灯；还有各种必用的平皿、试管、吸管等玻璃器皿，以及离心机、天平等。

二、细菌的接种与分离技术

为了从临床标本中分离出病原菌并进行准确鉴定，除选择好合适的培养基外，还要根据待检标本的来源、培养目的及所使用培养基的性状，采用不同的接种方法。

（一）平板划线分离法

在被检标本中，常混杂有多种细菌，平板划线分离法可使这多种细菌在培养基表面分散生长，各自形成菌落，以便根据菌落的形态及特征，挑选单令茵落进行纯培养。常用的平板划线分离法有以下两种：

1. 连续划线分离法　此法主要用于杂菌不多的标本。用接种环取标本少许，于平板 1/5 处密集涂布，然后来回作曲线连续划线接种，线与线间有一定距离，划满平板为止。

2. 分区划线分离法　本法适用于杂菌量较多的标本。先将标本均匀涂布于平板表面边缘一小区（第一区）内，约占平板 1/5 面积，再在二、三、……区依次连续划线。每划完一个区，均将接种环灭菌一次。每一区的划线均接触上一区的接种线 2～3 次，使菌量逐渐减少，以获得单个菌落。

（二）斜面接种法

该法主要用于单个菌落的纯培养、保存菌种或观察细菌的某些特性。用灭菌的接种环取单个菌落或少许细菌，从培养基斜面底部向上划一条直线，然后从底部向上作连续曲线划线，一直划到斜面顶端。

（三）液体接种法

多用于一些液体生化试验管的接种。用灭菌接种环取菌少许，在试管内壁与液面交接处的管壁上轻轻研磨，使细菌混合于培养液中。

（四）穿刺接种法

此法主要用于半固体培养基、明胶及双糖管的接种。用接种针取细菌少许，从半固体培养基中央，平行于管壁垂直刺入，接近管底但不可接触管底，然后接种针沿原路退出。

（五）倾注平板法

测定牛乳、饮水和尿液等标本细菌数时常用此方法。将标本经适当稀释后，取一定量加入已灭菌的平皿内，倾入已溶化并冷却至 45℃左右的定量培养基，混匀，待凝固后倒置、培养。根据培养基内的菌落数和稀释倍数，即可计算出标本的细菌数。

（六）涂布接种法

常用于纸片法药物敏感性测定，也可用于被检标本中的细菌计数。加定量的被检菌液于琼脂平板表面，然后用灭菌的 L 型玻璃棒反复涂布几次，使被检物均匀分布在琼脂表面，然后贴上药敏纸片培养，或直接培养观察结果。

三、细菌培养的方法

根据临床初步诊断及待检细菌的种类，可选用不同环境条件进行培养。常用的有需氧培养法、二氧化碳培养法和厌氧培养法。为了提高检验的正确率，同一标本常同时采用两种或三种不同的培养法。

（一）需氧培养法

本法是临床细菌室最常用的培养方法，适于一般需氧和兼性厌氧菌的培养。将已接种好的平板、斜面和液体培养基等，置于35℃温箱中孵育18~24小时，一般细菌可于培养基上生长，但有些难以生长的细菌需培养更长的时间才能生长。另外，有的细菌最适生长温度是28~30℃，如鼠疫耶尔森菌，甚至在4℃也能生长，如李斯特菌。

（二）二氧化碳培养法

有些细菌初次分离培养时须置于5%~10% CO_2 环境才能生长良好，如脑膜炎奈瑟菌、淋病奈瑟菌、牛布鲁菌等。常以下列方法供给 CO_2：

1. 二氧化碳培养箱　是一台特制的培养箱，既能调节 CO_2 的含量，又能调节所需的温度。CO_2 从钢瓶通过培养箱的 CO_2 运送管进入培养箱内，调节好所需 CO_2 浓度自动控制器后，将接种好的培养基直接放入培养箱中培养即可。此法适于大型实验室应用。

2. 烛缸法　将已接种好的培养基置干燥器内，并放入点燃的蜡烛。干燥器盖的边缘涂上凡士林，盖上盖子，烛光经几分钟后自行熄灭，此时干燥器内 CO_2 含量约占5%~10%，然后将干燥器放入35℃温箱内培养。培养时间一般为18~24小时，少数菌种需培养3~7天或更长。

3. 化学法　按每升容积加入碳酸氢钠0.4g和浓盐酸0.35ml的比例，分别置于容器内。将容器连同接种好的培养基都放入干燥器内，盖紧干燥器的盖子，倾斜容器使浓盐酸与碳酸氢钠接触生成 CO_2。

（三）厌氧培养法

适用于专性厌氧菌和兼性厌氧菌的培养。有专用厌氧手套箱法和化学产气法。

四、细菌的生长现象

（一）分离培养基上菌落的生长现象

1. 观察菌落　了解菌落的各种特征，以便确定对该菌如何进一步鉴别。菌落特征包括大小、形状、突起、边缘、颜色、表面、透明度和黏度等。

2. 血琼脂上的溶血

α溶血：菌落周围血培养基变为绿色环状；红细胞外形完整无缺。

β溶血：红细胞的溶解在菌落周围形成一个完全清晰透明的环。

γ溶血：菌落周围的培养基没有变化；红细胞没有溶解或无缺损。

双环：在菌落周围完全溶解的晕圈外有一个部分溶血的第二个圆圈。

3. 气味　通过某些细菌在平皿培养基上代谢活动产生的气味，结合液体培养基上的性状，有助于细菌的鉴定。

（二）细菌在液体培养基中的生长现象

1. 肉汤培养基　混浊度（混，中等，微混，透明）、有无沉淀（粉状、颗粒状、絮状）、有无菌膜（膜状、环状、皱状），以及气味和色素等。细菌数量达106～107CFU/ml，培养肉汤才见混浊。

2. 血液培养的检查和传代培养　血液培养用的培养瓶最好先在35℃中预温，再将血液接种于培养瓶（培养基容量：血液量=10：1），培养瓶置35℃6～18小时后，用肉眼观察其生长现象，如：溶血、产生气体或混浊度等。应每天肉眼检查细菌生长情况，若为生长阳性应做进一步的分离鉴定和药敏；若为生长阴性，应孵至第7天弃去。有些细菌如奈瑟菌属和嗜血杆菌属的菌株，心杆菌属、放线杆菌属的细菌都需要较长时间培养。

血培养孵育24小时后，肉眼观察阴性的血培养瓶，一般不需做常规显微镜检查，因培养物中有10^5菌落形成单位CFU/ml，才能通过革兰染色检出细菌。

（三）细菌在半固体培养基中的生长现象

半固体培养基用于观察细菌的动力，有动力的细菌除了在穿刺接种的穿刺线上生长外，在穿刺线的两侧均可见有混浊或细菌生长的小菌落。

五、细菌L型的检查

细菌L型是细胞壁缺陷从而生物学特性发生改变的一种细菌，是细菌在不利环境下种系保存的一种形式。表现为形态多形性、染色不确定性、可滤过性、渗透压敏感性，生化反应减弱特性以及对β-内酰胺类和其他作用细胞壁抗生素的抵抗性。细菌L型检查对感染病原的确定及抗生素合理选择有重要意义，多采用培养观察的方法。培养基多以心脑浸液及牛肉浸液为基础，加入蛋白胨、氯化钠，以1%的琼脂浓度制备固体培养基。培养出的L型细菌菌落表现特殊，常有油煎蛋样菌落（典型L型菌落）、颗粒型菌落（G型）和丝状菌落（F型）三种类型。

细菌L型的生物学性状有其自身的特点，如形态多形性、染色不稳定性以及生化反应减弱等，检验时应予注意，以防止工作中的漏诊。

1. 标本采集　应尽量采集无杂菌污染的组织或体液标本。胸水、腹水及尿液标本，应加20%蔗糖无菌溶液，以保持高渗；血液标本应接种高渗肉汤增菌培养。如增菌肉汤出现轻度混浊或沉淀，再分离接种于L型选择平板或血平板。

2. 培养方法

（1）L型检查程序：将标本接种到高渗肉汤增菌培养1～7天，然后转种于L型平板和血平板37℃培养2～7天。

L型菌在L型琼脂平板上典型菌落为“荷包蛋”样，但从患者标本中新分离的L型菌落常不典型，多呈颗粒型菌落，涂片染色为多形性。必要时需经传代返祖后进一步鉴定菌种。

（2）检验报告：①血平板无菌生长，L型平板有菌落生长，可报告检出细菌L型；②血平板中菌落细小，不易刮下。涂片检查细菌呈多形性，细胞壁缺损，L型平板中有L型菌落，报告检出L型；③血平板及L型平板均有菌落生长。涂片有原菌及L型两种形态特征，可报告细菌型及L型同时存在，并分别作药敏试验以供临床用药参考。

（郭改玲　郭风涛）

第三十八章　微生物自动化检测

第一节　微生物自动培养系统

1. 自动血培养检测系统　自动血培养检测系统的基本原理是检测细菌和真菌生长时所释放的二氧化碳（CO_2）来作为血液中有无微生物存在的指标。它除了适用于血培养外，还可用于其他无菌部位标本如脑脊液、胸水、腹水和关节液等的细菌和真菌培养检测。检测的技术有放射标记、颜色变化（CO_2 感受器）、荧光技术和压力检测等。培养、振荡和检测一体化，接种血液标本后的血培养瓶在培养、振荡的同时，由检测系统自动地连续监测瓶中 CO_2 的产生情况，所测得的信号传送至电脑分析，绘制出每个瓶中微生物的生长曲线。一旦出现阳性结果，电脑自动发出警报，指示阳性瓶的位置，并自动打印出现阳性的时间等。与手工系统相比，自动血培养系统总体上提高了阳性检出率，灵敏度高，重复性好，操作简便，能节省人力，缩短检验周期，但仪器、设备和消耗品的成本较高。

仪器的基本结构包括：①主机，恒温孵育系统（全自动）、检测系统；②计算机及其外围设备；③培养瓶；④抗凝剂和吸附剂。

影响自动血培养检测系统的有关因素：正确使用和定期维护；采血次数；采血时间；采血量；采血方法；及时送检；终末传代。

2. 自动分枝杆菌检测系统　自动分枝杆菌检测系统的基本原理是检测分枝杆菌生长时所释放的 CO_2 或者所消耗的 O_2 作为标本中有无微生物存在的指示。检测技术有放射标记、颜色变化和荧光技术等。

（郭改玲　郭风涛）

第二节　微生物自动鉴定系统

1. 原理　微生物数码分类鉴定技术集数学、电子、信息及自动分析技术于一体，采用标准化、商品化和配套的生化反应试剂条，可将细菌鉴定到属和种，并可对不同来源的临床标本进行针对性鉴定。数码鉴定的基本原理是计算并比较数据库内每个细菌条目对系统中每个生化反应出现的频率总和。

（1）数据库：被已知临床相关菌株构建，它由许多细菌条目组成。每个条目代表一个细菌种或一个细菌生物型。

（2）数码鉴定：包括计算未知菌对 5 种反应的出现频率，计算未知菌单项总发生频率、多项总发生频率及鉴定百分率，最典型反应模式的单项总发生频率，模式频率 T 值，按% id 大小排序和解释。

（3）编码。

（4）查码。

2. 基本结构与性能　采用数码分类鉴定法的原理。全自动微生物鉴定仪的主要结构有读数仪/孵箱、计算机、终端、键盘和打印机等，有的仪器有充液/封口部件。半自动微生物鉴定仪仅有读数仪，需辅以孵箱。

3. 工作流程和操作要点

（1）菌种准备：标本处理，预实验和菌落的选择。

（2）接种：制备细菌悬液，接种。

（3）观察及记录结果。

（4）结果解释。

（郭改玲　郭风涛）

第三节　自动药敏检测系统

1. 微量稀释法试验系统　它是目前应用最多的系统，根据操作的自动化程度分为三种，计算机辅助手工系统、半自动系统、全自动系统。基于肉汤稀释法的自动化抗菌药物敏感性试验系统常采用比浊法检测液体培养基中细菌生长，或者检测特殊培养基中荧光基质的水解作用。在抗菌药物存在的情况下，浊度降低是细菌生长受抗菌药物抑制的表现，而浊度增加表明细菌耐药。

2. 纸片扩散法阅读系统　纸片扩散法是根据抗菌药物敏感性试验结果，阅读平板抑菌圈及解释结果，但推荐工作人员检查平板上生长的细小突变株。系统扫描平板，通过图形分析，5s 内，确定抑菌圈直径，根据判断标准，转化为敏感性结果（敏感、耐药、中介）。自动化平板阅读系统可降低抑菌圈测量误差及记录错误，结果可重复，且大体准确。

（郭改玲　郭风涛）

第三十九章　寄生虫检验与常规鉴定

第一节　概述

一、分类和命名

（一）分类

人体寄生虫可分为原生动物（原虫）、扁形动物（扁虫，包括绦虫和吸虫）、棘头动物（棘头虫）、线形动物（线虫）以及医学节肢动物（即广义的医学昆虫）五大类；习惯上，扁形动物、线形动物及棘头动物合称蠕虫。已记录的人体寄生虫虫种总数现已超过 700 种，我国目前有文献记载的有 200 余种，常见的有 30 余种。根据 Cox 分类系统，医学原虫（medical protozoon）主要隶属于原生动物界的 7 个门：后滴门（Etamonada）、副基体门（Parabasalia）、透色动物门（Percolozoa）、眼虫门（Euglenozoa）、阿米巴门（Arnoebozoa）、孢子虫门（Sporozoa）和纤毛虫门（Ciliophora）；医学蠕虫（medical helminth）隶属动物界的扁形动物门（Platyhelminth）、线形动物门（Nernathelminth）和棘颚门（Acanthognatha），绦虫和吸虫分属扁形动物门的绦虫纲（Cestoda）和吸虫纲（Trematoala）。医学节肢动物（medical arthropods）隶属动物界节肢动物门（Athropoda）的昆虫纲（Insecta）、蛛形纲（Arachnida）、甲壳纲（Crustasea）、倍足纲（Diplopoda）、唇足纲（Chilopoda）和舌形虫纲（Pentastomiaia）等 6 个纲。人芽囊原虫被认为隶属色混界（Kingdom Chromista）的双环门（Phylum Bigyra）。

（二）命名

寄生虫的命名与国际动物命名法相同，采用二名制学名，属名在前，种名在后，有的种名之后还有亚种名，种名或亚种名之后是命名者姓名与命名年份。学名一般以拉丁文或希腊文为词源，如溶组织内阿米巴（Entarnoeba histolytica Schaudinn，1903）。

二、生物学特征

寄生虫是高度特化了的小型低等生物，暂时或永久地寄生在人体内或体表，形态大小差别显著，小的（如原虫）直径仅数微米，大的（如绦虫）可长达 10 米以上。

（一）原虫

原虫为单细胞真核生物，个体微小，介于 2 ~ 2 000μm，多需借助显微镜方能观察到。原虫外形多样，呈球形、卵圆形或不规则形。原虫的整个机体由一个细胞构成，包括胞膜、胞质和胞核三部分，能完成生命活动的全部功能，如摄食、代谢、呼吸、排泄、运动及生殖等。原虫的生活史一般含有结构和活力不同的几个阶段或期。滋养体是大多数原虫活动、摄食和增殖的阶段，该阶段通常与致病相关。某些原虫的生活史中具有包囊阶段，包囊不能运动和摄食。

（二）蠕虫

蠕虫为多细胞无脊椎动物，借肌肉的伸缩作蠕形运动。

1. 吸虫　成虫外观多呈叶状或长舌状，背腹扁平，少数呈扁锥形或近圆柱形。通常具口吸盘和腹吸盘，大小从不足 0.5mm 到 80mm 不等。虫体结构包括体壁、消化系统、生殖系统、排泄系统和神经系统，缺循环系统，无体腔，体壁和器官之间充满疏松的实质组织。成虫结构系统中，生殖系统最发达，除血吸虫外均有雌雄两套生殖器官。复殖目吸虫的生活史都要经历有性世代和无性世代的交替，无性世代一般寄生于软体动物，有性世代大多寄生于终宿主脊椎动物。生活史的基本型包括卵、毛蚴、胞蚴、雷蚴、尾蚴、囊蚴和成虫。

2. 绦虫　绦虫成虫体长数毫米至数米，白色或乳白色，扁平，带状分节，有头节、颈部和分节的链体。圆叶目和假叶目绦虫的形态与生活史有较明显的区别。圆叶目绦虫的头节多呈球形，上有 4 个吸盘作为附着器；假叶目绦虫的头节呈梭形，其上有 2 条吸槽为附着器。颈部纤细，具有生发功能。链体由数个以至数千个节片组成。虫体结构包括体壁、消化系统、生殖系统、排泄系统和神经系统，无口和消化道，也无体腔。绦虫为雌雄同体，每个节片有雌雄生殖器官各一套，有的虫种可有两套。绦虫成虫寄生于脊椎动物肠道中。假叶目绦虫生活史需要两个中间宿主，生活史的基本型包括卵、钩球蚴、原尾蚴、裂头蚴和成虫。圆叶目绦虫生活史只需 1 个中间宿主，个别种类甚至可无须中间宿主，生活史经历卵、六钩蚴、中绦期幼虫和成虫。

3. 线虫　成虫一般呈圆柱形，不分节，两侧对称。大小因种而异，大者可达 1m 以上，小者小于 1mm，大多数寄生线虫在 1～15cm。虫体结构包括体壁、消化系统、生殖系统、神经系统、排泄系统。有原体腔，腔内充满液体。雌雄异体。线虫的发育基本分为卵、幼虫、成虫 3 个阶段。

棘颚门仅有少数虫种偶然寄生于人体。

（三）医学节肢动物

虫体两侧对称，躯体及附肢均分节；具有几丁质及醌单宁蛋白组成的外骨骼；循环系统开放式，体腔称为血腔，内含血淋巴；发育过程中大多经历蜕皮和变态。

三、感染类型

寄生虫侵入宿主体内并生活一段时间，若无明显的临床表现，称寄生虫感染，有明显临床表现的寄生虫感染称寄生虫病。

寄生虫感染人体的数量不多时，临床症状较轻，若未经治疗则易逐渐成为慢性感染。多次感染或在急性感染之后治疗不彻底，未能清除所有病原体，也常常转入慢性持续感染。慢性感染期，在寄生虫给人体造成损害的同时，人体往往伴有修复性病变。有些寄生虫感染后宿主既无临床表现，又不易用常规方法检查出病原体，这类感染称为隐性感染。

人体同时感染两种或两种以上的寄生虫时，称多寄生现象，在消化道寄生虫中相当普遍。

一些蠕虫幼虫，侵入非正常宿主（人）后，不能发育为成虫，长期以幼虫状态存在，在皮下、组织、器官间窜扰，造成局部或全身的病变，称为幼虫移行症，大致分为内脏幼虫移行症和皮肤幼虫移行症。

寄生虫在常见寄生部位以外的器官或组织内寄生称为异位寄生。

四、检验方法

寄生虫感染的检验方法包括病原体检查、免疫学检测及分子生物学检测。

（一）病原体检查

病原体检查是寄生虫感染确诊的依据。根据寄生虫寄生的部位不同，可采集的标本包括粪便、血液、骨髓、排泄物、分泌物、体液、穿刺物和活组织等。标本经适当处理后，对于肉眼可见的寄生虫如大多数蠕虫和节肢动物，可通过观察其形态特征并结合标本来源做出初步判断；对于肉眼无法看到的小型寄生虫或虫卵等可通过显微镜镜检查获病原体；部分寄生虫可采用人工培养或动物接种的方法获得病原体。当患者高度怀疑感染了某种寄生虫，但常规病原体检查为阴性时，可考虑进行人工培养。目前可进行人工培养的人体寄生虫有溶组织内阿米巴、致病性自由生活阿米巴、利什曼原虫和阴道毛滴虫等。人工培养的检出率较常规检查高，但体外培养方法比较复杂、费时，同时质量控制困难，只有极少数实验室能够开展寄生虫的培养。与人工培养相同，动物接种的检出率较高，但操作烦琐费时、且实验室需提供相应的防护措施，故很少有临床实验室能开展此项检查，但通过动物接种可获得大量的病原体以用于研究工作。可采用动物接种的寄生虫有利什曼原虫、锥虫、刚地弓形虫和旋毛虫等。

（二）免疫学检测

免疫学检测是通过检测患者体内的特异性抗体、抗原或免疫复合物为临床诊断提供参考。寄生虫免疫学检验的结果不具有确诊的价值，但与病原体检查相比，此类方法具有其自身的优点，适用于：感染早期或轻度感染时病原体检查为阴性者；不易获得病原体检查标本的深部组织感染；血清流行病学调查。免疫学检测最常用的标本为血清，此外，全血、各种体液及排泄分泌物等也可用于检测。目前常用的免疫学检测方法主要有酶联免疫吸附试验、间接血凝试验、乳胶凝集试验、间接荧光抗体试验、免疫金标记试验、免疫印迹试验以及免疫层析技术。

（三）分子生物学检测

用分子生物学方法检测寄生虫的特异性 DNA 片段，在虫种的鉴定上具有优势。主要方法有核酸探针技术及聚合酶链反应。核酸探针技术因所需标本量较 PCR 多，操作烦琐费时，几乎无商品化试剂盒供使用，已很少作为一种独立的方法应用。PCR 法特异性强、灵敏度高，但容易污染，造成假阳性，并且需要专门的仪器设备，费用较高，在基层医院开展有难度。由于通过传统的病原体检查或免疫学检测可以诊断大多数寄生虫感染，故虽然已建立几乎所有人体寄生虫检测的 PCR 方法，但实际应用的仅占少数；在下述情况下可应用 PCR 技术：①急性感染、治疗后的短期随访与先天性感染等情况时不适宜用免疫学检测；②由于虫荷水平低而需要具有高度敏感性的检测方法；③无法通过形态学的观察区分不同的种。

五、药物敏感性

抗寄生虫药物有限，而药物抗性的发展和传播更减少了治疗的选择。

（一）抗原虫药物

抗疟药种类较多，针对疟原虫生活史的不同时期，如：伯氨喹，作用于肝细胞内的休眠子和血液中的配子体；氯喹、奎宁、咯萘啶、甲氟喹、青蒿素及其衍生物，作用于红细胞内裂体增殖的原虫。间日疟、三日疟和卵形疟的治疗可采用氯喹和伯氨喹联合用药；恶性疟的治疗，在对氯喹未产生耐药性的地区也可采用氯喹和伯氨喹联合用药，对抗氯喹恶性疟的治疗理想方法是几种抗疟药联合使用，如可采用青蒿素类药物与甲氟喹联用的方案。

葡萄糖酸锑钠是内脏利什曼病治疗的首选药物，抗锑患者可采用两性霉素 B。

巴贝西虫感染推荐使用奎宁加克林霉素。

甲硝唑用于治疗阴道毛滴虫、结肠小袋纤毛虫、贾第虫、阿米巴滋养体的感染，对甲硝唑耐药的滴虫病患者可用替硝唑或 5－硝基咪唑。

复方磺胺甲噁唑对等孢球虫感染有较好的疗效。

弓形虫病的治疗无理想特效药物，常用乙胺嘧啶－磺胺嘧啶和螺旋霉素。

隐孢子虫、肉孢子虫、致病性自由生活阿米巴暂无理想的治疗药物。

（二）抗蠕虫药物

血吸虫、肝吸虫、肠道吸虫、并殖吸虫和肠道绦虫的治疗首选吡喹酮，囊虫病和早期包虫病可用阿苯达唑或吡喹酮治疗。

肠道线虫如蛔虫、钩虫、鞭虫、蛲虫、粪类圆线虫以及组织寄生线虫旋毛虫感染的治疗常用阿苯达唑，肠道线虫还可选用甲苯达唑等。

丝虫病的治疗首选乙胺嗪，还可采用伊维菌素。

（郭改玲　杨　光）

第二节　寄生虫检验

一、粪便标本

（一）常见寄生虫

消化道寄生虫的某些发育阶段可随粪便排出体外，如原虫滋养体、包囊、卵囊或孢子囊，蠕虫卵、幼虫、成虫或节片。常见的有：①原虫：溶组织内阿米巴、迪斯帕内阿米巴、结肠内阿米巴、哈门氏内阿米巴、微小内蜒阿米巴、布氏嗜碘阿米巴、人芽囊原虫、兰氏贾第鞭毛虫、梅氏唇鞭毛虫、脆弱双核阿米巴、人毛滴虫、结肠小袋纤毛虫、隐孢子虫、圆孢子球虫、贝氏等孢球虫、毕氏肠微孢子虫、脑炎微孢子虫；②吸虫：华支睾吸虫卵、布氏姜片虫卵、肝片形吸虫卵、横川后殖吸虫卵、异形异形吸虫卵；绦虫：带绦虫卵、微小膜壳绦虫卵、缩小膜壳绦虫卵、阔节裂头绦虫卵；③线虫：蛔虫卵、蛲虫卵、钩虫卵、鞭虫卵、粪类圆线虫幼虫。

某些非肠道寄生虫的某一发育阶段可通过一定的途径进入肠道，随粪便排出，常见的有并殖吸虫卵和裂体吸虫卵。

某些节肢动物的成虫或幼虫如蝇蛆也可见于粪便标本。

（二）标本的采集、运送和保存

1. 标本的采集　某些物质和药物会影响肠道原虫的检测，包括钡餐、矿物油、铋、抗菌药物（甲硝唑、四环素）、抗疟药物及无法吸收的抗腹泻制剂。当服用了以上药物或制剂后，可能在一周或数周内无法检获寄生虫。因此，粪便样本应在使用钡餐前采集，若已服用钡餐，采样时间需推迟 5～10 天；服用抗菌药物则至少停药 2 周后采集样本。为提高阳性检出率，推荐在治疗前送三份样本进行常规粪便寄生虫检查，三份样本应尽可能间隔一天送一份，或在 10 天内送检，并在运送途中注意保温。当粪便排出体外后，如不立即检查，滋养体推荐同一天或连续三天送检。严重水样腹泻的患者，因病原体可能因粪便被大量稀释而漏检，故在咨询医生后可增加一天内的送检样本数。

2. 标本的运送　新鲜粪便样本应置于清洁、干燥的广口容器内，容器不能被水、尿液、粉尘污染。可疑诊断及相关的旅行史有助于实验室诊断，应尽量记录在申请单上。对于动力阳性的滋养体（阿米巴、鞭毛虫或纤毛虫）必须采用新鲜的样本，并在运送途中注意保温。当粪便排出体外后，滋养体不会再形成包囊，如不立即检查，滋养体可能会破裂；液体样本应在排出后 30 分钟内检查，软（半成形）样本可能同时含有原虫的滋养体和包囊，应在排出后 1 小时内检查；成形粪便样本只要在排出后的 24 小时内检查，原虫的包囊不会发生改变。大多数的蠕虫虫卵和幼虫、球虫卵囊和微孢子虫的孢子能存活较长时间。

3. 标本的保存　如果粪便样本排出后不能及时检查，则要考虑使用保存剂。为了保持原虫的形态及阻止蠕虫虫卵和幼虫的继续发育，粪便样本可在排出后立刻放入保存剂，充分混匀后放置于室温。可供选择的保存剂有甲醛溶液、醋酸钠－醋酸－甲醛（sodium acetate－acetic acid－formalin，SAF）、肖氏液（Schaudinnfluid）和聚乙烯醇（polyvinyl alcohol，PVA）等。

（1）甲醛溶液：甲醛溶液是一种通用保存剂，适用于蠕虫虫卵和幼虫以及原虫的包囊，易制备、保存期长。建议用 5% 浓度保存原虫包囊，10% 浓度用于蠕虫虫卵和幼虫的保存。样本与甲醛溶液的比例为 1 ： 10。甲醛溶液水溶液只可用于样本湿片的检查，但对于肠道原虫的鉴定，湿片检查的准确性远低于染色涂片。甲醛溶液保存的样本不适用于某些免疫分析，不适用于分子诊断（PCR）。

（2）醋酸钠－醋酸－甲醛：SAF 保存的样本可用于浓集法和永久染色涂片，但虫体形态不如用含氯化汞固定剂的清楚。SAF 保存期长，制备简单，但黏附性差，建议将标本涂于白蛋白包被的玻片上。可用于蠕虫虫卵和幼虫、原虫滋养体和包囊、球虫卵囊和微孢子虫孢子的保存。

SAF 配方：醋酸钠 1.5g，冰醋酸 2.0ml，甲醛（37%～40%）4.0ml，蒸馏水 92.0ml。

（3）肖氏液：肖氏液用于保存新鲜粪便样本或者是来自于肠道黏膜表面的样本，能很好地保持原虫滋养体和包囊的形态。永久染色涂片可用固定后的样本制备，不推荐用于浓集法。液体或黏液样本的黏附性差。该液含氯化汞，丢弃废物注意避免环境污染。

肖氏液的配制：氯化汞 110g，蒸馏水 1 000ml 置于烧杯中煮沸至氯化汞溶解（最好在通风橱中进行），静置数小时至结晶形成，为饱和氯化汞水溶液。饱和氯化汞水溶液 600ml 和 95% 乙醇 300ml 混合为肖氏液的储存液，临用前每 100ml 储存液中加入 5ml 冰醋酸。

（4）聚乙烯醇：PVA 是一种合成树脂，通常将其加入肖氏液使用。当粪便－pVA 混合物涂于玻片时，由于 PVA 的存在，混合物可以很好地黏附在玻片上，固定作用由肖氏液完成。PVA 的最大优点在于可制备永久染色涂片。PVA 固定液也是保存包囊和滋养体的推荐方法，并且可将样本以普通邮件的方式从世界的任何地方邮寄到实验室进行检查。PVA 对于水样便尤其适用，使用时 PVA 和样本的比例是 3 ：1。含 PVA 的样本不能用于免疫分析，但适用于 DNA－PCR 分析。

PVA 固定液：PVA 10.0g，95% 乙醇 62.5ml，饱和氯化汞水溶液 125.0ml，冰醋酸 10.0ml，甘油 3.0ml。将各液体成分置烧杯中混匀，加入 pVA 粉末（不要搅拌），用大培养皿或锡箔盖住烧杯放置过夜，待 PVA 吸收水分。将溶液缓慢加热至 75℃，移开烧杯，摇动混合 30 秒至获得均一、略带乳白色溶液。

（三）常用检验方法

粪便样本是实验室诊断寄生虫感染的最常见样本，可以通过直接涂片法、浓集法及永久染色涂片三个独立的步骤对每个样本进行检查。直接涂片法要求新鲜粪便，可以检获活动的原虫滋养体、原虫包囊、蠕虫虫卵和幼虫；浓集法可提高原虫包囊、球虫卵囊、微孢子虫孢子及蠕虫虫卵和幼虫的检出率，有沉淀法和浮聚法；永久染色涂片更易于进行肠道原虫的鉴定。

1. 直接涂片法　常用方法有生理盐水涂片法和碘液染色涂片法，前者适用于蠕虫卵和原虫滋养体的检查，后者适用于原虫包囊的检查。

（1）操作：在洁净的载玻片中央加一滴生理盐水，用竹签挑取绿豆大小的粪便，在生理盐水中调匀涂开，涂片厚度以透过玻片可隐约辨认书上字迹为宜，盖上盖玻片镜检。先在低倍镜下按顺序查找，再换用高倍镜观察细微结构。检查原虫包囊时，以碘液代替生理盐水，或在生理盐水涂片上加盖玻片，然后从盖玻片一侧滴碘液一滴，待其渗入后观察。

（2）注意事项：①直接涂片法操作简便，但易漏诊，每份标本应做 3 张涂片以提高检出率；②虫卵鉴定的依据包括形状、大小、颜色、卵壳、内含物及有无卵肩、小钩、小棘等特殊结构，要与粪便残渣、食入的酵母菌、花粉、植物纤维等区别；③检查滋养体时涂片方法同上，涂片宜薄；粪便应在排出后立即送检，注意保温；黏液血便中虫体较多，可观察滋养体伪足或鞭毛的活动；④碘液配制：碘化钾 4g 溶于 100ml 蒸馏水中，加入碘 2g 溶解后贮于棕色瓶中备用。

2. 定量透明法（Kato－ Katz 虫卵计数法）

（1）操作：用于多种蠕虫卵的定量检查。应用改良聚苯乙烯作定量板，大小为 40mm × 30mm ×1.37mm，模孔为一长圆孔，孔径为 8mm ×4mm，两端呈半圆形，孔内平均可容纳粪样 41.7mg。操作时将 100 目/寸的尼龙网或金属筛网覆盖在粪便标本上，自筛网上用刮片刮取粪便。将定量板置于载玻片上，用手指压住定量板的两端，将自筛网上刮取的粪便填满模孔，刮去多余的粪便。掀起定量板，载玻片上留下一长条形的粪样。将浸透甘油．孔雀绿溶液的玻璃纸（5cm ×2.5cm）覆盖在粪样上，用胶塞轻轻加压，使粪样展平铺成一长椭圆形，25℃经 1 ~2 小时粪便透明后即可镜检，观察并记录粪样中的全部虫卵数。将虫卵数乘以 24，再乘以粪便性状系数（成形便 1、半成形便 1.5、软湿便 2、粥样便 3、水泻便 4），即为每克粪便虫卵数（eggs per gram，EPG）。

（2）注意事项：①保证粪样新鲜、足量；②掌握粪膜的厚度和透明的时间，其对虫卵的辨认非常重要，钩虫卵不宜透明过久；③玻璃纸的准备：将亲水性玻璃纸剪成 30mm × 22mm 的小片，浸于甘油－孔雀绿溶液（甘油 100ml，3% 孔雀绿水溶液 1ml，水 100ml）中至少24小时直至玻璃纸呈绿色。

3. 沉淀法

（1）操作：

1）自然沉淀法：利用比重较水大的蠕虫卵和原虫包囊可沉集于水底的原理，以提高检出率。取粪便20～30g，加水制成悬液，经40～60目金属筛过滤至500ml锥形量杯中，用水清洗筛上残渣，量杯中加水接近杯口，静置25～30分钟。倾去上层液体，再加水。每隔15～20分钟换水1次，重复操作3～4次，直至上层液澄清为止。倾去上清液，取沉渣涂片镜检。若检查原虫包囊，换水间隔时间宜延长至6～8小时。

2）离心沉淀法：取粪便约5g，加水10ml调匀，双层纱布过滤后转入离心管中，1 500～2 000rpm离心1～2分钟。倾去上液，加入清水，再离心沉淀。重复3～4次，直至上液澄清为止。最后倾去上液，取沉渣镜检。此法可查蠕虫卵和原虫包囊。

3）醛醚沉淀法：取粪便1～2g，加水10～20ml调匀，将粪便混悬液经双层纱布过滤于离心管中，1 500～2 000rpm离心2分钟；倒去上层粪液，保留沉渣，加水混匀，离心；倒去上液，加10%甲醛7ml。5分钟后加乙醚3ml，充分摇匀后离心，可见管内自上而下分为四层，即：乙醚层、粪便层、甲醛层、微细粪渣层。取底部粪渣镜检。

（2）注意事项：①对比重较轻的虫卵如钩虫卵用自然沉淀法效果不佳；②醛醚沉淀法浓集效果好，不损伤包囊和虫卵，易于观察和鉴定，但对布氏嗜碘阿米巴包囊、贾第鞭毛虫包囊及微小膜壳绦虫卵等的效果较差。

4. 浮聚法

（1）操作：

1）饱和盐水浮聚法：利用某些蠕虫卵的比重小于饱和盐水（比重1.180～1.200），虫卵可浮于水面的原理。取粪便约1g置浮聚瓶（高35mm，内径20mm）中，加入少量饱和盐水，充分搅匀后加入饱和盐水至液面稍凸出于瓶口而不溢出。在瓶口覆盖一洁净载玻片，静置15～20分钟，将载玻片垂直提起并迅速翻转向上、镜检。适用于检查线虫卵、带绦虫卵及微小膜壳绦虫卵，以检查钩虫卵效果最好，不适用于检查吸虫卵和原虫包囊。

2）硫酸锌浮聚法：取粪便约1g，加清水约10ml，充分搅匀，用2～3层纱布过滤，置离心管，2 500rpm离心1分钟，弃上清，加入清水混匀离心，反复洗涤3～4次至水清，最后一次弃上清液后，在沉渣中加入33%的硫酸锌液（比重1.18）至距管口约lcm处，离心1分钟。用金属环取表面的粪液于载玻片上，加碘液一滴，镜检。主要用于检查原虫包囊、球虫卵囊、线虫卵和微小膜壳绦虫卵。

（2）注意事项：①使用饱和盐水浮聚法时，大而重的蠕虫卵（如未受精蛔虫卵）或有卵盖的虫卵（吸虫卵和某些绦虫卵）在比重小于1.35的漂浮液中不能达到最佳的漂浮效果，在这种情况下，表面层和沉淀均应进行检查；②硫酸锌浮聚法在操作完成后应立即取样镜检，如放置时间超过1小时可能发生病原体形态改变而影响观察。取标本时用金属环轻触液面即可，切勿搅动。

5. 永久染色法　永久染色法可对湿片中发现的可疑物进行确认，以及鉴定在湿片中未发现的原虫。其他的来自肠道的样本如十二指肠吸取物或引流液，肠检胶囊法获得的黏液，乙状结肠镜获得的样本也可用永久染色法检查原虫。多种染色方法可用，最常用的是铁－苏木素染色法和三色染色法。

（1）操作：

1）铁－苏木素染色法：用于除球虫和微孢子虫以外的其他常见肠道原虫滋养体和包囊的鉴定。新鲜粪便标本、含 PVA 的固定标本、保存在肖氏液或 SAF 中的标本均可用铁－苏木素染色。将制备好的玻片于70%乙醇中放置5分钟（若使用了含汞固定剂，需接着将玻片在含碘70%乙醇中放置5分钟，然后再放入70%乙醇中5分钟），用流水冲洗10分钟，然后将玻片置于铁－苏木素工作液中5分钟。着色后，用流水再次冲洗10分钟，将玻片依次放入70%乙醇、95%乙醇、100%乙醇（两次）、二甲苯（或者替代品）（两次）中，每种试剂放置5分钟；加中性树胶封片剂和盖玻片。推荐使用油镜镜检，至少检查300个视野。

铁－苏木素染色液（Spencer－Monroe 方法）：

溶液1：苏木素（晶体或粉末）10g，乙醇1 000ml。将溶液放入透明带塞的瓶中，室温光亮处放置至少1周使其成熟。

溶液2：硫酸铵亚铁［$Fe(NH_4)2(SO_4)2 \cdot 6H_2O$］10g，硫酸铵铁［$FeNH_4(SO_4)2.12H_2O$］10g，浓盐酸10ml，蒸馏水1 000ml。

将溶液1和溶液2等体积混合。工作液应每周更换以保证新鲜。

含碘70%乙醇：制备储存液，将碘晶体加入70%乙醇中，直至溶液颜色呈深色（1～2g/100ml）。使用时以70%乙醇稀释储存液直至溶液颜色呈深红棕色或深茶色。当颜色符合要求时不必更换工作液。更换时间取决于染色涂片的数量和容器的大小（1周至几周）。

2）三色染色法：用 PVA 固定的大便标本或肖氏液保存的样本可使用 Wheathley 三色染色。新鲜标本涂片后立即放入肖氏固定液中至少30分钟。涂片厚度以透过玻片可以看到书上的字迹为宜。将制备好的玻片于70%乙醇中放置5分钟，若使用含汞固定剂，先将玻片在含碘70%乙醇中放置1分钟（新鲜标本）或10分钟（PVA 固定风干的标本）。然后再将玻片放在70%乙醇中5分钟（两次）。在三色染色液中放置10分钟，然后用含醋酸90%乙醇冲洗1～3秒。将玻片在100%乙醇中多次浸泡，然后放入100%乙醇3分钟（两次），再放入二甲苯中5～10分钟（两次）。加中性树胶封片剂和盖玻片。过夜晾干或放于37℃1小时，油镜观察。

三色染色液：铬变蓝0.6g，亮绿0.3g，磷钨酸0.7g，冰醋酸1.0ml，蒸馏水100ml。制备的染液呈紫色，室温保存，保存期24个月。

含碘70%乙醇：制备同铁，苏木素染色法。

含醋酸90%乙醇：90%乙醇99.5ml，醋酸0.5ml，混合。

（2）结果判定：当涂片充分固定且染色操作正确时，原虫滋养体的胞质染成蓝绿色，有时染成淡紫色，包囊染成更淡一些的紫色，胞核和内含物（棒状染色体、红细胞、细菌和棱锥体）呈红色，有时是淡紫色。背景通常染成绿色。

（3）注意事项：①用于质量控制的粪便样本可以是含有已知原虫的固定粪便样本或是用 PVA 保存的加入棕黄层（buffy coat 细胞或巨噬细胞）的阴性粪便样本；②用阳性 PVA 样本制备的质控涂片或含有棕黄层细胞的 PVA 样本制备的涂片进行室内质控。新配染液或每周至少一次进行室内质控；③若二甲苯变成云雾状或装有二甲苯的容器底有水积聚应弃去旧试剂，清洗容器，充分干燥，并更换新的100%乙醇和二甲苯；④所有的染色盘应盖盖子以防止试剂蒸发；⑤铁一苏木素染色法和三色染色法不易识别隐孢子虫和环孢子虫卵囊，建议使用抗酸染色或免疫测定试剂盒检查。

6. 改良抗酸染色法　可鉴定微小隐孢子虫、贝氏等孢球虫、卡氏圆孢子虫。新鲜标本、甲醛溶液固定标本均可使用，其他类型的标本如十二指肠液、胆汁和痰等都可以染色。

（1）操作：滴加第1液于晾干的粪膜上，1.5~10分钟后水洗；滴加第2液，1~10分钟后水洗；滴加第3液，1分钟后水洗，待干；置显微镜下观察。推荐使用油镜镜检，至少检查300个视野。

染液配制：苯酚复红染色液（第1液）：碱性复红4g溶于20ml 95%乙醇，苯酚（石炭酸）8ml溶于100ml蒸馏水，混合两溶液；10%硫酸（第2液）：纯硫酸10ml，蒸馏水90ml（边搅拌边将硫酸徐徐倾入水中）；20g/L孔雀绿液（第3液）：20g/L孔雀绿原液1ml，蒸馏水10ml。

（2）结果判定：背景为绿色，卵囊呈玫瑰红色，圆形或椭圆形。

（3）注意事项：每次染色都要用10%甲醛溶液固定保存的含有隐孢子虫的样本作阳性对照。

7. 钩蚴培养法

（1）操作：加冷开水约1ml于洁净试管（1cm×10cm）内。将滤纸剪成与试管等宽但较试管稍短的"T"形纸条，用铅笔书写受检者姓名或编号于横条部分。取粪便约0.2~0.4g，均匀地涂抹在纸条的上273部分，再将纸条插入试管，下端浸泡在水中，以粪便不接触水面为度。在20~30℃条件下培养。培养期间每天沿试管壁补充冷开水，以保持水面位置。3天后用肉眼或放大镜检查试管底部。钩蚴在水中常作蛇形游动，虫体透明。如未发现钩蚴，应继续培养观察至第5天。气温太低时可将培养管放入温水（30℃）中数分钟后，再行检查。

（2）注意事项：根据钩虫卵在适宜条件下可在短时间内孵出幼虫的原理而设计。因不排除培养物中存在感染性丝状蚴的可能性，故在操作时需非常小心，并有必要的防护措施。

8. 毛蚴孵化法

（1）操作：取粪便约30g，经自然沉淀法浓集处理后，取粪便沉渣镜检查虫卵，若为阴性则将全部沉渣导入三角烧瓶内，加清水（去氯水）至瓶口，在20~30℃的条件下经4~6小时孵育后用肉眼或放大镜观察，如见水面下有针尖大小白色点状物做直线来往游动，即是毛蚴。如发现毛蚴，应用吸管吸出，在显微镜下鉴定。观察时应将烧瓶向着光源，衬以黑纸背景，毛蚴在接近液面的清水中。如无毛蚴，每隔4~6小时（24小时内）观察一次。

（2）注意事项：依据血吸虫卵内的毛蚴在适宜温度的清水中，短时间内可孵出的特性而设计，适用于早期血吸虫病患者的粪便检查。①样本不能加保存剂，不能冷冻；②夏季室温高时，在自然沉淀过程中可能有部分毛蚴孵出，并在换水时流失，此时需用1.2%盐水或冰水替代清水以抑制毛蚴孵出，最后一次才改用室温清水；③毛蚴孵化法的优点在于检出率高于浓集法，可根据孵化出的幼虫形态特点进行种属鉴定，获取大量幼虫用于研究，但操作相对复杂，耗时，目前临床实验室一般很少采用。

9. 肛门拭子法　用于检查蛲虫卵和带绦虫卵，常用的方法有透明胶纸法和棉签拭子法。

（1）操作：

1）透明胶纸法：将宽2cm、长6cm的透明胶纸贴压肛门周围皮肤，可用棉签按压无胶一面，使胶面与皮肤充分粘贴，然后将胶纸平贴于载玻片上，镜检。

2）棉签拭子法：将棉拭子在生理盐水中浸湿，挤去多余的盐水，在受检者肛门皱褶处擦拭，然后将棉拭子放入盛有生理盐水的试管中充分振荡，离心沉淀，取沉渣镜检。

肛周蛲虫成虫检查可在夜间待患儿入睡后检查肛门周围是否有白色小虫，可将发现的虫体装入盛有70%乙醇的小瓶内送检。

（2）注意事项：两种方法以透明胶纸法效果较好，操作简便。若为阴性，应连续检查2~3天。

10. 粪便标本成虫的检查　某些肠道寄生虫可自然排出或在服用驱虫药物后随粪便排出，通过检查和鉴定排出的虫体可作为诊断和疗效考核的依据。

（1）肉眼可见的大型蠕虫或蝇蛆：可直接用镊子或竹签挑出置大平皿内，清水洗净后置生理盐水中观察。

（2）小型蠕虫：可用水洗过筛的方法。收集患者24~72小时的粪便，加适量水搅拌成糊状，倒入40目铜筛中过滤，用清水轻轻地反复冲洗筛上的粪渣，直至流下的水澄清为止。将铜筛内的粪渣倒入大玻璃皿内，加少许生理盐水，其下衬以黑纸，用肉眼或放大镜检查有无虫体。获得的虫体可用肉眼、放大镜或解剖镜观察，根据虫体的大小、形状、颜色等进行鉴别。也可将虫体透明或染色后再进行鉴定。

（3）猪肉绦虫和牛肉绦虫的孕节：置于两张载玻片之间，压平，对光观察其子宫分支情况后鉴定虫种。也可用注射器从孕节后端正中部的子宫孔注入碳素墨水或卡红染液，待子宫分支显现后计数鉴定。

（四）检验结果报告与解释

所有查见的寄生虫包括卵、幼虫和成虫都应报告，并应报告所鉴定虫体的完整种名和属名。医学节肢动物的鉴别相对复杂，特别是其幼虫的鉴别难度较大，需要专家的帮助。实验室应能对常见重要医学节肢动物有一定的认识，并能进行初步的鉴定。

一般情况下，实验室对原虫和蠕虫可不予定量，但需指出具体时期（如滋养体、包囊、卵囊、孢子、卵或幼虫）。若要定量，则标准应一致（表39-1）。检获人芽囊原虫（症状与感染数量可能有关）和鞭虫（轻症感染可不予治疗）需要定量。

对夏科-雷登结晶应报告并定量。夏科-雷登结晶为菱形无色透明结晶，其两端尖长，大小不等，折光性强，是嗜酸性粒细胞破裂后嗜酸性颗粒相互融合而成。肺吸虫引起的坏死及肉芽肿以及阿米巴痢疾患者的粪便中等可见到夏科-雷登结晶。

报告中对特殊情况需附加说明。

表39-1　虫体定量

类别	定量	
	原虫	蠕虫
极少	2~5/全片	2~5/全片
少量	1/5~1/高倍视野	1/5~1/低倍视野
中等	1~2/高倍视野	1~2/低倍视野
多量	若干/高倍视野	若干/低倍视野

二、血液与骨髓标本

（一）常见寄生虫

血液和骨髓标本中可查见的寄生虫有疟原虫、利什曼原虫、刚地弓形虫、锥虫、微丝蚴，巴贝虫偶可寄生于人体。锥虫流行于非洲和美洲，我国尚无病例报道。

（二）标本的采集

1. 血液标本　多种寄生虫如疟原虫、锥虫、利什曼原虫、弓形虫、巴贝西虫和丝虫可以在血液样本中检获；种株鉴定常通过检查永久染色的薄和（或）厚血片来完成。血片可以采集末梢血或静脉血，用新鲜全血、抗凝血（推荐使用 EDTA 抗凝）或各种浓集沉淀物来制备。

末梢血的采集部位可选手指末端、耳垂、婴儿脚趾或脚后跟。采血针刺破手指后，让血液自行流出而不要用手挤压，以避免血液被组织液稀释而使样本中的虫数减少。对疑似疟原虫感染的患者，首次血涂片结果为阴性时，应在三天内每间隔 6～8 小时采样进行检查。注入抗凝管中的血量应保证使血/抗凝剂有正确的比例。

适宜的样本采集时间对于检查结果非常重要。间日疟宜在发作后数小时采血，恶性疟在发作初期采血可见大量环状体，一周后可见配子体。微丝蚴检查宜在晚间 9 点至次晨 2 点采血。若要观察疟点彩如薛氏小点，血片应在样本采集后 1 小时内制备，否则在染色血片上可能无法观察到疟点彩，但整个虫体的形态仍然很好。血液样本的采集时间应清楚地标示于采血管上以及结果报告单上，以便医生能将实验室结果与患者的发热类型或其他症状相联系。

2. 骨髓标本　常采用髂骨穿刺或棘突穿刺，抽取少许骨髓液涂片、固定、吉姆萨染色、镜检。

（三）常用检验方法

1. 血膜染色法

【操作】

（1）血膜的制备：制作血膜的载玻片需用清洁液清洗，自来水、蒸馏水冲洗，95% 乙醇浸泡，烤干后使用。

1）薄血膜的制备：取一清洁载玻片，蘸血 1 小滴于载玻片 1/3 与 2/3 交界处，以一端缘光滑的载玻片为推片，将推片的一端置于小血滴上，待血液沿推片端缘扩散后，自右向左推成薄血膜。推片时使两玻片之间的夹角保持 30°～45°，用力要均匀，速度适宜，中途切勿停顿。理想的薄血膜是一层分布均匀的血细胞平铺于玻片上，无裂缝和空隙，血膜末端呈舌形。

2）厚血膜的制备：厚血膜可涂制于上述薄血膜的另一端。在载玻片另一端 1/3 处蘸血 1 小滴（约 10μl），以推片的一角，将血滴自内向外旋转摊开，涂成直径约 1.0cm 且厚薄均匀的血膜。平置，自然晾干。检查微丝蚴时，需取血 3 滴（约 60μl），血膜直径达到 2cm。

（2）固定和染色：血膜制备后应尽快染色，常用的染色法有两种：吉姆萨染色（Giemsa stain）和瑞特染色（Wright stain）。建议血片标本采用吉姆萨染色，有些寄生虫也可用瑞特染色或瑞特 - 吉姆萨混合染色。在稀释各种染液和冲洗血膜时，如用磷酸缓冲液则染色效果更佳。

1）染色前血片固定：血片充分晾干后用小玻棒蘸甲醇或无水乙醇在薄血膜上轻轻抹过进行固定。如薄、厚血膜在同一玻片上，须注意切勿将固定液带到厚血膜上。厚血膜固定之前必须先进行溶血，可用滴管滴水于厚血膜上，待血膜呈灰白色时，将水倒去，晾干。

2）吉姆萨染色法：此法染色效果良好，血膜褪色较慢，保存时间较久，但染色需时较长。吉姆萨染色时，固定和染色分别进行，在染色前，薄血片必须先用无水乙醇固定。

染色方法：用 pH7.0～7.2 的磷酸缓冲液稀释吉姆萨液，比例约为 15～20 份缓冲液加 1 份染液。用蜡笔划出染色范围，将稀释的吉姆萨染液滴于已固定的薄、厚血膜上，染色半小时（室温），再用上述缓冲液冲洗。血片晾干后镜检。

染液配制：吉姆萨染剂粉 1g，甲醇 50ml，纯甘油 50ml. 将吉姆萨染剂粉置于研钵中（最好用玛瑙研钵），加少量甘油充分研磨，加甘油再磨，直至 50ml 甘油加完为止，倒入棕色玻瓶中。然后分几次用少量甲醇冲洗钵中的甘油染剂粉，倒入玻瓶，直至 50ml 甲醇用完为止，塞紧瓶塞，充分摇匀，置 65℃温箱内 24 小时或室温内一周过滤。

3）瑞特（瑞氏）染色法：此法操作简便，适用于临床诊断，但甲醇蒸发快，易在血片上发生染液沉淀，且易褪色，保存时间不长，多用于临时性检验。瑞特染色的染色液含有固定的作用，固定和染色同时进行，因此厚血片在染色前必须先溶解红细胞，待血膜干后才能染色。

染色方法：染色前先用蜡笔划好染色范围，滴染液覆盖全部厚、薄血膜上，30 秒至 1 分钟后用滴管加等量的蒸馏水，轻轻摇动载玻片，使蒸馏水和染液混合均匀，此时出现一层灿铜色浮膜（染色），3～5 分钟后用水缓慢地从玻片一端冲洗（注意勿先倒去染液或直对血膜冲洗），晾干后镜检。

染液配制：瑞特染剂粉 0.1～0.5g，甲醇 97ml，甘油 3ml. 将瑞特染剂加入甘油中充分研磨，然后加入少量甲醇，研磨后倒入瓶内，再分几次用甲醇冲洗研钵中的甘油溶液，倒入瓶内，直至用完为止，摇匀，24 小时后过滤待用，一般 1、2 周后再过滤。

4）Delafield 苏木素染色法：可用于厚血膜微丝蚴检查。

染色方法：已溶血、固定的厚血膜在德氏苏木素液内染 10～15 分钟，在 1% 酸乙醇中分色 1～2 分钟，蒸馏水洗涤 1～5 分钟，至血膜呈蓝色，再用 1% 伊红染色 0.5～1 分钟，以水洗涤 2～5 分钟，晾干后镜检。

染液配制：苏木素 1g 溶于 10ml 纯乙醇或 95% 乙醇，加 100ml 饱和硫酸铝铵（8%～10%），倒入棕色瓶中，瓶口用两层纱布扎紧，在阳光下氧化 2～4 周，过滤，加甘油 25ml 和甲醇 25ml，用时稀释 10 倍。

【注意事项】①厚血膜制备时标本用量大，检出率高，但鉴定疟原虫虫种要求较高技术水平，薄血膜更容易观察寄生虫的形态特征，适用于虫种鉴定；②寻找疟原虫和锥虫宜在薄血片的羽毛状尾部用油镜观察，该部位为红细胞单细胞层，能清楚观察到受感染红细胞的形态和大小；③微丝蚴多位于薄血片的边缘或羽毛状的尾部，检查时应先用低倍镜扫描全片，以免将微丝蚴漏检；④厚血片通常需要检查大约 100 个油镜视野，薄血片通常需要检查≥300 个油镜视野，若在厚血片上发现了疑似物，则需增加在薄血片上检查的视野数。

2. 新鲜血片法

（1）操作：用以检查微丝蚴。晚间 9 时至次晨 2 时取血 1 滴于载玻片上，加盖片，于低倍镜下观察蛇形游动的幼虫。

（2）注意事项：检获幼虫后仍需作染色检查，以确定虫种。

3. 静脉血浓集法

在离心管中加蒸馏水数毫升，加血液 10～12 滴，再加生理盐水混匀，3 000rpm 离心沉淀 3 分钟，取沉渣镜检。或取静脉血 1ml（3.8% 枸橼酸钠 0.1ml 抗凝），加水 9ml，待红细胞溶血后 3 000rpm 离心 2 分钟，倒去上清液，加水再离心，取沉渣镜检。

（四）检验结果报告与解释

所有查见的寄生虫都应报告，需指出具体时期并报告所鉴定虫体的完整种名和属名。对于疟原虫阳性的样本，应报告感染度。疟原虫的感染度以每 100 个红细胞受感染的百分率来表示。对丝虫的诊断，建议在报告厚涂片阴性前至少筛查 100 个视野，每个视野包含大约 20 个白细胞。在实验结果的报告上可以加上备注，如阴性结果不能排除寄生虫感染的可能性。对于血片检查，所有的报告（无论阴性或阳性）都要尽快电话转告医生。如果是阳性，要在条例和法律规定的时间内上报相应的政府卫生部门。

三、痰标本

（一）常见寄生虫

可以在痰中检出的寄生虫包括蛔虫的移行幼虫、钩虫幼虫和粪类圆线虫幼虫、并殖吸虫卵、棘球蚴原头蚴和溶组织内阿米巴、齿龈内阿米巴和口腔毛滴虫，还可能检出微孢子虫、螨类。

（二）标本的采集、运送和保存

痰标本应是来自下呼吸道的深部痰。嘱患者清晨起床用清水漱口，用力自气管深部咳出痰，吐入洁净容器内立即送检。若痰不易咳出，可让患者吸入水蒸气数分钟以利咳出痰液，或由临床医务人员通过喷雾法来收集诱导痰。挑选含有血液、黏液的部分送检。如果推迟了送检时间，可加固定剂，如用 5% 或 10% 甲醛溶液固定痰标本以保存蠕虫卵和幼虫或用 PVA 固定以便染色检查原虫。

（三）常用检验方法

【操作】痰通常制成湿片（生理盐水涂片或碘染）镜检，在制备湿片前无须浓集。如果痰黏稠，可加入等体积的 3% NaOH 溶液，和样本充分混匀，500 × g 离心 5 分钟后取沉淀镜检。若要查找内阿米巴或人口腔毛滴虫则不应使用 NaOH。

若直接涂片法为阴性可采用浓集法以提高检出率。收集 24 小时痰液，加入等量 10% NaOH 溶液，搅匀后置 37℃ 数小时，待痰液消化成稀液状后转入离心管，1 500rpm 离心 5～10 分钟，弃上清，取沉渣涂片镜检。

（四）检验结果报告

在咳痰中，“未发现寄生虫”视为正常，出阴性报告；若发现病原体需及时通知临床医生。所有查见的寄生虫都应报告，需指出具体时期并报告所鉴定虫体的完整种名和属名。医学节肢动物进行初步的鉴定。对夏科－雷登结晶应报告并定量。

四、十二指肠引流液

（一）常见寄生虫

十二指肠引流液中可查见的常见寄生虫有：兰氏贾第鞭毛虫，华支睾吸虫卵，肝片形吸虫卵，布氏姜片虫卵，粪类圆线虫幼虫和隐孢子虫。

（二）标本的采集、运送和保存

十二指肠引流液通常指十二指肠液（D 液）、胆总管液（A 液）、胆囊液（B 液）和肝胆管液（C 液）的总称，由临床医生采集。采集时将十二指肠导管插入十二指肠，抽取十二指肠液。对肝胆系统寄生虫病有诊断意义的是来自胆囊的胆液（B 液），呈深黄绿色，标本采集后置试管中送检。若检查无法在 2 小时内完成应将标本保存于 5% ~10% 甲醛溶液中；如果标本要作染色，则推荐使用肖氏液、PVA 或 SAF。也可采用肠检胶囊法，即让受检者吞入装有尼龙线的胶囊，线的游离端固定于口外侧皮肤，3 ~8 小时后拉出尼龙线，取线上的黏附物镜检。

（三）常用检验方法

【操作】十二指肠引流液量一般在 0.5ml 至几毫升不等，新鲜样本可直接镜检，若未查见病原体，可将全部引流液加生理盐水稀释搅拌后分装于离心管，2 000rpm 离心 5 ~10 分钟，取沉渣涂片镜检。若引流液过于黏稠，可加 10% NaOH 溶液消化后再离心，但对原虫有影响。

（四）检验结果报告

在十二指肠引流液中，“未发现寄生虫”视为正常，出阴性报告；若发现病原体需及时通知临床医生。所有查见的寄生虫都应报告，需指出具体时期并报告所鉴定虫体的完整种名和属名。

五、泌尿生殖道标本

（一）常见寄生虫

可通过对阴道、尿道分泌物及前列腺分泌物或尿沉淀的湿片观察并鉴定阴道毛滴虫；某些丝虫的感染需要进行尿液沉淀物的检查；埃及血吸虫卵通过尿样本的离心而浓集；微孢子虫也可在尿中被检获。

（二）标本的采集和运送

1. 尿液　收集晨尿或单次自然排出的全部尿液，服用药物乙胺嗪（海群生）能提高尿中微丝蚴的检出。

2. 阴道分泌物　用无菌棉签拭子取阴道后穹隆、子宫颈及阴道壁分泌物。

3. 前列腺液　由临床医生进行前列腺按摩采集，收集于洁净、干燥的试管内。量少时可直接滴在玻片上，标本采集后应立即送检并注意保温。

4. 睾丸鞘膜积液　阴囊皮肤消毒后用注射器抽取睾丸鞘膜积液，主要用于检查班氏微丝蚴。

（三）常用检验方法

【操作】

1. 尿液检查　取尿液10～20ml，2 000rpm离心3～5分钟，取沉渣涂片镜检。乳糜尿需加等量乙醚，用力振摇使脂肪溶于乙醚，吸去上层脂肪层，加水10倍稀释后再离心，取沉渣镜检。

2. 阴道分泌物及前列腺液检查　主要用于检查阴道毛滴虫，偶尔可查见蛲虫成虫或虫卵。可将阴道分泌物或前列腺液滴于有生理盐水的载玻片上，制成混悬液镜检。调低视野的亮度在低倍镜下观察是否有活动的虫体；可在高倍镜下观察波动膜的波动。也可待涂片晾干后用甲醇固定，瑞特或吉姆萨染色后镜检。但染色涂片可出现假阳性和假阴性。

3. 睾丸鞘膜积液　将鞘膜积液作直接涂片检查，也可加适量生理盐水稀释离心后取沉渣镜检。

（四）检验结果报告

在泌尿生殖道标本中，“未发现寄生虫”视为正常，出阴性报告；若发现病原体需及时通知临床医生。所有查见的寄生虫都应报告，需指出具体时期并报告所鉴定虫体的完整种名和属名。

六、脑脊液标本

（一）常见寄生虫

阿米巴滋养体、弓形虫、致病性自由生活阿米巴以及棘球蚴的原头蚴或小钩、粪类圆线虫幼虫、棘颚口线虫幼虫、广州管圆线虫幼虫、肺吸虫卵和异位寄生的血吸虫卵等。

（二）标本的采集和运送

由临床医生进行腰椎穿刺采集后置无菌试管中。脑脊液标本必须立即送检，及时检查。

（三）常用检验方法

【操作】检查阿米巴滋养体，可在自然沉淀后吸取沉渣镜检。检查弓形虫和致病性自由生活阿米巴需作涂片，经固定、染色后用油镜检查。查虫卵及幼虫，取脑脊液2ml，2 000r2min离心5分钟，吸取沉渣作涂片镜检。

（四）检验结果报告

在脑脊液标本中，“未发现寄生虫”视为正常，出阴性报告；若发现病原体需及时通知临床医生。所有查见的寄生虫都应报告，需指出具体时期并报告所鉴定虫体的完整种名和属名。

七、活检标本

（一）常见寄生虫

肝、脾：棘球绦虫、溶组织内阿米巴、利什曼原虫、微孢子虫、肝毛细线虫。

肺：隐孢子虫、棘球绦虫、并殖吸虫、刚地弓形虫、蠕虫幼虫。

淋巴结：丝虫、利什曼原虫、弓形虫。

肌肉：旋毛虫、猪肉绦虫（囊尾蚴）、盘尾丝虫、克氏锥虫、微孢子虫。

皮肤及皮下结节：猪囊尾蚴、卫氏并殖吸虫和斯氏狸殖吸虫的成虫及童虫、曼氏裂头蚴、疥螨、蠕形螨、利什曼原虫、盘尾丝虫、微丝蚴、棘阿米巴。

肠黏膜：直肠或乙状结肠黏膜病变组织内可查见血吸虫卵及溶组织内阿米巴滋养体。

眼：棘阿米巴、刚地弓形虫、罗阿丝虫、微孢子虫、结膜吸吮线虫、囊尾蚴、棘球蚴、曼氏裂头蚴、蝇蛆、阴虱。

（二）标本的采集和运送

活检样本用于组织寄生虫的检查。除了标准的组织学检查，还可用来自皮肤、肌肉、眼角膜、肠道、肝脏、肺和脑的活检样本进行印片和压片。在某些病例，活检可能是确定寄生虫感染的唯一手段。检测样本应是新鲜组织，置于生理盐水中并立即送到实验室。

组织寄生虫的检查在某种程度上依赖于样本的采集以及是否有足够的材料来完成各项检查。活检样本通常很少，不一定都代表病变的组织，检查多个组织样本可提高检出率。任何组织样本都应该用尽可能多的方法检查样本的所有部分以获得最优的结果。

（三）常用检验方法

1. 肝、肺、脾穿刺及肝、肺活检　穿刺物涂片染色，获得的组织标本可做涂片、印片、压片或组织切片后染色镜检。肝脏标本可查见日本血吸虫卵、利什曼原虫无鞭毛体、溶组织内阿米巴滋养体及棘球蚴等；肺脏标本可查见肺吸虫成虫、溶组织内阿米巴滋养体等。脾穿刺易出血，少用，可查到利什曼原虫无鞭毛体。

2. 淋巴结穿刺或活检　用于检查丝虫、利什曼原虫、弓形虫等。

（1）丝虫成虫：消毒皮肤，用穿刺针刺入可疑的淋巴结中，边抽吸边退针，抽取丝虫成虫；或剖检已摘除的淋巴结，寻找成虫；也可作病理切片检查。

（2）原虫：选腹股沟淋巴结，消毒、穿刺，将穿刺针内抽取的淋巴结组织液涂片，固定染色镜检。也可用摘除的淋巴结切面做涂片，固定染色后镜检或做病理切片检查。

3. 肌肉活检　主要检查旋毛虫幼虫。手术切取患者腓肠肌或肱二头肌处米粒大小的组织块，置于载玻片上，加50%甘油1滴，盖上另一张载玻片，压薄，镜检。或将组织固定后，切片检查。亦可将肌肉块研碎，加人工消化液（胃蛋白酶0.5～1.0g，盐酸0.7ml，蒸馏水100ml）消化过夜，取沉渣镜检。

4. 皮肤及皮下结节活检

（1）蠕虫：对疑为猪囊尾蚴、并殖吸虫童虫或成虫或裂头蚴等引起的皮下结节或包块，用手术方法取出皮下结节，剖检其中的虫体，根据虫体形态特征进行鉴定。

（2）利什曼原虫：对疑似皮肤型黑热病患者，在有皮损处，局部消毒，用注射器抽取少许组织液作涂片；或用手术刀片刮取组织液作涂片，染色镜检。

（3）疥螨：用消毒针尖挑出隧道末端疥螨，置玻片上，加甘油1滴，加盖片镜检。或用消毒刀片轻刮丘疹至表皮上有微小渗血点，将刮取物置于玻片上的矿物油滴中，加盖片镜检。

（4）蠕形螨：取长约5～6cm的透明胶纸，睡前贴于面部的额、鼻、鼻沟、下颌及颏部等处，次晨取下胶纸，贴在玻片上镜检。

5. 肠黏膜活检

（1）日本血吸虫卵：用直肠镜或乙状结肠镜自直肠病变部位钳取米粒大小的黏膜，水洗后放在两玻片之间，轻压、镜检。可查见活卵、近期变性卵和死卵。对从未经过治疗的患者检出虫卵，无论死活虫卵均有确诊价值；对有治疗史的患者，只有查见活卵或近期变性卵，才有诊断意义。

（2）溶组织内阿米巴：用乙状结肠镜观察溃疡形状，从溃疡边缘或深层刮取病变组织，置于载玻片上，加少量生理盐水，盖上盖片，压平，立即镜检。也可取一小块病变黏膜作组织切片染色检查。

6. 眼部组织活检　用检眼镜或裂隙灯可检查眼前房中的微丝蚴，结膜活检法也可查见微丝蚴；病变组织刮片可检查阿米巴。眼囊尾蚴病和棘球蚴病可用眼底镜检查发现病原体进行确诊。从眼结膜囊内取出虫体进行鉴定可确诊结膜吸吮线虫病。

（四）检验结果报告

在活检标本中，“未发现寄生虫”视为正常，出阴性报告；若发现病原体需及时通知临床医生。所有查见的寄生虫都应报告，需指出具体时期并报告所鉴定虫体的完整种名和属名。

（郭改玲　杨　光）

第三节　寄生虫形态特征与鉴定

一、粪便标本常见寄生虫

（一）溶组织内阿米巴

溶组织内阿米巴（Entarnoeba histolytica）寄生于肠道，也可寄生于肝、肺、脑、皮肤和其他脏器。生活史有滋养体和包囊两个发育时期。粪便中可见滋养体和包囊，组织中仅见滋养体。

滋养体：大小在 12 ~ 60μm，可见单一舌状或指状伪足，作定向阿米巴运动。内外质界限分明，外质透明，内质富含颗粒。具一个球形泡状核，直径 4 ~ 7μm，核膜内缘有一层大小均匀、排列整齐的核周染色质颗粒。核仁细小，位于核中央，与核膜有网状核丝连接。胞质内常有被吞噬的红细胞，有时也可见白细胞和细菌。

包囊：圆形，直径约 10 ~ 20μm。囊壁厚约 125 ~ 150nm，胞质呈细颗粒状，胞核 1 ~ 4 个，成熟包囊有 4 个核。核为泡状核，与滋养体相似但稍小，核仁居中。未成熟包囊中，可见拟染色体和糖原泡。拟染色体呈短棒状，两端钝圆。

涂片镜检是肠阿米巴病诊断的常用手段。急性痢疾患者的黏液血便或阿米巴肠炎的稀便查滋养体，慢性患者的成形粪便查包囊。可直接采用生理盐水涂片或碘液涂片法，碘染后包囊呈棕黄色，胞核更易观察，糖原泡棕色，边缘模糊，拟染色体不如生理盐水中清晰。溶组织内阿米巴包囊与肠道中共栖的结肠内阿米巴包囊相鉴别：结肠内阿米巴包囊直径 10 ~ 30μm，核 1 ~ 8 个，成熟包囊为 8 核，核仁常偏位，拟染色体草束状。

应注意区别痰液标本中的齿龈内阿米巴与溶组织内阿米巴，前者通常含有被吞噬的多形核白细胞，后者可能含有被吞噬的红细胞而非白细胞。

（二）蓝氏贾第鞭毛虫

蓝氏贾第鞭毛虫（Giarciia lamblia）主要寄生于十二指肠，有时也可寄生于胆道，包囊随粪便排出体外。腹泻患者的水样便中常可查见滋养体，十二指肠引流液或采用肠检胶囊法，滋养体的阳性检出率常显著提高。

包囊：大小为（8～12）μm×（7～10）μm，椭圆形。碘染后可见包囊呈棕黄色，囊壁较厚，囊壁与虫体之间有明显的间隙。未成熟包囊有2个核，成熟包囊有4个核，胞核多偏于一端。囊内可见到鞭毛和中体的早期结构。

滋养体：呈倒置半边梨形，大小为（9.5～12）μm×（5～15）μm，厚2～4μm。背面隆起，腹面扁平，腹面前半部向内凹陷形成吸盘陷窝，陷窝底部有1对卵圆形的泡状细胞核，1对轴柱由前向后延伸，轴柱中部附近有一对呈爪锤状的中体。虫体有8根鞭毛，成对排列，即前、中、腹、后各1对，但常不易看清。

（三）隐孢子虫

隐孢子虫为人兽共患寄生虫，种类较多，形态相似，在人体寄生的主要是微小隐孢子虫（Cryptosporidium，parvurn），是重要的机会性致病原虫。虫体寄生于肠道，能引起腹泻，严重感染者可扩散至整个消化道，肺、胰腺、胆囊等部位也可寄生。隐孢子虫的生活史中有滋养体、裂殖体、配子体、合子和卵囊五个发育阶段。卵囊随宿主粪便排出体外。

卵囊：圆形或椭圆形，直径4～6μm，成熟卵囊内含4个裸露的子孢子和由颗粒物组成的残留体，子孢子为月牙形。粪便中的卵囊若不染色，难以辨认。在改良抗酸染色标本中，卵囊为玫瑰红色，背景为蓝绿色，对比性很强。因观察的角度不同，囊内子孢子排列似不规则，呈多态状，残留体为暗黑（棕）色颗粒状。

（四）肉孢子虫

肉孢子虫种类较多，以人为终宿主的肉孢子虫有人肉孢子虫（Sarcocystis hominis）和猪人肉孢子虫（S. suihominis），均寄生于人体小肠，对免疫缺陷患者可致严重腹泻。卵囊或孢子囊可随终宿主粪便排出。

卵囊：成熟卵囊囊壁较薄，内有2个孢子囊，每个孢子囊内含4个子孢子。因囊壁薄而脆弱常在肠内自行破裂。进入粪便的孢子囊呈椭圆形，无色透明，大小为（13.6～16.4）μm×（8.3～10.6）μm。

（五）等孢球虫

感染人体的等孢球虫有贝氏等孢球虫（Isosporabelii）和纳塔尔等孢球虫（L. natalensis）。贝氏等孢球虫是最主要的病原体，可引起免疫功能低下者的慢性腹泻及旅行者腹泻。卵囊落入肠腔随粪便排出。

卵囊：贝氏等孢球虫的卵囊呈长椭圆形，大小为（20～33）μm×（10～19）μm。成熟卵囊内含2个椭圆形孢子囊，无卵囊残留体；每个孢子囊含4个半月形的子孢子和一个残留体，无囊塞。

应用抗酸染色在粪便中发现卵囊可确诊，必要时可作十二指肠组织活检。

（六）结肠小袋纤毛虫

结肠小袋纤毛虫（Balanticlium coli）是人体最大的寄生原虫，寄生于人体大肠，引起结肠小袋纤毛虫痢疾。

滋养体：椭圆形，无色透明或淡灰略带绿色，大小为（30～150）μm×（25～120）μm。全身披有纤毛，可借纤毛的摆动迅速旋转前进。虫体极易变形，前端稍尖，有一凹陷的胞口，胞质中含有空泡，内有摄入的细菌和碎屑。下接漏斗状胞咽，胞质内含食物泡。后端宽而圆。虫体中、后部各有一伸缩泡。苏木素染色后可见一个肾形的大核和一个圆形的小核，后者位于前者的凹陷处。

包囊：圆形或椭圆形，直径为40~60μm，淡黄或淡绿色，囊壁厚而透明，染色后可见胞核。

确诊可用粪便直接涂片法检查滋养体和包囊。必要时行乙状结肠镜检，取活组织做病理检查。

（七）人芽囊原虫

人芽囊原虫（Blastocystis hominis）寄生于人体肠道，其致病作用仍有争论，对免疫缺陷患者，人芽囊原虫寄生与胃肠道症状具相关性。

虫体形态多样，直径6~40μm，光镜下有5种基本形态：空泡型、颗粒型、阿米巴型、复分裂型和包囊型。粪便中常见空泡型，圆形或卵圆形虫体中央有一透亮的大空泡。阿米巴型偶可见于水样泻粪便中，形似溶组织内阿米巴滋养体，但辨认极其困难。通常根据较典型的圆形空泡型进行鉴定。

（八）裂体吸虫

也称血吸虫，寄生于人体的血吸虫有6种，其中日本血吸虫（Schistosoma japonicum,）、埃及血吸虫（S. haernatobium）和曼氏血吸虫（S. rnansoni）流行范围广，危害大。我国仅有日本血吸虫。日本血吸虫成虫寄生于肠系膜下静脉和门脉系统，虫卵随粪便排出体外。

日本血吸虫卵：椭圆形，淡黄色，大小平均约89μm×67μm。卵壳薄而均匀，无卵盖。卵壳一侧有一小棘。成熟虫卵的卵内含一毛蚴。毛蚴和卵壳间常可见到大小不等的圆形或椭圆形油滴状头腺分泌物。

从粪便检获虫卵或孵化毛蚴，以及直肠黏膜活检查到虫卵或虫卵肉芽肿可作为确诊依据。直接涂片法检出率低，厚涂片透明法是WHO推荐的日本血吸虫病病原学诊断的常规方法，可作血吸虫虫卵计数。毛蚴孵化法检出率高于厚涂片透明法，但操作烦琐。慢性及晚期血吸虫患者肠壁组织增厚，粪检不易检获虫卵，可考虑进行直肠黏膜活检。此方法有一定损伤，检查前应考虑患者是否适宜做此检查。

（九）华支睾吸虫

华支睾吸虫（Clonorchis sinensis）又称肝吸虫，成虫寄生于人体胆管内，虫卵随胆汁进入消化道，随粪便排出。

虫卵：是人体常见寄生吸虫卵中最小的一种，大小为（27~35）μm×（12~20）μm。虫卵形似芝麻，黄褐色。卵壳均匀，较厚。前端较窄，有明显凸形卵盖，卵盖周围卵壳增厚略突出形成卵肩。后端钝圆，有一小疣状突起。卵内含毛蚴。

检获虫卵是确诊的依据。因华支睾吸虫卵小，易漏检，粪便直接涂片法检出率较低，可采用各种集卵法和十二指肠引流胆汁离心取沉淀镜检。华支睾吸虫卵与异形吸虫卵相似，难以鉴别，主要以成虫鉴定虫种。

（十）布氏姜片虫

布氏姜片虫（Fasciolopsis buski）成虫寄生于人体小肠，虫卵随粪便排出体外。

虫卵：为寄生于人体的吸虫卵中最大者。长椭圆形，大小为（130~140）μm×（80~

85）μm，淡黄色，卵壳薄且均匀，卵盖较小，位于稍窄的一端，常不明显。卵内含1个卵细胞及数十个卵黄细胞。细胞与卵壳间多无空隙。

粪便检获虫卵是确诊的依据。需注意与肝片吸虫卵的鉴别。肝片吸虫卵呈椭圆形，淡黄褐色，（130~150）μm×（63~90）μm，卵壳薄，一端有小盖，卵内充满卵细胞和卵黄细胞。

（十一）带绦虫

我国常见的寄生于人体的带绦虫有链状带绦虫（laen，ia solium,）和肥胖带绦虫（T. saginata）。两种带绦虫成虫均寄生于人体小肠，充满虫卵的孕节随宿主粪便排出体外或自动从肛门溢出。

虫卵：球形，直径约31~43μm。卵壳极薄，无色透明，易破裂，自患者粪便排出的虫卵多无卵壳。卵壳内有一圈较厚、棕黄色的呈放射状条纹的胚膜，卵壳与胚膜间有明显的空隙，其间有颗粒。胚膜内为1个球形的六钩蚴。

光镜下很难区分猪带绦虫卵和牛带绦虫卵，统称带绦虫卵。可收集患者全部粪便，用水淘洗检查孕节和头节以确定虫种和明确疗效。将检获的头节或孕节夹在两张载玻片之间轻压后观察头节上的吸盘和顶突小钩或孕节的子宫分支情况及数目可鉴别猪带绦虫与牛带绦虫。猪带绦虫孕节子宫分支不整齐，每侧约为7~13支；牛带绦虫孕节子宫分支较整齐，每侧约15~30支。

（十二）蠕形住肠线虫

蠕形住肠线虫（Enterobius vermicularis）又称蛲虫，成虫主要寄生于人体的回盲部，偶可异位寄生于女性生殖道、泌尿道、腹腔和盆腔等处。雌虫于肛周产卵。

虫卵：两侧不对称，一侧扁平，一侧稍凸，呈柿核状，大小为（50~60）μm×（20~30）μm。卵壳无色透明，较厚，分层，卵壳内含一卷曲幼虫。

成虫：虫体细小，乳白色。雌虫长约1cm，尾端尖直，由虫体后1/3始逐渐尖细似针状；雄虫较雌虫小，长仅2~5mm，尾端向腹面卷曲，常呈“6”字形。

采用肛门拭子法查虫卵，应于清晨排便前取材。可在粪便内或肛门周围检获成虫。

二、血液和骨髓标本常见寄生虫

（一）疟原虫

疟原虫是疟疾的病原体，寄生于人体的疟原虫有四种：间日疟原虫（Plasrnodium，vivax），恶性疟原虫（P. falciparurn），三日疟原虫（P. malariae）和卵形疟原虫（P. ovale）。疟疾在世界上分布广泛，其中撒哈拉以南的非洲占90%，多为恶性疟。在我国主要是间日疟和恶性疟，以云南、海南等地流行相对严重。虫体寄生于红细胞和肝细胞。红细胞内期疟原虫的基本形态特征如下：

间日疟原虫早期滋养体（环状体）（ring form）：环状体通常位于受染红细胞中央。胞质呈环状，大小约为红细胞直径的1/3，核1个，呈小圆点状位于环上，颇似戒指的宝石。

间日疟原虫晚期滋养体（trophozoite）：核1个，稍长大。胞质外形不规则，呈阿米巴状，其内部常有空泡。疟色素呈黄棕色，烟丝状，散在分布，量较少。

间日疟原虫裂殖体（schizont）：核分裂两个以上称为裂殖体，成熟的裂殖体内含有

12～24个裂殖子，通常为16个。疟色素呈黄棕色，常聚集在胞质内的一侧。

间日疟原虫配子体（gametocyte）：成熟的配子体较大，略呈圆形，胞质边缘整齐，核1个。疟色素多而散在。

间日疟原虫晚期滋养体、裂殖体或雌雄配子寄生的红细胞均胀大，红细胞膜上出现红色的薛氏小点，红细胞颜色变浅。

恶性疟原虫早期滋养体：环状体一般位于受染红细胞边缘。环较小，一般仅为红细胞直径的1/6左右。1个红细胞内可感染1个、2个或3个以上环状体。1个环状体可有1个核，2个核也很常见。

恶性疟原虫配子体：配子体呈腊肠形，核位于虫体中部。疟色素呈深棕色，颗粒状或杆状，多位于虫体中央、核的周围。受染红细胞多破裂，仅见残余痕迹。

恶性疟原虫的晚期滋养体和裂殖体均在皮下脂肪和内脏毛细血管中，外周血中不易查见。

（二）班氏吴策线虫和马来布鲁线虫

丝虫是由吸血节肢动物传播、寄生于组织的一类线虫。成虫寄生于终宿主的淋巴系统、皮下组织、体腔或心血管等处。雌虫产出的微丝蚴多在血液中，少数于皮内或皮下组织。寄生于人体的丝虫已知有8种，我国仅有班氏吴策线虫（Wuchereria bancrofti）（班氏丝虫）和马来布鲁线虫（Brugiamalayi）（马来丝虫），可致淋巴丝虫病。

微丝蚴（microfilaria）：虫体细长，呈线形，前端钝圆，后端尖细。体表外披有鞘膜（有时可脱落），此膜紧包裹虫体，在头尾两端较虫体稍长而伸出。虫体头端的无核区为头间隙，虫体内充满蓝色的体核。观察虫体的体态，头间隙的长宽比例，体核的形状、大小和排列，尾端有无尾核等，以确定虫种。班氏微丝蚴与马来微丝蚴的鉴别，见表39-2。

表39-2　班氏微丝蚴与马来微丝蚴的鉴别

	班氏微丝蚴	马来微丝蚴
大小	(244～296) μm×(5.3～7.0) μm	(177～230) μm×(5～6) μm
体态	柔和，弯曲自然无小弯	弯曲僵硬，大弯上有小弯
体核	圆形或椭圆形，各核分开，排列整齐，清晰可数	椭圆形，大小不等，排列紧密，常互相重叠，不易分清
尾核	无	2个，前后排列

厚血膜法是血检微丝蚴最常用的方法，此法可进行虫种鉴定。新鲜血滴法简单，但检出率低，无法鉴定虫种。微丝蚴也可见于各种体液和尿液，可取体液直接涂片染色镜检或采用浓集法。

（三）利什曼原虫

利什曼原虫中约有25个种可引起人类疾病，我国主要流行由杜氏利什曼原虫（Leishmania alonovani）所致的内脏利什曼病，也称为黑热病，是一种人兽共患病。我国近年来的病例主要分布在新疆、内蒙古、甘肃和四川等省、自治区。生活史中的无鞭毛体期寄生于人的单核巨噬细胞内。

无鞭毛体：圆形或卵圆形，前者平均直径3.5μm，后者平均4.4μm×2.8μm，油镜观察。吉姆萨或瑞特染色后，细胞质浅蓝或深蓝色，核大而呈红色或紫红色，位于虫体一侧，动基体1个，呈细小杆状，着色较深，位于核旁。制片时，有原虫寄生的巨噬细胞常被推破，故而虫体可游离在细胞外。

检获无鞭毛体可确诊，可用的标本有骨髓穿刺物，淋巴结穿刺物及脾穿刺物。骨髓穿刺涂片最常用，检出率为60% ~85%。组织标本如脾、淋巴结和肝脏可采用印片的方法。对于皮肤型黑热病，可在皮肤结节处取少许组织液或刮取少许组织作印片，染色镜检。

（四）刚地弓形虫

刚地弓形虫（ToxopLasma gondii）可引起人兽共患的弓形虫病，人群感染普遍，寄生在除红细胞外的几乎所有有核细胞内，在宿主免疫功能低下时可致严重后果，是重要的机会致病原虫。

弓形虫滋养体：呈香蕉形或纺锤形，一端较尖，一端钝圆，一边较扁平，一边较弯曲，长4 ~7μm，最宽处2 ~4μm。用吉姆萨或瑞特染色后，核呈紫红色，位于虫体中央稍偏后，细胞质呈蓝色，在组织切片中，虫体呈椭圆形或圆形。

患者的各种体液如血液、脑脊液、羊水、眼液、分泌物、排泄物、组织等涂片或印片后染色镜检，液体标本离心后取沉淀涂片，查见滋养体为阳性，但检出率低，易漏检。血清学检测是目前弓形虫感染诊断的主要方法。

（五）巴贝西虫

寄生于人及多种哺乳类及鸟类等脊椎动物的红细胞，致巴贝西虫病。已报道的人体感染多由微小巴贝虫（Babesia microti）所致。可通过蜱叮咬传播，也可通过输血传播，在免疫缺陷患者可引起严重疾病。

虫体大小为1 ~5μm，呈圆形、椭圆形、梨形、环形或四联型，同一红细胞内可有多个虫体寄生。红细胞无增大、颜色变浅以及出现点状结构，无疟色素。早期虫体胞质少核小，发育成熟的虫体可见到两个或多个染色质小点，偶可见到典型的类似马耳他十字的四联体形态。与恶性疟原虫环状体很相似。

血涂片查见虫体可确诊。

三、其他标本常见寄生虫

（一）并殖吸虫

并殖吸虫俗称肺吸虫，各国报道的虫种已达50多种，我国最常见的有卫氏并殖吸虫（Paragonimuswestermani）和斯氏并殖吸虫（P. skrjabini）。卫氏并殖吸虫成虫主要寄生于肺，也可寄生于脑，虫卵随痰或粪便排出；人是斯氏并殖吸虫的非正常宿主，虫体多为童虫状态，在游走性皮下结节内常可查见童虫。

虫卵：中等大小，平均约71μm×48μm，金黄色，椭圆形但不对称。有一较大卵盖且常倾斜。近卵盖一端较宽。卵壳较厚，常厚薄不均，与卵盖相对一端卵壳略厚。卵内含一个卵细胞及十余个卵黄细胞。细胞与卵壳间有不等的间隙。

在痰或粪便中检获并殖吸虫虫卵可确诊。皮下包块或结节手术摘除查见童虫亦可确诊。

（二）阴道毛滴虫

阴道毛滴虫（Trichomonas vaginalis）寄生于女性阴道、尿道及男性尿道、附睾和前列腺，引起滴虫性阴道炎和尿道炎。

滋养体：呈椭圆形或梨形，10~15μm 宽，长可达 30μm；1 个长椭圆形的泡状核，位于虫体前端 1/3 处；具 4 根前鞭毛和 1 根后鞭毛，后鞭毛伸展与虫体波动膜外缘相连，波动膜位于虫体前 1/2 处。1 根纤细透明的轴柱，由前向后纵贯虫体，并自虫体后端伸出体外。

以取自阴道后穹隆的分泌物、尿液沉淀物或前列腺液中查见滋养体为确诊依据。常用的方法有生理盐水直接涂片法或涂片染色法，镜检滋养体。

（三）致病性自由生活阿米巴

1. 耐格里属阿米巴　耐格里属阿米巴现已发现 7 个种，仅福氏耐格里阿米巴（Naegleria fowleri）引起人体原发性阿米巴脑膜脑炎。以脑脊液涂片，查见滋养体可确诊。也可取尸检组织培养及动物接种。

阿米巴型滋养体：蛞蝓形，大小为 7~20μm，前端宽，后端窄，其前端有一宽大、钝形伪足，运动活泼。核一个，无核周染粒，核仁大而致密，位于核中央。胞质呈颗粒状，内含伸缩泡及吞噬的红细胞和白细胞。

2. 棘阿米巴　棘阿米巴属现已认定 17 个种，其中 7 种可致人体感染，以卡氏棘阿米巴（Acanthamoeba casteLlanii）多见，可引起棘阿米巴脑膜脑炎、棘阿米巴角膜炎和阿米巴性皮肤溃疡。

滋养体：长椭圆形，直径 10~40μm，体表有多个独特的细长棘状突起，称棘状伪足。核一个，核仁大而明显，位于核中央。活滋养体形态不规则，活动迟缓。

包囊：类圆形，直径 13~20μm，双层囊壁，外壁常皱缩，内壁光滑或多边形。

诊断以询问病史结合病原学检查为主。脑脊液或病变组织涂片，湿片中可见活动的滋养体。脑、眼和皮肤活检标本可体外培养棘阿米巴。

（四）蝇蛆

蝇幼虫蝇蛆可寄生于人体组织器官，致蝇蛆病。蝇蛆常见寄生部位有眼、皮下、胃肠道、口腔、耳、鼻咽及泌尿生殖道。

蝇蛆：乳白色，圆柱形，前尖后钝，无眼、无足，虫体分节，除头外，胸部 3 节，腹部 10 节。腹部第八节后侧有一对后气门，其形状是分类的重要依据。

检获蝇的幼虫可作为确诊的依据。

（五）疥螨

一种永久性寄生螨类，寄生于人和哺乳动物的皮肤表皮层内，挖掘一条皮下隧道。寄生于人体的疥螨为人疥螨（Sarcoptes scabiei），致人疥疮。疥螨多寄生于人体的薄嫩皮肤，如指尖、肘部、腋窝、腹股沟、乳房等处。

成虫：体近圆形或椭圆形，背面隆起，乳白或浅黄色。雌螨大小为（0.3~0.5）mm×（0.25~0.4）mm，雄螨为（0.2~0.3）mm×（0.15~0.2）mm。颚体短小，位于前端。躯体背面有波状横纹和鳞片状皮棘。躯体腹面有足 4 对，粗短呈圆锥形。两对在前，两对在后。第一、第二对足的末端为吸垫，雌虫第三、第四对足末端为长鬃，雄虫第三对足末端为长鬃，第四对足末端为吸垫。

皮肤刮取物检获疥螨可作为确诊依据。在消毒刮片上滴一滴矿物油，使少许油流过丘疹表面，用力刮拭 6~7 次以刮下丘疹的顶部，将刮下的油滴和碎屑置于载玻片，另加 1~2 滴矿物油于载玻片上与刮拭物混匀，盖上盖玻片镜检。

（六）蠕形螨

与人体关系密切的蠕形螨有两种，毛囊蠕形螨（Demodex folLfiCLLlorLLTn）和皮脂蠕形螨（Dernodex brevis）。毛囊蠕形螨寄生于毛囊，皮脂蠕形螨寄生于皮脂腺和毛囊。蠕形螨的寄生可能与酒渣鼻、毛囊炎、脂溢性皮炎相关。

两种蠕形螨形态基本相似。虫体细长呈蠕虫状，乳白色，半透明。成虫体长约 0.1 ~ 0.4mm，雌虫略大于雄虫。颚体宽短呈梯形，位于虫体前端。躯体分足体和末体两部分，足体腹面有足 4 对，粗短呈芽突状。末体细长，体表有明显环状横纹，末端钝圆。毛囊蠕形螨较长，末体占躯体长度的 2/3 ~ 3/4，末端较钝圆。皮脂蠕形螨略短，末体占躯体长度的 1/2，末端略尖，呈椎状。

镜检到蠕形螨可确诊，常采用挤压涂片法及透明胶纸粘帖法。

（七）潜蚤

潜蚤（Tunga）病好发于踝、足、跖、肛门、外生殖器处。

潜蚤体侧扁，长约 1mm，分头、胸、腹三部分，无翅，足 3 对，长而发达，善于跳跃。寄生于人体皮肤的潜蚤，可用消毒针或刀片挑开患处皮肤，检获虫体即可确诊。

（八）虱

寄生于人体的虱有头虱（Pediculus capitis）、体虱（Pecliculus humanus）和耻阴虱（Phthirus pubis）。头虱主要寄生于头部、颈部和耳后部，虫卵黏附于发根。体虱主要生活在贴身衣裤上。耻阴虱寄生于体毛较粗、较稀之处，主要在阴部及肛周的毛上，其他部位以睫毛多见，也可寄生于胸部和腋窝的毛发，产卵于毛的基部。

虱背腹扁平，虫体分头、胸、腹三部分，体小，无翅。头虱和体虱灰白色，体狭长，雌虫可达 4.4mm，雄虫稍小。头部略呈菱形，触角约与头等长，向头两侧伸出。口器为刺吸式。胸部 3 节融合，有足 3 对，足末端有爪和指状突。腹部分节明显，雄虱尾端呈“V”形，中央有一交尾器，雌虱尾端呈“W”形。

头虱和体虱形态区别很小，仅在于头虱体略小、体色稍深、触角较粗短。

耻阴虱外形似蟹状，长 1.5 ~ 2mm，宽约 1.5mm，腹节两侧有 4 对突起。

检查头发、衣缝可分别发现头虱和体虱，阴虱可见于阴毛、睫毛以及胸毛和腋毛。

（郭改玲　杨　光）

第四十章　临床微生物不同类型感染标本的细菌学检验

第一节　血液

血液是最重要的实验室标本之一，血液培养可检查血液中有无病原菌，即检测菌血症（bacteremia）或败血症是否存在。正常人的血液是无菌的，血液感染是一种危重的全身感染，对其进行病原菌的检验，提供病原学的诊断极为重要。随着现代医学的发展，广谱、超广谱抗生素的广泛使用，使耐药菌、条件致病菌和非致病菌在血液感染中的发病率显著增多，在各种感染中居首位，其死亡率高，为20%～50%。急需实验室正确地进行血液培养，并及时正确地报告结果，因此，血液培养是临床微生物检验中最重要的项目之一。血液培养可以帮助确定导致菌血症、败血症，先天性或置换性瓣膜感染，化脓性血栓性静脉炎，导管相关性血流感染和血液相关性感染的病原体。

一、标本中常见的病原体

血液标本中常见的病原体见表40－1。

表40－1　血液标本中常见的病原体

种类	病原体
革兰阳性球菌	金黄色葡萄球菌、凝固酶阴性葡萄球菌、肺炎链球菌、化脓链球菌、草绿色链球菌、肠球菌
革兰阳性杆菌	结核分枝杆菌、产单核李斯特菌、阴道加特纳菌
革兰阴性球菌	脑膜炎奈瑟菌、淋病奈瑟菌、卡他布兰汉菌
革兰阴性杆菌	大肠埃希菌、铜绿假单胞菌、克雷白杆菌、肠杆菌、变形杆菌、沙雷菌、沙门菌、不动杆菌、嗜肺军团菌、嗜血杆菌
真菌	念珠菌、曲霉菌、隐球菌、球孢子菌
厌氧菌	拟杆菌、产气荚膜梭菌

二、标本的采集和运送

1. 皮肤消毒程序　采血部位的消毒常被忽视，如消毒不当，将导致血液培养瓶的污染，常见的污染菌包括表皮葡萄球菌、类白喉棒状杆菌、枯草芽孢杆菌等，但这些细菌也常与临床感染有关。有调查表明，在正常进行皮肤消毒处理的情况下，血液培养瓶受上述细菌的污染率为2%，而感染有关的约占7%，因此如果同一病人连续2次分离出同样的上述细菌，在临床上可能有意义。血培养为防止皮肤寄生菌污染，使用消毒剂（碘伏或碘酊）对皮肤进行严格的消毒处理。严格执行以下3步法：①70%乙醇擦拭静脉穿刺部位待30s以上。

②1% ~2% 碘酊作用 30s 或 10% 碘伏 60s，从穿刺点向外画圈消毒，至消毒区域直径达 3cm 以上。③70% 乙醇脱碘，对碘过敏的患者，用 70% 乙醇消毒 60s，待乙醇挥发干燥后采血。

2. 采血部位　通常采血部位为肘静脉。疑似细菌性心内膜炎时，以肘动脉或股动脉采血为宜。对疑为细菌性骨髓炎或伤寒病人，在病灶或者髂前（后）上棘处严格消毒后抽取骨髓 1ml 作增菌培养。

3. 静脉穿刺和培养瓶接种程序　①在穿刺前或穿刺期间，为防止静脉滑动，可戴乳胶手套固定静脉，不可接触穿刺点。②用注射器无菌穿刺取血后，勿换针头（如果行第 2 次穿刺，应换针头）直接注入血培养瓶或严格按厂商推荐的方法采血。③血标本接种到培养瓶后，轻轻颠倒混匀以防血液凝固。立即送检，切勿冷藏。

4. 采血量　自动化仪器要求成人采血量通常是每瓶 8 ~ 10ml，儿童每瓶 1 ~ 5ml。手工配制培养基要求血液和肉汤之比为 1 ∶ 5 ~ 1 ∶ 10，以稀释血液中的抗生素，抗体等杀菌物质。若稀释比例不合适（过高或过低）会直接影响血液培养阳性检出率。

5. 血培养采血时间　什么时候采集血液进行培养是最佳时机？首先要了解菌血症的发生情况，菌血症最主要的来源为泌尿生殖道、呼吸道、脓肿、手术伤口、胆管、导管和其他部位。菌血症的症状可分为暂时性、间歇性及持续性。暂时性菌血症发生在感染组织（脓肿、疖及蜂窝组织炎）的手术、拔牙、膀胱镜检查，尿道扩张手术及插导尿管，人工流产及直肠镜检查或发生于污染部位的外科手术。许多全身性或局部性感染的初期亦会发生菌血症，例如脑膜炎、肺炎、化脓性关节炎和骨髓炎等。间歇性菌血症常发生于腹内化脓以及骨盆、肾周围、肝脏、前列腺等处的脓肿。间歇性菌血症常造成不明原因的发热。持续性菌血症为急性或亚急性细菌性心内膜炎及血管内感染的主要特征。持续性菌血症易发生于伤寒及布氏病的最初几周，然而这些疾病并不常见，而感染性心内膜炎和静脉导管污染较常造成持续性菌血症。上述 3 种菌血症均需进行血液培养。若不清楚哪种类型菌血症，可根据下述标准进行血液培养。①发热（高于 38℃）；②体温过低（低于 36℃）；③白细胞过多（白细胞数目大于 10 000/μl），并有核左移现象；④中性粒细胞过少，小于 1 000/μl。上述 4 项中一项或同时发生时应进行血液培养。对间歇性寒战或发热应在寒战或体温高峰到来之前 0.5 ~ 1h 采集血液或于寒战或发热后 1h 进行，且采血培养应该尽量在使用抗菌药物之前进行。

6. 血液培养次数　研究表明，仅抽血液培养 1 次分离率约为 80%，培养 2 次的分离率约为 90%，而培养 3 次的分离率约为 99%，因此在 24h 内采集 2 ~ 3 次做血培养（一次静脉采血注入多个培养瓶中应视为单份血培养）。仅抽血培养 1 次，除了分离率低外，且使临床微生物工作者和医生很难判断培养阳性的细菌是否与感染有关，如果抽血培养 2 次或 3 次生长同种细菌，可判定为感染菌，若为不同种细菌，则污染的可能性大。对全身性或局部性感染的菌血症患者，血液培养次数建议如下：①对怀疑患有脑膜炎、骨髓炎、关节炎、急性化脓性炎症及急性肺炎患者，开始用药前先进行 2 次血液培养；②对不明原因的发热（如：脓肿、伤寒或布氏病）则先进行 2 次血液培养，24h 后，在预期病人体温上升（通常在下午）时刻，再进行 2 次血液培养；③对急性细菌性心内膜炎患者，治疗前先进行 3 次血液培养（1 ~ 2h 内操作完毕），若为亚急性患者，则第 1 天每隔 15min 左右收集血液，共进行 3 次血液培养，若无细菌生长，第 2 天再进行 3 次血液培养；④若 2 周内接受抗菌药物治疗的患者，连续 3d，每天采集 2 份血液进行培养，可选用能中和或吸附抗菌药物的培养基。

7. 血液培养瓶的选择　用于血液培养的血液培养瓶种类很多，一般而言，分离需氧菌可选择TSB、布氏菌肉汤、释放真空的哥伦比亚肉汤、脑心浸液肉汤中的一种；若分离厌氧菌可选厌氧培养基和不释放真空的哥伦比亚肉汤中的一种。由于没有一种培养瓶同时适用于需氧菌和厌氧菌，因此应该使用两种目的不同的血液培养瓶。

8. 导管相关性血流感染（CRBSI）的血液培养　CRBSI是血流感染最常见的原因，死亡率高达12%～35%。由于局部无感染迹象，而且常常是皮肤正常菌及假菌血症常见的细菌，所以临床很难确诊。常用的CRBSI的诊断方法有2种。

（1）在不拔导管的情况下判断：经外周静脉穿刺采集2套血培养，从导管中心或静脉留置口隔膜采血1套，二者的采血时间应该接近，建议≤5min。若2套阳性血培养是同一菌，又没有任何其他部位感染的证据，提示为CRBSI；若2套阳性血培养是同一菌，从导管采血血培养报阳性的时间比上一套早≥120min，若没有任何其他部位感染的证据，提示为CRSBI；若两套血培养是阴性，只有导管采血的血培养是阳性，不能定位CRSBI，提示可能是导管的定植或采血过程中污染所致；若只有外周血的血培养是阳性，但分离菌为金黄色葡萄球菌或念珠菌，且没有任何其他部位感染的证据，提示高度可疑CRSBI。

（2）拔管的情况下判断：用静脉采血法采集2套外周血做血培养，用Maki半定量培养法（Maki半定量培养法：取导管尖端3～5cm置于无菌空盒内送检，实验室只需将导管尖端在血琼脂平板上滚动一周，并将导管放在血琼脂平板上，35℃培养24h，计数菌落数，若菌落计数≥15CFU有意义）对导管尖端片断进行培养。若有≥1套的血培养及导管片断培养是阳性，并为同一种菌，提示可能是CRBSI；若有≥1套血培养是阳性，导管片段的培养是阴性，但分离菌株是金葡菌或念珠菌，并且没有任何其他区部位感染的证据，提示可能为CRBSI；若2套血培养均为阴性，但导管片断培养为阳性，提示可能是导管上的定植菌，不支持CRBSI；若所有的血培养和导管片断的培养均为阴性，不太可能是CRSBI。

9. 标本运送　采血后应该立即送检，如不能立即送检，可室温保存，切勿冷藏。

三、标本的接种和培养

实验室收到血培养瓶后，应立即将血液培养瓶置35～36℃孵育箱中孵育。应用传统手工方法进行血液培养，若当天上午11时以前送至检验室的血液培养，可于同日下班前1h进行第1次盲目次培养，并进行革兰染色涂片镜检，上午11时后送检者，第2天清晨再进行观察，盲目次培养及革兰染色涂片镜检。以后每天至少观察1次，连续观察至第7天，若培养液呈混浊且有气泡生成，通常表示有肠杆菌科细菌生长；若在沉淀的细胞上层呈现出狭窄的溶血条纹或显著的溶血现象及混浊时，则表示有β-溶血链球菌、李斯特菌或其他溶血性病原菌存在。链球菌可能会在沉淀的红细胞上层产生“棉花球状的菌落”。酵母菌也可能在红细胞上层形成菌落。凝固酶阳性的葡萄球菌常于培养液中呈现胶状凝块，其菌落可能见于细胞层。布氏菌生长的早期征象可能出现血液变色或溶血。若肉眼观察时，似有生长物，但在显微镜下观察却无细菌或其他微生物存在时，则盲目次培养接种一个巧克力平板置35℃的CO_2培养箱中培养，同时接种一个血平板置35℃厌氧环境下培养36～48h。若肉眼观察无混浊或其他生长迹象，则进行次培养并涂片革兰染色镜检，并将血培养瓶在置于培养箱中，若涂片中仅见少许微生物存在时，通常需要重新做一张涂片，以辨认这些微生物是否因玻片受到污染所致。应用自动化培养箱报警阳性的培养瓶用无菌技术取瓶内液体进行涂片，革兰染色检查，同时根据细菌的染色性状及形态选择不同培养基进行分离培养。无论是传统的手工方法还是应用自动化仪器，若有一个或以上血液培养瓶显示有微生物生长时，均需要将培养液分离培养至血平板、巧克力平板、麦康凯平板或厌氧平板上。

四、细菌学检验和报告

1. 对怀疑有细菌生长和自动化培养箱报警阳性的血液培养瓶，先进行涂片，革兰染色检查，发现细菌，根据细菌的染色性及形态特征发出初步报告。

2. 根据涂片结果选择相应的抗菌药物，直接从血培养瓶抽取适量液体做初步药敏试验，并于18~24h后报告初步药敏结果。

3. 如有发现培养液混浊、溶血，绿色色素，表面菌膜生长，胶冻状凝固或细胞层颗粒状生长，均为细菌生长现象。用无菌技术取瓶内液体接种固体培养基。需氧培养瓶接种羊血琼脂平板、巧克力血琼脂平板，前者作普通需氧培养，后者放入5% CO_2 环境35℃孵育24h；厌氧培养瓶接种厌氧血琼脂平板和羊血琼脂平板，前者置厌氧环境进行35℃48h厌氧培养，后者做普通需氧培养。观察菌落生长情况。

4. 对细菌菌落涂片、革兰染色，观察细菌形态及染色性状，如为革兰阴性杆菌，进行氧化酶试验并接种KIA培养基，氧化酶阴性并发酵葡萄糖，初步判断为肠杆菌科细菌，KIA、MIU培养基上的生化结果符合沙门菌属者，用沙门菌属诊断血清做玻片凝集后确认血清型；KIA、MIU培养基上的生化结果符合肠杆菌科其他菌属，血液及骨髓中常见革兰阴性杆菌的初步鉴定见表40-2。

表40-2 血液及骨髓中常见革兰阴性杆菌的初步鉴定

氧化酶	硝酸盐	还原Q/F	KIA				MIU			可能归属
			斜面	底层	产气	H_2S	动力	靛基质	脲酶	
-	+	F	K	A	+	-/+	+	-	-	甲型副伤寒沙门菌
-	+	F	K	A	+	2+	+	-	-	乙型副伤寒沙门菌
-	+	F	K	A	-	+/-	+	-	-	伤寒沙门菌
-	+	F	K	A	+	+	+	-	-	其他沙门菌
-	+	F	A	A	+	-	+	+	-	大肠埃希菌
-	+	F	A	A	+	-	-	+/-	+	克雷伯菌属
-	+	F	A	A	+	-	+	-	-	肠杆菌属
-	+	F	K	A	+	+	+	+/-	+	枸橼酸杆菌属
+	+/产气	O	K	K	-	-	+	-	-	假单胞菌属
-	+	O	K	K	-	-	-	-	-	不动杆菌属

5. 对细菌菌落涂片、革兰染色，发现革兰阳性球菌，葡萄串样或散在排列，触酶试验阳性，初步判断为葡萄球菌；触酶试验阴性，链状或散在排列或成双排列，初步判断为链球菌属或肠球菌属。

6. 报告方式，在增菌过程中培养瓶中怀疑有细菌生长，经涂片、革兰染色证实，可报告“疑有××细菌生长”；经分离培养，生化试验及血清学鉴定后，可报告“血液细菌培养×天，有××细菌生长”，并同时报告体外抗菌药物敏感试验结果；如果增菌培养至7d，培养瓶中仍无细菌生长迹象，经盲目传代证实无细菌生长，可报告“血液细菌培养7d，无细菌生长”。

7. 检验程序，见图 40－1。

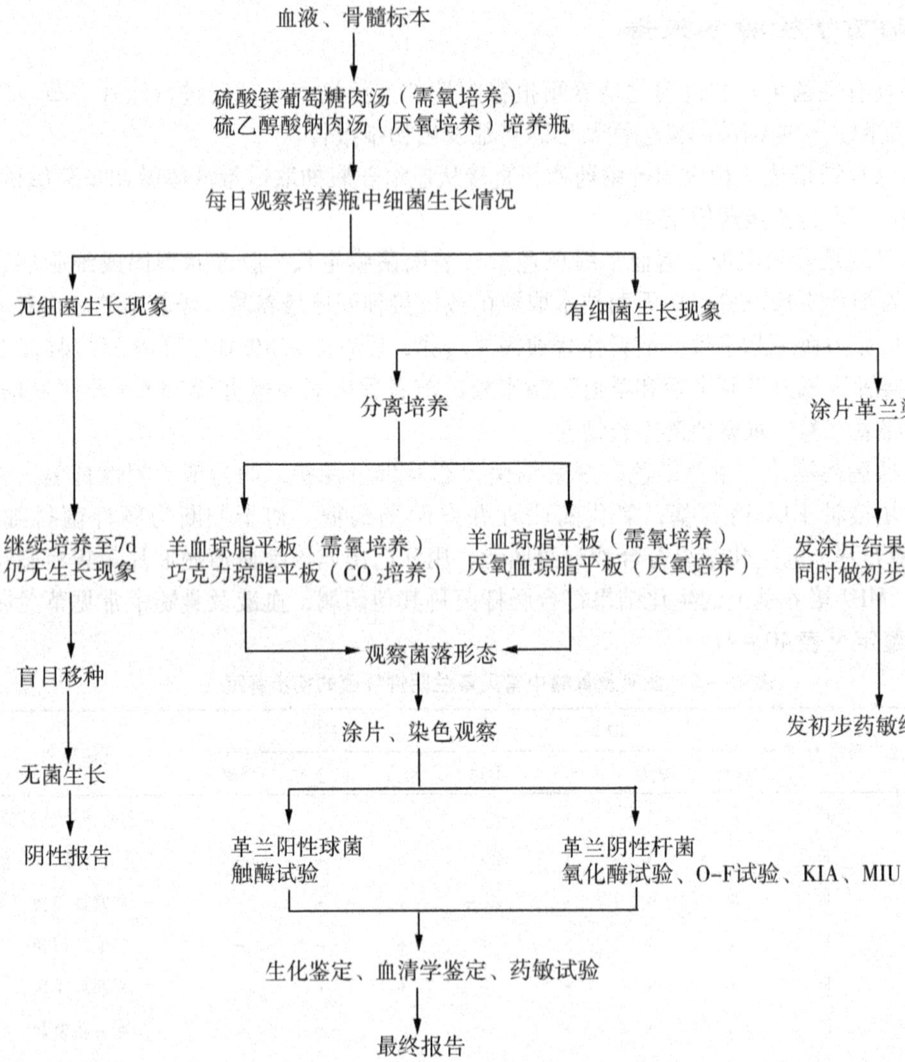

图 40－1　血液及骨髓标本的细菌学检验程序

（郭改玲　邢丹丹）

第二节　脑脊液

正常人体脑脊液是无菌的。当病原体通过血－脑屏障进入中枢神经系统时可引起感染，常见细菌、真菌和病毒感染。近些年来，引发中枢神经系统感染的因素，病原体种类不断增多，发病率逐年增加且诊断和治疗较为困难，这些问题均有待于研究和解决。

一、标本中常见的病原体

脑脊液培养常见病原体见表 40－3。

表 40－3 脑脊液培养常见病原体

革兰阳性菌	革兰阴性菌	病毒	真菌及其他
肺炎链球菌	脑膜炎奈瑟菌	乙型脑炎病毒	新生隐球菌
B 群链球菌	大肠埃希菌	柯萨奇病毒 A	白假丝酵母菌
A 群链球菌	铜绿假单胞菌	柯萨奇病毒 B	钩端螺旋体
消化链球菌	卡他布兰汉菌	脊髓灰质炎病毒	
结核分枝杆菌	拟杆菌	新肠道病毒 68～71	
产单核细胞李斯特菌	不动杆菌	狂犬病毒	
炭疽芽孢杆菌	肺炎克雷白杆菌		
葡萄球菌	流感嗜血杆菌		

二、标本的采集和运送

1. 采集脑脊液一般用腰椎穿刺术获得，特殊情况可采用小脑延髓池或脑室穿刺术。

2. 标本采集后要立即送检，一般不能超过 1h。因为放置时间过久，其性质可能发生改变，影响检验结果，同时应避免凝固和混入血液。

3. 腰椎穿刺法无菌取脑脊液 3～5ml，置无菌管内立即送检。培养脑膜炎奈瑟菌、流感嗜血杆菌等苛养菌时，应将标本置于 35℃条件下保温送检，不可置冰箱保存。但做病毒检查的脑脊液标本应放置冰块，可在 4℃保存 72h。

三、标本的接种和培养

1. 涂片检查 将脑脊液 3 000r/min 离心 10～15min，取沉淀涂片，进行革兰染色、墨汁染色及抗酸染色。

2. 培养 将脑脊液直接或经离心沉淀后，接种在血平板、巧克力平板和厌氧平板上，分别放置在普通培养箱，5%～10% CO_2 培养箱和厌氧培养箱中，35℃孵育 18～24h。观察菌落形态，并涂片染色观察。

若怀疑为新型隐球菌感染，应加种一个 conrnmeal Tween 80 caffeic acid agar。

四、细菌学检验和报告

1. 涂片镜检和结果报告

（1）革兰染色镜检：如查见革兰阴性、凹面相对的双球菌，分布在细胞内或外时，可报告“找到革兰阴性双球菌，位于细胞内（外），形似脑膜炎奈瑟菌”；如查见革兰阳性、矛头状的双球菌，有明显的荚膜存在，可报告“找到革兰阳性双球菌，形似肺炎链球菌”。进一步用肺炎链球菌全价血清做荚膜肿胀试验，阳性者报告“荚膜肿胀试验检出肺炎链球菌”。

如查见其他革兰阳性、阴性细菌，则根据细菌形态和染色性，报告“找到革兰×性×菌”。

（2）墨汁染色：用墨汁负染，在黑暗的背景中见到折光性很强的菌体及周围透明的宽大荚膜，有时可见到长出的单芽，可报告“墨汁负染找到宽厚荚膜的单芽细胞，形似新型隐球菌”。也可用0.1%甲苯胺蓝染色法，新型隐球菌菌体呈红色，荚膜不着色，白细胞深蓝色，红细胞不着色。

（3）抗酸染色：取沉淀做小而集中的涂片，用抗酸染色后镜检，发现有红色的抗酸杆菌，可报告“找到抗酸杆菌”。

2. 培养结果报告　经培养，观察菌落形态并涂片染色，如为中等大小、半透明、灰蓝色、湿润的菌落，革兰阴性双球菌，氧化酶和触酶均阳性，只分解葡萄糖和麦芽糖，可报告“检出脑膜炎奈瑟菌”。

如果怀疑新型隐球菌感染或直接涂片发现有新型隐球菌，则接种沙保弱琼脂于25℃及35℃培养，一般2～3d长出白色或淡褐色菌落。非致病性菌落35℃不生长。根据菌落形态，涂片染色，荚膜和生化反应等进行鉴定。

需氧培养和5%～10% CO_2 培养经3d培养，厌氧培养经5d培养未见细菌生长，可报告“经3d培养无细菌生长”。

3. 检验程序　见图40－2。

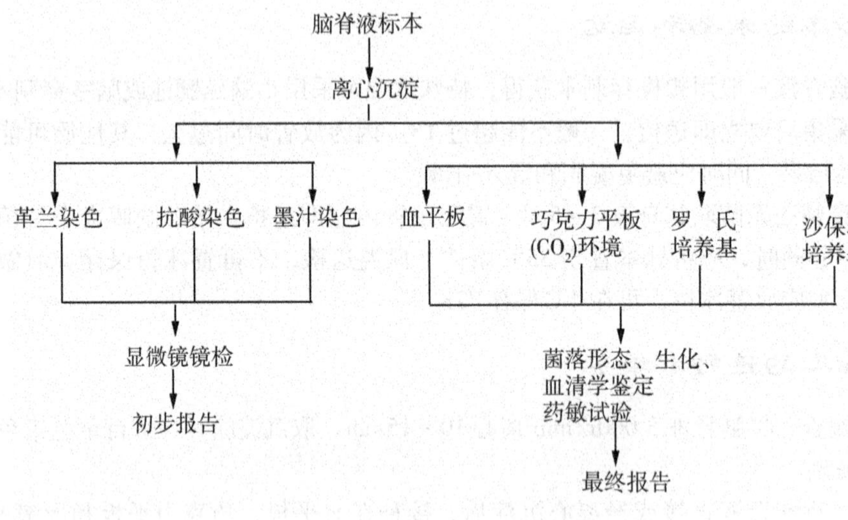

图40－2　脑脊液标本的细菌检验程序

（郭改玲　邢丹丹）

第三节　尿液

正常情况下，从肾脏分泌出来的尿液是无菌的，但尿液流经尿道及尿道口时会被尿道及尿道口的正常菌群污染，为了更好地从尿道发现细菌并减少可能的污染，必须要注意严格地收集尿液标本，并在培养时进行活菌计数。

一、标本中常见的病原体

尿道及尿道口存在正常菌群，包括草绿色链球菌、肠球菌、奈瑟菌（不包括淋病奈瑟菌）、分枝杆菌（不包括结核分枝杆菌）、类杆菌及一些常见菌。

尿液中常见病原体：细菌中 80% 为革兰阴性杆菌，其中以大肠埃希菌最为常见，占泌尿系感染的 70% 以上，其次为变形杆菌、铜绿假单胞菌、克雷白杆菌、肠杆菌、沙雷菌、产气杆菌、沙门菌等；20% 为革兰阳性菌，其中以肠球菌为多见，次为葡萄球菌、粪链球菌、结核分枝杆菌。其他病原体有支原体、衣原体、真菌等。

二、标本的采集和运送

1. 采集方法　采集清洁中段尿，最好留取早晨清洁中段尿标本，嘱患者睡前少饮水，清晨起床后用肥皂水清洗会阴部，女性应用手分开大阴唇，男性应翻上包皮，仔细清洗，再用清水冲洗尿道口周围；开始排尿，将前段尿排去，中段尿 10～20ml 直接排入专用的无菌容器中，立即送检，2h 内接种。该方法简单、易行，是最常用的尿培养标本收集方法，但很容易受到会阴部细菌污染，应由医护人员采集或在医护人员指导下由患者正确留取。

2. 必要时导尿或膀胱穿刺留尿标本　但要注意导尿容易引起逆行性感染。

3. 采集容器的要求　洁净、无菌、加盖、封闭、防渗漏、广口容积应 >50ml，盒盖易于开启，不含防腐剂和抑菌剂。

4. 标本运送　标本采集后应及时送检、及时接种，室温下保存时间不得超过 2h（夏季保存时间应适当缩短或冷藏保存），4℃冷藏保存时间不得超过 8h，但应注意淋病奈瑟菌培养时标本不能冷藏保存。

三、标本的接种和培养

1. 涂片革兰染色镜检　涂片做革兰染色镜检，对临床的初步鉴定极有帮助。若镜下见到大量鳞状上皮细胞，则表示受到污染，须重新送检标本；若镜下见到细菌，而培养基上却无菌落出现，则可能为生长较慢的细菌或苛养菌或厌氧菌。

2. 直接计数法　将尿液标本混匀，取一滴尿液于载玻片上，覆盖盖玻片，用相差显微镜观察每个视野的细菌数，可大致估计尿液中的细菌数。如每视野有 100 个以上的细菌则尿液中的细菌数约为 $\geq 10^7$ 菌数/ml，每视野有 10 个以上的细菌则尿液中的细菌数约为 $\geq 10^5$ 菌数/ml，每视野有 1 个以上的细菌则尿液中的细菌数约为 $\geq 10^4$ 菌数/ml。可同时观察细菌的形态和运动情况，也可将 0.001ml 尿液涂布在玻片上进行革兰染色，用油镜观察，如每视野有 1 个以上的细菌则尿液中的细菌数约为 $\geq 10^5$ 菌数/ml。

3. 定量接种法　用校准的接种环直接划线接种法或用一校正过的 0.001ml 定量接种环（直径 4mm 白金制成，若病人已接受了抗菌药物治疗则用 0.01ml 定量接种环）。取尿液接种于血平板上，注意须先将接种环火焰灭菌（若为塑料的一次性接种环不必火焰灭菌），等冷却再接种，接种时以垂直方向持拿接种环，使接种环刚好浸入尿液表面，不可使尿液碰到接种环上的白金丝，尿液的接种量才是正确的；或用无菌移液器吸取 0.1ml 尿液标本用 9.9ml 无菌生理盐水稀释后，取 0.1ml 于血平板上涂布接种，35℃孵箱中孵育 18～24h，计数平板上生长的菌落数。计算每毫升尿液中细菌数。

每毫升尿液中细菌数 = 平板上的菌落数 ×100/0.1。

4. 倾注平板法　倾注平板接种法是计算尿液中细菌含量的最可靠方法，但由于过程烦琐，这种技术使用的很少。

（1）用一支无菌的吸管取 1ml 尿液至 9ml 无菌生理盐水中，即稀释 10^{-1} 倍。

(2) 然后再用同一支吸管接种一个血平板和一个麦康凯平板(或伊红美兰平板)各0.1ml。

(3) 再取一根吸管从10^{-1}倍稀释的尿液中取0.1ml至另一个含9ml生理盐水的试管中(即已稀释10^{-2}倍),且同时用这根吸管取0.1ml的10^{-1}倍稀释的尿液至一个无菌的培养皿上(标记10^{-2})。

(4) 再用第3根吸管取0.1ml的10^{-2}倍稀释的尿液至另一个无菌的培养皿上(标记10^{-3})。

(5) 取2根含20ml溶解的脑心浸液琼脂或tryptic soy agar(加热后置于且50℃的水槽中,使其温度达50℃),分别倒入所标记10^{-2}与10^{-3}培养皿上,小心地旋转培养皿使琼脂溶液与尿液混合。

(6) 上述与尿液混合的琼脂在培养皿中凝固后,将平板倒置,放在35~36℃的培养箱中进行培养18~24h,计数平板上生长的菌落数。乘上100即得每毫升尿液中的细菌数。

5. 普通需氧培养 将尿液标本离心,取沉淀接种于血琼脂和麦康凯平板,35℃孵育18~24h,观察有无菌落生长,根据菌落特征和革兰染色镜检结果。

四、细菌学检验和报告

1. 普通需氧培养的细菌学检验和报告

(1) 活菌计数:经普通需氧培养,平板上如有细菌生长,对菌落进行计数;若采用0.001ml定量接种环直接接种法,则将菌落数乘以10^3,即为每毫升尿中的总数;若采用0.01ml定量接种环直接接种法,则将菌落数乘以10^2,即为每毫升尿中的总数;若采用倾注平板法,则将菌落数乘以稀释倍数,即为每毫升尿液中的细菌总数(用产生菌落在30~300个的培养皿计算细菌总数,因菌落数少于30或多于300,误差较大)。计数菌落后报告"每毫升尿液中细菌数为××CFU/ml";如无细菌生长,经48h培养后仍无细菌生长,报告"普通需氧培养48h无细菌生长"。尿液中的活菌计数的数量不但具有不同的临床意义,而且对进一步采取的检验操作有直接关系。

(2) 细菌鉴定:生长的细菌如为革兰阴性杆菌,进行氧化酶试验并接种KIA培养基。氧化酶阴性并发酵葡萄糖者判断为肠杆菌科细菌。KIA、MIU培养基上的生化结果符合沙门菌属者,用沙门菌属诊断血清做玻片凝集后确认血清型。

细菌菌落涂片、革兰染色,发现革兰阳性球菌,葡萄样或散在排列,触酶试验阳性,初步判断为葡萄球菌;触酶试验阴性,链状或散在排列或成双排列,初步判断为链球菌属或肠球菌属,需观察血平板上菌落形态和溶血情况以及麦康凯平板上是否生长。进一步进行胆汁七叶苷和6.5% NaCl生长试验,以确认肠球菌属。如为链球菌属则需进行杆菌肽敏感试验、CAMP试验、马尿酸钠试验等及血清分型试验鉴定之。

2. 淋病奈瑟菌 接到标本后立即将尿液标本离心,取沉淀接种于置35℃预温的淋病奈瑟菌选择性培养基中,35℃中5% CO_2孵育18~24h观察结果,若无细菌生长则继续孵育至48h,若有小而隆起、透明、湿润的可疑菌落。在接种同时取沉淀涂片革兰染色镜检,若发现有革兰阴性肾形双球菌,存在于脓细胞内外,则可报告"查见细胞内(外)革兰阴性双球菌,疑似淋病奈瑟菌"。

3. 结核分枝杆菌 将尿液标本4 000r/min离心30min,取沉淀做涂片2张,分别进行萋-纳抗酸染色和潘本汉染色，在2张涂片上镜检均发现有红色杆菌，则可报告“查见抗酸杆菌”，如萋-纳抗酸染色片上有红色杆菌而潘本汉染色片中无，则为耻垢分枝杆菌。

4. 细菌学检验程序　见图40-3。

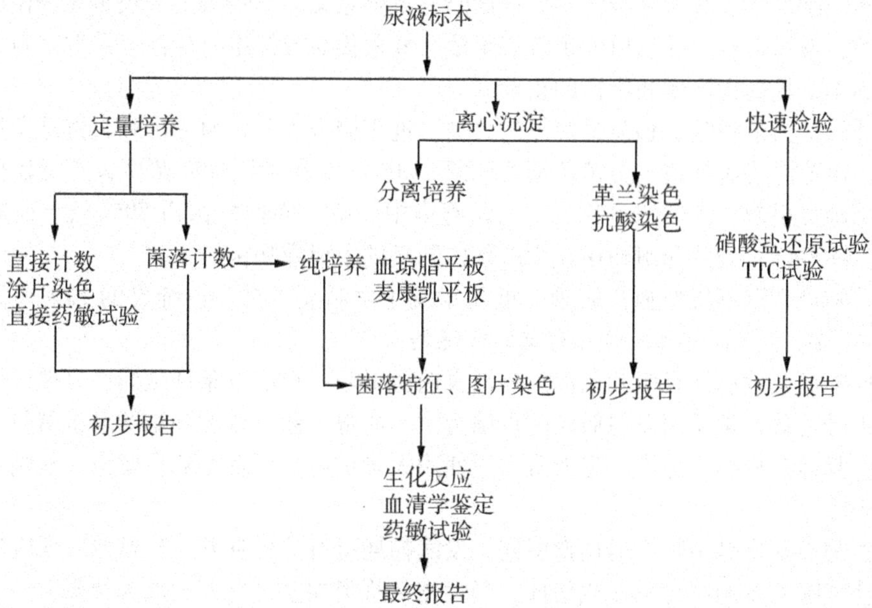

图40-3　尿液标本的细菌学检验程序

（郭改玲　邢丹丹）

第四节　痰液

痰液是气管、支气管和肺泡所产生的分泌物。正常情况下，此种分泌物甚少，呼吸道黏膜受刺激时，分泌物增多，痰也增多，但多为清晰、水样，无临床意义。病理情况下如肺部炎症、肿瘤时，痰量增多，主要由分泌物和炎性渗出物所组成，且呈不透明并有性状改变。唾液和鼻咽分泌物虽可混入痰内，但并非痰的组成部分。

痰液检验的主要目的：①辅助诊断某些呼吸系统疾病，如支气管哮喘、支气管扩张症、慢性支气管炎等；②确诊某些呼吸系统疾病，如肺结核、肺癌、肺吸虫病等；③观察疗效和预后，如痰量和性状变化等。

一、标本中常见的病原体

痰标本中常见的病原体种类较多，有细菌、真菌和病毒。常见的细菌有金黄色葡萄球菌、凝固酶阴性葡萄球菌、肺炎链球菌、A群链球菌、肠球菌卡他莫拉菌、脑膜炎奈瑟菌、白喉棒状杆菌、类白喉棒状杆菌、结核分枝杆菌、炭疽芽孢杆菌、流感嗜血杆菌、克雷白杆菌、铜绿假单胞菌、大肠埃希菌、百日咳杆菌、军团菌、支原体和衣原体等；常见的真菌主要为白假丝酵母菌、隐球菌、曲霉菌和毛霉菌等；常见的病毒有腺病毒、流感病毒、副流感病毒、呼吸道合胞病毒、巨细胞病毒、单纯疱疹病毒、冠状病毒和麻疹病毒等。

下呼吸道感染是最常见的呼吸道感染症，主要指肺实质性炎症的肺炎和支气管黏膜炎症的支气管炎，是我国常见病和病死率高的感染性疾病。近几年来，由于各种原因，革兰阴性杆菌、真菌、支原体、病毒等所致的下呼吸道感染仍呈上升趋势。

痰标本的细菌学检查对呼吸道感染的诊断有重要意义。下呼吸道的痰是无细菌的，但咳出需经口腔，常可带有上呼吸道的正常寄生菌，故采集痰液标本时要注意采取来自于下呼吸道合格的标本，提高检出率和阳性的正确率。

细菌性肺炎为下呼吸道感染最常见的类型。近年调查表明，原来由肺炎链球菌所致肺炎仍为常见。由流感嗜血杆菌、金黄色葡萄球菌、MRSA 和革兰阴性杆菌所致肺炎比例明显上升。军团菌肺炎引起了人们的重视。在医院感染中，革兰阴性杆菌占 50% 以上而成为主要病原体，一些条件致病菌和耐药菌成为医院内肺炎的主要致病菌。

支原体肺炎常以不典型肺炎表现，近几年发生率明显上升，占肺炎的 10% ~20%，临床上约 80% 的慢性气管炎病人合并有支原体感染。

真菌性肺炎是致病性真菌和条件致病性真菌所引起。目前以条件致病性真菌感染致病为主，并呈上升趋势，常见菌以白假丝酵母菌为主，曲霉、菌毛霉菌和隐球菌也常见。真菌性肺炎常合并其他多种细菌感染，患者常由于使用大量抗生素而发生双重感染，病情严重，给治疗带来困难。

病毒性肺炎常常是由呼吸道病毒引起，发病初期可有感冒症状，1 周左右呼吸道感染加重，如促使气喘儿童的喘息发作或使成人慢性支气管炎加重，进而发展为肺炎。

二、标本的采集和运送

1. 自然咳痰法　以晨痰为佳，采集标本前应用清水漱口或用牙刷清洁口腔，有假牙者应取下假牙。尽可能在用抗菌药物之前采集标本。用力咳出呼吸道深部的痰，将痰液直接吐入无菌、清洁、干燥、不渗漏、不吸水的广口带盖的容器中，标本量应≥1ml。咳痰困难者可用雾化吸入 45℃的 100g/L NaCl 水溶液，使痰液易于排出。对难于自然咳痰患者可用无菌吸痰管抽取气管深部分泌物。痰标本中鳞状上皮细胞 <10 个/低倍视野、白细胞 >25 个/低倍视野为合格标本，采集合格标本对疾病的诊断尤为重要。标本应尽快送检，对不能及时送检的标本，室温保存不超过 2h。

2. 其他采集痰液法　支气管镜采集法、防污染毛刷采集法、环甲膜穿刺经气管吸引法、经胸壁针穿刺吸引法和支气管肺泡灌洗法，均由临床医生按相应操作规程采集，但必须注意采集标本时尽可能避免咽喉部正常菌群的污染。

3. 支气管肺泡灌洗液　利用双层套刷培养技术，虽然可以减少口腔分泌物污染，但所采得标本少，且局限一个部位，代表性不足，因此，研究者发明了支气管肺泡灌洗液（bronchoalveolar lavage，BAL）的培养，利用支气管镜，将生理盐水灌入支气管和肺泡，再回收，重复数次，目的是将肺泡内的分泌物洗出来。这种采样方式理论上说可以采集到较大部位的标本，所以培养结果具有代表性。

4. 小儿取痰法　用弯压舌板向后压舌，将拭子伸入咽部，小儿经压舌刺激咳痰时，可喷出肺部或气管分泌物粘在拭子上送检。幼儿还可用手指轻叩胸骨柄上方，以诱发咳痰。

5. 标本的运送　标本应该尽可能快的运输和处理。痰标本在室温时可放置 2 ~3h，时间延长可能引起革兰阴性菌的过度繁殖，嗜血杆菌和肺炎链球菌的死亡。若不能及时处理，可选择运送培养基运送和保存标本，但不应超过48h。

三、标本的接种和培养

1. 肉眼观察 下呼吸道标本为痰液，选取脓血性的痰液用于细菌学检验。异常恶臭的脓性痰，常见于肺脓肿患者，而且可能与厌氧菌有关。痰液中有颗粒状、菌块和干酪样物质可能与放线菌病和曲霉菌感染有关。

2. 显微镜检查 痰标本的显微镜检查常能提供快速的诊断资料，可为临床医生提供用药参考。一般选择痰标本中的呈血色或铁锈色化脓部分进行涂片，做革兰染色和抗酸染色，染色后首先计数白细胞及鳞状上皮细胞，判断痰标本是否合格及进一步应如何处理。

涂片检查抗酸杆菌有2种方法。

（1）直接涂片：用接种环取干酪样或脓性部分痰液标本制成涂片，自然干燥后固定，进行萋－纳抗酸染色后，用油镜观察。

（2）集菌涂片：①离心沉淀集菌法。在标本中加入等量2% NaOH，消化痰液。然后置高压蒸汽灭菌器103.43kPa，30min灭菌后，3 000r/min离心30min，取沉淀涂片，进行抗酸染色；②漂浮集菌法。将2～3ml标本消化灭菌后，加入1ml的二甲苯或汽油，塞紧瓶口，每分钟240次震荡10min，加蒸馏水至瓶口，静置30min，取液体和油层间的油沫涂片，干后进行抗酸染色。

3. 痰标本培养 痰液标本在接种前，应进行前处理。

（1）均质化法：向痰标本内加入等量的pH7.6的1%胰酶溶液，放置35℃，90min使痰液均质化，降低痰液的黏度，方便取材和均匀接种。

（2）洗涤法：取无菌平皿4个，各加入无菌生理盐水20ml，将痰液标本放入第1个平皿中，用接种环用力震摇，将脓痰分散为小块悬浮于盐水内，将小块脓痰取出依次放入第2、3、4个平皿中重复以上操作。最后在第4个平皿收集脓痰小块，接种于平皿。同时接种未经洗涤的痰液标本，作为对照。

常规接种血平板、巧克力平板及麦康凯平板，35℃普通和二氧化碳培养箱孵育18～24h。

4. 结核杆菌培养痰标本的处理方法 应用N－乙酸－L半胱胺酸氢氧化钠（NALC－NaOH）溶液对痰标本进行前处理，具体方法如下。

（1）将NaOH和柠檬酸钠混合均匀，放带有螺旋盖子的烧瓶中储存备用，当加入乙酰半胱胺酸后，此标本处理液应于24h内使用。

NALC－NaOH消化处理液配制方法：配制4% NaOH200ml（称8g NaOH干粉，加入200ml蒸馏水）；将5.8g柠檬酸钠$2H_2O$加入到200ml蒸馏水中；将100ml4% NaOH与100ml柠檬酸钠溶液混合，并加入1g NALC，即为NALC－NaOH消化处理液。

（2）将等体积的痰液与NALC－NaOH消化处理液置于50ml离心管中，充分混匀，不能剧烈的震动。

（3）将离心管放室温15min除菌。

（4）用无菌蒸馏水将已消化－除菌的标本稀释至离心管上50ml的标志处，在标本离心之前减少NaOH的继续作用，降低标本的特殊重量。

（5）盖紧盖子，颠倒混匀，3 000g离心15min。

（6）离心后，将上清液倒入盛有消毒剂（含氯）的容器内，用浸过消毒剂的纱布擦净试管的边缘，再盖上试管盖子。

（7）重复（4）~（6）步。

（8）将沉淀溶解混匀，用无菌注射器取沉淀物，接种于结核培养瓶中，放于36℃培养箱中进行培养。

四、细菌学检验和报告

1. 直接涂片检查

（1）革兰染色：如发现形态典型，有特殊结构，初步可以确定所属菌属或种的细菌，可直接报告。如查见革兰阳性葡萄状排列的球菌，可报告“痰液涂片查见革兰阳性球菌，形似葡萄球菌”；查见革兰阳性双球菌、矛头状，有明显荚膜时，可报告“痰液涂片查见革兰阳性双球菌，形似肺炎链球菌”。如果不能直接确定菌属或种的细菌，可报告“痰液涂片查见革兰×性×菌”。

白喉棒状杆菌检查：将咽拭子标本做2张涂片，干燥固定，一张进行阿尔伯特培异染颗粒染色。另一张革兰染色。如有革兰阳性棒状杆菌，呈X、V、Y等排列。异染颗粒染色菌体呈蓝绿色，异染颗粒蓝黑色，位于菌体一端或两端，即可做出“找到有异染颗粒的革兰阳性杆菌”的初步报告。

（2）抗酸染色：应至少检查300个视野或全片。记录发现的红色细菌的数量，按以下格式报告。

-：未发现抗酸杆菌/全片或300个油镜视野。

直接报告数量：1~2个抗酸菌/全片或300个油镜视野。

1+：3~9个抗酸菌/全片或300个油镜视野。

2+：10~99个抗酸菌/全片或300个油镜视野。

3+：1~10个抗酸菌/每个油镜视野。

4+：>10个抗酸菌/每个油镜视野。

2. 分离培养　常规培养如发现可疑致病菌落，则进行涂片染色观察，生化反应及血清学鉴定，得出报告“检出××细菌”；如无致病菌落生长，则继续培养至48h，平板上均为咽部正常菌群生长，无可疑致病菌落生长，则报告“未检出致病菌”；如虽在平板上未发现特定的致病菌，但某种常居菌比正常情况明显增多或近似纯培养，考虑可能菌群失调或菌群交替症，也应进行鉴定后报告“××菌纯培养”或“××菌生长茂盛”。

为了检出特定的致病菌，可以使用选择性培养基，如使用双抗平板选择脑膜炎奈瑟菌、流感嗜血杆菌选择性平板等，可以提高检出效率。

3. 特殊细菌的检验

（1）百日咳鲍特菌的培养：将标本直接接种在鲍-金培养基上，置有盖的玻璃缸（缸内加入少量水，并在水中加入少许硫酸铜，防止细菌及真菌生长）中，35℃孵育3~5d。48~72h后如有细小、隆起、灰白色、水银滴样、不透明、有狭窄溶血环的菌落，进行涂片染色观察。如为革兰阴性小杆菌、卵圆形，单个或成双排列，结合菌落特点，可做出初步结论。进一步进行血清学凝集、生化反应及荧光抗体染色确认。

（2）白喉棒状杆菌培养：将标本接种于血清斜面或鸡蛋培养基，35℃孵育8~10h后，如有灰白色或淡黄色的菌落或菌苔生长，即取菌落进行革兰染色和异染颗粒染色镜检。发现有典型的革兰阳性棒状杆菌，明显的异染颗粒，可初步报告“有异染颗粒的革兰阳性棒状杆菌生长”。进一步移种至亚碲酸钾血平板划线分离，取得纯培养进行各项鉴定试验和毒力试验，做出最后鉴定报告“有白喉棒状杆菌生长”。

（3）流感嗜血杆菌培养：将标本接种于血平板和巧克力平板，并在平板中央接种一直线金黄色葡萄球菌（或在四角点种），35℃、5%～10% CO_2 环境孵育 18～24h。如有“卫星”现象，水滴样小菌落，革兰阴性小杆菌，根据对 V、X 因子的营养要求等进行鉴定。

（4）脑膜炎奈瑟菌培养：将鼻咽拭子接种于已保温 35℃ 的卵黄双抗平板上，35℃，5%～10% CO_2 环境培养 18～24h。挑选可疑菌落进行氧化酶试验，阳性菌落接种至另一培养基进行纯培养，进一步进行生化反应和血清学分型。

（5）嗜肺军团菌培养：取气管分泌物接种于活性炭酵母琼脂（CYE）或费－高（F－G）平板，35℃，2.5% CO_2 培养，每天用肉眼和显微镜观察，直至第 14d。如有小的、灰白色菌落生长，在 F－G 上的菌落，360nm 下可见黄色荧光。取已生长的菌落做涂片革兰染色，为不易着色的革兰阴性多形性杆菌，可用嗜肺军团菌的直接荧光抗体染色进行鉴定。

（6）结核分枝杆菌：将痰液标本进行前处理后的悬液，用无菌吸管加 2～3 滴于罗－琴培养基或 7H－10 液体培养基中，35℃孵育至 8 周，每周观察一次。如有淡黄色、干燥，表面不平的菌落生长，则进行涂片抗酸染色，如为抗酸杆菌，结合菌落形态、生长时间、色泽及鉴定试验，可报告“结核分枝杆菌生长”，也可结合菌落数量和生长时间进行报告。8 周后未生长者报告“经 8 周培养无结核分枝杆菌生长”。

4. 检验程序　见图 40－4。

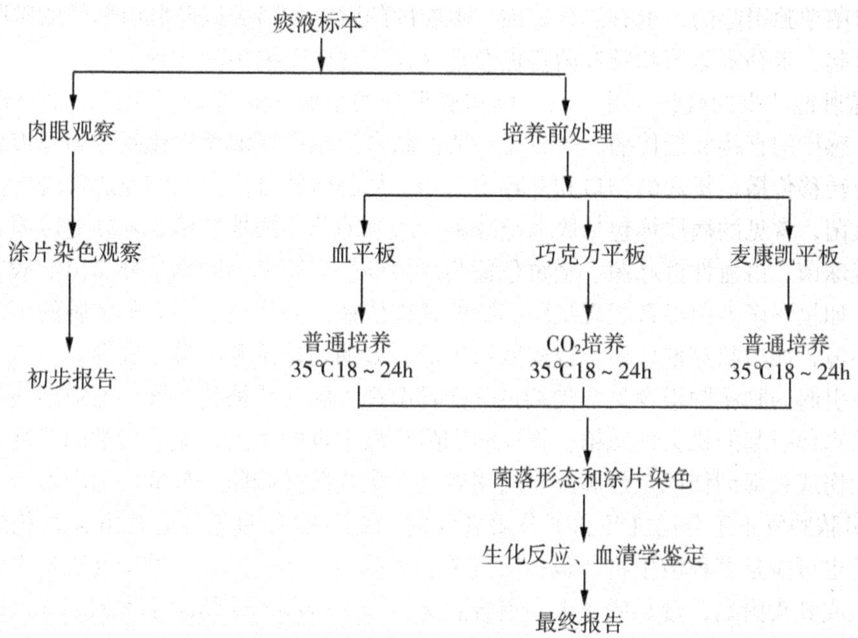

图 40－4　痰液标本细菌学检验程序

（郭改玲　邢丹丹）

第五节 脓液、穿刺液和引流液

脓液来自身体的多个部位，包括来自脓肿的脓汁，脓肿拭子，伤口渗出物，术后伤口拭子以及深部感染的标本，通常是由各种病原菌感染产生的脓性渗出液。当上述部位发生感染时，液体量增加。

一、标本中常见的病原体

脓液、穿刺液和引流液中常见的病原体见表40－4。

表40－4 脓液、穿刺液和引流液标本中常见的病原体

	革兰阳性细菌	革兰阴性细菌
球菌	金黄色葡萄球菌、化脓性链球菌、肠球菌	大肠埃希菌、铜绿假单胞菌
杆菌	结核分枝杆菌、炭疽芽孢杆菌、产气荚膜梭菌、破伤风梭菌、溃疡棒状杆菌	变形杆菌、肺炎克雷伯菌、腐败假单胞菌、阴沟肠杆菌、枸橼酸杆菌、粪产碱杆菌
其他	放线菌、诺卡菌、念珠菌	

一种细菌可引起多部位感染，同一感染可由多种细菌引起，临床常见的感染类型有：

1. 脓肿是脓汁在组织内聚积而形成的，若排除污染，任何被分离出来的病原菌都是有意义的。脓肿可发生于体内的任何部位，如痈疽或组织和器官的深部感染。许多脓肿是由金黄色葡萄球菌单独引起的，也有混合感染。腹腔内的脓肿和口腔以及肛门部位的脓肿常常是由厌氧菌引起，米勒链球菌和肠杆菌科也经常存在于这些受损害的位置。

2. 脑脓肿能严重的威胁人的生命。脑脓肿形成的来源包括原因不明的，来自慢性耳部炎症或鼻窦感染的直接邻近传播，来自于一般的脓毒症或中等的慢性化脓性肺部疾病中任何一方的血液转移传播，贯通的伤口和外科手术等。从脑脓肿分离出的细菌通常既有需氧菌又有专性厌氧菌，常见的病原体包括厌氧链球菌、厌氧的革兰阴性杆菌、米勒链球菌、肠杆菌科、肺炎链球菌、溶血性链球菌、金黄色葡萄球菌等。有脑部不同部位分离出的病原体通常是不同的，如星形诺卡菌经常表现从肺到脑的迁徙传播。外伤以后引起脑脓肿的细菌可能来源于周围环境，如梭状芽孢杆菌，或皮肤衍生的，如葡萄球菌和丙酸菌属等。

由真菌引起的脑脓肿很少见，尖端足分支霉菌进入肺并传播到血液，毛霉菌病是由毛霉属以及相关真菌引起的机会性感染。糖尿病和酮症酸中毒的病人，血液病学的恶性肿瘤，阿米巴病，烧伤或头部创伤以及静脉药物滥用者是发生真菌性脑脓肿最危险的因素。

3. 乳房脓肿发生于分泌乳汁和不分泌乳汁的妇女，前者的感染通常由金黄色葡萄球菌引起，但是也可能是多种微生物，包括厌氧菌和链球菌。不分泌乳汁的妇女乳晕下脓肿，经常伴随倒垂或乳头内陷，常是厌氧菌的混合感染。一些全部导管切除手术的病人，脓肿也可能由铜绿假单胞菌和变形杆菌引起。

4. 痈、疖、皮肤和软组织脓肿

（1）痈是深部广泛的皮下脓肿包括若干个毛囊和皮脂腺，最常由金黄色葡萄球菌引起。

（2）疖是一种开始表现为毛囊变硬，继而出现触痛，有疼痛和波动的红色根瘤的脓肿，其病原菌与痈相同，再发的葡萄球菌疖病有强大的传染性并且可能是隐性疾病的第一信号，

例如糖尿病。

（3）皮肤脓肿通常有疼痛、触痛、波动，红斑性结节经常伴随顶部的小脓疱。在一些病例中它们还伴随广泛的蜂窝织炎、淋巴管炎、淋巴结炎和发热，是由许多种病原体引起。脓肿的位置通常决定菌丛被分离的可能，如金黄色葡萄球菌经常从腋窝、四肢、躯干的表皮脓肿中被分离出来，然而表皮脓肿包括阴部和臀部，可能是粪便菌丛。

（4）软组织脓肿包括在真皮下面的一个或多个层面，通常在皮肤外伤之后产生。他们可能是由于动物咬伤。分离菌群包括巴斯德菌属、放线杆菌属、嗜血杆菌、心杆菌属、埃肯菌属和金氏杆菌属。

5. 脓性肌炎是骨骼肌的化脓性感染，是一种单独的或多发的肌肉脓肿。经常发生于热带地区和 HIV 感染或其他免疫功能缺陷的病人。主要的病原微生物是金黄色葡萄球菌。

6. 肝脓肿是由阿米巴或细菌引起的或罕见的两者的混合感染。化脓性肝脓肿通常存在多发性脓肿，而潜在性的则威胁生命，要求快速的诊断和治疗，通过引流法或抽吸脓性物质，尽可能应用抗菌药物单独的治疗肝脓肿。许多不同的细菌从化脓性肝脓肿中被分离出来，最常见的包括肠杆菌科、类杆菌属、梭状芽孢杆菌、厌氧链球菌、米勒链球菌、肠球菌和铜绿假单胞菌等。

7. 肺脓肿包括肺实质的破坏，胸片显示大空洞存在于气液平。肺脓肿可能是由于医源性感染引起，医院感染包括金黄色葡萄球菌、肺炎球菌、克雷白杆菌属和其他病原菌也可能引起。

8. 胰腺脓肿是潜在的急性胰腺炎的并发症，感染可能是多种微生物引起，常见的细菌包括大肠埃希菌、其他肠杆菌科、肠球菌和厌氧菌。

9. 肾脓肿：是由革兰阴性杆菌引起的，起因于上升的泌尿道感染，肾盂肾炎或败血病，金黄色葡萄球菌被报告感染肾皮质是经血传播的来自身体各处感染的结果。

二、标本的采集和运送

1. 最好在应用抗菌药物治疗前采集标本。首先用无菌生理盐水清洗脓液及病灶的杂菌，再采集标本，以免影响检验结果。

2. 脓性标本是用针和注射器抽吸采集，再移入无菌容器内，立即送往实验室。如果没有得到抽吸物，也可以用拭子在伤口深部采集渗出物。对于皮肤或表皮下的散播性感染．应收集病灶边缘处（接近肉芽组织的浓液）而非中央处的感染组织送检，应该避免表面的微生物的污染。

3. 脓肿标本以无菌注射器抽取为好，也可由排液法取得，先用 70% 乙醇擦拭病灶部位，待干燥后用一无菌刀片切开排脓，以无菌拭子采取，也可以将沾有脓汁的最内层敷料放入无菌平皿中送检。标本如不能及时送检，应将标本放在冰箱中冷藏，但是做厌氧菌培养的标本只能放于室温下。

4. 穿刺液及引流液采集，由临床医师无菌采集胸腔积液、腹水、关节液及心包积液等，置无菌试管中送检。

5. 厌氧菌感染的脓液常有腐臭应予注意。采集和运送标本是否合格，对厌氧培养是否成功至关重要，特别要注意避免正常菌群的污染以及由采集至接种前尽量避免接触空气。最好以针筒直接由病灶处抽取标本，抽取完毕应做床边接种或置于厌氧运送培养基内送检。

6. 标本的运送，应将脓汁放入无菌的不漏的容器中，并放在一个密封的塑料袋里，应该尽可能快的运送和处理。另外，无论是需氧菌还是厌氧菌培养均可采用运输拭子。运输拭子的特点是：采用人造纤维的拭子头，培养基为氮还原琼脂培养基（能够保持严格的厌氧环境），非营养培养基，试管中间狭窄能使培养基与空气交换降至最低，在将拭子插入管中时减少气泡产生，可在标本采集后 24h 内细菌的数量既不增加也不减少。

三、标本的接种和培养

1. 肉眼观察　观察标本的性状、颜色及有无硫磺颗粒。标本呈绿色，可能是铜绿假单胞菌感染；有恶臭的标本可能是厌氧菌或变形杆菌感染；脓液中有“硫磺颗粒”，提示放线菌感染。

2. 涂片检查　拭子标本培养后，在载玻片上制备一个薄的涂片做革兰染色；浓汁标本可利用一个无菌的移液管取一滴样本或离心沉淀物置于一个干净的载玻片上，用一个无菌的接种环涂布一个薄的涂片做革兰染色。硫磺颗粒的处理：取一部分包含硫磺颗粒的脓汁放在装有无菌生理盐水的无菌容器里轻轻地搅拌，将颗粒从脓汁中洗出，用无菌组织匀浆器或研棒和研钵在少量无菌生理盐水里研磨洗涤硫磺颗粒，使其变成小颗粒，小心压制洗过的硫磺颗粒在 2 个载玻片之间，制备一个薄的涂片做革兰染色。

3. 需氧及厌氧菌培养　拭子标本直接在血平板和麦康凯平板（或 EMB 平板）划一区，再用接种环进行三区划线；脓汁用一个无菌移液管接种血琼脂平板和麦康凯平板（或 EMB 平板），再用接种环三区划线；硫磺颗粒在作上述处理后再接种血平板和麦康凯平板（或 EMB 平板）。所有平板放于 35～36℃培养箱中培养。以上 3 种标本同时接种厌氧血平板，并放于 35～36℃厌氧环境培养 3～7d。

四、细菌学检验和报告

1. 直接涂片检查　将标本直接涂片，用革兰染色后镜检，根据镜下细菌的形态和染色特点，可报告“直接涂片找到革兰×性×菌”。

2. 培养　观察菌落形态，涂片染色观察。根据菌落形态，涂片染色的结果，初步判断细菌的种类，再按各类细菌的鉴定要点进行鉴定。

（1）金黄色葡萄球菌：血平板上中等大小，突起，湿润的圆形菌落，有 β－溶血环，金黄色或白色菌落。涂片染色镜检为革兰阳性、葡萄状排列球菌；触酶阳性，发酵甘露醇，血浆凝固酶阳性，新生霉素敏感，耐热核酸酶阳性。可报告“检出金黄色葡萄球菌”。

（2）铜绿假单胞菌：在血平板上，菌落扁平，边缘不整齐，湿润，向四周扩散，培养基上常有水溶性的蓝绿色色素，有 β－溶血环和特殊气味。革兰染色为革兰阴性的直杆菌，两端钝圆。氧化酶阳性，氧化葡萄糖和木糖产酸不产气，还原硝酸盐为亚硝酸盐或产生氮气。利用柠檬酸盐、精氨酸双水解酶阳性，42℃生长。符合以上鉴定要求的可报告“检出铜绿假单胞菌”。

（3）变形杆菌：在血平板上，菌落扁平呈迁徙性弥漫生长，湿润，灰白色。由于细菌蛋白酶的作用，可见有类似溶血的现象，有恶臭。革兰染色为革兰阴性杆菌，多形性；氧化酶阴性，触酶阳性，苯丙氨酸脱氨酶阳性，KIA ：K/A、H2S：（＋）、产气；MIU：动力（＋）、靛基质（＋）、脲酶（＋）。符合以上要求可报告“检出普通变形杆菌”。

3. 细菌检验程序 见图40-5。

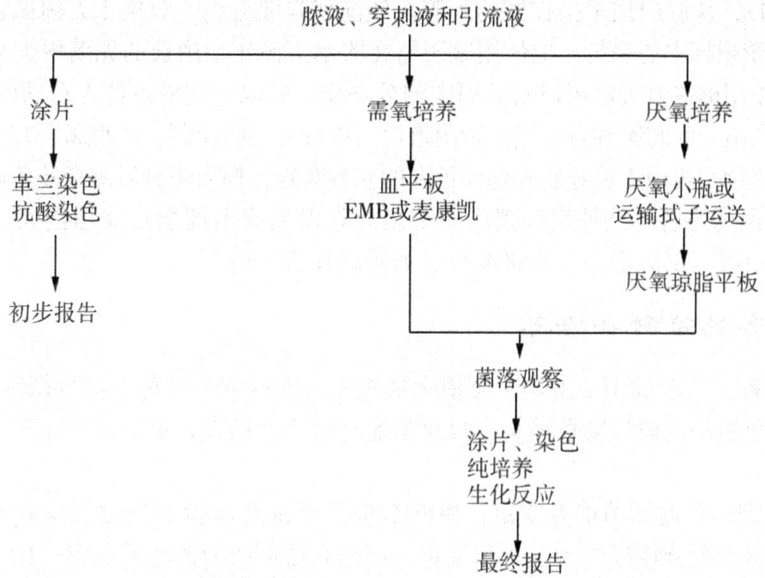

图40-5 脓液、穿刺液和引流液的细菌学检验程序

35℃培养4~6h后，取菌膜或培养液进行革兰染色和制动试验。并取菌膜或培养液接种于TCBS平板，35℃培养18~24h。其他弧菌可直接将粪便接种在TCBS平板上。

（郭改玲 邢丹丹）

第六节 生殖道标本

正常的内生殖器应是无菌的，但外生殖器，尤其是接触体表的部分，如男性的尿道口，女性的阴道，可有多种细菌，如葡萄球菌、链球菌、类白喉棒状杆菌、大肠埃希菌、变形杆菌、双歧杆菌及耻垢分枝杆菌等。

一、标本中常见的病原体

生殖道标本中常见的病原体见表40-5。

表40-5 生殖道标本中常见的病原体

	革兰阳性细菌	革兰阴性细菌	其他
球菌	葡萄球菌、肠球菌、化脓性链球菌、厌氧链球菌	淋病奈瑟菌	支原体、衣原体、螺旋体
杆菌	结核分枝杆菌	大肠埃希菌、类杆菌、变形杆菌、铜绿假单胞菌、杜克嗜血杆菌	

二、标本的采集和运送

1. 分泌物 用无菌生理盐水清洗尿道口，用无菌棉签清理自然溢出的脓液，然后从阴茎的腹面向龟头方向按摩，使脓液流出，另取一支无菌棉签采取脓液标本，置无菌试管中。采集前列腺液时，从肛门用手指按摩前列腺，使前列腺液流出，收集于无菌试管中。

2. 女性生殖道标本的采集　应使用窥阴器在明示下操作，用长的无菌棉签采集阴道后穹隆分泌物；或先用棉签擦去宫颈口及其周围的分泌物，另取一支棉签伸入宫颈内 1 ~ 2cm，缓缓转动数次后取出。盆腔脓肿者，应消毒阴道后，进行后穹隆穿刺，由直肠子宫凹陷处抽取标本。子宫腔分泌物需要用无菌导管外包保护套的双重套管，伸入子宫后戳穿外套后抽取。

3. 怀疑梅毒的患者　从外生殖器的硬下疳处先以无菌生理盐水清理创面，再从溃疡底部挤出少许组织液，用清洁玻片直接蘸取，加盖玻片后送检。

三、标本的接种和培养

1. 涂片检查　一般细菌及淋病奈瑟菌涂片检查，进行革兰染色；梅毒螺旋体涂片检查，应用暗视野显微镜法或镀银染色镜检；杜克嗜血杆菌涂片检查，取分泌物涂片，进行革兰染色镜检。

2. 培养检查　普通细菌培养鉴定：将标本接种于血液琼脂平板做划线分离，根据菌落特征和细菌形态及菌群情况进行进一步鉴定。淋病奈瑟菌的分离培养鉴定：标本立即接种于淋病奈瑟菌培养基或巧克力琼脂平板上，3% ~ 7% CO_2。溶脲脲原体分离培养鉴定：将标本接种在溶脲脲原体培养基中，置 5% CO_2 温箱 37℃ 孵育 24 ~ 48h。衣原体分离培养鉴定：将标本拭子放入试管内，洗脱于运送培养基中猛烈振荡，使感染细胞破碎，释放出衣原体，立即接种或置 -70℃ 冰箱保存（接种时在 37℃ 水浴中迅速融化）。制备单层 McCoy 细胞管：McCoy 细胞在组织培养瓶中生成致密单层，加入 0.25% 胰酶消化，并加入细胞生长液配成约含 1×10^5 细胞/ml 的细胞悬液，细胞培养小瓶瓶底预先置一约 $12\times12mm^2$ 的盖玻片，加入细胞悬液，在 5% CO_2 温箱中 35℃ 孵育 24 ~ 48h，使细胞在盖玻片上形成单层。接种标本：每管加入 1ml 细胞生长液及 0.2ml 标本悬液，2 000r/min 离心 1h。然后，置 5% CO_2 温箱中 35℃ 孵育 24 ~ 72h。取出盖玻片，用 PBS 洗 2 ~ 3 次，冷风吹干，甲醇固定，吉姆萨染色或碘染色（包涵体呈棕褐色）或免疫荧光法检测包涵体，观察结果。

四、细菌学检验和报告

1. 分泌物涂片革兰染色　油镜观察一般细菌和淋病奈瑟菌，若发现在脓细胞内外有典型的革兰阴性的肾形双球菌，可报告："查见细胞内（外）革兰阴性双球菌，疑似淋病奈瑟菌"。找到形态十分细小的革兰阴性杆菌，有时两极浓染，散在或成丛，可报告："查见革兰阴性杆菌，形似杜克嗜血杆菌"。检查梅毒螺旋体，需用暗视野显微镜或镀银染色法检查；若检查沙眼衣原体用吉姆萨染色检查包涵体。

2. 培养　淋病奈瑟菌培养经 35℃ 孵育 24 ~ 48h，取可疑菌落涂片，革兰染色镜检，并做氧化酶试验、糖（葡萄糖、麦芽糖、蔗糖）发酵试验以鉴定报告："检出淋病奈瑟菌"或"未检出淋病奈瑟菌"。

3. 阴道加特纳菌　此菌若发现于"不需作厌氧培养的检体"培养物中，则不用做生化试验去确定它的存在，仅需报告为"革兰阴性，类似阴道加特纳菌"。

4. 溶脲脲原体　经 24 ~ 48h，若溶脲脲原体培养基培养液若清亮且呈紫红色，进一步鉴定溶脲脲原体。

（1）取此培养液 0.05ml 接种于溶脲脲原体固体培养基上，置 5% CO_2 温箱 37℃孵育 24～48h，于低倍镜下观察，如发现“油煎蛋”样菌落为阳性。

（2）将溶脲脲原体阳性培养物接种于 A7B 鉴定培养基，在 5% CO_2 温箱孵育 24～48h，溶脲脲原体产生较小深棕色黄色菌落，其他支原体产生微琥珀色菌落且比溶脲脲原体菌落大。根据以上阳性结果，报告“检出溶脲脲原体”；如孵育 72h 仍无菌落生长，报告“未检出溶脲脲原体”，必要时可用 PCR 法鉴定或用代谢抑制试验（MIT）鉴定型别。

5. 细菌检验程序　见图 40－6。

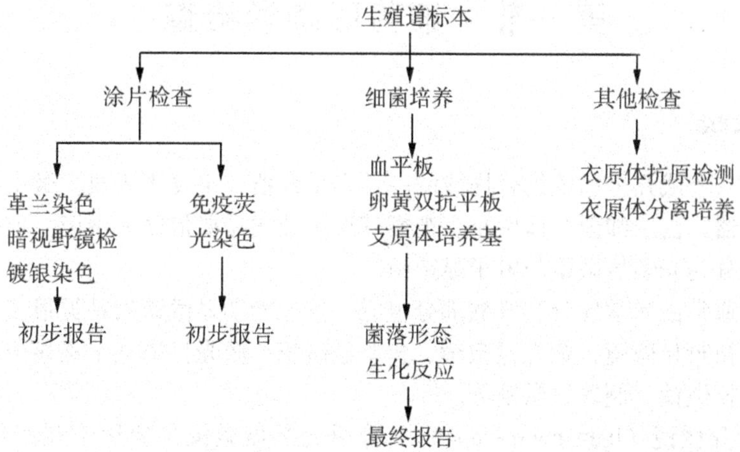

图 40－6　生殖道标本的细菌学检验程序

（郭改玲　邢丹丹）

第四十一章　细菌检验技术

第一节　细菌形态学检查

一、显微镜

显微镜是由一个或几个透镜组合构成的一种光学仪器，主要用于放大微小物体成为人肉眼所能看到的仪器。由于细菌个体微小，观察其形态结构需要借助显微镜。根据所用光源的不同，显微镜可分为光学显微镜与电子显微镜。

光学显微镜通常由光学部分和机械部分组成。目前光学显微镜的种类很多，主要有普通光学显微镜、暗视野显微镜、荧光显微镜、相差显微镜、激光扫描共聚焦显微镜、偏光显微镜、微分干涉差显微镜、倒置显微镜等。

1. 普通光学显微镜（light microscope）　普通光学显微镜主要用于观察细菌菌体染色性、形态、大小，细胞形态学以及寄生虫等。操作基本步骤如下。

（1）取镜和放置：一般右手紧握镜臂，左手托住镜座，将显微镜放于实验台上，距离实验台边缘 5～10cm，并以自己感觉舒适为宜。

（2）光线调整：低倍镜对准通光孔，打开并调节光栅，根据需要调整至适宜的光线强度。

（3）放置标本：将制备好的玻片放在载物台上，并用弹簧夹卡住玻片，然后调整至最佳位置。

（4）调节焦距：先用粗螺旋调整至能看见物像，再用细螺旋调焦使物像清晰。

（5）物镜的使用：先从低倍镜开始，将位置固定好，放置标本玻片，调节亮度、焦距至成像清晰。显微镜设计一般是共焦点，使用高倍镜时，仅需要调节光线强度即可呈现清晰图像。观察细菌一般使用油镜，从低倍镜、高倍镜到油镜依次转动物镜，滴少许香柏油至载玻片上，先将油镜头浸入香柏油中并轻轻接触到载玻片，注意不要压破载玻片，然后慢慢调节粗、细螺旋升起油镜，直到观察到清晰物像为止。

2. 暗视野显微镜（dark－field microscope）　暗视野显微镜主要用于未染色的活体标本的观察，如观察未染色活螺旋体的形态和动力等。与普通光学显微镜结构相似，不同之处在于以暗视野聚光器取代了明视野聚光器。该聚光器的中央为不透明的黑色遮光板，使照明光线不能直接上升进入物镜内，只有被标本反射或散射的光线进入物镜，因此，视野背景暗而物体的边缘亮。

3. 荧光显微镜（fluorescence microscope）　荧光显微镜用于组织细胞学、微生物学、免疫学、寄生虫学、病理学以及自身免疫病的观察诊断。荧光显微镜按照光路不同分为两种：透射式荧光显微镜和落射式荧光显微镜。透射式荧光显微镜的激发光源是通过聚光器穿过标本材料来激发荧光的，常用暗视野聚光器，也可使用普通聚光器，调节反光镜使激发光转射和旁射到标本上。优点是低倍镜时荧光强，缺点是随放大倍数增加而荧光减弱，所以对观察较大标本材料较好。落射式荧光显微镜是近代发展起来的新式荧光显微镜，与透射式荧光显微镜的不同之处是激发光从物镜向下落射到标本表面。优点是视野照明均匀，成像清晰，放大倍数越大荧光越强。

4. 相差显微镜（phase contrast microscope） 相差显微镜可以观察到透明标本的细节，适用于活体细胞生活状态下的生长、运动、增殖情况以及细微结构的观察。因此，相差显微镜常用于微生物学、细胞和组织培养、细胞工程、杂交瘤技术和细胞生物学等现代生物学方面的研究。

5. 倒置显微镜（inverted microscope） 倒置显微镜用于微生物、细胞、组织培养、悬浮体、沉淀物等的观察，可以连续观察细胞、细菌等在培养液中繁殖分裂的过程，在微生物学、细胞学、寄生虫学、免疫学、遗传工程学等领域广泛应用。倒置显微镜与普通光学显微镜结构相似，均具有机械和光学两大部分，只是某些部件安装位置有所不同，如物镜与照明系统颠倒，前者在载物台之下，后者在载物台之上。

6. 电子显微镜（electron microscope） 电子显微镜简称电镜，是以电子束作为光源来展示物体内部或表面的显微镜。电子显微镜可用于细胞、微生物（细菌、病毒、真菌）等表面及内部结构的观察。在医学、微生物学、细胞学、肿瘤学等领域有广泛应用。电子显微镜按照结构和用途不同分为透射式电子显微镜（transmission electron microscope，TEM）、扫描式电子显微镜（scanning electron microscope，SEM）、反射式电子显微镜和发射式电子显微镜等。透射式电子显微镜常用于观察分辨细微物质的结构，扫描式电子显微镜主要用于观察物体表面的形态、外貌，可以与 X 射线衍射仪或电子能谱仪结合，构成电子微探针，用于物质成分分析。

二、不染色标本检查

形态学检查是认识细菌、鉴定细菌的重要手段。细菌体积微小，需要借助显微镜放大 1 000 倍左右才可识别。由于细菌无色透明，直接镜检只能观察细菌动力，对细菌形态、大小、排列、染色特性以及特殊结构的观察，则需要经过一定染色后再进行镜检。研究超微结构则需要用电子显微镜观察。

不染色标本的检查用于观察标本中的各种有形成分，如观察细菌在生活状态下的形态、动力和运动状况等，可用普通光学显微镜、暗视野显微镜或相差显微镜进行观察。常用的观察方法有悬滴法、湿片法和毛细管法。

1. 悬滴法 取洁净的凹形载玻片以及盖玻片各一张，在凹孔四周的平面上涂布一层薄薄的凡士林，用接种环挑取细菌培养液或细菌生理盐水 1 ~ 2 环放置于盖玻片中央，将凹窝载玻片的凹面向下对准盖玻片上的液滴轻轻按压，然后迅速翻转载玻片，将四周轻轻压实，使凡士林密封紧密，菌液不至于挥发，放于镜下观察。先用低倍镜调成暗光，对准焦距后以高倍镜观察，不可压破盖玻片。有动力的细菌可见其从一处移到另一处，无动力的细菌呈布朗运动而无位置的改变。螺旋体由于菌体纤细、透明，需用暗视野显微镜或相差显微镜观察其形态和动力。

2. 湿片法 湿片法又称压片法。用接种环挑取菌悬液或培养物 2 环，置于洁净载玻片中央，轻轻压上盖玻片，于油镜下观察。制片时菌液要适量以防外溢，并避免产生气泡。

3. 毛细管法　毛细管法主要用于检查厌氧菌的动力。先将待检菌接种在适宜的液体培养基中，经厌氧培养过夜后，以毛细管吸取培养物，菌液进入毛细管后，用火焰密封毛细管两端。将毛细管固定在载玻片上，镜检。

三、染色检查

通过对标本染色，能观察到细菌的大小、形态、排列、染色特性，以及荚膜、鞭毛、芽孢、异染颗粒、细胞壁等结构，有助于细菌的初步识别或诊断。染色标本除能看到细菌形态外，还可按照染色反应将细菌加以分类。如革兰染色分为革兰阳性菌和革兰阴性菌。细菌的等电点（isoelectric point，pI）较低，pI 为 2～5，在近中性或弱碱性环境中细菌带负电荷，容易被带正电荷的碱性染料（如亚甲蓝、碱性复红、沙黄、结晶紫等）着色。

1. 常用染料　用于细菌染色的染料，多为人工合成的含苯环的有机化合物，在其苯环上带有色基与助色基。带有色基的苯环化合物——色原，虽然本身带色，但与被染物无亲和力而不能使之着色，助色基并不显色，但它本身能解离，解离后的染料可以与被染物结合生成盐类，使之着色。根据助色基解离后的带电情况，可将染料分为碱性和酸性两大类。此外，还有复合染料。

2. 常用的染色方法　在细菌感染标本的检查中，临床上常用的染色方法有革兰染色、抗酸染色和荧光染色。

（郭改玲　马　杰）

第二节　培养基的种类和制备

一、常用玻璃器材的准备

微生物实验室内应用的玻璃器材种类很多，如吸管、试管、烧瓶、培养皿、培养瓶、毛细吸管、载玻片、盖玻片等，在采购时应注意各种玻璃器材的规格和质量，一般要求能耐受多次高热灭菌，且以中性为宜。玻璃器皿用前要经过刷洗处理，使之干燥清洁，有的需要无菌处理。对于每个从事微生物工作的人员应熟悉和掌握各种玻璃器皿用前用后的处理。

（一）新购入玻璃器皿的处理

新购玻璃器皿常附有游离碱质，不宜直接使用，应先在 2% 盐酸溶液中浸泡数小时，以中和碱性，然后用肥皂水及洗衣粉洗刷玻璃器皿内外，再以清水反复冲洗数次，以除去遗留的酸质，最后用蒸馏水冲洗。

（二）用后玻璃器皿的处理

凡被病原微生物污染过的玻璃器皿，在洗涤前必须进行严格的消毒后，再行处理，其方法如下：

（1）一般玻璃器皿（如平皿、试管、烧杯、烧瓶等）均可置高压灭菌器内灭菌（压力：103.4kPa，温度：121.3℃，时间：15～30 分钟）。随后趁热将内容物倒净，用温水冲洗后，再用 5% 肥皂水煮沸 5 分钟，然后按新购入产品的方法同样处理。

（2）吸管类使用后，投入2%来苏儿或5%苯酚溶液内浸泡48小时，以使其消毒，但要在盛来苏儿溶液的玻璃器皿底部垫一层棉花，以防投入吸管时损破。吸管洗涤时，先浸在2%肥皂水中1～2小时，取出，用清水冲洗后再用蒸馏水冲洗。

（3）载玻片与盖玻片用过后，可投入2%来苏儿或5%苯酚溶液，取出煮沸20分钟，用清水反复冲洗数次，浸入95%酒精中备用。

凡粘有油脂如凡士林、石硝等的玻璃器材，应单独进行消毒及洗涤，以免污染其他的玻璃器皿。这种玻璃器材于未洗刷之前须尽量去油，然后用肥皂水煮沸趁热洗刷，再用清水反复冲洗数次，最后用蒸馏水冲洗。

（三）玻璃器皿的干燥

玻璃器材洗净后，通常倒置于干燥架上，自然干燥，必要时亦可放于干烤箱中50℃左右烘烤，以加速其干燥；烘烤温度不宜过高，以免玻璃器皿碎裂。干燥后以干净的纱布或毛巾拭去于后的水迹，以备做进一步处理应用。

（四）玻璃器皿的包装

玻璃器皿在消毒之前，须包装妥当，以免消毒后又被杂菌污染。

1. 一般玻璃器材的包装　如试管、三角瓶、烧杯等的包装，选用大小适宜的棉塞，将试管或三角烧瓶口塞好，外面再用纸张包扎，烧杯可直接用纸张包扎。

2. 吸管的包装　用细铁丝或长针头塞少许棉花于吸管口端，以免使用时，将病原微生物吸入口中，同时又可滤过从口中吹出的空气。塞进的棉花大小要适度，太松太紧对其使用都有影响。最后，每个吸管均需用纸分别包卷，有时也可用报纸每5～10支包成一束或装入金属筒内进行干烤灭菌。

3. 培养皿、青霉素瓶的包装　用无油质的纸将其单个或数个包成一包，置于金属盒内或仅包裹瓶口部分直接进行灭菌。

（五）玻璃器材的灭菌

玻璃器材干燥包装后，均置于干热灭菌器内，调节温度至160℃维持1～2小时进行灭菌，灭菌后的玻璃器材，须在1周内用完，过期应重新灭菌，再行使用。必要时，也可将玻璃器材用油纸包装后，用121℃高压蒸汽灭菌20～30分钟。

二、培养基的成分与作用

培养基是指用人工方法配制的适合细菌生长繁殖的营养基质。培养基的成分主要可以分为营养物质、水、凝固物质、指示剂和抑制剂五大类。

1. 营养物质

（1）肉浸液：是将新鲜牛肉去除脂肪、肌腱及筋膜后，浸泡、煮沸而制成的肉汁。肉汁中含有可溶性含氮浸出物、非含氮浸出物及一些生长因子。该物质可为细菌提供氮源和碳源。

（2）牛肉膏：由肉浸液经长时间加热浓缩熬制而成。由于糖类物质在加热过程中被破坏，因而其营养价值低于肉浸液，但因无糖可用作肠道鉴别培养基的基础成分。

（3）糖与醇类：为细菌生长提供碳源和能量。制备培养基常用的糖类有单糖（葡萄糖、阿拉伯胶糖等）、双糖（乳糖、蔗糖等）、多糖（淀粉、菊糖等）；常用醇类有甘露醇、卫茅醇等。糖、醇类物质除作为碳源和提供能量外，还用于鉴别细菌。糖类物质不耐热，高温加热时间过长会使糖破坏，因而制备此类培养基时不宜用高温灭菌，而宜用 55.46kPa/cm^2 的压力灭菌。

（4）血液：血液中既含有蛋白质、氨基酸、糖类及无机盐等营养物质，还能提供细菌生长所需的辅酶（如 V 因子）、血红素（X 因子）等特殊生长因子。培养基中加入血液，适用于营养要求较高的细菌的培养。含血液的培养基还可检测细菌的溶血特性。

（5）鸡蛋与动物血清：鸡蛋和血清不是培养基的基本成分，却是某些细菌生长所必需的营养物质，因而可用于制备特殊的培养基，如培养白喉棒状杆菌的吕氏血清培养基、培养结核分枝杆菌用的鸡蛋培养基等。

（6）无机盐类：提供细菌生长所需要的化学元素，如钾、钠、钙、镁、铁、磷、硫等。常用的无机盐有氯化钠和磷酸盐等。氯化钠可维持细菌酶的活性及调节菌体内外渗透压；磷酸盐是细菌生长良好的磷源，并且在培养基中起缓冲作用。

（7）生长因子：是某些细菌生长需要但自身不能合成的物质。主要包括 B 族维生素、某些氨基酸、嘌呤、嘧啶及特殊生长因子（X 因子、V 因子）等。在制备培养基时，通常加入肝浸液、酵母浸液、肉浸液及血清等，这些物质中含有细菌生长繁殖所需要的生长因子。

2. 水　水是细菌代谢过程中重要的物质，许多营养物质必须溶于水才能被细菌吸收。制备培养基常用不含杂质的蒸馏水或离子交换水。也可用自来水、井水、河水等，但此类水中常含有钙、磷、镁等，可与蛋白胨或肉浸液中磷酸盐生成不溶性的磷酸钙或磷酸镁，高压灭菌后，可析出沉淀。因而用自来水、井水等制备培养基时应先煮沸，使部分盐类沉淀，过滤后方可使用。

3. 凝固物质　制备固体培养基时，需在培养基中加入凝固物质。最常用的凝固物质为琼脂，特殊情况下亦可使用明胶、卵清蛋白及血清等。

琼脂是从石花菜中提取的一种胶体物质，其成分主要为多糖（硫酸酚醋半乳糖）。该物质在 98℃以上时可溶于水，45℃以下时则凝固成凝胶状态，且无营养作用，不被细菌分解利用，是一种理想的固体培养基赋形剂。

4. 指示剂　在培养基中加入指示剂，可观察细菌是否利用或分解培养基中的糖、醇类物质。常用的有酚红（酚磺酞）、溴甲酚紫、溴麝香草酚蓝、中性红、中国蓝等酸碱指示剂及亚甲蓝等氧化还原指示剂。

5. 抑制剂　在培养基中加入某种化学物质，抑制非目的菌的生长而利于目的菌的生长，此类物质称抑制剂。抑制剂必须具有选择性抑制作用，在制备培养基时，根据不同的目的选择不同的抑制剂。常用的有胆盐、煌绿、玫瑰红酸、亚硫酸钠、抗生素等。

三、培养基的种类

1. 按培养基的物理性状可分为 3 类

（1）液体培养基：在肉浸液中加入 1% 蛋白胨和 0.5% NaCl，调 pH 至 7.4，灭菌后即成为液体培养基。液体培养基常用于增菌培养或纯培养后观察细菌的生长现象。

（2）半固体培养基：在液体培养基中加入 0.2% ~0.5% 的琼脂，琼脂溶化后即成半固体培养基。半固体培养基常用于保存菌种及观察细菌的动力。

（3）固体培养基：在液体培养基中加入2%～3%的琼脂，琼脂溶化后即成固体培养基。该培养基倾注至培养皿中制成平板，用于细菌的分离纯化、鉴定及药敏试验等，注入试管中则可制成斜面而用于菌种的保存。

2. 按培养基的用途可分为下列几类

（1）基础培养基：含有细菌生长所需的基本营养成分，如肉浸液（肉汤）、普通琼脂平板等。基础培养基广泛应用于细菌检验，也是制备其他培养基的基础成分。

（2）营养培养基：包括通用营养培养基和专用营养培养基，前者为基础培养基中添加合适的生长因子或微量元素等，以促使某些特殊细菌生长繁殖，例如链球菌、肺炎链球菌需在含血液或血清的培养基中生长；后者又称为选择性营养培养基，即除固有的营养成分外，再添加特殊抑制剂，有利于目的菌的生长繁殖，如碱性蛋白胨水用于霍乱弧菌的增菌培养。

（3）鉴别培养基：在培养基中加入糖（醇）类、蛋白质、氨基酸等底物及指示剂，用以观察细菌的生化反应，从而鉴定和鉴别细菌，此类培养基称为鉴别培养基。常见的有糖发酵培养基、克氏双糖铁琼脂等。

（4）选择培养基：是根据某一种或某一类细菌的特殊营养要求，在基础培养基中加入抑制剂，抑制非目的菌的生长，选择性促进目的菌生长，此类培养基为选择培养基。常用的有SS琼脂、伊红亚甲蓝琼脂、麦康凯琼脂等。

（5）厌氧培养基：专供厌氧菌的分离、培养和鉴别用的培养基，称为厌氧培养基。这种培养基营养成分丰富，含有特殊生长因子，氧化还原电势低，并加入亚甲蓝作为氧化还原指示剂。其中心、脑浸液和肝块、肉渣含有不饱和脂肪酸，能吸收培养基中的氧；硫乙醇酸盐和半胱氨酸是较强的还原剂；维生素 K_1、氯化血红素可以促进某些类杆菌的生长。常用的有庖肉培养基、硫乙醇酸盐肉汤等，并在液体培养基表面加入凡士林或液状石蜡以隔绝空气。

四、培养基的制备

不同培养基的制备程序不尽相同，但配制一般培养基的程序基本相似，分为下列几个步骤：

1. 培养基配方的选定　同一种培养基的配方在不同著作中常会有某些差别。因此，除所用的是标准方法并严格按其规定进行配制外，一般均应尽量收集有关资料加以比较核对，再依据自己的使用目的加以选用，记录其来源。

2. 培养基的制备记录　每次制备培养基均应有记录，包括培养基名称，配方及其来源，最终pH值、消毒的温度和时间、制备的日期和制备者等，记录应复制一份，原记录保存备查，复制记录随制好的培养基一同存放，以防发生混乱。

3. 培养基成分的称取　培养基的各种成分必须精确称取并要注意防止错乱，最好一次完成，不要中断。每称完一种成分即在配方上做出记号，并将所需称取的药品一次取齐，置于左侧，每种称取完毕后，即移放于右侧。完全称取完毕后还应进行一次检查。

4. 培养基各成分的混合和溶化　使用的蒸煮锅不得为铜锅或铁锅，以防有微量铜或铁混入培养基中，使细菌不易生长。最好使用不锈钢锅加热溶化，也可放入大烧杯中再置于高压蒸汽灭菌器或流动蒸汽消毒器中蒸煮溶化。在锅中溶化时，可先用温水加热并随时搅动，以防焦化，如发现有焦化现象，该培养基即不能使用，应重新制备。待大部分固体成分溶化后，再用较小火力使所有成分完全溶化，直至煮沸。如为琼脂培养基，应先用一部分水将琼脂溶化，用另一部分水溶化其他成分，然后将两溶液充分混合。在加热溶化过程中，因蒸发而丢失的水分，最后必须加以补足。

5. 培养基 pH 值的调整　培养基 pH 值即酸碱度，是细菌生长繁殖的重要条件。不同细菌对 pH 值的要求不一样。一般培养基的 pH 值为中性或偏碱性的（嗜碱细菌和嗜酸细菌例外）。所以配制培养基时，都要根据不同细菌的要求将培养基的 pH 调到合适的范围。

在未调 pH 之前，先用精密 pH 试纸测量培养基的原始 pH，如果偏酸，用滴管向培养基中滴加入 1mol/L NaOH，边加边搅拌，并随时用 pH 试纸测其 pH，直至 pH 达到 7.2～7.6。反之，用 1mol/L HCl 进行调节。注意 pH 值不要调过头，以避免回调，否则将会影响培养基内各离子的浓度。对于有些要求 pH 值较精确的微生物，其 pH 的调节可用酸度计进行（使用方法，可参考有关说明书）。

培养基在加热消毒过程中 pH 会有所变化，例如，牛肉浸液约可降低 pH 0.2，而肝浸液 pH 却会有显著的升高。因此，对这个步骤，操作者应随时注意探索经验、以期能掌握培养基的最终 pH，保证培养基的质量。pH 调整后，还应将培养基煮沸数分钟，以利培养基沉淀物的析出。

6. 培养基的过滤澄清　液体培养基必须绝对澄清，琼脂培养基也应透明无显著沉淀、因此需要采用过滤或其他澄清方法以达到此项要求。一般液体培养基可用滤纸过滤法，滤纸应折叠成折扇或漏斗形，以避免因压力不均匀而引起滤纸破裂。琼脂培养基可用清洁的白色薄绒布趁热过滤。亦可用中间夹有薄层吸水棉的双层纱布过滤。新制肉、肝、血和土豆等浸液时，则须先用绒布将碎渣滤去，再用滤纸反复过滤。如过滤法不能达到澄清要求，则须用蛋清澄清法。即将冷却至 55℃～60℃的培养基放入大的三角烧瓶内，装入量不得超过烧瓶容量的 1/2，每 1 000ml 培养基加入 1～2 个鸡蛋的蛋白，强力振摇 3～5 分钟，置高压蒸汽灭菌器中 121℃加热 20 分钟，取出，趁热以绒布过滤即可。若能自行沉淀者，亦可静置冰箱中 1～2 天吸取其上清液即可。

7. 培养基的分装

（1）基础培养基：基础培养基一般分装于三角烧瓶中，灭菌后备用。

（2）琼脂平板：将溶化的固体培养基（已灭菌）冷却至 50℃左右，按无菌操作倾入无菌平皿内，轻摇平皿，使培养基铺于平皿底部，凝固后备用。一般内径为 90mm 的平皿中倾入培养基的量约为 13～15ml，如为 MH 琼脂则每个平皿倾入培养基的量为 25ml。内径为 70mm 的平皿内，倾入培养基约 7～8ml 较为适宜。

（3）半固体培养基：半固体培养基一般分装于试管内，分装量约为试管长度的 1/3，灭菌后直立凝固待用。

（4）琼脂斜面：制备琼脂斜面应将培养基分装在试管内，分装量为试管长度的 1/5，灭菌后趁热放置斜面凝固，斜面长约为试管长度的 2/3。

（5）液体培养基：液体培养基一般分装在试管内，分装量为试管长度的 1/3，灭菌后备用。

8. 培养基的灭菌　一般培养基经高压蒸汽法灭菌，这是目前最可靠的方法。培养基的灭菌温度和时间因培养基的品种、装量和容器的大小而定，如培养基中含不耐热的成分，灭菌时的压力不可过高。培养基可采用 121℃高压蒸汽灭菌 15 分钟的方法。在各种培养基制备方法中，如无特殊规定，即可用此法灭菌。某些畏热成分，如糖类应另行配成20%或更高的溶液，以过滤或间歇灭菌法消毒，以后再用无菌操作技术定量加入培养基。明胶培养基亦应用较低温度灭菌。血液、体液和抗生素等则应从无菌操作技术抽取和加入已经冷却约50℃的培养基中。琼脂斜面培养基应在灭菌后立即取出，待冷至55℃～60℃时，摆置成适当斜面，待其自然凝固。

9. 培养基的质量测试　为确保培养基的使用效果，制备好的培养基应做以下检验，以确定所制的培养基质量是否合格。

（1）一般性状检查：一般性状检查包括培养基的颜色、澄清度、pH值等是否符合要求。固体培养基还查其软硬度是否适宜。干燥培养基则应测定其水分含量和溶解性等。

（2）无菌检查：无论是经高压蒸汽灭菌或是无菌分装的培养基，均应做无菌试验，合格的方可使用。通常将配制好的培养基于37℃培养，过夜后，观察是否有细菌生长。如果没有细菌生长视为合格。

（3）培养基性能试验：对于细菌生长繁殖、增菌、分离、选择和鉴别等用培养基，均应用已知特性的、稳定标准菌株进行检查，符合规定要求的方可使用。即使市购的干燥培养基商品，也要按照产说明书规定进行检查。

1）测试菌株选择：测试菌株是具有其代表种的稳定特性并能有效证明实验室特定培养基最佳性能的一套菌株，应来自国际/国家标准菌种保藏中心的标准菌株。

2）定量测试方法：测试菌株过夜培养物10倍递增稀释；测试平板和参照平板划分为4个区域并标记；从最高稀释度开始，分别滴一滴稀释液于试验平板和对照平板标记好的区域；将稀释液涂满整个1/4区域，37℃培养18小时；对易计数的区域计数，按公式计算生长率（生长率＝待测培养基平板上得到的菌落总数/参考培养基平板上获得的菌落总数）。非选择性培养基上目标菌的生长率应不低于0.7，该类培养基应易于目标菌生长；选择性培养基上目标菌的生长率应不低于0.1。

3）半定量测试方法：平板分ABCD四区，共划16条线，平行线大概相隔0.5cm，每条有菌落生长的划线记作1分，每个仅一半的线有菌落生长记作0.5分，没有菌落生长或生长量少于划线的一半记作0分，分数加起来得到生长指数G。目标菌在培养基上应呈现典型的生长，而非目标菌的生长应部分或完全被抑制，目标菌的生长指数G大于6时，培养基可接受。

4）定性测试方法：平板接种观察法，用接种环取测试菌培养物，在测试培养基表面划平行直线。按标准中规定的培养时间和温度对接种后的平板进行培养，目标菌应呈现良好生长，并有典型的菌落外观、大小和形态，非目标菌应是微弱生长或无生长。

10. 培养基的保存　新配制的培养基，其保存条件的好坏，对培养基的使用寿命关系很大。如保存不当，加速培养基的物理和化学变化，因为培养基的成分大多是由动物组织提取的大分子肽和植物蛋白质，它们能引起不溶性的沉淀和雾浊。为避免和减慢这些变化，新配制的培养基一般存于2℃～8℃冰箱中备用；为防止培养基失水，液体或固体的试管培养基应放在严密的容器中保存；平板培养基应密封于塑料袋中保存。放置时间不宜超过一周，倾注的平板培养基不宜超过3天。

（郭改玲　马　杰）

第三节 细菌的接种和培养

一、无菌技术

微生物检验的标本主要来自患者，这些标本具有传染性，有可能导致实验室感染和医院感染。另外，微生物广泛分布于自然界及正常人体，这些微生物可能污染实验环境、实验材料等，因而影响实验结果的判断。因此，微生物检验工作中，工作人员必须牢固树立无菌观念，严格执行无菌操作技术。

（1）无菌室、超净工作台、生物安全柜使用前必须消毒。

（2）微生物检验所用物品在使用前应严格进行灭菌，在使用过程中不得与未灭菌物品接触，如有接触必须更换无菌物品。

（3）接种环（针）在每次使用前、后，均应在火焰上烧灼灭菌。

（4）无菌试管或烧瓶在拔塞后及回塞前，管（瓶）口应通过火焰1～2次，以杀灭管（瓶）口附着的细菌。

（5）细菌接种、倾注琼脂平板等应在超净工作台或生物安全柜内进行操作。

（6）使用无菌吸管时，吸管上端应塞有棉花，不能用嘴吹出管内余液，以免口腔内杂菌污染，应使用吸耳球轻轻吹吸。

（7）微生物实验室所有感染性废弃物、细菌培养物等不能拿出实验室，亦不能随意倒入水池。须进行严格消毒灭菌处理后，用医用废物袋装好，送医疗废物集中处置部门处置。

（8）临床微生物检验工作人员须加强个人防护。工作时穿工作衣、戴口罩及工作帽，必要时穿防护衣、戴防护镜及手套。离开时更衣、洗手。实验台在工作完毕应进行消毒灭菌。

二、接种工具

接种环和接种针是微生物检验中用以取菌、接种及分离细菌的器具，是细菌学实验必需的工具。接种环可用于划线分离培养、纯菌转种、挑取菌落和菌液以及制备细菌涂片等。接种针主要用以挑取单个细菌、穿刺接种及斜面接种细菌等。

接种针一般用镍合金制成。接种环系由接种针的游离端弯成圆环而成，环部的直径一般2～4mm。接种针的另一端固定于接种杆上，接种杆另一端为接种柄。使用时右手握持接种环（针）的柄部（握毛笔状），将环（针）部置于酒精灯火焰上或红外接种环灭菌器中灭菌，杀灭环（针）部的细菌，冷却后挑取细菌。接种完毕再灭菌接种环（针）。

三、细菌的一般接种方法

细菌接种时，应根据待检标本的种类、检验目的及所用培养基的类型选择不同的接种方法。常用的细菌接种方法有平板划线分离法、斜面接种法、穿刺接种法、液体和半固体接种法、涂布接种法等。

（一）平板划线分离法

平板划线分离法是指把混杂在一起的微生物或同一微生物群体中的不同细胞用接种环在平板培养基表面，通过分区划线稀释而得到较多独立分布的单个细胞，经培养后生长繁殖成单菌落，通常把这种单菌落当做待分离微生物的纯种。有时这种单菌落并非都由单个细胞繁殖而来的，故必须反复分离多次才可得到纯种。

为方便划线，一般培养基不宜太薄，每皿约倾倒 20ml 培养基，培养基应厚薄均匀，平板表面光滑。划线分离主要有分区划线法和连续划线法两种。分区划线法是将平板分为大小相似的几个区。划线时每次将平板转动 60°～70°划线，每换一次角度，应烧灼灭菌接种环，再通过上次划线处划线；另一种连续划线法是从平板边缘一点开始，连续作波浪式划线直到平板的另一端为止，当中不需烧灼灭菌接种环。

1. 连续划线法　轻轻摇匀待接种试管，左手手心托待接种试管底侧部，右手执接种环，右手小指拔下试管塞，灭菌接种环，并于酒精灯附近将接种环伸进试管，稍候，再插入待接接种液中，蘸一下，取满一环，抽出、烧塞、盖盖、放回试管架。或将接种环通过稍打开皿盖的缝隙伸入平板，在平板边缘空白处接触一下使接种环冷却，然后以无菌操作接种环直接取平板上待分离纯化的菌落。

用左手小指和无名指托接种的平皿底部，中指和拇指捏平皿盖，于靠近酒精灯处打开平皿盖约 30°，右手将环伸进平皿，将菌种点种在平板边缘一处，轻轻涂布于琼脂培养基边缘，抽出接种环，盖上平皿盖，然后将接种环上多余的培养液在火焰中灼烧，打开平皿盖约 30°伸入接种环，待接种环冷却后，再与接种液处轻轻接触，开始在平板表面轻巧滑动划线，接种环不要嵌入培养基内划破培养基，线条要平行密集，充分利用平板表面积，注意勿使前后两条线重叠，划线完毕，关上皿盖。灼烧接种环，待冷却后放置接种架上。培养皿倒置于适温的恒温箱内培养（以免培养过程皿盖冷凝水滴下，冲散已分离的菌落）。

2. 分区划线法　取菌、接种、培养方法与“连续划线法”相似。用接种环挑取细菌标本，将标本沿平板边缘均匀涂布在培养基表面，约占培养基面积的 1/5，此为第一区：烧灼灭菌接种环，待冷，转动平板约 70°，将接种环通过第一区 3～4 次，连续划线，划线面积约占培养基面积的 1/5，此为第二区。依次划第三区、第四区、第五区。分区划线法多用于含菌量较多的细菌标本的接种，如粪便、脓汁、痰液等标本。经过分区划线，可将标本中的细菌分散开，从而获得单个菌落。

（二）斜面接种法

该法主要用于单个菌落的纯培养、保存菌种或观察细菌的某些特性。

（1）左手平托两支试管，拇指按住试管的底部。外侧一支试管是斜面上长有菌苔的菌种试管，内侧一支是待接的空白斜面，两支试管的斜面同时向上。用右手将试管塞旋松，以便在接种时容易拔出。

（2）右手拿接种环（如握毛笔一样），在火焰上先将环部烧红灭菌，然后将有可能伸入试管的其余部位也过火灭菌。

（3）将两支试管的上端并齐，靠近火焰，用右手小指和掌心将两支试管的试管塞一并夹住拔出，试管塞仍夹在手中，然后让试管口缓缓过火焰。注意不得将试管塞随意丢于桌上受到沾污，试管口切勿烧得过烫以免炸裂。

（4）将已灼烧的接种环伸入外侧的菌种试管内。先将接种环触及无菌苔的培养基上使其冷却。再根据需要用接种环蘸取一定量的菌苔，注意勿刮破培养基。将沾有菌苔的接种环迅速抽出试管，注意勿使接种环碰到管壁或管口上。

（5）迅速将沾有菌种的接种环伸入另一支待接斜面试管的底部，轻轻向上划线（直线或曲线，根据需要确定)，勿划破培养基表面。

(6) 接种好的斜面试管口再次过火焰，试管塞底部过火焰后立即塞入试管内。

(7) 将沾有菌苔的接种环在火焰上烧红灭菌。先在内焰中烧灼，使其干燥后，再在外焰中烧红，以免菌苔骤热，会使菌体爆溅，造成污染。

(8) 放下接种环后，再将试管塞旋紧，在试管外面上方距试管口 2 ~ 3cm 处贴上标签。

(9) 在 28℃ ~37℃恒温中培养。

斜面接种方法及无菌操作过程如下具体操作过程（图 41 -1)。

(三) 穿刺接种法

此方法用于半固体培养基或细菌生化反应用鉴别培养基的接种。用接种针挑取菌落或培养物，由培养基中央垂直刺入管底（距管底约 0.4cm)，再沿穿刺线拔出接种针。

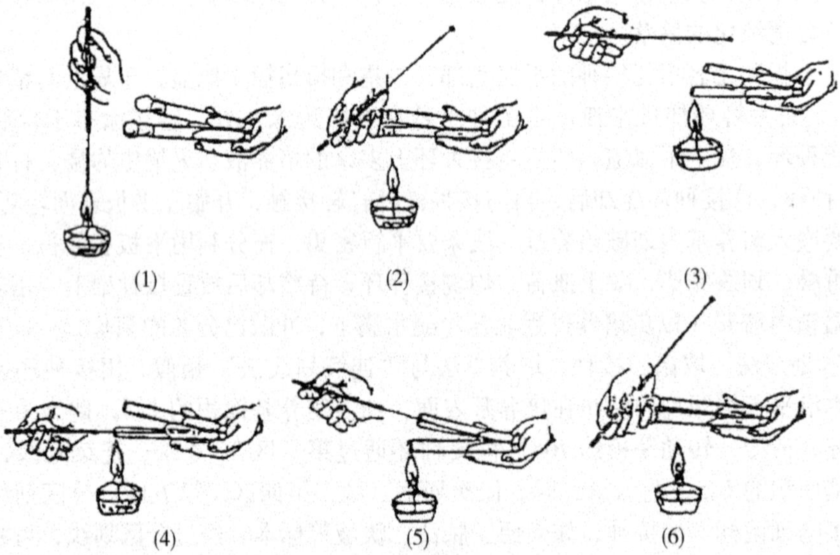

图 41 -1 斜面接种无菌操作示意图

(四) 液体和半固体接种法

1. 液体接种法 用接种环（针）挑取细菌，倾斜液体培养管，先在液面与管壁交界处（以试管直立后液体培养基能淹没接种物为准）研磨接种物，并蘸取少许液体培养基与之调和，使细菌均匀分布于培养基中。此方法多用于普通肉汤、蛋白胨水等液体培养基的接种。

2. 半固体培养基接种法 将烧灼过的接种针插入菌种管冷却后，蘸取菌液少许，立即垂直插入半固体培养基的中心至接近于管底处，但不可直刺至管底，然后按原路退出。管口通过火焰，塞上棉塞，接种针烧灼灭菌后放下。将上述已接种好的培养物，37℃恒温箱内培养，24 小时后取出观察结果。

(五) 涂布接种法

将琼脂平皿半开盖倒置于培养箱内至无冷凝水，用无菌移液管吸取菌悬液 0.1ml，滴加于培养基平板上，右手持无菌玻璃涂棒，左手拿培养皿，并用拇指将皿盖打开一缝，在火焰旁右手持玻璃涂棒与培养皿平板表面将菌液自平板中央均匀向四周涂布扩散，切忌用力过猛将菌液直接推向平板边缘或将培养基划破。接种后，将平板倒置于恒温箱中，培养观察。

四、细菌的一般培养方法

根据细菌标本的类型、细菌的种类及培养目的，选择适宜的培养方法，对细菌进行培养。常用方法有：普通培养、二氧化碳培养及厌氧培养法等。

1. 普通培养法 又称需氧培养法，将已接种好的平板、肉汤管、半固体、斜面置于37℃温箱中，一般的细菌培养18~24小时即可生长，但菌量很少或生长较慢的细菌培养3~7天，甚至一个月才能生长。注意事项：①箱内不应放过热或过冷物品，取放物品时应随手关闭箱门，以维持恒温。②箱内培养物不宜过挤，以保证培养物受温均匀。③金属孔架上物品不应过重，以免压弯孔架，物品滑脱，打碎培养物。④温箱底层温度较高，培养物不宜与之直接接触。

2. 二氧化碳培养 二氧化碳培养是将细菌置于5%~10% CO_2 环境中进行培养的方法。有的细菌（如脑膜炎奈瑟菌、淋病奈瑟菌、布鲁菌等）初次分离培养时在有 CO_2 环境中生长良好。常用方法有：

（1）二氧化碳培养箱培养法：二氧化碳培养箱能调节箱内 CO_2 的含量、温度和湿度。将已接种好细菌的培养基置于二氧化碳培养箱内，孵育一定时间后，可观察到细菌的生长现象。

（2）烛缸培养法：将接种好细菌的培养基置于标本缸或玻璃干燥器内，把蜡烛点燃后置于缸内，加盖，并用凡士林密封缸口，待蜡烛自行熄灭，缸内可产生50%~10%的 CO_2。

（3）化学法：将接种好细菌的培养基置于标本缸内，按标本缸每升容积加碳酸氢钠0.4g和浓盐酸0.35ml的比例，分别加入此两种化学物质于平皿内，将该平皿放入标本缸内，加盖密封标本缸。使标本缸倾斜，两种化学物质接触后发生化学反应，产生 CO_2。

3. 厌氧培养 厌氧菌对氧敏感，培养过程中，必须降低氧化还原电势，构成无氧环境。厌氧培养的方法很多，常用的方法有以下几种。

（1）庖肉培养法：此法为利用动物组织促进还原法。培养基中的肉渣含有不饱和脂肪酸和谷胱甘肽，能吸收培养基中的氧，使氧化还原电势下降。加之培养基表面用凡士林封闭，使与空气隔绝而造成厌氧条件。

方法：接种时先于火焰上稍加热，使凡士林融化后接种（如作厌氧芽饱菌分离，接种后将肉渣培养基置80℃~85℃水浴10分钟处理），置37℃温箱培养2~4天观察结果。

（2）焦性没食子酸法：焦性没食子酸与碱能生成棕色的焦性没食子碱，此碱性溶液能迅速吸收空气中的氧，造成厌氧条件。

方法：于接种厌氧菌的血平板盖的外侧面中央，放一直径约4cm圆形纱布两层，其上放焦性没食子酸0.2g，再盖同样的纱布两层。然后加100g/L NaOH 0.5ml，迅速将平皿底倒扣在盖上，周围用石蜡密封，置37℃温箱培养24~48小时观察结果。

（3）硫乙醇酸钠法：硫乙醇酸钠是还原剂，能除去培养基中氧或还原氧化型物质，有利于厌氧菌生长。

方法：将厌氧菌接种于含1g/L的硫乙醇酸钠液体培养基中，37℃温箱培养24~48小时，观察结果。培养基内加有亚甲蓝作氧化还原指示剂，无氧时亚甲蓝还原成无色。

（4）气袋法：此法不需要特殊设备，具有操作简便、使用方便等特点。气袋为一透明而密闭的塑料袋，内装有气体发生安瓿、指示剂安瓿、含有催化剂的带孔塑料管各1支。

方法：将接种厌氧菌的平板放入气袋中，用弹簧夹夹紧袋口（或用烙铁加热封闭），然后用手指压碎气体发生安瓿。30分钟后再压碎指示剂安瓿，若指示剂不变蓝仍为无色，证明袋内达到厌氧状态。可放37℃温箱进行培养18～24小时，观察厌氧菌生长情况。一只厌氧袋只能装1～2个平板，故只适合小量标本的使用。

(5) 厌氧罐法：此法适用于一般实验室，具有经济并可迅速建立厌氧环境的特点。

方法：将已接种厌氧菌的平板置于厌氧罐中，拧紧盖子。用真空泵抽出罐中空气，再充入氮气使压力真空表指针回到零，如此反复三次，以排出绝大部分空气。最后当罐内压力为-79.98kPa时，充入80% N_2、10% H_2、10% CO_2。排气过程中厌氧指示剂亚甲蓝呈淡蓝色，待罐内无氧环境建立后，指示剂亚甲蓝则持续无色。

(6) 厌氧箱培养法：这是一种较先进的厌氧菌培养装置。适合于处理大量标本。标本接种、分离培养和鉴定等全部检验过程均在箱内进行，有利于厌氧菌检出。装置由手套操作箱和传递箱两个主要部分组成。

传递箱有两个门，一个与操作箱连接，一个与外部相通，起缓冲间的作用，以保持操作箱内的无氧环境不变。由外向内传递物品时，先关闭内侧门，物品由外侧门进入传递箱，然后关闭外侧门。用真空泵排气减压，充入氮气。重复排气一次，其中的氧可排除99%以上。再通过手套操作箱打开内侧门，无氧的气体则从操作箱自动流入传递箱，保持无氧环境。手套操作箱内有接种环、灭菌器、标本架和过氧化氢酶等用品。

五、细菌在培养基中的生长现象

将细菌接种到适宜的培养基中，经35℃培养18～24小时（生长慢的细菌需数天或数周）后，可观察到细菌的生长现象。不同的细菌在不同的培养基中的生长现象不一样，据此可鉴别细菌。

（一）细菌在液体培养基中的生长现象

细菌在液体培养基中生长可出现3种现象。

1. 混浊　大多数细菌在液体培养基中生长后，使培养基呈现均匀混浊。

2. 沉淀　少数呈链状生长的细菌在液体培养基底部形成沉淀，培养液较清亮。如链球菌、炭疽芽孢杆菌等。

3. 菌膜　专性需氧菌多在液体表面生长，形成菌膜。如铜绿假单胞菌等。

（二）细菌在半固体培养基中的生长现象

有鞭毛的细菌在半固体培养基中可沿穿刺线扩散生长，穿刺线四周呈羽毛状或云雾状。无鞭毛的细菌只能沿穿刺线生长，穿刺线四周的培养基透明澄清。

（三）细菌在固体培养基上的生长现象

细菌经分离培养后，在固体培养基上生长可形成菌落。菌落是由单个细菌分裂繁殖形成的肉眼可见的细菌集团。当进行样品活菌计数时，以在琼脂平板上形成的菌落数来确定样品中的活菌数，用菌落形成单位表示。不同细菌在琼脂平板上形成的菌落特征不同，表现在菌落大小、形态、颜色、气味、透明度、表面光滑或粗糙、湿润或干燥、边缘整齐与否等方面各有差异。据细菌菌落表面特征不同，可将菌落分为3种类型：

1. 光滑型菌落（S 型菌落） 菌落表面光滑、湿润、边缘整齐。新分离的细菌大多为光滑型菌落。

2. 粗糙型菌落（R 型菌落） 菌落表面粗糙、干燥，呈皱纹或颗粒状，边缘不整齐。R 型菌落多为 S 型细菌变异失去表面多糖或蛋白质而成，其细菌抗原不完整，毒力及抗吞噬能力均比 S 型细菌弱。但也有少数细菌新分离的毒力株为 R 型，如结核分枝杆菌、炭疽芽孢杆菌等。

3. 黏液型菌落（M 型菌落） 菌落表面光滑、湿润、有光泽，似水珠样。多见于有肥厚荚膜或丰富黏液层的细菌，如肺炎克雷伯菌等。

另外，细菌在血琼脂平板上生长可出现不同的溶血现象。如出现 α 溶血（亦称草绿色溶血），菌落周围出现 1 ~2mm 的草绿色溶血环，可能为细菌代谢产物使红细胞中的血红蛋白变为高铁血红蛋白所致；β 溶血（又称完全溶血），菌落周围出现一个完全透明的溶血环，系由细菌产生溶血素使红细胞完全溶解所致；γ 溶血（即不溶血），菌落周围培养基无溶血环。

有些细菌在代谢过程中产生水溶性色素，使菌落周围培养基出现颜色变化，如绿脓杆菌产生的绿脓色素使培养基或脓汁呈绿色；有些细菌产生脂溶性色素，使菌落本身出现颜色变化，如金黄色葡萄球菌色素。

此外，有的细菌在琼脂平板上生长繁殖后，可产生特殊气味，如铜绿假单胞菌（生姜气味）、变形杆菌（巧克力烧焦的臭味）、厌氧梭菌（腐败的恶臭味）、白色假丝酵母菌（酵母味）和放线菌（泥土味）等。

（郭改玲 马 杰）

第四节 常用染色技术

一、细菌染色的原理

细胞的细胞膜上含有蛋白质，具有兼性离子的性质，其等电点较低，pH 一般在 2 ~5 之间，通常情况下细菌带负电荷，易与带正电荷的碱性染料结合着色，所以细菌染色多用碱性染料，常用的有亚甲蓝、碱性复红、沙黄、结晶紫等。但有时也用中性或酸性染料。细菌染色的机制，一方面是由于物理的吸附作用而使细菌着色，另一方面可能是与细菌菌体成分起化学反应。

二、染色的一般步骤

1. 涂片 于洁净载玻片上滴加 1 小滴生理盐水，再用接种环挑取菌落少许，均匀涂布于盐水中。脓汁、痰、分泌物、菌液等直接涂片。有的标本或细菌培养物在载玻片上不易附着，常与少量无菌血清或蛋白溶液一起涂布。涂片应自然干燥或温箱加热使其干燥。

2. 固定 多采用加热法，涂片膜向上以中等速度通过火焰三次也可用乙醇或甲醇固定。其目的是保持细菌原有的形态和结构，杀死细菌，并使染料易于着色，另外使细菌附着于载玻片上，不易被水冲掉。

3. 染色 一般采用低浓度（1% 以下）的染色液。为了促使染料与菌体结合，有的染色液中需加入酚、明矾，有的在染色过程中需滴加碘液进行媒染。

4. 脱色　根据某些细菌具有着色后能耐受醇、丙酮、氯仿、酸或碱而不被脱色的特性，对染色标本进行脱色，有时需复染来作鉴别。70%的乙醇和无机酸脱色能力强，常用作抗酸染色的脱色剂，95%的乙醇常用于革兰染色法脱色。

5. 复染　又称对比染色，其反衬作用，如与紫色对比用稀释复红或沙黄，与红色对比用亚甲蓝或苦味酸，与深蓝色对比用黄吡精或俾土麦褐等。

三、常用染色方法

（一）革兰染色法

1. 试剂

（1）初染液：结晶紫（或甲紫）2.0g，95%乙醇20.0ml，1%草酸铵水溶液80.0ml，先将结晶紫溶于乙醇中，然后与草酸铵溶液混合。

（2）媒染液（碘液）：碘1.0g，碘化钾2.0g，蒸馏水300.0ml，将碘化钾溶于少量蒸馏水中，待其完全溶解后，加入碘，充分振摇溶解后，加蒸馏水至300ml。

（3）脱色剂：95%乙醇或乙醇、丙酮（7：3）混合液。

（4）复染液：稀释苯酚复红或沙黄液（2.5%沙黄乙醇液10ml加蒸馏水90ml混匀）。

2. 方法　在已固定的细菌染片上，滴加结晶紫染液染1分钟，水洗。滴加碘液作用1分钟，水洗。将玻片上残水甩掉。用95%乙醇脱色，至无明显紫色继续脱落为止（约10～30秒，依涂片厚薄而定），水洗。滴加复染液，染30秒钟，水洗，干后镜检。

3. 结果　革兰阳性菌呈紫色，革兰阴性菌呈红色。

4. 注意事项

（1）在同一载玻片上，用已知金黄色葡萄球菌和大肠埃希菌作为革兰阳性和阴性对照，以利判断。

（2）染色的关键在于涂片和脱色。涂片过于浓厚，常呈假阳性。在镜检时应以分散存在的细菌染色反应为准。纯细菌涂片脱色，以95%乙醇易于掌握，如涂片上有水分，则脱色力强，易形成假阴性。所以去掉玻片上的残留水或印干后再行脱色很有必要。

（3）涂片干燥和固定过程中应注意：涂片后自然干燥，不可用酒精灯加热，以免因掌握温度不准使菌体变性而影响染色效果。固定时通过火焰三次即可，不可过分。黏稠标本涂片近干时，再行涂抹均匀，以免因表层下不干染色时被冲掉。

（4）初染液以结晶紫为好，因甲紫不是单一成分染料，常不易脱色，出现假阳性。

（5）革兰阳性菌的染色反应，有的受菌龄影响，培养24或48小时以上，则部分或全部转变为阴性反应，此点应特别注意。

（二）稀释复红染色法

1. 染色液　用萋－纳二氏苯酚复红溶液做10倍稀释即为稀释苯酚复红染色液。

2. 方法　将涂片在火焰上固定，待冷。滴加染液，染1分钟，水洗，干后镜检。

3. 结果　细菌呈红色。

（三）碱性亚甲蓝染色法

1. 染色液　亚甲蓝0.3g，95%乙醇30.0ml，0.01%氢氧化钾溶液100.0ml，将亚甲蓝溶于乙醇中，然后与氢氧化钾溶液混合。

2. 方法 将涂片在火焰上固定，待冷。滴加染液，染1分钟，水洗，待干后镜检。

3. 结果 菌体呈蓝色。

（四）抗酸染色法

抗酸染色法主要用于检查临床标本中的结核分枝杆菌等具有抗酸性的细菌。常用的有以下两种方法。

1. 齐－尼（Ziehl－Neelsen）染色法

（1）涂片、加热固定后滴加2～3滴苯酚复红液，用火焰微微加热至出现蒸汽，维持至少5min（可补充染液，勿使蒸发变干），水洗。

（2）用第二液盐酸乙醇脱色约1min，至涂片无色或呈淡红色为止，水洗。

（3）滴加第三液亚甲蓝复染液复染1min，水洗，自然干燥后镜检。

（4）结果：抗酸菌呈红色，背景及其他细菌呈蓝色。

2. 金永（Kinyoun）染色法

（1）用接种环挑取待检标本涂片、自然干燥。

（2）滴加苯酚复红染5～10min，不用加热，水洗。

（3）滴加盐酸乙醇脱色至无色为止，水洗。

（4）滴加亚甲蓝复染30s，水洗待干燥后镜检。

（5）结果：抗酸菌染成红色，其他细菌、细胞等为蓝色。

（五）鞭毛染色法

1. 镀银染色法

（1）染液：

第一液：鞣酸5g，$FeCl_3$ 1.5g，15%甲醛溶液2ml，1% NaOH 1ml，蒸馏水100ml。

第二液：硝酸银2g，蒸馏水100ml。

待硝酸银溶解后，取10ml备用。向剩余的90ml中滴加浓氢氧化铵，形成浓厚的沉淀，再继续滴加氢氧化铵至刚刚溶解沉淀为澄清溶液为止，再将备用的硝酸银慢慢滴入，则出现薄雾，轻轻摇动，薄雾状沉淀消失，再滴入溶液，直至摇动仍呈现轻微而稳定的薄雾状沉淀为止，雾重时为银盐析出，不宜使用。

（2）方法：将涂片自然干燥后，滴加第一液染3～5分钟，蒸馏水冲洗。用第二液冲去残水后加第二液染30～60秒，并在酒精灯上稍加热（涂片切勿烘干），再用蒸馏水冲洗，待干镜检。

（3）结果：菌体为深褐色，鞭毛为褐色。

（4）注意事项：

1）鞭毛染色用新培养的菌种为宜。一般用新制备的斜面，接种后培养16～24小时。如所用菌种已长期未移种，最好用新制备的斜面连续移种2～3次后再使用。

2）涂片时采用光滑洁净的载玻片，在其一端滴蒸馏水一滴，用接种环挑取斜面上少许菌苔（注意不可带上培养基），轻蘸几下水滴（切勿用接种环转动涂抹防止鞭毛脱落）。将玻片稍倾斜，使菌液随水流至另一端，然后平放在空气中干燥。切勿以火焰固定。

3）染色过程中，要充分洗净第一液后再加第二液。另外，染液当日配制效果最佳。

2. 申云生染色法

（1）染液：20% 鞣酸水溶液（加温溶解）2ml，20% 钾明矾溶液（加温溶解）2ml，1 ：12 苯酚饱和液 5ml，无水乙醇复红饱和液 1.5ml。

（2）方法：取培养 12 小时琼脂斜面培养物管内的凝集水 0.5ml，加蒸馏水 3ml，轻轻摇匀后，离心沉淀 15 分钟，去上清液。重复两次后，用生理盐水 3ml 制成悬液，加入 10% 甲醛液 2ml，放于 37℃孵育 2 小时，取上液滴于洁净载玻片上，略侧动载玻片使菌液自然流散成薄膜，待其自然干燥。滴加染液染 2.5～3 分钟，水洗，待干镜检。

（3）结果：菌体呈深红色，鞭毛呈红色

3. 谷海瀛鞭毛染色法

（1）鞭毛肉汤：胰胨 10.0g，NaCl 2.5g，K_2HPO_4 1.0g，H_2O 1 000ml，pH 7.0。

（2）菌株培养：菌株均分别划线接种血琼脂平板和鞭毛肉汤管，30℃培养 18～24 小时。鞭毛肉汤管出现微混浊即在显微镜下观察动力。

（3）涂片制备：血平板培养物：在处理过的洁净玻片一端加 2～3 滴蒸馏水，用灭菌过的接种针蘸取蒸馏水后蘸取单个菌落，轻轻点于玻片上蒸馏水中，轻轻晃动，使菌体分散于玻片上，室温风干或置于 35℃温箱干燥。2ml 鞭毛肉汤培养物加入 0.1ml 37% 甲醛，1 200g 离心 20 分钟，倾掉上清液后加入 2ml 蒸馏水轻轻晃动使菌体分散，再离心 20 分钟，再加入适量蒸馏水，变成微乳混浊，制成涂片。

（4）染色液配制：

1）媒染剂 A：3.0g $FeCl_3 \cdot 6H_2O$，100ml 0.01mol/L HCl 溶液，室温存放，长期稳定。

2）媒染剂 B：鞣酸 15.0g 溶解于 100ml 蒸馏水中，加 37% 甲醛 1.0ml。室温存放，长期稳定。

3）银染液 C：$AgNO_3$ 5.0g 溶于 100ml 蒸馏水。取出 10.0ml 备用，向余下的 90ml 硝酸银溶液缓缓滴加浓氨水，边加边摇动直到形成沉淀又渐渐溶解恰好形成澄清溶液，再用备用硝酸银溶液慢慢回滴形成稳定薄雾状溶液。取出 20ml，余下染液避光密封，4℃冰箱存放。

（5）染色方法：

1）取 A 液 0.1ml（4 滴）加入带塞的试管内，再加入 B 液 0.1ml（4 滴），充分混合，用酒精灯火焰轻微缓缓加热 10～20 秒，稍冷却。

2）用 A、B 混合液染片 40 秒（30～60 秒）即可，蒸馏水缓慢冲洗干净。A、B 混合物不稳定，加热后 10 分钟内使用，否则影响染色质量。

3）滴加银染液 C 染色，加热至微冒蒸气染 10～20 秒，蒸馏水洗净染液，干后，油镜检查，应观察 10 个视野以上。

（6）涂片染色鞭毛质量评分：应用 West 等人方法，根据染色质量不同，分别记作 1、2、3、4、5 分。

1 分：为只见菌体，未见鞭毛。

2 分：见很少的鞭毛，但鞭毛形态很差。

3 分：见很少的鞭毛，但鞭毛形态完整。

4 分：见很多的鞭毛，鞭毛形态完整但仅局限在涂片某部位。

5 分：见很多的鞭毛，且形态完整，分布在大部分涂片上。

（六）荚膜染色法

1. 奥尔特荚膜染色法

（1）染液：3%沙黄水溶液（乳钵研磨溶化）。

（2）方法：在已固定的细菌涂片上滴加染液，用火焰加温染色，持续3分钟，冷后水洗，待干镜检。

（3）结果：菌体呈褐色，荚膜呈黄色，此法主要用于炭疽杆菌。

2. Hiss硫酸铜法

（1）染液：第一液：结晶紫乙醇饱和液5ml加蒸馏水95ml，混合。第二液：20%硫酸铜水溶液。

（2）方法：细菌涂片自然干燥后，经乙醇固定，滴加第一液，加微热染1分钟。再用第二液将涂片上的染液洗去，切勿再水洗，倾去硫酸铜液，以吸水纸吸干镜检。

（3）结果：菌体及背景呈紫色，荚膜呈鲜蓝色或不着色。

（七）芽孢染色法

1. 染液　第一液：萋-纳二氏苯酚复红液。

第二液：95%乙醇。

第三液：碱性亚甲蓝液。

2. 方法　在已固定的细菌涂片上滴加第一液，加热染5分钟，待冷，水洗。用第二液脱色2分钟，水洗。加第三液复染1分钟，水洗，待干镜检。

3. 结果　菌体呈蓝色，芽孢呈红色。

（八）负染色法

背景着色而菌体本身不着色的染色为负染色法，最常见的是墨汁负染色法，用来观察真菌及细菌荚膜等。

方法：取标本或培养物少许于载玻片上，必要时加少量盐水混匀，再加优质墨汁或碳素墨水一小滴，混合后加盖玻片（勿产生气泡），镜检。背景为黑色，如新型隐球菌可呈圆形、厚壁、生芽、围以荚膜的形态。以油镜检查，细菌荚膜可呈现明显的透亮圈。

（郭改玲　马　杰）

第五节　细菌数量测定

一、物理计数

1. 计数器测定法　即用血细胞计数器进行计数。取一定体积的样品细菌悬液置于细胞计数器的计数室内，用显微镜观察计数。由于计数室的容积是一定的（$0.1mm^3$），因而可根据计数器刻度内的细菌数计算样品中的细菌数量。本法简便易行，可立即得出结果。

2. 电子计数器计数法　电子计数器的工作原理是测定小孔中液体的电阻变化，小孔仅能通过一个细胞，当一个细胞通过这个小孔时，电阻明显增加，形成一个脉冲，自动记录在电子记录装置上。该法测定结果较准确，但只识别颗粒大小，而不能区分是否为细菌。因此，要求菌悬液中不含任何其他碎片。

3. 比浊法　比浊法是根据菌悬液的透光度间接地测定细菌的数量。细菌悬浮液的浓度在一定范围内与透光度成反比，与吸光度成正比，所以，可用光电比色计测定菌液，用吸光度表示样品中菌液浓度。此法简便快捷，能检测含有大量细菌的悬浮液，得出相对的细菌数目。

4. 测定细胞重量法　此法分为湿重法和干重法。湿重法是指单位体积培养物经离心后将湿菌体进行称重；干重法是指单位体积培养物经离心后，以清水洗净放入干燥器加热烘干，使之失去水分然后称重。此法适于菌体浓度较高的样品，是测定丝状真菌生长量的一种常用方法。

二、生物计数

生物计数法即活细胞计数法。常用的有平板菌落计数法，是根据每个活的细菌能长出一个菌落的原理设计的。取一定容量的菌悬液，作一系列的倍比稀释，然后将定量的稀释液与融化好的培养基进行平板倾注培养，根据培养出的菌落数，可算出培养物中的活菌数。此法灵敏度高，是目前国际上所采用的检测活菌数的常用方法。生物计数法广泛应用于尿液、水、牛奶、食物、药品等各种材料的细菌检验。

注意事项如下。

（1）一般选取菌落数在 30～300 之间的平板进行计数，过多或过少均不准确。

（2）为了防止菌落蔓延而影响计数，可在培养基中加入 0.001%2，3，5－氯化三苯基四氮唑（TTC）。

（3）本法限用于形成菌落的微生物。

1. 菌落总数　菌落是指细菌在固体培养基上生长繁殖而形成的能被肉眼识别的生长物，它是由数以万计相同的细菌集合而成。当样品被稀释到一定程度后与培养基进行混合，在一定培养条件下，每个细菌都可以在平板上形成一个可见的菌落。菌落总数就是指在一定条件下（如需氧情况、营养条件、pH 值、培养温度和时间等）每克（每毫升）检样所生长出来的菌落总数。如在需氧情况下，37℃培养 48h，能在普通营养琼脂平板上生长的菌落总数。所以厌氧或微需氧菌、有特殊营养要求的以及非嗜中温的细菌，由于现有条件不能满足其生理需求，故难以生长繁殖。因此，菌落总数并不表示实际中的所有细菌总数，另外，菌落总数并不能区分其中细菌的种类，所以也称为杂菌数或需氧菌数等。菌落总数测定常用于判定食品被细菌污染的程度及卫生质量，它反映食品在生产过程中是否符合卫生要求，以便对被检样品做出适当的卫生学评价。菌落总数的多少在一定程度上标志着食品卫生质量的优劣。

2. 检验方法　菌落总数的测定，一般将被检样品制成几个不同的 10 倍递增稀释液，然后从每个稀释液中分别取出 1ml 置于灭菌平皿中与营养琼脂培养基混合，在一定温度下，培养一定时间后（一般为 48h），记录每个平皿中形成的菌落数量，依据稀释倍数，计算出每克（或每毫升）原始样品中所含细菌菌落总数。

3. 倾注培养检验方法

（1）操作方法：根据标准要求或对标本情况进行估计进行适宜比例的稀释，用吸管吸取 1mL 稀释液于灭菌平皿中，每个稀释度做 2 个平皿。将凉至 46℃的营养琼脂培养基注入平皿约 15ml，并转动平皿混合均匀。同时将营养琼脂培养基倾入已加 1ml 无菌生理盐水的灭菌平皿内作对照。待琼脂凝固后，翻转平板，置 35℃孵箱内培养 18～24h，计算平板内菌落数目，再乘以稀释倍数，即得出每毫升（每克）样品所含细菌的数量。

（2）注意事项：倾注用培养基应在46℃水浴内保温，温度过高会影响细菌生长，过低琼脂易于凝固而不能与菌液充分混匀。如无水浴，应以皮肤感受较热而不烫为宜。倾注培养基的量规定不一，从12~20ml不等，一般以15ml较为适宜，平板过厚可影响观察，太薄又易干裂。倾注时培基底部如有沉淀物，应将其弃去，以免与菌落混淆而影响计数观察。为使菌落能在平板上均匀分布，标本加入平皿后，应尽快倾注培养基并旋转混匀，可正、反两个方向旋转，标本从开始稀释到倾注最后一个平皿所用时间不宜超过20min，以防止细菌死亡或繁殖。培养温度一般为35℃。培养时间一般为48h，培养箱应保持一定的湿度，培养48h后培养基失重不应超过15%。

（郭改玲　马　杰）

第六节　细菌的生化反应

一、糖类代谢试验

1. 糖（醇、苷）类发酵试验

（1）原理：不同细菌发酵糖类的酶不同，故分解糖的能力不同，所产生的代谢产物也随细菌种类而异。观察细菌能否分解各类单糖（如葡萄糖等）、双糖（如乳糖等）、多糖（如淀粉等）、醇类（如甘露醇等）和糖苷（如水杨苷等），是否产酸或产气。

（2）方法：将纯培养的细菌接种到含各种糖的培养管中，放置于一定条件下孵育后取出，观察结果。

（3）结果判断：若细菌能分解此种糖产酸，则指示剂呈酸性变化；不产酸，则培养基颜色无变化。产气可使液体培养基中倒置的小管内出现气泡，或在半固体培养基内出现气泡或裂隙。

（4）注意事项：糖发酵培养基内不能含有任何其他糖类和硝酸盐，以免出现假阳性反应。因为有些细菌可使硝酸盐还原产生气体，而影响结果观察。

2. 葡萄糖代谢类型鉴别试验　该试验又称氧化/发酵（O/F）试验。

（1）原理：观察细菌对葡萄糖分解过程中是利用分子氧（氧化型），还是无氧降解（发酵型），或不分解葡萄糖（产碱型）。

（2）方法：从平板上或斜面上挑取少量细菌，同时穿刺接种于2支O/F管，其中1支滴加无菌液状石蜡覆盖液面0.3~0.5cm，经37℃培养48h后，观察结果。

（3）结果判断：仅开放管产酸为氧化型，两管都产酸为发酵型，两管均不变为产碱型。

（4）注意事项：有些细菌不能在O/F培养基上生长，若出现此类情况，应在培养基中加入2%血清或0.1%酵母浸膏，重做O/F试验。

3. β-半乳糖苷酶试验（ONPG试验）

（1）原理：某些细菌具有β-半乳糖苷酶，可分解邻-硝基酚-β-D-半乳糖苷，产生黄色的邻-硝基酚。

（2）方法：取纯菌落用无菌盐水制成浓的菌悬液，加入ONPG溶液0.25ml，35℃水浴，于20min和3h观察结果。

（3）结果判断：通常在20～30min内显色，出现黄色为阳性反应。

（4）注意事项：①ONPG溶液不稳定，若培养基变为黄色即不可再用。②ONPG试验结果不一定与分解乳糖相一致。

4. 三糖铁试验（TSI试验）

（1）原理：能发酵葡萄糖和乳糖的细菌产酸产气，使三糖铁的斜面均呈黄色，并有气泡产生；只能发酵葡萄糖，不发酵乳糖的细菌，使斜面呈红色，而底层呈橙黄色；有些细菌能分解培养基中的含硫氨基酸，产生硫化氢，硫化氢遇到铅或铁离子形成黑色的硫化铅或硫化铁沉淀物。

（2）挑取纯菌落接种于三糖铁琼脂上，经35℃培养18～24h。

（3）结果判断：出现黑色沉淀物表示产生硫化氢。

（4）注意事项：三糖铁琼脂配制时，应掌握好高压灭菌的温度和时间，以免培养基中的糖被分解。

5. 甲基红试验

（1）原理：某些细菌能分解葡萄糖产生丙酮酸，丙酮酸进一步分解为乳酸、甲酸、乙酸，使培养基的pH值降到4.5以下，加入甲基红指示剂即显红色（甲基红变红范围为pH4.4～6.0）；某些细菌虽能分解葡萄糖，如果产酸量少，培养基的pH值在6.2以上，加入甲基红指示剂呈黄色。

（2）方法：将待检菌接种于葡萄糖蛋白胨水培养基中，35℃培养1～2日，加入甲基红试剂2滴，立即观察结果。

（3）结果判断：呈红色者为阳性，呈黄色者为阴性。

（4）注意事项：①培养基中的蛋白胨可影响甲基红试验结果，在使用每批蛋白胨之前要用已知甲基红试验阳性细菌和阴性细菌做质量控制。②甲基红反应并不因增加葡萄糖的浓度而加快。

6. VP（Voges－Proskauer）试验　VP试验亦称伏普试验。

（1）原理：某些细菌能分解葡萄糖产生丙酮酸，并进一步将丙酮酸脱羧成为乙酰甲基甲醇，后者在碱性环境中被空气中的氧氧化成二乙酰，进而与培养基的精氨酸等所含的胍基结合，形成红色的化合物，即为VP试验阳性。

（2）操作步骤：

1）将待检细菌接种于葡萄糖蛋白胨水培养基中，35℃孵育1～2天。

2）观察方法——贝氏法（Barritt）：观察时按每2ml培养物加入甲液1ml、乙液0.4ml混合，置35℃15～30min，出现红色为阳性。若无红色，应置37℃4h后再判断，本法较奥氏法敏感。

（3）结果判断：红色者为阳性。

（4）注意事项：α－萘酚酒精容易失效，试剂放室温暗处可保存1个月，KOH溶液可长期保存。

7. 淀粉水解试验

（1）原理：产生淀粉酶的细菌能将淀粉水解为糖类，在培养基上滴加碘液时，在菌落周围出现透明区。

（2）方法：将被检菌划线接种于淀粉琼脂平板或试管中，35℃培养18～24h，加入碘液数滴，立即观察结果。

（3）结果判断：阳性反应时菌落周围有无色透明区，其他地方为蓝色；阴性反应时培养基全部为蓝色。

（4）应用：用于白喉棒状杆菌的生物分型，重型淀粉酶水解试验阳性，轻、中型为阴性；也可用于芽孢杆菌属菌种和厌氧菌某些种的鉴定。

8. 胆汁七叶苷试验

（1）原理：在10% ~40%胆汁条件下，有些细菌具有分解七叶苷的能力。七叶苷被细菌分解产生七叶素，七叶素与培养基中的枸橼酸铁的二价铁离子发生反应形成黑色化合物。

（2）方法：被检菌接种于胆汁七叶苷培养基中，35℃培养18 ~24h，观察结果。

（3）结果判断：培养基基本变黑为阳性，不变色为阴性。

（4）应用：主要用于D群链球菌与其他链球菌的鉴别，以及肠杆菌科细菌某些种的鉴别。

9. 明胶液化试验

（1）原理：细菌分泌的胞外蛋白水解酶（明胶酶）能分解明胶，使明胶失去凝固能力而液化。

（2）方法：将待检菌接种于明胶培养基中，35℃培养24h至7天，每24h取出放入4℃冰箱，约2h后观察有无凝固。

（3）结果判断：如无凝固则表示明胶已被水解，液化试验阳性，如凝固则需继续培养。

（4）注意事项：注意培养时间应足够长，时间不够，容易形成假阴性结果；应该同时作阳性对照和阴性对照。

10. 吡咯烷酮芳基酰胺酶（PYR）试验

（1）原理：多数肠球菌含有吡咯烷酮芳基酰胺酶（pyrrolidonyl arylamidase），能水解吡咯烷酮 - β - 萘基酰胺（L - pyrrolidonyl - β - naphthylamide，PYR），释放出β - 萘基酰胺，后者可与PYR试剂（N，N - dimethylamino - cinnamaldehyde）作用，形成红色的复合物。

（2）方法：直接取细菌培养物涂在PYR纸片上，放在35℃孵育5min，滴加PYR试剂。

（3）结果：显红色为阳性，呈无色或不改变为阴性。

11. 葡萄糖酸盐氧化试验

（1）原理：某些细菌可氧化葡萄糖酸钾，产生α - 酮基葡萄糖酸。α - 酮基葡萄糖酸是一种还原性物质，可与班氏试剂反应，生成棕色或砖红色的氧化亚铜沉淀。

（2）方法：将待检菌接种于葡萄糖酸盐培养基中（1ml），置于35℃孵育48h，加入班氏试剂1ml，于水浴中煮沸10min，迅速冷却观察结果。

（3）结果判断：出现黄色到砖红色沉淀为阳性；不变色或仍为蓝色为阴性。

（4）注意事项：隔水煮沸应注意试管受热均匀，以防管内液体喷出。

二、氨基酸和蛋白质代谢试验

1. 吲哚（靛基质）试验

（1）原理：某些细菌具有色氨酸酶，能分解培养基中的色氨酸产生吲哚，吲哚与试剂（对二甲氨基苯甲醛）作用，形成玫瑰吲哚而呈红色。

（2）方法：将待检细菌接种于蛋白胨水培养基中，35℃孵育1 ~2天，沿管壁慢慢加入吲哚试剂0.5ml，即可观察结果。

（3）结果判断：两液面交界处呈红色反应者为阳性，无色为阴性。

（4）注意事项：蛋白胨中应含有丰富的色氨酸，否则不能应用。

2. 尿素试验

（1）原理：某些细菌能产生脲酶，分解尿素形成氨，使培养基变为碱性，酚红指示剂变为红色。

（2）方法：将待检细菌接种于尿素培养基中，35℃孵育1～4天。

（3）结果判断：呈红色者为尿素试验阳性。

（4）注意事项：尿素培养基颜色的变化是依靠出现碱性来实现的，故对尿素不是特异的。某些细菌如铜绿假单胞菌利用培养基中的蛋白胨可分解为大量氨基酸，使pH值升高而呈碱性，造成假阳性。因此，必须用无尿素的相同培养基作为对照。

3. 氨基酸脱羧酶试验

（1）原理：有些细菌能产生某种氨基酸脱羧酶，使该种氨基酸脱去羧基，产生胺（如赖氨酸→尸胺、鸟氨酸→腐胺、精氨酸→精胺），从而使培养基变为碱性的，使指示剂变色。

（2）方法：挑取纯菌落接种于含有氨基酸及不含氨基酸的对照培养基中，加无菌液状石蜡覆盖，35℃孵育4天，每日观察结果。

（3）结果判断：若仅发酵葡萄糖显黄色，为阴性；由黄色变为紫色，为阳性。对照管（不含氨基酸）为黄色。

（4）注意事项：①由于脱羧酶培养基含有蛋白胨，培养基表面的蛋白胨氧化和脱氨基作用可产生碱性反应，所以培养基应封闭，隔绝空气，以消除假阳性反应。②不含氨基酸的空白对照管，孵育18～24h后，仍应保持黄色（发酵葡萄糖）。

4. 苯丙氨酸脱氨酶试验

（1）原理：有些细菌产生苯丙氨酸脱氨酶，使苯丙氨酸脱去氨基产生苯丙酮酸，与三氯化铁作用形成绿色化合物。

（2）方法：将待检细菌接种于苯丙氨酸琼脂斜面上，35℃孵育18～24h，在生长的菌苔上滴加三氯化铁试剂，立即观察结果。

（3）结果判断：斜面呈绿色为阳性。

（4）注意事项：①注意接种菌量要多，否则会出现假阴性反应。②苯丙氨酸脱氨酶试验在加入三氯化铁试剂后，应立即观察结果，因为绿色会很快褪去，不管阳性或阴性结果，都必须在5min内做出判断。

5. 硫化氢试验

（1）原理：细菌分解培养基中的含硫氨基酸（如胱氨酸、半胱氨酸等）产生硫化氢，硫化氢遇到铅或铁离子产生黑色硫化物。

（2）方法：将培养物接种于醋酸铅培养基或克氏铁琼脂培养基中，35℃孵育1～2天，观察结果。

（3）结果判断：呈黑色者为阳性。

6. 精氨酸双水解（ADH）试验

（1）原理：精氨酸经两次水解后产生鸟氨酸、氨及二氧化碳，鸟氨酸又在脱羧酶的作用下生成腐胺，氨与腐胺均为碱性物质，可使培养基指示剂变色。

（2）方法：将待检菌接种于精氨酸双水解培养基上，35℃孵育1～4天，观察结果。

（3）结果判断：溴甲酚紫指示剂呈紫色为阳性，酚红指示剂呈红色为阳性，呈黄色为阴性。

（4）应用：主要用于肠杆菌科细菌及假单胞菌属某些细菌的鉴定。

三、有机酸盐和铵盐代谢试验

1. 枸橼酸盐利用试验

（1）原理：在枸橼酸盐培养基中，细菌能利用的碳源只有枸橼酸盐。当某种细菌能利用枸橼酸盐时，可将其分解为碳酸钠，使培养基变为碱性，pH指示剂溴麝香草酚蓝由淡绿色变为深蓝色。

（2）方法：将待检细菌接种于枸橼酸盐培养基斜面，于35℃孵育1～4天。

（3）结果判断：培养基由淡绿色变为深蓝色者为阳性。

（4）注意事项：接种菌量应适宜，过少可发生假阴性，接种过多可导致假阳性。

2. 丙二酸盐利用试验

（1）原理：在丙二酸盐培养基中，细菌能利用的碳源只有丙二酸盐。当某种细菌能利用丙二酸盐时，可将其分解为碳酸钠，使培养基变为碱性，pH指示剂溴麝香草酚蓝，由淡绿色变为深蓝色。

（2）方法：将待检细菌接种子丙二酸盐培养基上，于35℃孵育1～2天，观察结果。

（3）结果判断：培养基由淡绿色变为深蓝色者为阳性。

（4）注意事项：某些利用丙二酸盐的细菌产碱量少，造成判断困难。可将其与未接种的培养基进行对比。培养48h后有蓝色表示为阳性，阴性结果必须在培养48h后才能做出判断。

3. 乙酰胺利用试验

（1）原理：非发酵菌产生脱酰胺酶，可使乙酰胺经脱酰胺酶作用释放氨，使培养基变为碱性。

（2）方法：将待检菌接种于乙酰胺培养基中，于35℃孵育24～48h，观察结果。

（3）结果判断：培养基由黄色变为红色为阳性，培养基颜色不变为阴性。

（4）应用：主要用于非发酵菌的鉴定。铜绿假单胞菌、无色杆菌、代尔伏特菌为阳性，其他非发酵菌大多数为阴性。

4. 醋酸盐利用试验

（1）原理：细菌利用铵盐作为唯一氮源，同时利用醋酸盐作为唯一碳源时，可在醋酸盐培养基上生长，分解醋酸盐产生碳酸钠，使培养基变为碱性。

（2）方法：将待检菌接种于醋酸盐培养基斜面上，于35℃孵育7天，逐日观察结果。

（3）结果判断：斜面上有菌落生长、培养基变为蓝色为阳性，否则为阴性。

（4）应用：肠杆菌科中埃希菌属为阳性，志贺菌属为阴性；铜绿假单胞菌、荧光假单胞菌等非发酵菌为阳性。

四、酶类试验

1. 触酶试验

(1) 原理：具有触酶（过氧化氢酶）的细菌，能催化过氧化氢放出新生态氧，继而形成气泡。

(2) 方法：取3%过氧化氢溶液0.5ml，滴加于不含血液的细菌培养基上，或取1～3ml滴加于盐水菌悬液中。

(3) 结果判断：培养物出现气泡者为阳性。

(4) 注意事项：①细菌要求新鲜。②不宜用血平板上的菌落做触酶实验，因红细胞内含有触酶，可能出现假阳性。③需用已知阳性菌和阴性菌做对照。

2. 氧化酶试验

(1) 原理：氧化酶（细胞色素氧化酶）是细胞色素呼吸酶系统的酶。具有氧化酶的细菌，首先使细胞色素C氧化，再用氧化型细胞色素C使对苯二铵氧化，生成具有颜色的醌类化合物。

(2) 方法：取洁净的滤纸一小块，蘸取菌苔少许，加一滴10g/L盐酸对苯二铵溶液于菌落上，观察颜色变化。

(3) 结果判断：立即呈粉色并迅速转为紫红色者为阳性。

(4) 注意事项：①试剂在空气中容易氧化，故应经常更换试剂，或配制时在试剂内加入0.1%维生素C以减少自身氧化。②不宜采用含有葡萄糖的培养基上的菌落（葡萄糖发酵可抑制氧化酶活性）。③实验时应避免含铁的培养基等含铁物质，因本实验过程中遇铁时会出现假阳性结果。

3. 靛酚氧化酶试验

(1) 原理：具有氧化酶的细菌，首先使细胞色素C氧化，再由氧化型细胞色素C使盐酸对二甲胺基苯胺氧化，并与α-萘酚结合，产生靛酚蓝而呈蓝色。

(2) 方法：取靛酚氧化酶纸片用无菌盐水浸湿，然后直接蘸取细菌培养物，立即观察结果。

(3) 结果判断：纸片在10 s内变成蓝色为阳性。

4. 血浆凝固酶试验

(1) 原理：金黄色葡萄球菌可产生两种凝固酶。一种是结合凝固酶，即结合在细菌细胞壁上，为纤维蛋白原的受体，能与血浆中的纤维蛋白原结合，可用玻片法测出。另一种是游离凝固酶，为分泌至菌体外的蛋白质，能被血浆中的协同因子激活成为凝血酶样物质，从而使血浆发生凝固。

(2) 方法：

1) 玻片法：取兔或人血浆和生理盐水各一滴分别置于清洁玻片上，挑取待检菌落分别与血浆及生理盐水混合。如果血浆中有明显的颗粒出现而生理盐水中无自凝现象为阳性。

2) 试管法：取试管3支，分别加入0.5ml，的血浆（经生理盐水1∶4稀释），挑取菌落数个加入测定管充分研磨混匀，将已知阳性菌株和阴性菌株加入对照管，37℃水浴3～4h。血浆凝固为阳性。

(3) 注意事项：若被检菌为陈旧的肉汤培养物（大于18～24h）或生长不良、凝固酶活性低的菌株往往出现假阴性。该试验需要设阳性对照与阴性对照。

5. DNA 酶试验

（1）原理：某些细菌可产生细胞外 DNA 酶。DNA 酶可水解 DNA 长链，形成数个寡核苷酸链，后者可溶于酸。在平板上加入酸后，若菌落周围出现透明环，表示该菌具有 DNA 酶。

（2）方法：将待检细菌点种于 DNA 琼脂平板上，35℃培养 18～24h，在细菌生长物上加一层 1mol/L 盐酸（使菌落浸没）。

（3）结果判断：菌落周围出现透明环为阳性，无透明环为阴性。

（4）注意事项：培养基表面凝固水需烘干，以免细菌蔓延状生长。也可在营养琼脂的基础上增加 0.2% DNA。

6. 硝酸盐还原试验

（1）原理：硝酸盐培养基中的硝酸盐可被某些细菌还原为亚硝酸盐，后者与乙酸作用产生亚硝酸。亚硝酸与对苯氨基苯磺酸作用，形成偶氮苯磺酸，再与 α－萘胺结合生成红色的 N－α－萘胺偶氮苯磺酸。

（2）方法：将待检细菌接种于硝酸盐培养基中，于 35℃孵育 1～2 天，加入甲液和乙液各 2 滴，即可观察结果。若加入硝酸盐试剂不出现红色，需检查硝酸盐是否被还原。可于原试管内加入少量锌粉，如出现红色，证明产生芳基肼，表示硝酸盐仍然存在；若仍不产生红色，表示硝酸盐已被还原为氨和氮。也可在培养基内加 1 支小导管，若有气泡产生，表示有氮气产生，用以排除假阴性。如铜绿假单胞菌、嗜麦芽窄食单胞菌等可产生氮气。

（3）结果判断：呈红色者为阳性。若不呈红色，再加入少量锌粉，如仍不变为红色者为阳性，表示培养基中的硝酸盐已被还原为亚硝酸盐，进而分解成氨和氮。加锌粉后变为红色者为阴性，表示硝酸盐未被细菌还原，红色反应是由于锌粉还原所致。

（4）注意事项：本实验在判定结果时，必须在加试剂之后立即判定，否则会因迅速褪色而造成判定困难。

五、其他试验

1. 氢氧化钾拉丝试验

（1）原理：革兰阴性菌的细胞壁在稀碱溶液中容易破裂，释放出未断裂的 DNA 螺旋，使氢氧化钾菌悬液呈现黏性，可用接种环搅拌后拉出黏液丝，而革兰阳性菌在稀碱溶液中没有上述变化。

（2）方法：取 1 滴 40g/L 氢氧化钾水溶液于洁净玻片上，取新鲜菌落少量混合均匀，并不断提拉接种环，观察是否出现拉丝。

（3）结果判断：出现拉丝者为阳性，否则为阴性。

2. 黏丝试验

（1）霍乱弧菌与 0.5% 去氧胆酸盐溶液混匀，1min 内菌体溶解，悬液由混浊变为清晰，并变黏稠，用接种环挑取时有黏丝形成。

（2）方法：在洁净载玻片上加 0.5% 去氧胆酸盐溶液，与可疑细菌混匀，用接种环挑取，观察结果。

（3）结果判断：在 1min 内菌悬液由混变清并且黏稠，有黏丝形成为阳性，否则为阴性。

3. CAMP 试验

（1）原理：B 群链球菌具有“CAMP”因子，能促进葡萄球菌 β 溶血素的活性，使两种细菌在划线处呈现箭头形透明溶血区。

（2）方法：先用产溶血素的金黄色葡萄球菌在血平板上划一横线，再取待检的链球菌与前一划线做垂直接种，两者相距 0.5～1.0cm，于 35℃孵育 18～24h，观察结果。

（3）结果判断：在两种细菌划线交界处，出现箭头形透明溶血区为阳性。

（4）注意事项：被检菌与金黄色葡萄球菌划线之间留出 0.5～1.0cm 的距离，不得相接。

4. 奥普托欣（Optochin）敏感试验

（1）原理：Optochin（乙基氢化去甲奎宁 ethylhydrocupreine 的商品名）可干扰肺炎链球菌叶酸的生物合成，抑制该菌的生长，故肺炎链球菌对其敏感，而其他链球菌对其耐药。

（2）方法：将待检的 α 溶血的链球菌均匀涂布在血平板上，贴放 Optochin 纸片，35℃孵育 18～24h，观察抑菌环的大小。

（3）结果判断：抑菌环大于 15mm 的为肺炎链球菌。

（4）注意事项：①做 Optochin 敏感实验的平板不能在二氧化碳环境下培养，因其可使抑菌环缩小。②同一血平板可同时测定几株菌株，但不要超过 4 株。③Optochin 纸片可保存于冰箱中，一般可维持 9 个月。如用已知敏感的肺炎链球菌检测为耐药时，纸片应废弃。

5. 新生霉素敏感试验

（1）原理：金黄色葡萄球菌和表皮葡萄球菌可被低浓度新生霉素抑制，表现为敏感，而腐生葡萄球菌表现为耐药。

（2）方法：将待检菌接种于 MH 琼脂平板或血平板上，贴上每片含 5μg 新生霉素诊断纸片一张，35℃孵育 18～24h，观察抑菌环的大小。

（3）结果判断：抑菌环直径大于 15mm 为敏感，不大于 15mm 为耐药。

6. 杆菌肽敏感试验

（1）原理：A 群链球菌对杆菌肽几乎全部敏感，而其他群链球菌对杆菌肽一般为耐药。故用以鉴别 A 群链球菌和非 A 群链球菌。

（2）方法：用棉拭子将待检菌均匀接种于血平板上，贴上每片含 0.04 U 的杆菌肽纸片一张，放 35℃孵育 18～24h，观察结果。

（3）结果判断：抑菌环直径大于 10mm 为敏感，不大于 10mm 为耐药。

7. O/129 抑菌试验

（1）原理：O/129（2，4 二氨基－6，7－二异丙基喋啶）能抑制弧菌属、发光杆菌属和邻单胞菌属细菌生长，而气单胞菌属和假单胞菌属细菌耐药。

（2）方法：用棉拭子将待检菌均匀涂布于碱性琼脂平板上，把每片含 10μg、每片含 150μg 两种含量的 O/129 纸片贴于其上，放 35℃孵育 18～24h，观察结果。

（3）结果判断：出现抑菌环者表示敏感，无抑菌环者为耐药。

（4）注意事项：弧菌属、邻单胞菌属敏感，气单胞菌属细菌为耐药。上述细菌传染性强危害大，实验过程中务必做好生物安全工作，或在相应生物安全级别实验室进行。

（郭改玲　马　杰）

第七节 分子微生物学检验技术

分子生物学的理论和技术的迅速发展为微生物的鉴定与鉴别，微生物的分型，耐药基因的检测，分子流行病学的调查等提供了重要手段，使得其更加准确、简洁和快速。

一、脉冲场凝胶电泳

脉冲场凝胶电泳（PFGE）以其重复性好、分辨力强而被誉为微生物分子分型技术的“金标准”。无论是在固体还是液体培养基中生长的细菌，用蛋白裂解酶溶解细胞壁和蛋白质后，再经DNA特异位点内切酶消化、酶切，再将经如上处理的微生物DNA放置凝胶中电泳。定时改变电场方向的脉冲电源，每次电流方向改变后持续1秒至5分钟左右，然后再改变电流方向，反复循环，使DNA在琼脂糖凝胶的网孔中呈曲线波动，从而将10～800kb的大片段微生物DNA有效地分离，此电泳图谱经荧光素染色（如溴乙啶）后观察。成像的数据可贮存在商品化的数据库中，并用商品化的软件包进行数据分析。

PFGE图谱的判别标准，根据其电泳条带来判定，如PFGE图谱一致，说明为相同菌株；有1～3条带的差异说明菌株间有相近关系，且只有单基因的改变；4～6条带的差异说明菌株间可能有相近关系，但可有两个独立基因的差异；如菌株间有6条带或更多条带差异，表明有三个或更多基因的改变，可视为无相关性。此标准只适用于小量的局部性基因的变化研究，有一定的局限性。

PFGE适用于各种病原菌分析，与其他分型方法比较有着更高的分辨力和重复性。目前，许多常见的细菌病原体如肺炎链球菌、肠球菌、肠杆菌、铜绿假单胞菌和其他革兰阴性菌以及非结核分枝杆菌等都可用PFGE进行分析。但是，对耐甲氧西林金黄色葡萄球菌、流感嗜血杆菌b型和大肠埃希菌O157：H7型等，由于它们各菌属间有相同的内切酶位点，故在流行病学上无相关性的分离株也可表现出相同的PFGE图谱，不易区分。尽管如此，PFGE在分子生物学分型技术中仍是分辨率最好的方法，实验表明较大多数其他方法分辨率高，如在鉴别乙酸钙不动杆菌和鲍曼不动杆菌、淋病奈瑟菌等菌株时，其分辨率也明显高于重复序列片段PCR（Rep－PER）。凝胶扫描分析仪和相应软件有助于创建所有病原菌PFGE图谱数据库。将鉴定的图谱数据与数据库中的相比较，可判断被测菌株与相关菌属间的遗传学关系。

二、DNA印迹和限制性片段长度多态性分析

DNA印迹主要用于测定和定位各种真核和原核生物体基因序列，其方法是将全染色体DNA经内切酶消化后，用琼脂糖凝胶电泳将其片段分离，再将分离的DNA片段从琼脂糖凝胶中转印到硝酸纤维素或尼龙膜上，最后将结合在膜上的核酸通过与一个或多个同源性探针杂交进行检测。探针的标记可用酶显色底物或酶化学发光底物等。该方法已成功地用于细菌菌株的分型中，它基于各种内切酶位点在不同菌株的基因特异性区域中呈多态性的原理，根据琼脂糖电泳的条带大小来判定菌株间的关系。

基因特异性探针现已用于监测微生物的流行菌（毒）株。在RFLP－DNA印迹的基础上发展起来另一个分型法，核糖体分型（ribotyping）技术，其最大特点是选用细菌核糖体中

16SrRNA 或 23SrRNA 基因为杂交探针，核糖体分型可用于区分不同的细菌菌株的研究。由于该方法产生的杂交条带较少，结果的判别较容易，但对基因关系相近的菌株间其分辨力尚显不够。

多基因位点也能成为细菌分型中 DNA 印迹研究的靶点，如采用 toxA 基因和 16S 与 23SrRNA 基因的复合探针用于铜绿假单胞菌的分型。但应用双基因探针法的 DNA 印迹技术，其分辨力仍低于 PFGE，又由于 DNA 印迹技术繁琐，其应用多已被 PCR 特异性位点 RFLP 方法所代替。

三、随机扩增DNA多态性分析

随机扩增 DNA 多态性分析（RAPD）又称为随机引物 PCR（arbitrary primered PCR）最初由 Williams、Welsh 及 Mc - Clelland 等于 1990 年报道。RAPD 分析是基于较短的随机序列引物（9 ~ 10 个碱基长度），在低退火温度下能与染色体 DNA 序列有较好的亲和力，能用于细菌基因区域的初始扩增。如果当退火时两个 RAPD 引物分别在数千 bp 的范围内，与模板结合后 PCR 所产生的分子长度与两者间的结合距离相一致。由于在同种细菌的不同株之间与随机引物结合位点的数量不同，在理论上不同菌株经琼脂糖电泳分离扩增后产物所产生的条带图谱有所不同。

在多数情况下，RAPD 引物序列所产生的最佳 DNA 条带靠经验来确定试验条件。有人用噬菌体 M_{13}的一段保守 DNA 序列作为 RAPD 指纹图谱分析的引物，可能有助于 RAPD 方法的标准化。

RAPD 法可用来进行细菌和真菌的分型。与其他的分型技术比较，RAPD 分析 16rRNA 基因和 16S ~ 23SrRNA 间隔区较 RFLP 有更好的分辨性，但不及 Rep - PCR。RAPD 分析中的问题是缺乏重复性和难以标准化。由于引物不能直接与一些特殊的基因位点结合使得引物与模板位点间发生不完全性杂交，加之扩增过程敏感性极高，在退火温度下的轻微变化都能导致图谱条带的改变，且根据经验来设计引物，给确定最佳反应条件和试剂浓度的选择带来了困难，这些都是该技术难以标准化的因素。

四、PCR - 异性位点 RFLP

PCR 能对细菌特异性的基因区域进行扩增并进行比较，被检测的这些特异性区域常用相应的特异性引物来进行扩增，将产物进行 RFLP 分析。消化后的 DNA 片段可通过琼脂糖或聚丙烯凝胶电泳进行分离。

PCR - 特异性位点 RFLP（PCR - based locus - specific RFLP）特异性位点的 RFLP 方法能用于微生物基因分型研究。细菌的 16S、23S 和 16S ~ 23S 区域常用于特异性位点 RFLP 的研究靶点。核糖体 DNA 的扩增、内切酶消化和 DNA 片段的电泳分离，较之 DNA 印迹的传统核糖体分型更加简便，同时，特异性位点的 RFLP 方法还可运用于耐药基因的筛查中，Cockerill 等曾通过扩增对异烟肼不同程度耐药的结核分枝杆菌 katG 基因的 RFLP 方法来观察其突变。

由于 PCR 特异性位点 RFLP 所检测的细菌基因区域有限，研究表明，PCR - 核糖体分型与 PFGE 和生化分型方法比较，其分辨率较低。

五、重复片段 PCR

此法通过 PCR 扩增细菌基因的重复 DNA 片段来获得菌株特异性图谱。目前主要应用两种重复片段，一种是基因外重复回文序列（repetitive extragenic palindromic，REP），它是一个有 38bp 的片段，由一个保守回文段以及两端分别为有 6 个降解位点和一个 5bp 的可变框组成。REP 序列已在许多肠杆菌科细菌中发现，REP 片段中的回文特性和它能形成框架结构的特性是导致其具有高度保守结构分散等多重功能的关键。第二种常用于分型的 DNA 序列是肠杆菌科基因间重复序列（enterobacterial repetitive intergenic consensus，ERIC），其核酸为 126bp，其中包含了一个高度保守的中央倒置重复序列并位于细菌染色体中的基因外区域，它们在大肠埃希菌和沙门菌的基因序列中极其重要。

在扩增时，无论 REP 还是 ERIC 片段可以是一对引物或一组引物，也可选用多组复合引物。ERIC 法所产生的图谱一般较 REP 简单，但在对细菌菌株的分辨力却相似。同时选用 REP 和 ERIC 引物进行 PCR 分型可提高其分辨能力。

在细菌 DNA 分型中，重复片段 PCR（Rep - PCR）方法应用最为广泛，REP 和 ERIC 引物都适合于肠杆菌属等各种革兰阴性菌和肺炎链球菌等各种革兰阳性菌。由于该方法简便，适合于大批量菌株的鉴定，但其分辨力仍不及 PFGE。

六、扩增片段长度多态性分析

扩增片段长度多态性分析（AFLP）是一种基因指纹技术，其原理是对经内切酶消化的 DNA 片段进行选择性的扩增，最初该方法主要用于鉴定植物基因的特性，后也用于细菌的 DNA 分型中。一般 AFLP 可选用两个不同的内切酶和两个引物，也可用一个内切酶和一个引物进行。通常细菌 DNA 经提取、纯化后，用两个不同的酶如 EcoRI 和 MseI 消化，选用与酶切位点和被检序列有同源性的片段作为 PCR 引物，则能较好地与之互补进行扩增。为了便于观察，PCR 引物可用放射性同位素或荧光素标记，也可用于溴乙啶染色检查。研究表明，AFLP 在菌株分型中有着较好的重复性，其分辨能力优于 PCR - 核糖体技术，但不如 Rep - PCR 和 PFGE。

七、DNA 序列测定

所有鉴别微生物的基因检测方法都是根据菌（毒）株间 DNA 序列的差异而设计，故在理论上 DNA 序列测定（DNAsequencing）是最可靠的微生物分型手段，也是微生物鉴定的基本依据。但因需特殊设备且成本较高，故不宜在临床应用。DNA 序列测定通常是采用 PCR 扩增样品 DNA 中的某一片段，再将 PCR 产物进行测序，RNA 也可通过逆转录后进行序列分析。自动化的 DNA 测序仪是基于实时荧光来监测标记的测序产物而进行，常用的 DNA 测序仪通常采用的是双脱氧链终止法，即在 DNA 合成反应中加入 5’被荧光素标记的寡核苷酸引物和少量的一种 ddNTP 后，链延伸将与偶然发生但却十分特异的链进行竞争，反应产物是一系列的核苷酸，其长度取决于起始 DNA 合成的引物末端到出现链终止位置之间的距离，在 4 组独立的酶反应中分别采用 4 种不同的 ddNTP，结果将产生 4 组寡核苷酸，它们将分别终止于模板的每一个 A、C、G、T 的位置上。再将四管反应物同时进行聚丙烯酰胺凝胶电泳，在电泳时，荧光标记物被氩激光所激发而自动检测，其数据结果经特殊的软件处理而判读出碱基序列。

DNA 序列测定的应用需注意以下几个问题，首先 DNA 序列测定只适用于细菌染色体中非常小范围内的直接检测，不适宜对复杂序列或细菌染色体大范围的测定，而 PFGE、Rep－PCR 和 RAPD 分析等则是检测的细菌全染色体。其次，由于序列测定的 DNA 范围有效，在选择序列范围时，应避开细菌的高度保守区域，以提高其分辨能力。再次，在分型中所选择的被测序列应不能水平地传递给其他菌株，以保证其分型的准确性。

（郭改玲　马　杰）

第八节　免疫学检测技术

传统的和现代的抗原－抗体反应在微生物的鉴定和微生物感染诊断中均具有重要意义。

一、传统的抗原－抗体反应

（一）凝集反应

原理：颗粒性抗原与相应的抗体在合适的浓度比例下、在合适的反应条件下（温度、pH、盐离子和反应时间等）可发生凝集反应。应用：用已知抗原检查抗体，或用已知抗体检查抗原。它是细菌鉴定传统的重要技术。

1. 直接凝集反应　多为在实验室制备多价或单价抗血清用来检查细菌的抗原而鉴定细菌。

（1）沙门菌的血清型鉴定：沙门菌的菌体或鞭毛的抗原结构不同。实验室应用成套的多价和单价的抗血清依凝集反应而分出血清型。以前沙门菌的命名就依血清型别的差异，如今虽不以此定种，血清型仍需确定以资鉴别，且需将抗原结构写于菌种名后。

（2）大肠埃希菌的血清型鉴定：致腹泻性或尿道或血流感染性的大肠埃希菌的血清学鉴定有助于确定其致病性（如产志贺毒素大肠埃希菌 O157 等），也可鉴别各种类型的致腹泻大肠埃希菌也是流行病学和流行菌株调查的重要技术。

（3）志贺菌的血清学鉴定：志贺菌的种别与型别由与多价和单价抗血清的凝集而确定。

（4）在耶尔森菌、弯曲菌、军团菌，流感嗜血杆菌，脑膜炎奈瑟菌等的鉴定中也用直接凝集反应。分析菌株的血清型与其致病性、毒力和流行特征密切相关。

2. 间接凝集反应　利用载体，如葡萄球菌 A 蛋白、链球菌 G 蛋白和固相载体，如含 A 蛋白的葡萄球菌菌体，聚苯乙烯（latex）粒子、明胶粒子、炭末、胶体金、胶体硒等包被已知的抗体用来检查抗原（病毒、细菌、支原题、衣原体等抗原）；也可包被已知的抗原来检查患者血清中的抗体。此类间接凝集试验应用很广，已有不少的商品试剂盒。主要有：

（1）筛查梅毒患者的 VDRL（veneral disease research laboratory，美国性病研究实验室）法，RPR（rapid plasma reaction，快速血浆反应）和 USR（unheated serum reaction，不加热血清反应）试验系将非梅毒螺旋体的抗原（心类酯，反应原）结合于粒子表面来筛查梅毒患者血清中的抗体（反应素）。如以梅毒螺旋体的可溶性抗原结合在粒子表面则可检查患者血清中的特异性抗体，作为确证试验。

（2）同时检查多种病原体抗原的粒子凝集试验：如同时检查脑脊液中肺炎链球菌、流感嗜血杆菌和脑膜炎奈瑟菌的 Latex 凝集试验。同时检查脑脊液中疱疹病毒、腮腺炎病毒和腺病毒的 Latex 凝集试验。我国自行开发出自咽部标本检查 A 型流感病毒 H_5N_1 的快速诊断试验。

（3）直接自粪便悬液中检查轮状病毒的 Latex 凝集试验。

（4）检查产毒素大肠埃希菌的不耐热毒素（LT）耐热毒素（ST）的凝集试验需先裂解菌体。

（5）自体液或血液中检查真菌抗原的凝集试验以快速诊断深部真菌感染。

（6）链球菌的抗原分群，以分群抗体分别包被于 Latex 粒子，将自菌体提取的抗原进行凝集反应可用于链球菌的分群。

（7）自标本中检查病毒抗原的间接凝集试验。

（二）沉淀反应

原理：可溶性抗原与相应的抗体在合适的浓度比例、合适的反应条件（温度、pH、盐离子和反应时间等）可发生沉淀反应。

（1）用已知的微生物抗原或抗体通过双向琼脂扩散试验可鉴定相应的抗体或抗原。

（2）用单向琼脂扩散或火箭电泳试验可鉴定和粗略定量微生物抗原或抗体。

（3）免疫光散射或免疫浊度测定技术，可精密地定量微生物抗原或抗体。

（三）补体结合反应

此种技术较前两者的特异性和敏感性好。现虽已应用不多，但在一些病毒性疾患的诊断中仍有重要的作用。

二、现代的抗原－抗体反应

近年迅速发展起来的各种形式的标记免疫分析已成为微生物鉴定及其感染的重要诊断技术。各种均相和非均相的标记免疫分析有放射免疫分析（RIA）、酶免疫分析（EIA）、荧光免疫分析（FIA）、化学发光免疫分析（CIA）、生物发光免疫分析（BIA）和金标记免疫分析技术等，它们的技术原理与基本方法在免疫学检验的章节中已有介绍。需要强调的是以下方面。

（1）单克隆抗体和基因工程抗体以至嗜菌体展示技术抗体或适体（aptamer）的迅速发展，可以更特异而敏感地直接自各种标本中检查微生物的抗原而实现快速而可靠的诊断。如今微生物感染的诊断技术已逐步由抗体检测向抗原检测转变。检测标本中含量极低的抗原用上述抗体可以有效地检出。

（2）金标记免疫技术与高特异性的抗体相结合，使之成为简便而快速的微生物感染的诊断技术，成为即时检验（pointof care test，POCT）的重要组成部分，最有发展和临床应用前景。

三、免疫学技术检查患者血清中的抗体

（1）以微生物的抗原（菌体的、可溶性的、基因工程制备的）检查患者血清中的 IgM 抗体具有早期诊断的价值。因 IgM 抗体在血清中出现最早，常是感染急性期的标志。

（2）IgG 抗体主要用于回顾性的确诊，如 IgG 抗体持续升高，尤其是在感染的恢复期比急性期有 4 倍以上的升高则具有诊断价值。

（3）IgA 分泌型抗体对局部（尤其是黏膜部位）感染具有诊断价值。EB 病毒壳蛋白的 IgA 抗体与鼻咽癌有较明显的联系。

（4）抗体检查对新发的或起初病原不明的微生物感染性疾患有重要的诊断和鉴别诊断的价值。如 2003 年世界范围出现的传染性非典型性肺炎（SARS），在最初病原不明的情况下，保留患者的血清检查抗体，对明确诊断极有价值。

（郭改玲　马　杰）

第九节　生物芯片技术

生物芯片技术是迅速兴起的高新技术，其特点是高通量（同时检查多种目标）、高集成、微量化且具有高敏感性和高特异性。它在微生物感染的诊断中具有独特的技术优势。目前还主要用于科研，但其发展极为迅速，用于临床和微生物感染诊断的前景广阔。

生物芯片有多种，其分类方法也有不同；如按其用途大体可分为：①蛋白质芯片：依据免疫学原理，使多项抗原－抗体反应同时在一张芯片上进行，又可分为：测抗原的蛋白质芯片、测抗体的蛋白质芯片、测多肽的蛋白质芯片、测受体和酶的蛋白质芯片等。②基因（DNA）芯片：在固相支持物上合成或点加用于杂交的寡核苷酸探针。提取并扩增目的基因后与芯片探针杂交，以检测仪检出杂交信号，计算机软件自动判读结果。有多种检测技术，依其用途又可分为：测序 DNA 芯片、基因表达芯片、基因组比较芯片、微生物等目的基因检出芯片等。③液体芯片：靶基因或检测对象与探针在液相中杂交。探针是有两种荧光粒子按不同的比例混合制备而成。杂交后的信号由流式细胞仪检测，由检测到的荧光的差异而测知目的基因或目的物。

用于微生物感染诊断的芯片以基因芯片为主，但检测微生物的抗原或抗体也是诊断的重要手段，蛋白质芯片也是检查抗原或抗体的敏感而特异的方法，故本节也将蛋白质芯片包括在内。

一、基因芯片

基因芯片也称 DNA 芯片、DNA 微阵列、DNA 微集芯片、寡核苷酸阵列等。

（一）基本原理

将大量的核酸片段（寡核苷酸、cDNA、基因组 DNA）以预先设计好的方式固定在支持物即芯片上。此类芯片可依需要选用玻片、硅片、聚丙烯酰胺凝胶、尼龙膜等。在芯片上组成密集的阵列式探针，用来与经荧光或其他标记物标记的靶分子进行特异性结合。结合的荧光或其他标记物的信号由专用仪器自动检测、自动判读，从而判断标本中靶分子的性质与数量。

（二）主要制备过程

1. 探针的设计　用于微生物分类和鉴定的寡核苷酸探针选择目的微生物的特异基因片段。登录 GenBank 检索为此提供重要的工具。对于细菌，选用核糖体的 16S rDNA、23S rDNA 或 16S rDNA 和 23S rDNA 间隔区基因片段可兼及细菌的保守序列和变异序列。

2. 载体芯片的选择　固体片状材料可选用玻片、硅片或瓷片。薄膜材料可选用硝酸纤维素膜、尼龙膜或聚丙烯膜等。载体表面要经活化，一般用涂布多聚赖氨酸或包被氨基硅烷耦联试剂，使表面带有羟基或氨基等活性基团。

3. 芯片的制备　基本方法有去光保护原点合成法，过程较复杂，已不多用。分子印章原位合成法和喷印合成法和合成点样法，后者采用较多，由专用微阵列点样仪完成。

（三）主要检测过程

标本中 DNA 或 RNA 的提取，已有商品成套试剂供应，关键是提取效率和避免污染。

1. PCR 扩增　关键在适当的引物设计和扩增体系的优化。

2. 扩增物的标记　常用者有同位素、荧光物、生物素、地高辛、纳米金粒子、胶体金纳米粒子等。

3. 与芯片上的探针杂交　重要的是选择合适的杂交条件，减少杂交错配。

4. 杂交信号的检测分析　依标记物的不同应用荧光显像仪，质谱仪，化学发光仪等。信号再经自动搜集，处理进行定性或定量分析，判定结果。

二、蛋白质芯片

基本原理同上，但芯片上加有多种标记过的抗原经固定后与标本中的抗体结合，再检测标记信号可知标本中存在何种抗体。同样可用各种标记的已知抗体检查标本中的微生物抗原，进行感染的快速诊断。

三、生物芯片技术在微生物诊断中的应用

这方面的进展在飞速地进步。每天均有新的应用文章出现，仅据近期的应用资料可大体归纳如下：

1. 各种病原体　包括病毒、细菌、支原体、衣原体、螺旋体、立克次体等的基因测序、DNA 指纹图谱和分类、定型。

2. 病毒的检测和自标本中同时检查多种病毒　应用较多的有 HIV 的检出与分型，HBV 和 HCV 的分型，流感病毒的检出与分型，流感病毒 H_5N_1 的检查与抗原变异分析，引起传染性非典型性肺炎（SARS）的新型冠状病毒的检测与分型，西尼罗等新病毒的检测，自呼吸道标本总同时检查多种呼吸道病毒，自脑脊液中同时检查多种病毒，自粪便中检查多个型别的轮状病毒等。

3. 自标本中同时检查多种不同的病原体　如性传播性疾病的检查芯片可同时检查病毒、细菌、衣原体和梅毒螺旋体等。

4. 多种细菌的同时检定　如菌血症芯片、呼吸道细菌芯片、肠道病原菌芯片、致腹泻大肠埃希菌（包括产素性、致病性、侵袭性、产志贺毒素性、聚集性大肠埃希菌各型）芯片、食源性病原菌芯片、水中细菌芯片、海水中细菌芯片等。

5. 病原菌的鉴定和分型芯片　葡萄球菌及分型芯片、耐苯唑西林葡萄球菌检出及分型芯片、链球菌分型芯片、葡萄球菌肠毒素芯片、厌氧菌鉴定芯片、类杆菌鉴定芯片、棒状杆菌鉴定芯片、结核与非结核分枝杆菌鉴定芯片、肺炎链球菌分型芯片、军团菌、流感嗜血杆菌、李斯特菌、白喉杆菌、炭疽杆菌、卡他摩拉菌等的鉴定与分型芯片等。

6. 细菌耐药基因检测芯片　已研制出革兰阳性菌、革兰阴性菌的多种耐药基因同时检测的芯片、结核分枝杆菌耐药基因、ESBL 几百种基因同时检测、耐喹诺酮多种耐药基因同

时检测的芯片等。

7. 其他　多种真菌同时检出及分型芯片、衣原体诊断及分型芯片、支原体诊断及分型芯片、螺旋体诊断及分型芯片、朊粒（prion，朊毒体）研究用芯片。

（郭改玲　马　杰）

第十节　菌株保存和管理

微生物菌种是指可培养的有一定科学意义或实用价值的细菌、真菌细胞株及其相关信息。它是一个国家重要和宝贵的生物资源之一。因此，必须重视微生物的保存，使其尽可能不发生变异或死亡，为科学研究和实验鉴定提供良好的菌种。

一、菌种类型

（一）参考菌株

参考菌株主要用于临床微生物实验室室内质量控制，也可作为实验室培训的示教材料。实验室必须长期保存一定种类和数量的参考菌株，以满足工作需要。参考菌株的基本特性如下。

（1）形态、生理、生化及血清学特征典型，并相当稳定。

（2）菌株对所测定抗菌药物的抑菌环直径或 MIC 值稳定一致。

（3）对测试项目反应敏感。如测试在巧克力琼脂平板的分离能力，应选择流感嗜血杆菌或脑膜炎奈瑟菌。

（二）临床菌株

根据临床检验、教学、科研的需要，从临床各类标本中分离的典型菌株或比较少见菌株，也可做短期或长期保存。

二、各类菌种的保藏方法

保存菌株所采用的培养基必须能使微生物长期维持生存与稳定，不出现生长或新陈代谢过于旺盛的情况，使菌株较长时间存活而保持性状稳定。

（一）培养基直接保存法

（1）将菌种接种在适宜的固体斜面培养基上，待菌充分生长后，棉塞部分用油纸包扎好，移至4℃的冰箱中保藏。

（2）保藏时间依微生物的种类而有所不同，放线菌及有芽孢的细菌保存2～4个月移种一次。一般细菌每月移种一次。

此法为临床微生物实验室和教学实验室常用的保藏法，优点是操作简单，使用方便，不需特殊设备，能随时检查所保藏的菌株是否死亡、变异与污染杂菌等。缺点是屡次传代易使微生物发生变异，表现为代谢等生物学性状的改变，且污染杂菌的机会亦较多。

（二）液状石蜡保藏法

（1）将液状石蜡分装于三角烧瓶内，塞上棉塞，并用牛皮纸包扎，1.05kgf/cm^2

（$1kgf/cm^2 = 0.098MPa$）、121.3℃高压蒸汽灭菌20min，然后放在40℃温箱中，使水汽蒸发掉，备用。

（2）将需要保藏的菌种在最适宜的斜面培养基中培养，以得到健壮的菌体。

（3）用无菌吸管吸取灭菌的液状石蜡，注入已长好菌的斜面上，其用量以高出斜面顶端1cm为准，使菌种与空气隔绝。

（4）将试管直立，置于低温或室温下保存（有的微生物在室温下比冰箱中保存的时间还要长）。

此法实用且效果好。放线菌、芽孢细菌可保藏2年以上，一般无芽孢细菌也可保藏1年左右，甚至用一般方法很难保藏的脑膜炎球菌，在37℃温箱内，亦可保藏3个月之久。其优点是制作简单，不需特殊设备，且不需经常转种。缺点是保存时必须直立放置，所占位置较大，同时也不便携带。从液状石蜡下面取培养物移种后，接种环在火焰上烧灼时，培养物容易与残留的液状石蜡一起飞溅，应特别注意。

（三）滤纸保藏法

（1）将滤纸剪成0.5cm×1.2cm的小条，装入0.6cm×8cm的安瓿管中，每管1~2张，塞以棉塞，$1.05kgf/cm^2$、121.3℃高压蒸汽灭菌20min。

（2）将需要保存的菌种，在适宜的斜面培养基上培养，使其充分生长。

（3）取灭菌脱脂牛乳1~2ml滴加在灭菌平皿或试管内，取数环菌苔在牛乳内混匀，制成浓悬液。

（4）用灭菌镊子自安瓿管取滤纸条浸入菌悬液内，使其吸饱后再放回至安瓿管中，塞上棉塞。

（5）将安瓿管放入内有五氧化二磷作吸水剂的干燥器中，用真空泵抽气至干。

（6）将棉花塞入管内，用火焰熔封，保存于低温下。

（7）需要使用菌种进行复活培养时，可将安瓿管口在火焰上烧热，滴一滴冷水在烧热的部位，使玻璃破裂，再用镊子敲掉口端的玻璃，待安瓿管开启后，取出滤纸将其放入液体培养基内，置于温箱中培养。

细菌可保藏2年左右，此法较液氮、冷冻干燥法简便，不需要特殊设备。

（四）冷冻真空干燥保藏法

1. 准备安瓿管　用于冷冻干燥菌种保藏的安瓿管宜采用中性玻璃制造，形状可用长颈球形底，亦称泪滴型安瓿管，大小要求外径6~7.5mm，长105mm，球部直径9~11mm，壁厚0.6~1.2mm。也可用没有球部的管状安瓿管。塞好棉塞，$1.05kgf/cm^2$、121.3℃高压蒸汽灭菌20min，备用。

2. 准备菌种　用冷冻真空干燥法保藏的菌种，其保藏期可达数年至十余年，为了在许多年后不出差错，故所用菌种要特别注意其纯度，不能有杂菌污染，然后在最适培养基中以最适温度培养。菌龄要求超过对数生长期，若用对数生长期的菌种进行保藏，其存活率反而降低。一般要求24~48h的培养物；放线菌则培养7~10天。

3. 制备菌悬液与分装　以细菌斜面为例，用脱脂牛乳2ml左右加入斜面试管中，制成浓菌液，每支安瓿管分装0.2ml。

4. 冷冻真空干燥　将分装好的安瓿管放入低温冰箱中冷冻，无低温冰箱可用冷冻剂如干冰（固体CO_2）酒精液或干冰丙酮液。将安瓿管插入冷冻剂，只需冷冻4~5min，悬液即可结冰。为在真空干燥时使样品保持冻结状态，需准备冷冻槽，槽内放碎冰块与食盐，混合均匀，可冷至-15℃。抽气一般若在30min内能达到93.3Pa（0.7mmHg）真空度时，则干燥物不致熔化，继续抽气至肉眼观察被干燥物已趋干燥，一般抽到真空度26.7Pa（0.2mmHg），保持压力6~8h即可。

5. 封口　真空干燥后取出安瓿管，接在封口用的玻璃管上，用L形五通管继续抽气，约10min即可达到26.7 Pa。于真空状态下以煤气或酒精喷灯的细火焰在安瓿管颈中央进行封口。封口后保存于冰箱或室温暗处。

三、菌种保藏机构

目前，国内外有一些专门机构进行菌种保藏和供应。如：美国典型菌种保藏中心（ATCC）、英国国家典型菌种保藏中心（NCTC）、德国微生物菌种保藏中心（DSMZ）、法国巴斯德研究所菌种保藏中心（CIP）、荷兰微生物菌种保藏中心（CBS）、新西兰环境科学研究所医学部微生物保藏中心（ESR）、中国普通微生物菌种保藏管理中心（CGMCC）、中国医学细菌保藏管理中心［NMCC（B）］、中国抗生素菌种保藏管理中心（CACC）、中国典型培养物保藏中心（CCTCC）等。

四、菌种保存的注意事项

1. 入库菌种应建立档案　菌种档案应包括菌种名称、编号、来源、保存日期、传代日期、定期鉴定的生化反应结果等，并详细记录菌种档案年限、菌种种类，分别归档管理，每一菌种一页，记录传代和复查结果。

2. 菌种实行双人双管　保存菌种的冰箱应上锁，实验室保存的菌株不得擅自处理或带出实验室，如确因工作或科研需要而带离实验室，须经上级有关领导批准，并做好详细记录。

3. 实验室保存菌种应按规定时间转种　每转种三代做一次鉴定，检查该菌株是否发生变异，并在菌种档案卡上做详细记录，包括菌名、来源、标号、保存转种日期、菌株是否发生变异等。如遇工作调动，应及时做好交接工作。

（郭改玲　马　杰）

第四十二章　真菌检验技术

第一节　真菌形态检验技术

形态学检查为检测真菌的重要手段，可获得真菌感染的直接证据，是最常用的实验室诊断方法。

一、标本的采集与处理

不同疾病采集不同的标本。浅部真菌病可采集皮屑、甲屑、毛发等，深部真菌病可采集血液、脓汁、脑脊液、痰液、分泌物、尿液、组织等，食物中毒可采集可疑食物、粪便等。标本应在用药前采集，已用药者，停药一段时间后再采集。采集标本时，应无菌操作，必要时培养基内要加入抗生素抑制细菌的生长。标本量要充足，液体标本应多于5ml，组织标本应根据病理检验和组织培养的需要采取。标本采集后，立即送往实验室检查，一般不超过2小时，4℃保存不超过8小时。

二、直接镜检

直接采取标本制片镜检，不染色，若发现真菌菌丝或孢子可初步判定为真菌感染。但多数不能确定其种类。常用的方法有：

1. 氢氧化钾透明法　常用于癣病标本的检查。将皮屑、甲屑、毛发、组织等少许标本置于载玻片上，加一滴10%～20%的KOH，盖上盖玻片，微加热促进角质蛋白溶解，使标本透明，并轻压盖玻片，驱逐气泡，用棉拭或吸水纸吸去周围溢液，置于显微镜下检查。检查时光线稍暗，先在低倍镜下检查有无菌丝和孢子，然后用高倍镜观察孢子和菌丝的形态特征。

2. 生理盐水法　常用于观察真菌的出芽现象。将标本置于载玻片上，加一滴生理盐水，在盖玻片四周涂上凡士林，盖在标本上，可防止水分蒸发，37℃3～4小时观察结果。此外，脓液、尿液、粪便等标本可滴加生理盐水直接镜检。

此外，还可用水合氯醛-苯酚-乳酸液来消化透明标本。

三、染色镜检

染色镜检可清晰地观察到真菌的形态结构，提高检出率。可根据菌种和检验要求选取染色方法，常用的染色方法如下：

1. 革兰染色　适用于酵母菌、孢子丝菌、组织孢浆菌等。所有真菌均为革兰阳性，深紫色。

2. 乳酸-酚-棉蓝染色　用于各种真菌的检查及标本保存。将少许标本置于洁净载玻片上，滴加染液，加上盖玻片（加热或不加热），镜检。真菌被染成蓝色。如需保存染色片，盖玻片四周用特种胶封固。

3. 印度墨汁染色　常用于脑脊液（CSF）中的新生隐球菌的检查。将印度墨汁或优质墨汁1滴滴于洁净载玻片上，加入待检标本或脑脊液沉渣1滴，必要时加生理盐水1滴稀释，加上盖玻片，镜检。在黑色背景下可见到圆形或有出芽的透亮菌体，外周有一层透明的荚膜，宽度与菌体相当。

如标本是皮屑、甲屑、毛发等，须先用10%~20% KOH处理5~20分钟，然后再在盖玻片一端加染液，另一端用吸水纸缓慢将KOH吸去，直到真菌染上颜色为止。此外，根据需要还可选用其他染色方法。如瑞氏染色用于骨髓和血液中荚膜组织胞浆菌的检测；黏蛋白卡红染色法（MCS）用于新生隐球菌荚膜染色；糖原染色（PAS）、嗜银染色（GMS）及荧光染色可用于标本直接涂片或组织病理切片染色检查。

直接镜检也有局限性，阴性结果不能排除真菌感染，不如培养法敏感。可有假阳性结果，如脑脊液中的淋巴细胞在墨汁染色中易误认为新型隐球菌，微小的脂肪滴可误认为出芽的酵母细胞。可疑结果应复查或进一步培养检查。

（郭改玲　杨　光）

第二节　真菌的培养技术

一、基本条件

多数真菌营养要求不高，在一般细菌培养基上能生长，多用沙保弱培养基培养。培养基可加入一些抑菌剂，有利于选择培养。深部真菌可用血琼脂或脑心葡萄糖血琼脂37℃培养。还有通过显色来鉴别真菌的显色培养基。常用真菌培养基及用途见（表42-1）。培养真菌需较多氧气。多数真菌在22℃~28℃生长良好，有些深部真菌最佳生长温度为37℃。最适pH为4.0~6.0。需较高的湿度。真菌生长较慢，除类酵母菌等可在1~2天内长出菌落外，其他真菌需培养1~2周才能形成典型菌落。所有分离标本应孵育至少4周。

表42-1　常用真菌培养基及用途

培养茎	用途
沙保弱培养基	深浅部真菌的常规培养
马铃薯葡萄糖琼脂培养基	观察菌落色素，鉴别真菌
玉米粉聚山梨酯（吐温）-80琼脂培养基	观察白色念珠菌厚膜孢子及假菌丝
脑心葡萄糖血琼脂培养基	培养深部真菌，使二相性真菌呈酵母型
皮肤真菌试验培养基	分离皮肤真菌
左旋多巴-枸橼酸铁和咖啡酸培养基	分离新生隐球菌
酵母浸膏磷酸盐琼脂培养基	分离荚膜组织胞浆菌和皮炎芽生菌
科玛嘉念珠菌显色培养基	分离和鉴定主要致病性念珠菌
尿素琼脂培养基	鉴别酵母菌和类酵母菌，石膏样毛癣菌和红色毛癣菌

二、培养方法

1. 大培养　又称平皿培养，将标本接种在培养皿或特别的培养瓶内，因表面较大，可使标本分散，易于观察菌落特征。但因水分易蒸发，只能用于培养生长繁殖较快的真菌。

2. 试管培养　将标本接种在琼脂斜面上，主要用于临床标本分离培养、菌种保存和传代。

3. 其他培养方法　根据临床需要还可选用其他培养方法，如小培养、组织或细胞培养、单孢子培养等。

三、生长现象

真菌经过培养后，会长出菌落，菌落是鉴别真菌的重要依据。主要从生长速度、菌落的性质（酵母型菌落、类酵母型菌落、丝状菌落）、菌落的形态特征（菌落大小、菌落颜色、菌落表面、菌落质地、菌落的边缘、菌落高度及菌落底部等）来观察真菌的生长现象。

此外，通过小培养可在显微镜下直接观察菌体的结构及菌丝、孢子等形态。若培养基上长满细菌或确定为实验室污染菌者应弃去，尽快采集新鲜标本重检。

（郭改玲　杨　光）

第三节　真菌的其他检验技术

一、生化试验检查

主要用于检测深部感染真菌，如假丝酵母菌、新型隐球菌等。有糖（醇）类发酵试验、同化碳源试验、同化氮源试验、明胶液化试验、牛乳分解试验、尿素分解试验及测定淀粉样化合物等试验。临床常用微量生化反应管或鉴定卡来鉴别真菌，有酵母样真菌生化鉴定管、酵母样真菌同化试验编码鉴定管等。

二、免疫学检查

色真菌的诊断除依靠病原学诊断外，有时还需免疫学手段进行辅助诊断。深部感染的病原菌如白念珠菌、曲霉菌和隐球菌等，传统的微生物检测方法主要为血培养，时间太长，阳性率较低，可用免疫学方法检测抗原、抗体及代谢产物辅助诊断。常用的方法有胶乳凝集试验、ELISA 法、荧光免疫法、放射免疫法等。

真菌的其他鉴定诊断实验还有动物实验、核酸检测及真菌毒素的检测及组织病理学检查，可根据临床需要选用。

（郭改玲　杨　光）

第六篇　临床分子生物与细胞遗传检验技术及临床应用

第四十三章　生物芯片技术

一、概述

生物芯片技术（biochip technique）是通过缩微技术，根据分子间特异性地相互作用的原理，将大量具有生物识别功能的分子或生物样品有序地点阵排列在支持物上组成密集二维分子排列，然后与标记的靶分子同时反应或杂交，通过放射自显影、荧光扫描、化学发光或酶标反应可获得大量有用生物学信息的新技术，可实现对细胞、蛋白质、基因及其他生物组分准确、快速、高通量的检测。由于常用硅片作为固相支持物，且在制备过程中模拟计算机芯片的制备技术，所以称之为生物芯片技术。

生物芯片技术是20世纪90年代初生命科学领域兴起的一种高度集成化的分析技术和研究手段，近10多年以无可比拟的高信息量、高通量、灵敏、快速、准确的特点显示出了巨大威力，被公认为将会给21世纪的生命科学和医学科学研究带来一场革命。生物芯片技术起源于核酸分子杂交，根据生物分子间相互作用的原理，将生化分析过程集成于芯片表面，从而实现对DNA、RNA、多肽、蛋白质以及其他生物成分的高通量快速检测。生物芯片的出现，充分体现了生物学技术与其他学科和技术的相互交叉与渗透，它是融微电子学、生命科学、物理学于一体的一项崭新技术，使一些传统的生物学研究实验在非常小的空间范围内，以非常快的速度完成。

狭义的生物芯片概念是指通过不同方法将生物分子（如寡核苷酸、cDNA、基因组DNA、多肽、抗体、抗原等）固定于硅片、玻璃片（珠）、塑料片（珠）、凝胶、尼龙膜等固相递质上形成的生物分子点阵，称为微阵列（microarray）芯片，包括基因芯片、蛋白质芯片、细胞芯片和组织芯片。生物芯片在此类芯片基础上又发展出微流体芯片（micro fluidics chip），是以各种微结构为基础的芯片，利用它可实现对各种生化组分的微流控操作和分析，这类芯片的代表有毛细管电泳芯片、PCR反应芯片、介电电泳芯片等。

生物芯片发展的最终目标是将各种生物化学分析操作的整个过程，从样品制备、生化反应到结果检测，都集成化并缩微到芯片上自动完成，以获得所谓的微型全分析系统，亦称微电子芯片（microelectronic chip），也就是微缩芯片实验室。微缩芯片实验室代表了生物芯片技术发展的未来。图43－1为生物芯片样本处理与检测流程简图。

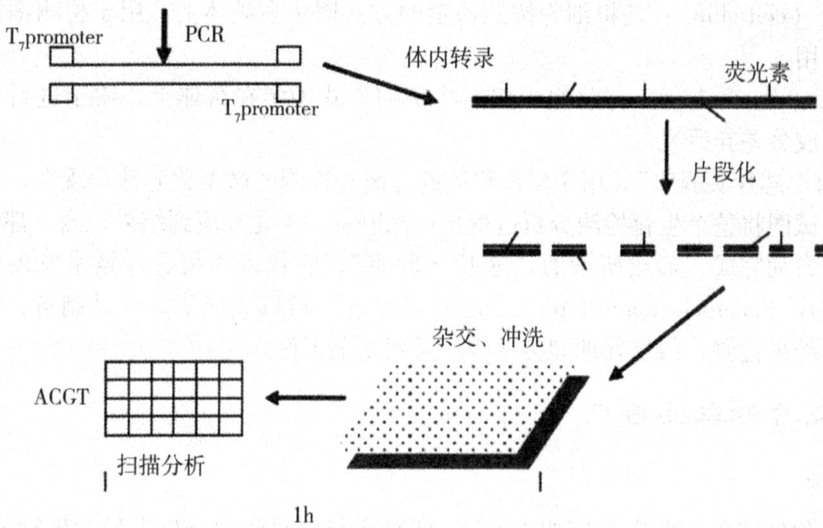

图 43-1 样品处理与检测过程简图

二、分类

生物芯片虽然只有10多年的发展历史，但包含的种类较多，分类方式和种类也没有完全统一。

（一）根据用途分类

1. 生物电子芯片　用于生物计算机等生物电子产品的制造。

2. 生物分析芯片　用于各种生物大分子、细胞、组织的操作以及生物化学反应的检测。

目前，生物电子芯片在技术和应用上很不成熟，一般情况下所指的生物芯片主要为生物分析芯片。

（二）根据作用方式分类

1. 主动式芯片　把生物实验中的样本处理纯化、反应标记及检测等多个实验步骤集成，通过一步反应就可主动完成。其特点是快速、操作简单，因此有人又将它称为功能生物芯片，主要包括微流体芯片和缩微芯片。

2. 被动式芯片　即各种微阵列芯片，是指把生物实验中的多个实验集成，但操作步骤不变。其特点是高度的并行性，目前大部分芯片属于此类。由于这类芯片主要是获得大量的生物大分子信息，最终通过生物信息学进行数据挖掘分析，因此这类芯片又称为信息生物芯片，包括基因芯片、蛋白芯片、细胞芯片和组织芯片。

3. 根据固定在载体上的物质成分分类

（1）基因芯片（gene chip）：又称DNA芯片（DNA chip）或DNA微阵列（DNA microarray），是将cDNA或寡核苷酸按微阵列方式固定在微型载体上制成。

（2）蛋白质芯片（protein chip）：是将蛋白质或抗原等一些非核酸物质按微阵列方式固定在微型载体上而获得。芯片上的探针构成为蛋白质或芯片作用对象为蛋白质者统称为蛋白质芯片。

（3）细胞芯片（cell chip）：是将细胞按照特定的方式固定在载体上，用于检测细胞间相互影响或相互作用。

（4）组织芯片（tissue chip）：是将组织按照特定的方式固定在载体上，用于进行免疫组织化学等组织内成分差异研究。

（5）其他：如“芯片实验室”，用于生命物质的分离和检测的微型化芯片。现在，已经有不少的研究人员试图将整个生化检测分析过程从样品制备、生化反应到结果检测，都集成化并缩微到芯片上自动完成，形成所谓的“芯片实验室”，它代表生物芯片技术发展的未来，亦称微电子芯片（microelectronicchip）。“芯片实验室”可以完成诸如样品制备、试剂输送、生化反应、结果检测、信息处理和传递等一系列复杂工作。

三、生物芯片的主要特点

（一）高通量

成千上万个生化反应在小小芯片上同时进行，能够在很短时间内分析大量的生物分子，使人们能够快速、准确地获取样品中的生物信息，检测效率是传统检测手段的成百上千倍。同时，加快了实验进程，利于显示图谱的快速对照和阅读。

（二）微型化

表现为芯片密度的增加，成千上万个生化反应在小小芯片上同时进行，目前已有将近40万种不同的DNA分子放在$1cm^2$的高密度基因芯片，原位合成的芯片密度已经达到了$1cm^2$上千万个探针。使用纳克级的mRNA、微升级的杂交液就能分析成千上万个基因的表达信息，一张芯片上足以分析一个物种的基因组信息。

（三）自动化

芯片设计制作和检测可实现自动化，可根据要求将需要分析的基因制作成符合要求的芯片，杂交、洗片等过程都可实现自动化。自动化可大幅提高工作效率，降低成本和保证质量。

这些微型集成化分析系统携带方便，可用于紧急场合、野外操作甚至放在航天器上。如Gene Logic公司设计制造的生物芯片可以从待检样品中分离出DNA或RNA，并对其进行荧光标记，当样品流过固定于栅栏状微通道内的寡核苷酸探针时便可捕获与之互补的靶核酸序列。应用检测设备即可实现对杂交结果的检测与分析。这种芯片由于寡核苷酸探针具有较大的吸附表面积，所以可以灵敏地检测到稀有基因的变化。同时，由于该芯片设计的微通道具有浓缩和富集作用，所以可以加速杂交反应，缩短测试时间，从而降低了测试成本。

四、载体材料及要求

作为载体，必须是固体片状或者膜、表面带有活性基因，以便于连接并有效固定各种生物分子。目前制备芯片的固相材料有玻片、硅片、金属片、尼龙膜等。目前较为常用的载体材料是玻片，因为玻片适合多种合成方法，而且在制备芯片前对玻片的预处理也相对简单易行。其他载体种类有PVDF膜、聚丙烯酰胺凝胶、聚苯乙烯微珠、磁性微珠等。

五、生物样品及芯片的制备

（一）生物样品的制备

分离纯化、扩增、获取其中的蛋白质或 DNA、RNA 并用荧光标记，才能与芯片进行反应。用 DNA 芯片做表达谱研究时，通常是将样品先抽提 mRNA，然后反转录成 cDNA，同时掺入带荧光标记的 dCTP 或 dUTP。

（二）芯片的制备方法

1. 原位合成　分为光引导原位合成和打印原位合成。原位合成适于制造寡核苷酸和寡肽微点阵芯片，具有合成速度快、相对成本低、便于规模化生产等优点。目前已有 P53、P450、BRCAI/BRCA2 等基因突变的基因芯片。

2. 预合成后点样　是将提取或合成好的多肽、蛋白质、寡核苷酸、cDNA、基因组 DNA 等通过特定的高速点样机器人直接点在芯片上。该技术的优点在于相对简易、价格低廉，已被国内外广泛使用。

3. 接触式点样　是指打印针从多孔板取出样品后直接打印在芯片上，打印时针头与芯片接触。优点是探针密度高，通常 $1cm^2$ 可打印 2 500 个探针；缺点是定量准确性及重现性不太好。

4. 非接触式点样　针头与芯片保持一定距离。优点是定量准确，重现性好；缺点是喷印的斑点大，密度低。通常 $1cm^2$ 只有 400 点。但是某著名公司能把喷印点直径大小由150 ~ 100μm 降到 30 ~ 25μm。这种技术将哺乳动物整个基因组 DNA 点阵于一张芯片上成为可能。

目前，除了 Affymetrix 公司等个别公司使用原位合成技术制造芯片外，大多中小型公司普遍采用点样技术制作生物芯片。

六、使用寿命

按照美国生物芯片制备标准，使用寿命为 10 ~ 15 年。

七、应用领域

（一）疾病检测

1. 基因表达水平的检测　用基因芯片检测可自动、快速地检测出成千上万个基因的表达情况。谢纳（M. Schena）等用人外周血淋巴细胞的 cDNA 文库构建了一个代表 1046 个基因的 cDNA 微阵列，用于检测体外培养的 T 淋巴细胞对热休克反应后不同基因表达的差异，发现有 5 个基因在处理后存在非常明显的高表达，11 个基因中度表达增加和 6 个基因表达被明显抑制。该结果还用荧光素交换标记对照组和处理组，及用 RNA 印迹方法证实。能用于检测在不同生理、病理条件下人类所有基因表达变化的基因组芯片已为期不远了。

2. 基因诊断　从正常人的基因组中分离出 DNA 与 DNA 芯片杂交可以得出标准图谱；从患者的基因组中分离出 DNA 与 DNA 芯片杂交可以得出病变图谱。通过比较和分析这 2 种图谱，可以得出病变 DNA 的信息。这种基因芯片诊断技术以其快速、高效、敏感、经济、平行化、自动化等特点，将成为一项现代化的诊断新技术。例如 Affymetrix 公司把 p53 基因全长序列和已知突变的探针集成在芯片上，制成 p53 基因芯片，在癌症早期诊断中发挥作用。又如，Heller 等构建了 96 个基因的 cDNA 微阵，用于检测分析类风湿性关节炎（RA）相关的基因。

3. 药物筛选　利用基因芯片来分析用药前后机体的不同组织、器官基因表达的差异。如果再将 cDNA 表达文库得到的肽库制作肽芯片，则可以从众多的药物成分中筛选出起作用的部分物质。利用 RNA、单链 DNA 有很大的柔韧性，可以形成复杂的空间结构，更有利于靶分子相结合的特点，可将核酸库中的 RNA 或单链 DNA 固定在芯片上，然后与靶蛋白孵育，形成蛋白质 - RNA 或蛋白质 - 单链 DNA 复合物，可以筛选特异的药物蛋白或核酸，因此芯片技术和 RNA 库的结合在药物筛选中将得到广泛应用。

在寻找治疗 HIV 药物的过程中，Jellis 等用组合化学合成及 DNA 芯片技术筛选了 654 536 种硫代磷酸八聚核苷酸，并从中确定了具有 XXG4XX 样结构的抑制物，实验表明这种筛选物对 HIV 感染细胞有明显阻断作用。生物芯片技术使得药物筛选、靶基因鉴别和新药测试的速度大大提高，成本大大降低。

4. 个体化医疗　临床上，同样的药物剂量对患者甲有效但可能对患者乙不起作用，而对患者丙则可能有副作用。在药物疗效与副作用方面，患者的反应差异很大。这主要是由于患者遗传学上存在差异，导致对药物产生不同的反应。如果利用基因芯片技术对患者先进行诊断，再开处方，则可对患者实施个体化治疗。另外，很多同种疾病的具体病因是因人而异的，在治疗中用药也应因人而异。例如乙肝有很多亚型，HBV 基因的多个位点如 S、P 及 C 基因区易发生变异，若用乙肝病毒基因多态性检测芯片，每隔一段时间检测一次，这对指导用药及防止乙肝病毒耐药性的形成很有意义。

（二）测序

基因芯片利用固定探针与样品进行分子杂交产生的杂交图谱而得出待测样品的序列，这种测定方法十分快速，具有诱人的应用前景。研究人员用含有 135 000 个寡核苷酸探针的微阵列测定了全长为 16.6kb 的人线粒体基因组序列，准确率达 99%；用含有 48 000 个寡核苷酸的高密度微阵列分析了黑猩猩和人 BRCA1 基因序列差异，结果发现在外显子约 3.4kb 长度范围内的核酸序列同源性达 83.5% ~98.2%，提示两者在进化上的高度相似性。利用基因芯片进行杂交测序的原理见图 43 - 2。

（三）生物信息学研究

人类基因组计划是人类为了认识自身而进行的一项伟大而意义深远的研究计划。目前的问题是面对大量的基因或基因片段序列如何研究其功能，只有知道其功能，才能真正体现这个计划的价值——破译人类基因这部天书。后基因组计划、蛋白组计划、疾病基因组计划等就是为实现这一目标而提出的。生物信息学将在其中扮演至关重要的角色。生物芯片技术就是为实现这一目标而建立的。有了这项技术，使个体生物信息进行高速、并行采集和分析成为可能，它必将成为未来生物信息学研究中的一个重要信息的采集和处理平台，成为基因组信息学研究的主要技术支撑，其广阔的发展空间就不言而喻。

生物芯片技术将为人类认识生命的起源、遗传、发育与进化及为人类疾病的诊断、治疗和预防开辟全新的途径，为生物大分子的全新设计和药物开发中先导化合物的快速筛选和药物基因组学研究提供技术支撑平台，这从中国 1999 年 3 月国家科学技术部起草的《医药生物技术“十五”及 2015 年规划》中便可见一斑：规划所列 15 个关键技术项目中，就有 8

个项目（基因组学技术、重大疾病相关基因的分离和功能研究、基因药物工程、基因治疗技术、生物信息学技术、组合生物合成技术、新型诊断技术、蛋白质组学和生物芯片技术）要使用生物芯片。生物芯片技术被单列作为一个专门项目进行规划。总之，生物芯片技术在医学、生命科学、药业、农业、环境科学等凡与生命活动相关的领域中均具有重大的应用前景。

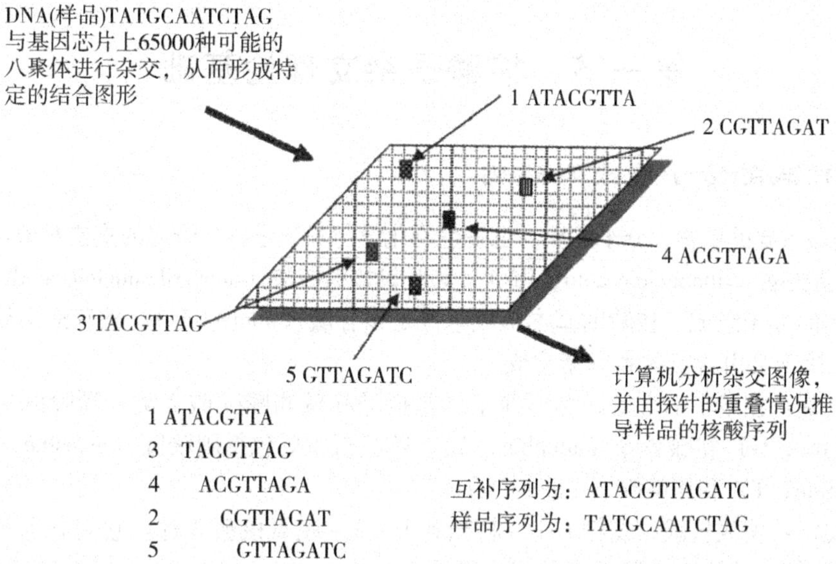

图 43-2　利用基因芯片进行杂交测序的原理

八、应用前景

尽管生物芯片技术还处于萌芽期，但在国内外都已经引起了足够的重视。由于其分析能力巨大，样品用量极少，简便、快速、高效，未来的生物学研究越来越可能在生物芯片上进行。这种趋势表明，许多基于凝胶和薄膜的方法将最终让位给生物芯片。当然生物芯片技术要被广泛采用则必须降低芯片成本（现在一块芯片要几百美元至上千美元），但生物芯片技术的应用前景是乐观的。随着大量基因序列的确定，生物芯片技术为生物内部的生命信息的处理和应用提供了可靠的手段，对推动农业、人口、健康和环境的发展将发挥重大的作用。国外生命科学界、工业界和医学界等都认为生物芯片将会给 21 世纪整个人类生活带来一场“革命”。现在又开发了几种新的生物芯片，如材料芯片、药物芯片等。纳米材料目前研究得很多，DNA 芯片在纳米电子学中已有应用。的确，在不久的将来，这种以多门学科、多项技术相互融合产生的工具和手段的广泛应用，对生物学领域的发展将起重要的推动作用。

（陈永红　刘金豪）

第四十四章　核酸杂交技术

第一节　核酸子杂交理论基础

一、核酸的分子组成和结构

核酸是最重要的生物大分子之一，也是生物化学与分子生物学研究的重要对象。核酸分为2大类：核糖核酸（ribonucleic acid，RNA）和脱氧核糖核酸（deoxyribonucleic acid，DNA）。

1. 核酸的分子组成　核酸的基本组成单位是核苷酸（nucleotide）。核苷酸由核苷和磷酸组成，其中核苷又由含氮碱和戊糖构成。

（1）碱基：核酸中的含氮碱称为碱基，包括嘌呤碱和嘧啶碱2类。嘌呤碱主要包括鸟嘌呤（gaunlne，G）和腺嘌呤（adenlne，A）。嘧啶碱主要包括胞嘧啶（cytosine，C）、胸腺嘧啶（thymlne，T）和尿嘧啶（uracil，U）。

（2）戊糖：构成核酸的戊糖有D－核糖和D－2－脱氧核糖2种。它们分别是核糖核酸（RNA）和脱氧核糖核酸（DNA）的组成部分。

（3）核苷：核苷是由戊糖和碱基通过糖苷键连接而成。核苷根据其所含戊糖的不同可分为核糖核苷和脱氧核糖核苷。

（4）核苷酸：核苷酸是由核苷和磷酸通过磷酸二酯键连接而成。生物体的核苷酸大多数是5’－核苷酸，即磷酸与戊糖中的5’－羟基形成磷酸二酯键。核糖核苷酸是组成RNA的基本单位，脱氧核糖核苷酸是组成DNA的基本单位。

2. 核酸的分子结构　核酸中核苷酸的连接方式为：1个核苷核酸戊糖上的3’－羟基与下1个核苷核酸戊糖上的5’－磷酸脱水缩合形成酯键，称为3’，5’磷酸二酯键。多个核苷酸借助于磷酸二酯键相连形成的化合物称为多聚核苷酸，呈链状，是核酸的基本结构形式。多聚核苷酸链有2个末端，戊糖5’位带有游离磷酸基的称为5’末端，戊糖3’位带有游离羟基的一端称为3’末端。

核酸的一级结构是指核苷酸链中核苷酸的排列顺序。由于核酸中核苷酸彼此之间的差别仅仅在于碱基的差异，所以核酸的一级结构通常是指核酸分子中碱基的排列顺序。核酸的一级结构是形成二级结构和三级结构的基础。DNA的二级结构是1个双螺旋结构，DNA双螺旋进一步弯曲折叠形成更加复杂的结构，称为DNA的三级结构。超螺旋是DNA三级结构的最常见的形式。

RNA分子是单链结构，RNA的多核苷酸链可以在某些部分弯曲折叠，形成局部双螺旋结构，即RNA的二级结构。在RNA的局部双螺旋区，腺嘌呤（A）与尿嘧啶（U）、鸟嘌呤（G）与胞嘧啶（C）之间进行配对，无法配对的区域以环状形式突起，形成发夹结构。RNA在二级结构的基础上进一步弯曲折叠可以形成各自特有的三级结构。

二、核酸的变性与复性

1. 变性 生理条件下的DNA分子通过碱基堆积力和互补碱基对之间的氢键作用力，形成稳定的双螺旋结构。在某些理化因素的作用下，DNA分子中的碱基堆积力消失、双链间的氢键断裂，双螺旋解开，解离成两条无规则的卷曲状单链DNA，DNA空间结构被破坏，从而引起理化性质（如紫外吸收增加，黏度下降，沉降速度增加，浮力上升等）发生改变，此现象称为变性（denaturation）。引起DNA变性的理化因素有加热、溶液pH改变以及一些变性药（如乙醇、尿素、甲酰胺、丙酰胺、胍等）。

嘌呤碱和嘧啶碱含有共轭双键，具有独特的紫外线吸收光谱，在波长260nm左右具有最大吸收峰。在DNA双螺旋结构模型中，碱基隐藏于双链内侧，因此对260nm波长的紫外光的吸收较少。当DNA变性后，双螺旋解体，碱基堆积现象消失，隐藏于双链内部的碱基被暴露出来，因此对260nm波长的紫外光的吸光率明显增加，这种现象称为增色效应（hyperchromic effect）。增色效应的大小是衡量DNA是否变性的一个简单指标，可以用来监测温度变化引起的DNA变性过程。

通过加热使DNA变性的方法叫做热变性。逐渐升高DNA溶液温度使DNA变性，以温度为横坐标，紫外吸收度（A260）为纵坐标作图，即可得到1条曲线，称为溶解曲线（图44-1）。由图可知，DNA热变性发生在1个狭窄的温度范围内，增色效应是爆发式的，即当达到一定温度时，DNA双螺旋几乎是同时解链的。通常将DNA变性达到50%时（即增色效应达到一半时）的温度称为解链温度或溶解温度（melting temperature，Tm）。

Tm不是一个固定的常数，它与很多因素有关，影响Tm值的因素主要有以下几种。

（1）DNA分子中（G+C）的含量：（G+C）含量越高，Tm值越大；（A+T）含量越多，Tm值则越低。

（2）溶液的离子强度：通常溶液的离子强度较低时，Tm值较低，融点范围也较宽，离子强度增高时，Tm值长高，融点范围也变窄。

（3）溶液的pH：核酸溶液的pH在5~9，Tm值变化不明显。

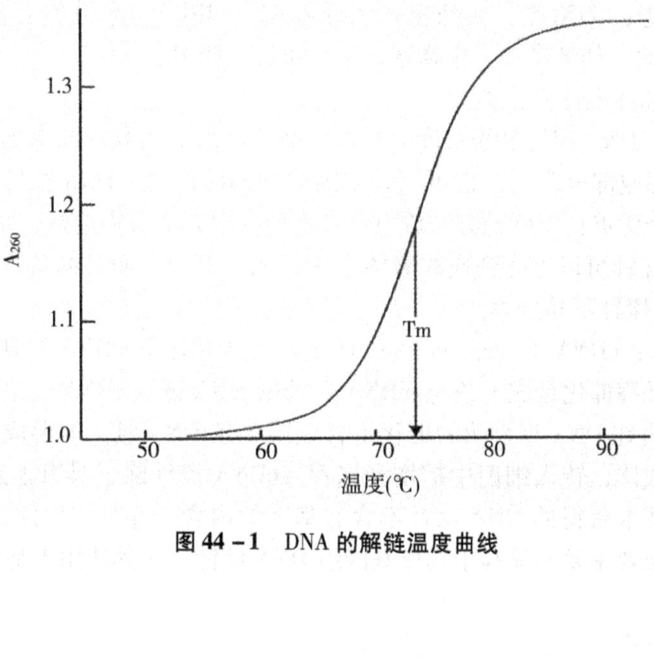

图44-1 DNA的解链温度曲线

（4）变性药：变性剂可以干扰碱基堆积力和碱基之间氢键的形成，从而降低 DNA 的 Tm 值。

2. 复性　去除变性条件，2 条变性 DNA 单链又可以通过碱基互补配对原则重新结合成稳定的双链螺旋结构，这一过程称为复性（renaturation）。复性后的 DNA，许多理化性质及生物学活性也得到恢复。经热变性后的 DNA，如果将温度缓慢降低，并维持在比 Tm 低25～30℃时，变性后的单链 DNA 又可以回复到原来的双螺旋结构，这一过程称作退火（annealing）。如果热变性后的 DNA 被快速冷却，则不能复性。这是由于温度突然降低，单链 DNA 分子失去碰撞和结合的机会，因而不能复性，仍然保持单链变性的状态。这种热变性后 DNA 骤然冷却的处理过程叫“淬火”（quench）。利用“淬火”的原理，在对双链 DNA 片段进行分子杂交时，为获得单链 DNA，可将热变性后的 DNA 溶液立即进行冰浴冷却。

同 DNA 变性一样，复性也受多种因素影响。

（1）DNA 片段的大小：DNA 片段愈大，扩散速度越慢，DNA 分子相互碰撞的概率越少，碱基发生互补配对的机会也减少。

（2）DNA 片段的复杂性：DNA 序列越简单，复性速率越快；序列复杂性越高，复性速度越慢。

（3）DNA 的浓度：溶液中 DNA 的浓度越大，两条互补链相互碰撞的概率越高，复性的速度也越快。

（4）溶液的离子强度：增加离子浓度，可加速 2 条互补链重新结合的速度。

（5）温度：适宜的复性温度一般是 Tm－25℃左右。

三、核酸探针的种类

1. 按标记方法分类

（1）放射性核素标记：放射性核素标记是最早采用的也是目前常用的核酸探针标记方法。其特点是敏感度高。常用的放射性核素有 32P 和 35S。

（2）非放射性标记物：目前非放射性标记物主要有以下几种：①荧光物质，如异硫氰酸荧光素（FITC）等；②酶类，如辣根过氧化物酶（HRP）、半乳糖苷酶或碱性磷酸酶（ALP）等；③半抗原，如地高辛、生物素；④金属类，如 Hg。

2. 按探针来源和核酸性质分类

（1）DNA 探针：DNA 探针是指长度为数百个碱基对以上的双链或单链探针，DNA 探针多为 1 个基因的全部或部分序列，也可以是基因的非编码序列。DNA 探针是最常用的核酸探针，具有以下几个优点：①标记方法成熟，有多种标记方法可供选择，并能用于核素和非核素标记。②DNA 探针可以克隆到质粒载体中进行无限繁殖，而且制备方法简便。③相对于 RNA 而言，DNA 探针不易降解。

（2）cDNA 探针：cDNA（complementary DNA）是指互补于 mRNA 的 DNA 链。以 mRNA 为模板，利用反转录酶催化合成 1 条与 mRNA 互补的 DNA 链（cDNA），然后再用 RNase H 将 mRNA 消化掉，再在 DNA 聚合酶的催化下合成第 2 条 DNA 链，即形成双链 DNA，再将其插入适当的质粒载体，转入细菌中扩增和保存。cDNA 探针除了具有上述 DNA 探针的优点外，由于用这种技术获得的 DNA 探针不含有基因的内含子序列，因此，cDNA 探针用于检测基因表达时杂交效率要明显高于真核基因组 DNA 探针。尤其适用于基因表达的检测。

（3）RNA探针：RNA探针可以是分离的RNA，但更多的是携目的基因的重组载体在RNA聚合酶的作用下转录生成。RNA探针为单链核酸分子，其复杂性低，杂交时不存在第2条链的竞争，因此，RNA探针与待测核酸杂交的效率高，灵敏度高。同时由于RNA/RNA和RNA/DNA杂交体的稳定性较DNA/DNA杂交体的稳定性高，杂交反应可以在更为严格的条件下进行，因而RNA探针的特异性高。

（4）单核苷酸探针：由于DNA自动合成仪的出现，使核酸探针的制备十分方便，可根据已知DNA或RNA序列，通过化学方法人工合成长20~50个碱基靶序列精确互补的DNA片段作为探针。作为单核苷酸探针的DNA片段一般要求具备以下条件：①长度适宜；②碱基组成合适，G+C含量在40%~60%，避免单一碱基的重复出现；③DNA序列本身不能形成“发夹”结构，否则会降低探针与目的基因序列的结合能力；④特异性高。探针序列应特异性地与靶序列核酸杂交，而与非靶序列的同源性尽量低。单核苷酸探针具有以下特点：序列很短而且复杂度低，杂交时间短，但灵敏度稍差；可识别靶序列内一个碱基的变化；制备方便，可大量合成，而且价格低廉。

DNA探针、cDNA探针和RNA探针3种探针都是可以基因克隆生成的探针。与单核苷酸探针相比，克隆探针的核酸序列较长。从统计学角度而样，较长的序列随机碰撞互补序列的机会较短序列少，因此其特异性更强，复杂度也高。另外，由于克隆探针较单核苷酸探针掺入的可检测标记基因更多，因此可获得更强的杂交信号。但是，越长的探针对于靶序列变异的识别能力越低。对于单个或少数碱基不配序列，克隆探针则不能区分，因此不能用于检测点突变，此时，需要采用化学合成的单核苷酸探针进行检测。然而，当克隆探针的这种特生被应用于检测病原微生物时，不会因病毒或细菌DNA的少许变异而漏诊，这种特性是克隆探针优点。

四、核酸探针的标记和纯化

目前最常用的探针标记物是放射性核素。它具有灵敏度高的优点，但存在环境污染和半衰期短等缺点。近年来发展起来的非放射性标记物如生物素、地高辛等展现出了越来越高的应用价值，但是灵敏度和特异性较放射性标记物差。

1. 核酸探针标记物

（1）放射性核素标记物：放射性核素作为核酸探针标记物具有很多优点：灵敏性高：可检测达到数皮克甚至更低浓度水平的核酸，特别适用于单拷贝基因或低丰度的基因组DNA或mRNA的检测；特异性高：采用放射自显影技术观察结果，样品中的无关核酸和杂质成分不会干扰检测结果；准确性高；方法简便。其缺点主要有：具有衰变特性而且半衰期短；费用高；检测时间长；对操作人员、实验室以及环境易存在潜在危害和污染等。因此，其推广使用受到一定限制。但其仍是目前应用最多的一类探针标记物。核酸探针标记常用的放射性核素有以下几种。①32P。32P的特点是放射性强，释放的β-粒子能量高，穿透力较强，因此灵敏度较高，放射自显影所需时间短，被广泛应用于各种滤膜杂交和液相杂交中，特别适合于基因组中单拷贝基因和低丰度基因的检测。其缺点是半衰期短，只有14.3天；射线散射严重，分辨率相对较低。②35S。35S的特点是半衰期较32P长（为87.1d），放射性较强，其射线的散射作用较弱，因此在用X线底片自显影时分辨率较高。但是由于其释放的β-粒子的能量较低，因此检测灵敏度较32P稍低。适用于核酸序列分析和原位杂交等实验。③3 H。优点是射线散射少，分辨率较高；半衰期很长（12.1 年），标记的探针可长时间反复使用。但是3H 的放射性较低，灵敏度有限，因此应用范围也受到限制，同时由于其很长的半衰期，对环境的潜在危害也较大。

（2）非放射性标记物：非放射性标记物具有无放射性污染、稳定性好、探针可以长期保存和处理方便等优点，其应用也越来越广泛。但由于其灵敏度和特异性不高，非放射性标记物还不能完全替代放射性核素在核酸分子杂交中的地位。常用的非放射性标记物有半抗原（如生物素、地高辛）、配体（如作为亲和素配体的生物素）、光密度或电子密度标记物（如金、银）、荧光素（如异硫氰酸荧光素、罗丹明）。

1）生物素：生物素标记的核酸探针是最广泛使用的一种非放射性标记的核酸探针。除 dUTP 外，还可以用生物素对 dATP 和 dCTP 进行标记。另外，也可以将光敏基团与生物素通过连接臂预先连接，形成光敏生物素，再通过化学法对核酸进行标记。光敏生物素标记核酸，方法简单，灵敏度也能够达到皮克水平，可用于外源基因的检测。

2）地高辛：地高辛是1 种具有类固醇半抗原性质的化合物，仅限于洋地黄类植物中存在。因此，其抗体与其他任何固醇类似物无交叉反应。与生物素相比，地高辛标记的探针不受组织、细胞中内源性生物素的干扰，敏感性高，可达 0.1pg；特异性强；检测产物有鲜艳颜色，反差好，背景染色低；同时，安全稳定，操作简便。不仅应用于 Southern 印迹杂交、斑点杂交及菌落杂交等，还可以检测特定基因序列。是 1 种很有推广价值的非放射性标记探针。

3）荧光素：核酸探针标记常用的荧光素有异硫氰酸荧光素、四乙基罗丹明、德克萨斯红、吲哚二羧菁及 SYBR Green I 等。荧光素可以通过连接臂直接与探针的核苷或磷酸戊糖骨架共价结合，当被修饰的核苷酸掺入到 DNA 分子中时，荧光素基团便将 DNA 分子标记。另外，也可以将生物素等连接在探针上，由于亲和素对生物素具有极高亲和力，杂交后可用耦联有荧光素的亲和素间接进行荧光检测。

4）酶：常用的核酸探针非放射性标记酶有辣根过氧化酶（HRP）或碱性磷酸酶（AP）。HRP 可以通过形成 HRP－PBQ－PEI 复合物，在戊二醛的作用下与变性的 DNA 结合，形成 HRP 标记的 DNA 探针。也可以通过核苷酸 5 7 末端标记 HRP 法和内部标记 AP 法进行探针标记。

2. 核酸探针的标记方法　放射性核素标记和非放射性标记物标记的方法不同。由于放射性核素与相应元素的化学性质完全相同，它的标记只是简单地掺入探针的天然结构而取代非放射性同系物。在非放射性标记物的标记方法主要有 2 种：1 种是将非放射性标记物预先连接于 NTP 或 dNTP 上，然后像放射性核素标记方法一样用酶促聚合反应将标记的核苷酸掺入到 DNA 中，生物素、地高辛等可以采用这种标记方法。另 1 类是将非放射性标记物与核酸进行化学反应而将其连接到核酸上。

根据探针标记时的反应方式不同，可将核酸探针的标记方法分为化学法和酶促法 2 种。化学法是通过标记物分子上的活性基团与核酸分子上的基团（如磷酸基）发生化学反应而将标记物结合到探针分子上，这种方法多应用于非放射性标记。化学标记法的优点是简单、快速，标记物在核酸中的分布均匀。酶促法标记是将标记物（放射性核素或非放射性标记物）预先标记在核苷酸分子上，然后通过酶促反应将标记的核苷酸直接掺入到探针分子中，或将核苷酸分子上的标记物转移到探针分子上。酶促法是目前实验室最常用的核酸探针标记方法。核酸探针的酶促标记方法种类较多，主要包括：缺口平移法、随机引物法、末端标记法、PCR 标记法、cDNA 探针的标记、RNA 探针的标记以及寡核苷酸探针的标记等。

（1）化学法标记核酸探针：

1）光敏生物素标记核酸探针：光敏生物素是对光敏感基团与生物素结合而成的一类标记物，由 1 个光敏基团、1 个连接臂和 1 个生物素基团组成。在光作用下光敏基团的 - N3 可以与 DNA 或 RNA 的碱基发生共价交联反应，从而结合到核酸分子上。该方法简便，探针稳定，灵敏度高，适用于 DNA、RNA 的标记。

2）酶标记核酸探针：可以通过对苯醌（PBQ）可将辣根过氧化物酶与聚乙烯亚胺（PEI）连接形成 HRP - PBQ - PEI 复合物，此复合物在戊二醛的作用下与变性的 DNA 结合，使 HRP 与 DNA 连接在一起，组成 HRP 标记的 DNA 探针。用标记单核苷酸探针时，可采用核苷酸 5’末端标记 HRP 法和内部标记 AP 法。前者是在合成的单核苷酸的 5’端带一个巯基，同时让 HRP 产生 1 个与巯基反应的基团，与单核苷酸发生反应并结合在一起。后者是在合成单核苷酸的过程掺入尿苷 3’亚磷酰亚胺，合成的单核苷酸可以与 AP 发生反应，得到 AP 标记的单核苷酸探针。总的说来，化学标记核酸探针的方法简单快速，费用较低。

（2）酶促法标记核酸探针：

1）缺口平移法：是利用大肠埃希菌 DNA 聚合酶 I 同时具有 5’→3’的核酸外切酶活性和 5’→3’聚合酶活性，将已被核素或非放射性标记物修饰的 dNTP 掺入到新合成的 DNA 探针中去的 1 种核酸探针标记方法。其原理是先用适当浓度的 DNA 酶 I（DNase I）在双链 DNA 探针分子上制造若干个单链缺口（nick），然后利用大肠埃希菌酶 DNA 聚合酶 I 的 5’→3’核酸外切酶活性，在缺口处将原来的 DNA 链从 5’端向 3’端逐步切除；同时利用大肠埃希菌 DNA 聚合酶 I 的 5’→3’聚合酶活性，将脱氧核苷酸（其中 1 种被核素或非放射性标记物标记）按照碱基互补配对的原则加在缺口处的 3’ - 羟基上。使用缺口平移法标记的 DNA 探针比活性高，标记均匀，能满足大多数分子杂交实验的要求。但是其形成的探针较短，且无法精确地控制探针的长度，因此作为对双链 DNA 探针的标记方法已被更好的随机引物法取代。

2）随机引物法：随机引物是人工合成的含有各种可能排列顺序的 6 ~ 8 个核苷酸片段的混合物。在引物混合物中，总有 1 条可以与任何一段核酸片段杂交，并作为 DNA 聚合酶反应的引物，与变性的 DNA 或 RNA 模板退火后，在 DNA 聚合酶或反转录酶的作用下，按碱基互补配对原则不断在 DNA 的 3′ - OH 端添加 dNTP（其中 1 种被核素或非放射性标记物标记），经过变性处理后，新合成的探针片段与模板解离，即得到无数各种大小的 DNA 探针。用随机引物法标记的 DNA 探针或 cDNA 探针的比活性显著高于缺口平移法，而且结果较为稳定，适用于大多数分子杂交实验。同时，随机引物法更为简单，产生的探针长度也更为均一，在杂交反应中重复性更强。另外，这种方法尤其适用于真核 DNA 探针标记，因为随机引物来自于真核 DNA，其与真核序列的退火率要高于原核序列。

3）末端标记法：

a. T4 多核苷酸激酶（polynucleotide kinase，PNK）标记 DNA 的 5’末端。

T4 多核苷酸激酶可以催化 ATP 的 γ - 磷酸转移至 DNA 或 RNA 的 5′ - OH 末端。在过量 ADP 存在的情况下，也可催化磷酸交换反应，即催化［γ - 32P］dNTP 上的 32P 与 DNA5′末端的磷酸发生交换，从而使 DNA 的 5’ - 端得到标记。通常，为了提高标记效率，对于 5’

端已经磷酸化的 DNA 探针，首先要用碱性磷酸酶去除 5’端的磷酸基团，然后再用 PNK 催化进行 5’末端标记。由于生物素等非放射性标记物不是连接在磷酸基团上，而是连接在碱基上，因此该方法不能直接对 5’端进行非放射性标记。该方法主要用于单核苷酸探针或序列较短的 RNA 和 DNA 探针的标记。

b. Klenow 片段标记 DNA 的 3’末端。利用 Klenow 片段在进行核酸探针标记时，先用限制性内切酶将模板 DNA 消化，产生 5’端突出的黏性末端，然后在 Klenow 片段的作用下，以突出的 1 条链为模板，并根据突出的 5’末端序列，选择合适的［α-32P］dNTP 掺入，将 DNA3′凹端补平即可得到标记的核酸探针。应注意的是要根据不同限制酶产生的不同黏性末端来选择不同的标记 dNTP。这种方法标记的探针主要用作 DNA 凝胶电泳的分子量参考。

4）聚合酶链反应标记法：聚合酶链反应的另 1 个重要用途就是以少量的起始模板制备高比活性的 DNA 探针。在 PCR 反应体系中加入［α-32P］dNTP 或其他标记的 dNTP，通过 PCR 扩增，可在短时间内合成大量标记的 DNA 探针，而且标记物的掺入率可高达 70%～80%。因此，PCR 标记技术特别适用于大规模制备和非放射性标记。

5）反转录酶标记 cDNA 探针：反转录酶可以用于 cDNA 探针的制备，制备的同时可以对其进行标记。以 mRNA 为模板，以 oligo（dT）、随机引物或特异性单核苷酸为引物，在底物（dNTP）中掺入 32P 标记的 dNTP，在反转录酶的作用下即可以合成标记的 cDNA 探针。

6）RNA 聚合酶标记 RNA 探针：通过 RNA 聚合酶体外转录的方法可以制备 RNA 探针。利用该方法合成 RNA 探针效率高，所得的探针大小均一，比活性较高，与 DNA 探针相比，相同比活性的 RNA 探针能产生更强的信号。适合于 Northern blotting 和细胞原位杂交。标记 RNA 探针时，作为模板的质粒 DNA 一定要完全线性化，因为少量的环形 DNA 会导致多聚转录物的形成，从而降低产率。

7）单核苷酸链探针的标记：对于单核苷酸链探针的标记，除了可以在合成以后通过探针末端标记法对其 3’或 5’末端进行标记，还可以在单核苷酸合成过程中，通过加入特定标记的核苷酸来完成。该法可同时适合于放射性和非放射性标记物的标记。

3. 核酸探针的纯化　核酸探针标记反应结束后，反应液中存在的未掺入的游离 dNTP、酶、无机离子以及质粒 DNA 等物质必须去除，否则会干扰后续的杂交反应。常用的核酸探针纯化方法主要有：乙醇沉淀法、凝胶过滤色谱法、反相色谱法等。

五、核酸探针信号的检测

1. 放射性核素探针的信号检测　根据放射性核素能够产生射线的原理，通常可以采用放射自显影技术或液体闪烁计数法对核酸探针的信号进行检测。前者是利用放射性核素探针发出的射线在 X 线底片上成影的作用来检测杂交信号。该方法比较简单，只需将杂交膜与 X 线底片在暗盒中曝光数小时或数天（视放射性强弱而定），再显影、定影即可。后者的原理是当粒子射到某种闪烁体（如甲苯、二甲苯等）上时，闪烁体会产生荧光，通过收集和检测荧光信号即可以检测核酸探针的信号。其他用于放射性核素检测的方法还有 Geiger-Muller 计数管法、固体闪烁计数器法等。

2. 非放射性探针的信号检测

（1）直接检测探针信号：直接法主要用于酶或荧光素直接标记的核酸探针的信号检测。由于可检测的标记分子与核酸探针直接结合，因此杂交反应后可以立刻观测结果。对于酶直接标记的探针可通过直接显色检测，即在杂交后通过酶促反应使酶的作用底物形成有色产物。根据标记探针所用酶的不同，所用的显色体系也不同。常用的显色体系有碱性磷酸酶（alkaline phosphatase，ALP）显色体系和辣根过氧化物酶（horseradish peroxidase，HRP）显色体系。对于荧光素直接标记的核酸探针可在杂交后通过激发光照射发出荧光后，与X线胶片在暗室曝光、显影检测。也可以通过荧光显微镜观察，主要用于荧光原位杂交。

（2）间接检测探针信号：对于其他非放射性标记物（如生物素、地高辛等）标记的核酸探针必须通过2步反应才能完成信号的检测：第1步是耦联反应，即将非放射性标记物与可检测系统耦联；第2步是显色反应，其原理与上述直接法相同。

1）耦联反应：生物素和地高辛等大多数非放射性标记物都是半抗原，可以通过抗原－抗体免疫反应体系与显色体系耦联起来。另外，生物素还是亲和素的配体，可以通过生物素－亲和素反应体系与显色体系耦联。根据参与反应的成分及反应原理的不同，耦联反应可分为直接法、直接亲和法、间接免疫法、间接亲和法和间接免疫亲和法等几类。

2）显色反应：通过上述的耦联反应，显色物质（如酶、荧光素等）得以直接或间接地连接在核酸探针上。通过对显色物质进行检测即可得到杂交信号。如果直接或间接耦联的显色物质是荧光物质（如异硫氰酸荧光素、罗丹明等），则可以在特定波长下观察和检测荧光信号。针对耦联的酶类，如辣根过氧化物酶或碱性磷酸酶，1种方法是通过酶促显色法检测，即酶促反应使底物变成有色产物。另1种方法是采用化学发光法检测。即在化学反应过程中伴随的发光反应。目前应用最为广泛的是辣根过氧化物酶催化鲁米诺伴随的发光反应。其原理是在过氧化氢存在的条件下，辣根过氧化物酶催化鲁米诺发生氧化反应，使其达到激发态，当从激发态返回至基态时，可以发出波长为425nm的光。

（陈永红　刘金豪）

第二节　核酸分子杂交的类型

印迹杂交包括Southern和Northern印迹杂交。两种技术的原理相同，前者检测DNA，主要用于DNA图谱分析、基因变异分析、RFLP分析和疾病诊断等；后者检测RNA，主要用于检测特定基因的转录情况。

一、原理

Northern和Southern印迹杂交是分子杂交中的转移杂交技术，即先利用凝胶电泳对DNA片段进行分离，然后再转移（印迹，blotting）到固相基质（尼龙膜或硝化纤维素膜等）上，最后与带有标记的核酸探针杂交，探针和具有同源性的待检测核酸片段按照碱基互补配对原则退火，产生信号。

二、操作

1. Southern印迹杂交主要包括7个步骤

（1）限制性内切酶消化待测DNA：如果待测DNA很长，如基因组DNA，需要用合适的限制性内切酶将其切割为大小不同的片段。一般选择一种限制性内切酶，但有时也使用多种酶消化。DNA消化后，可通过加热灭活等方法除去限制酶。

（2）电泳分离DNA片段：为了确定杂交靶分子的大小，需要用电泳的方法将DNA片段按分子量大小进行分离。具体操作流程请见本篇第三章第五节“核酸分离技术”。

（3）DNA变性并转印到固相支持物上：DNA变性形成单链分子是杂交成功与否的关键，Southern印迹杂交通常采用碱变性法，这是因为酸变性所使用的强酸容易造成DNA降解。固相支持物可用硝酸纤维素（NC）膜、尼龙膜、化学活化膜等，其中最常用的是NC膜和尼龙膜（表44-1）。

表44-1 硝酸纤维素膜和尼龙膜的性能比较

性能	硝酸纤维素膜	尼龙膜
柔韧度	质地较脆	韧性较强
DNA/RNA 结合量	$80\sim100\mu g/cm^2$	$350\sim500\mu g/cm^2$
本底	低	较高
与核酸结合方式	非共价结合	共价结合
耐用性	不可重复使用	可重复使用

因转移到膜上时需要所有DNA片段保持其相对位置不发生变化，因此被称为印迹。常用的Southern转膜方法有多种，其中传统的毛细管转移法比较费时，目前已有商品化的其他转移系统，如电转移和真空转移系统，都能将印迹时间缩短至1小时以内甚至更短，且转移后杂交信号更强。

（4）预杂交：预杂交的目的是用无关的DNA分子（例如变性的鲑鱼精子DNA）和其他高分子物质，将杂交膜上的非特异性DNA吸附位点全部封闭掉。预杂交后鲑鱼精子DNA会附着在固相膜表面的所有非特异性吸附位点上，防止杂交时这些位点对探针的吸附。并且由于探针和鲑鱼精子DNA无任何同源性，因此探针也不会与其发生杂交。这样，经预杂交处理后可降低背景，提高杂交特异性。

通常所用的预杂交液为3×SSC，10×Denhardt溶液，0.1%（W/V）SDS，50μg/ml鲑鱼精子DNA，储存于-20℃，或直接购买预杂交液。

（5）杂交：杂交反应是特异的单链核酸探针与待测DNA单链分子中互补序列在一定条件下形成异质双链的过程。杂交一般在相对高盐和低温下进行，如果想排除相似序列核酸的非特异性杂交干扰，可以适当降低盐浓度，并提高杂交温度。

（6）洗膜：杂交完成后，需要将未结合的探针分子和非特异性杂交的探针分子从膜上洗去。因为非特异性杂交分子的结合稳定性较低，在一定条件下易发生解链被洗掉，而特异性杂交分子仍保留在膜上，即可进行后续检测，例如放射性自显影等。

（7）杂交结果的检测：放射性核素探针的杂交结果一般采用放射性自显影方法进行检测。将漂洗后的杂交膜与X线底片贴紧放进暗盒，曝光数小时到数天，X线底片在暗室中显影、定影即可。

对于非放射性标记的探针，根据其标记物不同，其检测方法和体系也各异。具体操作步骤可根据其产品说明书进行操作。

2. Northem印迹杂交主要步骤　基本过程和Southern印迹类似，待测核酸分子由DNA变为RNA，其他不同之处包括：①RNA极易被环境中的RNA酶降解，因此在操作过程中需要尽量避免RNA酶污染；②RNA电泳前不需酶切；③RNA需要在存在变性剂（甲醛等）的条件下进行电泳分离，以保持其单链线性状态，防止 RNA 形成二级结构；④RNA 不能用碱变性，因为碱会造成 RNA 分子水解；⑤印迹前需要用水浸泡含有变性剂的凝胶，去除变性剂后再进行印迹和杂交。

三、临床应用

印迹杂交在临床中主要应用于单基因疾病的分子诊断中，例如镰状细胞贫血、珠蛋白生成障碍性贫血（地中海贫血）的分子诊断。镰状细胞贫血是由 β－珠蛋白基因中的错义突变引起的，第 6 位密码子由 GAG 突变为 GTG，即谷氨酸被缬氨酸所取代，改变后的血红蛋白被称为镰状血红蛋白（HbS）。在镰状细胞贫血分子诊断中，先提取 DNA 进行 PCR 扩增，扩增的目的片段中必须包括第 5、6、7 密码子，扩增产物进行 Southern 印迹分析，具体步骤包括用 MstⅡ限制性内切酶酶切，电泳分离，探针杂交和检测，即可做出诊断。

（陈永红　刘金豪）

第四十五章　感染性疾病分子生物学检验

感染性疾病的病原体除了病毒、细菌和真菌以外，还包括螺旋体、衣原体、支原体、立克次氏体和寄生虫等病原体，这些病原体感染也是临床感染的重要组成部分。使用传统的培养方法及血清学方法对这些疾病的检测存在不足，应用分子诊断技术可以快速、准确地诊断上述病原体，并对未知感染病原体的诊断起关键作用，尤其是对新的突发传染病。

第一节　梅毒螺旋体感染性疾病分子诊断

梅毒螺旋体就是苍白螺旋体（treponema pallidum，TP）的苍白亚种，可以引起一种慢性感染性疾病，称作梅毒（syphilis）。该病主要通过性接触、输血、胎盘等途径感染，在胎儿内脏及组织中亦可大量繁殖，引起成人皮肤黏膜、内脏、心血管及中枢神经系统损害以及胎儿流产或死亡。近年来随着在国内外发病率的逐年增加，梅毒已成为世界范围内严重的公共卫生问题。

一、因组结构

TP 基因是由 1 138 006 个碱基对组成的环状 DNA，为较小的原核基因组之一，G + C 含量为 52. 8%，共有 1 095 个基因，编码蛋白质的基因有 1 036 个，占整个基因组的 92%。有 1 041 个 ORF，55% 的 ORF 有生物学功能。现已发现梅毒螺旋体膜抗原有 22 种，内鞭毛蛋白 38 种，其中外膜蛋白的 47kDa 蛋白和内鞭毛的 37kDa 蛋白等具有高度免疫原性。梅毒螺旋体有 TpN15、TpN17、TpN44. 5 和 TpN47 等多种外膜蛋白，是梅毒螺旋体侵入机体诱导产生特异性抗体的抗原。TpN47 为主要外膜蛋白，成分含量丰富并具有高免疫原性。根据梅毒螺旋体特异性基因片段中的 ORF 序列设计引物，可进行 PCR 检测。TP 作为一种真正的侵袭人类的寄生物，其生物合成能力有限，不具备参与核苷酸从头合成、脂肪酸、三羧酸循环和氧化磷酸化的蛋白质编码基因。TP 具有一套从环境中获取营养的转运蛋白，分别运输氨基酸、碳水化合物及阳离子，编码与鞭毛结构和功能相关蛋白质的基因有 36 个，具有高度保守性。

二、分子诊断方法

随着基因工程技术的迅速发展和 TP 全基因序列的解析，TP 的分子诊断方法主要包括其特异性核酸（DNA、RNA）的检测、基因分型和耐药基因分析。

（一）PCR 技术

目前，多种 PCR 方法被用于 TP 的检测，能直接检测基因组 DNA 上的靶基因。目前检测 TP 的主要靶基因有 Tp47、polA、16S rRNA、tpf - 1、BMP、tnpA、tnpB 等，以 TP47、polA 的特异性最高。从采集的标本扩增选择的螺旋体靶基因 DNA 序列，从而使经选择的螺旋体 DNA 拷贝数量增加，能够便于用特异性探针来进行检测，以提高检出率。常用的 PCR 方法有常规 PCR、逆转录 PCR、巢式 PCR、多重 PCR（可同时检测多种溃疡样本的病原体）、实时荧光定量 PCR、免疫 PCR 等。

1. 常规 PCR 常规 PCR 需要知道待扩增目的片段的序列，根据这一序列设计一对相应的引物。2 000 年，Rodes 等对 polA 基因进行序列分析，通过比较梅毒螺旋体与其他微生物 polA 基因的同源性，发现其非常独特，所有编码的半胱氨酸多达 24 个，占多聚酶氨基酸总数的 2.4%，而绝大多数微生物只有 1 ~ 2 个，只占 0.1%，并有 4 个特殊的插入点。因而 TP polA 基因具有较高的特异性和敏感性。以文献报道方法为例，介绍常规 PCR 法检测 TP polA 基因的过程。

（1）TpDNA 的提取：将粘有下疳分泌物的棉拭子置于 1mL 磷酸缓冲液（pH = 7.4）中，充分搅拌混匀、洗脱，弃去棉拭子；4 000r/min 离心 10min，弃去上清液，保留 10μL 沉淀物；再加入 600μL 5mol/L 的硫氰酸胍溶液（其中含 0.04 mg/mL 的糖原），混匀置 65℃ 孵育 30min；加入 700μL 异丙醇置 - 20℃ 30min，12 000r/min 离心 5min，取沉淀加入 500μL70% 乙醇洗涤 2 次，收集全部 Tp DNA，用 50μL 10mmol/L 的 Tris - HCl（pH = 8.0）溶解，备用。

（2）Tp polA 基因的扩增：参照已公布的 Tp polA 基因序列（GenBank TpU57757），设计一对引物，其中上游引物：5' - GGTAGAAGGGAGGGCTAGTA - 3'；

下游引物：5' - 7CTAA - GATCTCTATTTTCTATAGGTATGG - 3'；

荧光探针：5' - 7 - （FAM） - ACACAGCACTCGTCTTCAACTCC - （MGB） - 3'。

扩增条件：首先 93℃ 预变性 5min；然后进入变性 93℃，30s；退火 55℃，30s；延伸 72℃，30s；共 45 个循环。

（3）结果判定：Ct > 40 为阴性，Ct < 36 为阳性；Ct 值 36 ~ 40，重复试验。

2. RT - PCR 因梅毒螺旋体种间基因序列的密切相关性，RT - PCR 需要 Southem 印迹杂交试验来保证其特异性，操作比较繁琐，不利于在临床中推广应用。

3. 巢式 PCR 因使用 2 对引物并且进行了 2 轮扩增反应，因此，试验的敏感性和特异性均强。其过程为：

（1）提取梅毒 DNA。

（2）PCR 扩增：设计优化引物，确定外引物及内引物，进行第 1 轮及第 2 轮扩增。

（3）凝胶成像，分析结果。

4. 多重 PCR 由于梅毒螺旋体具有不同的特异性抗原基因，只针对一种抗原基因的单一 PCR，有时会漏检。多重 PCR 应用于检测梅毒螺旋体可以提高灵敏度。多重 PCR 其反应原理、反应试剂和操作过程与一般 PCR 相同，不同之处是在同一个反应管中用多对引物同时扩增几条 DNA 片段，全方位高效率地检测梅毒螺旋体。

5. 实时荧光定量 PCR 该技术将 PCR、分子杂交和光化学融为一体，具备基因扩增的敏感性、分子杂交的特异性和光化学的准确性，使 PCR 扩增和产物分析的全过程均在单管封闭条件下进行，通过微机控制，实现了对 PCR 扩增产物进行实时动态检测和自动化分析结果，可以用于 TP 的定性定量检测。

6. 免疫 PCR 免疫 PCR 方法是将抗原抗体反应的特异性和 PCR 扩增的高敏感性相结合而建立的一种高灵敏度的，用于检测微量抗原或抗体的方法。该方法应用一段已知 DNA 片段（如 TpN47 抗原），通过对标记物的 PCR 检测对目标抗原（抗体）进行定量和定性分析。

（二）免疫印迹试验

主要应用血清 IgM 抗体蛋白免疫印迹试验（serum IgM western blot，IgM - WB）检测。免疫蛋白印迹试验结合分子生物学和免疫学特点，敏感性高，特异性强，多使用蛋白印迹试验检测梅毒螺旋体感染胎儿/新生儿产生的特异性的 IgM 和 IgA 抗体。

（三）梅毒螺旋体的基因分型

PILLAY 等通过研究发现梅毒螺旋体存在印（acidicrepeatprotein）和 tpr（treponema pallidum repeat）基因菌株间的差异，创立了梅毒螺旋体的基因分型方法。这种方法包括应用 PCR 技术扩增印基因和 tpr 基因。arp 基因编码酸性蛋白，不同的梅毒螺旋体菌株包含多个不等的约 60 bp 的重复序列，以 arp 基因重复序列个数表示该梅毒螺旋体菌株的 arp 基因亚型；tpr 基因包括 A ~ L 共 12 个亚基因，tpr 基因应用 PCR 技术扩增后，通过限制性内切酶 Mse I 酶切，存在限制性片段长度多态性，根据不同菌株出现长度不等的酶切片段确定 tpr - 基因亚型。在不同的梅毒螺旋体菌株内 arp 基因和 tpr 基因有不同的组合，将 arp 和 tpr2 种基因型组合为该菌株的基因亚型。

（四）耐药基因分析

因临床使用有一定的局限性，青霉素原先作为治疗梅毒的首选药物，逐渐用阿奇霉素替代治疗。近年来针对阿奇霉素的耐药菌株，采用 PCR 扩增该菌株的 23S rRNA 基因，经测序发现 A2058 位点的碱基发生突变，根据酶切图谱的变化可进行耐药基因分型。该技术即为 PCR - RFLP。不同等位基因的限制性酶切位点分布不同，产生不同长度的 DNA 片段条带。此项技术简便，分型时间短。

三、临床意义

目前梅毒的实验室诊断方法主要包括梅毒血清学试验、暗视野镜检梅毒螺旋体和分子诊断技术，前 2 种方法都有其自身的缺陷：血清学试验对早期梅毒诊断不够敏感；而镜检法虽简便，但主要适合于早期的皮肤黏膜损害，重复性差，影响了梅毒诊断的可靠性。应用 PCR 技术检测梅毒螺旋体不仅可以选择各种临床样本进行检测，而且具有很高的特异性和敏感性，尤其是实时荧光定量 PCR 除了快速、操作简便，不需对 PCR 产物进行后处理，防止扩增产物污染等优点外，还具有定量范围宽、定量准确等优点。PCR 技术亦可对梅毒螺旋体进行基因分型，这对了解梅毒螺旋体分子亚型的地区分布和流行情况、确定梅毒新病例的起源、控制梅毒的传播及区分梅毒的复发、再感染有重要意义，对指导临床治疗也有不可替代的意义。因此梅毒螺旋体的 PCR 检测技术及基因分型方法在梅毒诊断方面有着广阔的应用前景。

（陈永红　刘金豪）

第二节　衣原体感染性疾病分子诊断

衣原体（chlamydia）广泛寄生于人类、鸟类和哺乳动物，能引起人类疾病的主要有沙眼衣原体（chlamydia trachomatis，CT）、肺炎衣原体（chlamydophila pneumonlae，CPN）及鹦鹉热衣原体（chlamydophila psittaci，CPS）。

一、衣原体的基因组结构

衣原体基因组大小为1.04～1.23Mb，其中沙眼衣原体血清型D基因组1.04Mb，G+C占41.3%，另有1个7 493bp的质粒。整个基因组有894个编码蛋白的基因，其中604个（68%）编码蛋白的功能已明确，3 5个（4070）编码基因与GenBank中收录的其他细菌间有同源序列，但功能不清，剩下的25 5个（28%）在GenBank中没有检索到同源序列。存在特别强的DNA修复和重组系统，未发现前噬菌体基因。下面介绍衣原体主要的基因。

（一）外膜蛋白基因

衣原体的主要外膜蛋白（major outer membrane protein，MOMP），也称为外膜蛋白A（OMPA），在外膜中约占60%。MOMP相对分子质量为38～42kDa，在原体（elementary body，EB）和网状体（reticulatebody，RB）中都存在，是制备衣原体疫苗的最佳抗原，因其含有血清特异性中和抗体决定簇，在引起保护性免疫中起关键作用。该蛋白具有多重功能，既在感染过程中发挥作用，又在EB外膜内通过二硫键交叉连接维持外膜的刚性，同时与衣原体的生长代谢调节、抗原性和毒力密切相关。MOIVIP决定衣原体的型别和群的特异性，是血清学分型的基础。

omp基因在衣原体基因组上是单拷贝，omp *I* 基因编码MOMP，它的变异决定了MOMP的抗原表位，是衣原体基因分型的重要依据。

（二）多形态膜蛋白基因

多形态膜蛋白（polymorphic membrane proteins，PMPs）基因编码一组重要的表面蛋白。PMPs位于衣原体细胞表面，具有支撑、分子运输、发信号或某些别的细胞壁相关功能。已发现CPS至少有6个基因编码PMP90和PMP98蛋白家族，CPN有21个基因编码PMP1～PMP21，CT有9个基因编码PMPA～PMPH。

（三）Ⅲ型蛋白分泌物基因

衣原体Ⅲ型分泌机制不同于其他细菌。衣原体Ⅲ型蛋白分泌物基因在基因组中非紧密成串排列，编码蛋白形成了Ⅲ型分泌系统的基本结构，其功能对该系统是唯一的，或一种蛋白在Ⅲ型分泌系统中担当了多种功能。衣原体侵入真核细胞内之后其接触依赖性分泌系统才具有活性，这与其他细胞内细菌相比具有独特性。

（四）包涵体蛋白基因

人们在研究鹦鹉热衣原体感染动物和福尔马林灭活EB免疫动物所产生的血清学应答时发现了Inc蛋白，鉴定了IncA基因、IncB基因和IncC基因。在沙眼衣原体的研究中也发现了编码4个新的沙眼衣原体Inc蛋白（IncD～InCG）的基因。对肺炎衣原体CWL－029的基因组测序已完成，也获得了多个候选Inc。

（五）生态特异性基因

生态特异性功能是衣原体在特殊部位或宿主体内为了生存和产生毒力所必须的某种独特基因或基因组合产生的，具有这种功能的基因就是生态特异性基因。DuuaB和ADD基因与色氨酸操纵子及tox基因一起代表着衣原体科成员间的关键区别。

（六）毒素基因

毒素基因的产物是重要的衣原体蛋白，对宿主细胞骨架有破坏作用。沙眼衣原体各血清型间的一个重要差别就是肌动蛋白断裂毒素是否存在，有可能说明各血清型间在早期包涵体内通过介导对不同点所产生的感染及对系统散布影响的程度。

（七）侵染素/内膜素基因

豚鼠嗜性衣原体 CCA00886 株的 3874nt 编码一个含 1291 个氨基酸残基的产物，被鉴定为革兰阴性菌外膜蛋白毒力相关侵染素/内膜素家族的成员。

（八）肽聚糖合成基因

衣原体肽聚糖合成基因编码蛋白形成完整的肽聚糖合成途径，但将已知的肽聚糖合成基因与衣原体产生的蛋白基因比较，证明衣原体在 3 个主要成分方面缺乏同源性。

二、沙眼衣原体的分子诊断

CT 是引起致盲性沙眼的主要感染因素，也是人类生殖道感染的重要病原菌之一。在我国生殖道衣原体感染居性传播疾病的第 3 位，发病率有逐年增高的趋势。CT 可通过性传播引发男性尿道炎、附睾炎，女性的宫颈炎、子宫内膜炎、盆腔炎等，可致输卵管性不孕、异位妊娠和自然流产、早产等严重后果，还可通过母婴垂直传播引起婴儿的包涵体性结膜炎和衣原体肺炎，同时，CT 所致的泌尿道感染是 HIV - 1 型感染和传播的重要危险因素，也是人乳头瘤病毒（HPV）致富颈癌的协同因子，对人类的健康造成极大的危害。

（一）基因组特征

CT MOMP 一级结构氨基酸序列由 5 个保守区和 4 个可变区（VDI ~ Ⅳ）交替组成，长 370 ~ 380 个残基，N 端均有相同的 22 个氨基酸的先导肽，保守区中均有 8 个位点固定的半胱氨酸残基。MOMP 跨膜 7 次，N 端和 C 端面向周浆间隙，4 个 VD 环位于表面。VDⅠ区缝补在 MOMP 多肽链的 64 - 83 位氨基酸残基，VDⅡ区、VDⅢ区和 VDⅣ区则分别位于 MOMP 多肽链氨基酸的 139 - 160 位、224 - 237 位和 288 - 317 位残基。MOMP 的可变区暴露在表面，易与抗体结合；保守区埋在细胞膜中，不易被抗体识别。MOMP 的半胱氨酸残基多位于保守区，可形成具有铰链结构的二硫键。决定衣原体血清型、亚种和种特异性的抗原决定簇都定位于 VD 中。不同型别相应的 VD 内氨基酸序列有一定差异，型特异性表位抗原位于 VDⅠ ~ VDⅢ，VDⅣ则带有种、组内和亚型特异性表位决定簇。MOMP 的二级结构与其他穿孔蛋白一致，性质类似于穿孔蛋白，但氨基酸顺序未见有显著同源性。

CT MOIVIP 由单拷贝基因 omp *I* 编码，omp *I* 基因的 P2 启动子由 - 35 区（TATACA）和一不常见的富含 GC 的 - 10 区（TATCGC）组成。- 35 区和 - 10 区间隔缩短或核苷酸替换均导致转录活性降低。CT RNA 多聚酶可识别 P2 启动子，其 σ66 亚单位对 P2 启动子有特殊的识别能力。内源性 omp *I* 高水平表达 MOMP，但其启动子有一相对较低的活性。并且，不同血清型 omp *I* 基因特性有所不同。

MOMP 基因存在特别强的 DNA 修复和重组系统，可通过点突变和重组活动发生相对频繁的等位基因多态性。CT 多态性实际上为 CT 免疫逃避的一种手段。MOMP 抗原的易变引起 CT 血清型的变异和遗传差异，这归于 omp *I* 基因的变异。

（二）分子诊断方法

随着分子生物学的发展，沙眼衣原体的分子诊断技术日趋成熟，目前主要有基因探针法、PCR 技术和 LCR 技术。

1. 基因探针法　采用 DNA 探针直接检测 CT tRNA，或采用增强化学发光探针试验（PACE）可提高检测的灵敏度，但不及 PCR 法敏感。

2. PCR 技术　PCR 技术通过特异引物和 Taq DNA 聚合酶，在一定条件下将标本 CT 靶片段扩增，具有高度的敏感性和特异性。目前用作 PCR 检测的靶基因有质粒 DNA、16S rRNA 基因、主要外膜蛋白基因、富含半胱氨酸蛋白基因等。rRNA 基因序列：5' - GAAGGCG-GATAATACCCGCTG - 3'，5' - GATGGGGTTGAGCCATCC - 3'。MOMP 基因序列：5' - GATAGCGAGCACAAAGACTAA - 3'，5' - CCATA GTAACCCATACGCATGCTG - 3'。不同的靶基因 PCR 检测的灵敏度不同，对 16S rRNA 基因进行 PCR 扩增优于 MOMP 基因的 PCR 扩增。可采用 PCR 电泳法、荧光定量 PCR、PCR 微孔杂交法、二次 PCR、巢式 PCR 和竞争性 PCR 等。

3. LCR 技术　通常以患者晨尿或长时间不排尿的首次排尿为标本，避免宫颈或尿道拭子标本采集时给患者带来的痛苦，减少了医源性污染，特别适用于对无症状人群的检测和大规模流行病筛查。此法比 PCR 法特异性高，但灵敏度不及 PCR 法。

（三）临床意义

沙眼衣原体感染缺乏特异症状，易形成隐匿感染，分子诊断技术敏感性和特异性高，适用于早期诊断和无症状携带者的检查。分子诊断技术目前也大量应用在 CT 感染的流行病学调查、基因分型研究和耐药基因检测方面。随着沙眼衣原体全基因组序列的测序成功，研究人员建立了一套更精确的研究全基因组系统，分析并重建了沙眼衣原体的进化史，未来在衣原体的流行病传播检测、病原体的种类构成和病株多样性的鉴定方面都将有新的突破。

三、肺炎衣原体的分子诊断

肺炎衣原体是一种重要的人兽共患病原体，只有 TWAR 一个血清型。CPN 感染主要引起人的非典型肺炎、支气管炎、咽炎和鼻窦炎等，同时 CPN 与冠心病、动脉粥样硬化等慢性病的发生密切相关，也是艾滋病、白血病等继发感染的重要病原菌之一。CPN 感染遍及全球，据统计，包括美国、日本、匈牙利等在内的许多国家，人群 CPN 抗体阳性者超过全国人口的一半以上，由于大部分感染者无临床症状或症状不明显，病原体在体内的持续存在和感染的反复迁延，造成人体多系统、多器官的慢性病理损害，因此，CPN 早期快速诊断愈来愈受到人们的重视。

（一）基因组特征

CPN 电镜下呈梨形，原体中无质粒 DNA，只有一个血清型 TwAR。TWAR 株与 CPS、CT 的 DNA 同源性 <10%，且不同来源的 TWAR 株都具有 94% 以上的 DNA 同源性，外膜蛋白顺序分析完全相同，98kDa 蛋白为特异性抗原，其限制性内切酶的图谱也相同。

1998 年美国加利福尼亚大学查理教授及其科研组完成了对 CPN CWL - 029 株的基因组测序工作。Cp CWL - 029 株的基因组全长 1230 230 bp，G + C 含量为 40.6%，推测有 1 073 个蛋白编码基因，33 个结构 RNA 基因，已确定其中 636（60%）个基因的功能，186 个基因在 Gene Bank 中没有同源基因存在。与 CT 基因组序列相比，CPN CWL－029 株比 CT D 血清型大 187 711bp，且 CPN 不含色氨酸操纵子。

CPN AR－39 株的基因组全长 1 229 858 bp，G＋C 含量为 40.6%，另有一个 4 524 bp 的单链 DNA 前噬菌体，推测有 1110 个蛋白编码基因，35 个 tRNA 基因。CWL－029 株和 J138 株均没有发现前噬菌体的存在，AR－39 株前噬菌体属单链 DNA 微病毒科的成员，与 CPS 的前噬菌体 Chp1 具有 49% 的核苷酸同源性。

CPN J138 株的基因组全长 1 226 565 bp，G＋C 含量为 40.7%，没有质粒、前噬菌体和转座子样序列存在，有 1 072 个蛋白编码基因。

CPN 基因组存在 21 个 PMP 基因，1 个Ⅲ型蛋白分泌物基因，3 个丝氨酸/苏氨酸蛋白激酶基因，2 个磷脂酶－D 样蛋白基因。CT 和 CPN 都有自己的种特异性基因，但 Cp 的种特异性基因多于 CT。

（二）分子诊断方法

目前各 PCR 方法所用的引物序列和临床标本种类不尽相同，多以 463bp 的 16S rRNA、MOMP 基因或 Pst I 酶切 474 bp 核酸片段为靶基因序列。可采用常规 PCR、多重 PCR、巢式 PCR、实时荧光定量 PCR、逆转录 PCR 等方法检测 CPN DNA。

（三）临床意义

肺炎衣原体的分离培养非常困难，一般不用于临床诊断，目前 CPN 的诊断通常采用血清学方法和分子诊断方法。微量免疫荧光法（MIF）是较为灵敏和特异的诊断方法．但是它受限于抗体的滴度高低，延迟了诊断的时间。与传统方法相比，PCR 法具有快速、灵敏和特异的特点。除了适用于难以分离培养的标本的诊断，PCR 法还可对无感染力的网状体和无活性的原体做出检测。同时，PCR 法具有高度敏感性，可检测出极低含量的 CPN 感染，甚至有研究证实，引物 CpA－CpB 可检测到 0.0051FU 的肺炎衣原体。可见，PCR 技术作为一种敏感和特异的诊断方法，在临床应用中发挥着重要的作用。

（陈永红　刘金豪）

第三节　支原体感染性疾病分子诊断

支原体（Mycoplasma）是一大类大小介于细菌和病毒之间的原核细胞型微生物。引起人类疾病的支原体主要有肺炎支原体（M. pneumomae）、生殖器支原体（M. genitalium）和解脲支原体（U. urealyticum）等。随着城市化的发展，人们群居机会增多，支原体感染的发病率逐年上升，严重危害着人类的健康，因此，支原体感染的早期快速诊断有重要的临床意义。

一、肺炎支原体的分子诊断

肺炎支原体是引起人类原发性非典型肺炎的主要病菌。它主要侵袭人类呼吸系统，引起支原体肺炎，易感人群多为小孩和老年人，它的发病率占所有社区获得性肺炎的 10%～40%。它还可以引起其他系统的疾病，如脑膜炎、脑干炎和心肌炎等。

（一）基因组特征

肺炎支原体基因组为单一双股环状 DNA 分子。目前 Gene Bank 数据库收录了 3 株肺炎支原体全长基因组序列即 M129（NC000912）、M309（AP012303）和 FH（CP002077），它们序列高度相似。以 M129 株为例，它的基因组全长 816 394 bp，G + C 含量为 40%，含有 688 个 ORF 和 42 个 RNA 编码基因。基因组编码的 688 蛋白包括参与细菌能量代谢和物质转运的蛋白、细胞骨架蛋白、DNA 复制、转录和翻译所需的酶及细菌毒性因子等。

支原体 16S rRNA 基因由保守序列和多变序列间隔排列组成，保守序列可作为属特异性标记，而多变序列作为种特异性标记。不同种支原体 16S rRNA 基因具有非常高的同源性，如肺炎支原体与生殖器支原体的 16S rRNA 序列同源性达到 98%。

（二）分子诊断方法

目前，肺炎支原体的分子诊断方法主要有常规 PCR、巢式 PCR、荧光定量 PCR、多重 PCR 等。

1. 常规 PCR　PCR 检测肺炎支原体常用靶基因为 16S rRNA、16 ~ 23S 的内间隔转录区（ITS）、23SrRNA 的 5’末端及 Pl 基因（表 45 - 1）。

表 45 - 1　肺炎支原体 PCR 检测的常用引物

基因	引物序列（5′-3′）	产物大小（bp）
16S rRNA	5′ - AGCGTTTGCTTCACTTTGAA - 3′	266
	5′ - GGGCATTTCCTCCCTAAGCT - 3′	
	5′ - TGCTTAGCGGCAAATGGGTG - 3′	402
	5′ - GGTACCGTCATACTTAGGG - 3′	
	5′ - CTCTTGCTAATACCGGATATGT - 3′	283
	5′ - ACAGCAGTTTACAATCCGAAGACC - 3′	
ITS 基因	5′ - TAAAAAATGACTCGGATCA - 3′	903
	5′ - ATTTTTCACTAGCGCAGC - 3′	
PI 基因	5′ - CAAGCCAAACACGAGCTCCGGCC - 3′	543
	5′ - CCAGTGTCAGCTGTTTGTCCTTCCCC - 3′	

2. 巢式 PCR　巢式 PCR 检测肺炎支原体的靶基因与普通 PCR 相同。PCR 引物设计时在靶基因区设计 2 对引物即内侧引物和外侧引物。首先，用外侧引物进行第一次 PCR 扩增，然后取第一次 PCR 扩增产物为模板，以内侧引物进行第 2 次 PCR 扩增，这样不仅能够提高检测的灵敏度，还提高检测的特异性。有研究表明，巢式 PCR 的敏感度是普通 PCR 的 23 倍，扩增抑制物引起的假阴性率比普通 PCR 低 2 倍。

3. 实时荧光定量 PCR　用于检测肺炎支原体的 RT - qPCR 主要为探针法，常以肺炎支原体的 ATPase 操纵子基因、P1 黏附素基因、RepMp1 和 CARDS 基因为靶点设计引物和探针。ZHAO Fei 等发明一种优化的 RT - qPCR 方法检测我国的肺炎支原体感染临床标本，PCR 扩增的靶基因为 Pl 基因，它的检测下限为 8. 1fg 肺炎支原体 DNA，灵敏度为 100%。

多重实时荧光定量 PCR 是在同一体系中加入多种支原体特异性引物或其他病原体特异性引物，同时扩增多个产物，能够检测多种支原体或者其他病原体感染。Welti 等设计的多重实时荧光定量 PCR 可同时检测包括肺炎衣原体、肺炎军团菌和肺炎支原体在内的 3 种社区获得性肺炎病原体，与常规 PCR 比较一致性达到 98.3%。

4. 其他方法　实验室用于检测肺炎支原体的其他方法包括核酸杂交、PCR - ELISA. PCR - RFLP 和 PCR - SSCP 等。

（三）临床意义

实验室检测肺炎支原体的常规方法为分离培养和免疫学方法，但分离培养的阳性率很低；肺炎支原体抗原与其他支原体或病原体之间存在共同抗原，容易引起交叉反应，导致检测的假阳性率增加；相比之下，PCR 方法所需要的标本量低，检测快速，操作简单，特异性高和灵敏度高，能够早期快速的检测肺炎支原体的感染，同时还能够进行监测治疗效果和耐药基因分析，对肺炎支原体感染的诊断治疗有着重要的临床意义。

二、解脲支原体的分子诊断

解脲支原体主要引起人类非淋菌性尿道炎，有 30% ~40% 的非淋球菌尿道炎由解脲支原体所致，还可以引起前列腺炎、附睾炎或不育等，是常见的性传播病原菌之一。

（一）基因组特征

目前，解脲支原体有 14 个血清型，它们的基因组的大小在 0.75 ~0.78Mbp，G + C 含量平均在 25.5%，平均含有 608 个 ORF；所有血清型都含有 2 个 rRNA 操纵子和 tRNA 编码基因；14 个血清型共编码 971 个基因，其中有 523 个基因高度保守，246 个基因只存在一个血清型中。基因组平均编码的 201 蛋白包括参与细菌能量代谢和物质转运的蛋白、细胞骨架蛋白、DNA 复制、转录和翻译所需的酶及细菌毒性因子等。

与肺炎支原体相似，14 个血清型解脲支原体的 16S rRNA 具有高度的保守性，它们之间的最大的变异为 0.97% 现已知，16S rRNA 基因序列中含编码尿素酶、MB 抗原基因和 16 ~23S rRNA 间隔区。它们之间 16 ~23S rRNA 间隔区的基因变异为 4.5%，尿素酶基因和邻接间隔区变异为 6.2% ~24.4%，MB 基因的 5’非编码区的基因变异为 26.0%，MB 基因上游的基因变异为 41.0%。MB 基因编码具有毒性的膜蛋白，是具有种特异性，包含血清特异的和交叉反应的抗原决定簇。

（二）分子诊断方法

解脲支原体的分子诊断方法，与肺炎支原体的方法相似，也主要包括常规 PCR、巢式 PCR、荧光定量 PCR、多重 PCR、核酸杂交等。

1. PCR 技术　尿素酶是解脲支原体区分其他支原体的主要标志物之一，PCR 常以尿素酶基因为靶基因设计引物。如以尿素酶上游引物（5’ - CAATCTGCTCG TGAAGTATTAC - 3’）和下游引物（5’ - ACGACGT CCATAAGCAACT - 3），常规 PCR 分别检测女性和男性尿道标本的解脲支原体，对女性标本的检测灵敏度和特异性分别为 94% 和 98%，对男性标本的检测灵敏度和特异性分别为64% 和 99%。MB 基因是另一个常用的靶基因，由于不同血清型的 MB 基因 5’端非编码区基因具有多态性，所以检测 MB 基因能够鉴定不同的血清型。此外，16S rRNA 基因也可以作为 PCR 扩增的靶基因。目前，已经建立了多种的 PCR 检测方法，如常规 PCR、巢式 PCR 和实时荧光定量 PCR 等。

2. 核酸杂交技术　同 PCR 一样，核酸杂交也都是针对尿素酶基因、MB 基因和 16S

rRNA 为靶基因设计探针，而且核酸杂交技术常同 PCR 技术结合使用。首先利用 PCR 扩增目的基因，然后用特异性探针同 PCR 产物进行杂交显色。PCR - 核酸杂交技术不仅能够检测解脲支原体，而且还能够鉴定不同的解脲支原体血清型。目前，已经建立的核酸杂交方法有 PCR 一液相杂交法、反向斑点杂交和 PCR - 微孔板杂交法等。

3. 其他方法　实验室用于检测解脲支原体的其他方法包括 PCR - RFLP、DNA 序列分析和 MLST 分型技术等。如利用 DNA 序列分析或者 MLST 分型技术可以对解脲支原体进行分型；利用 DNA 序列分析检测解脲支原体的一些耐药基因是否突变。

（三）临床意义

实验室检测解脲支原体的标准方法是分离培养。由于解脲支原体培养要求高，耗时，并且容易受到污染，不能够做到简单快速诊断，而 PCR 方法所需要的标本量低，检测快速，操作简单，特异性高和灵敏度高，能够早期快速的检测解脲支原体的感染，同时还能够进行监测治疗效果和耐药基因分析，对解脲支原体感染的诊断治疗有着重要的临床意义。

（陈永红　刘金豪）

第四节　立克次体感染性疾病分子诊断

立克次体（RiCkettsia）是一类非常复杂的胞内寄生的微生物，大多是人畜共患病原体，所引起的人类疾病主要有流行性斑疹伤寒（普氏立克次体）、落基山斑点热（立氏立克次体）、地中海斑点热（康氏立克次体）、鼠型斑疹伤寒（斑疹伤寒立克次体）和至少 10 种近 20 年新发现的立克次体病。立克次体病是世界分布最广的人兽共患病之一，不同种属的立克次体的发病率和致死率有很大不同。流行病学报道不同类型立克次病的致死率：立克次痘疹为 0，流行性斑疹伤寒约为 10%，恙虫病为 1% ~35%，Q 热约为 1%，而复杂性 Q 热增加到 30% ~60%，因此，对于立克次体感染的早期诊断有非常重要的临床意义。

实验室鉴定立克次体的方法包括立克次体分离培养鉴定、免疫组织化学染色、血清学方法及分子诊断方法。分离培养是最基础的诊断立克次体的方法，但是其整个检测过程时间长，而且敏感性低；免疫组织化学染色如免疫荧光法等检测标本中立克次体相关抗原，和血清学方法检测立克次体感染者血清中的立克次体特异性抗体或交叉抗体，它们具有很高的特异性和敏感性，但是它们不能够在种属水平上区分立克次体感染。分子诊断方法具有很高的敏感性和特异性，能够快速地鉴定不同种属的立克次体，已经成为临床快速诊断立克次体感染的主要方法。

一、基因组特征

目前，NCBI 数据库上明确登记的立克次体有 31 个，它们之间基因组的长度具有高度的多样性，范围为 1. 1 ~1. 5Mb，由 900 ~1 500 个基因组成，其中 704 蛋白编码基因和 39 非编码 RNA 是共有的。目前常用于实验室诊断的设计引物和探针的基因包括 16S rRNIA、编码立克次体代谢酶的基因（如 gltA，lpxD 等）、编码膜表面蛋白的基因（如 ompA，ompB 等）、编码 RNA 转录相关的基因（如 pcnp 等）以及一些预测基因（RC0338，RAF - pORF7267 等）。

二、标本采集及分子诊断方法

（一）标本采集

当人体被宿主动物叮咬后，立克次体经伤口进入人体，一般经过1~3天伤口处形成焦痂，然后1周后出现发热等临床症状，再经过3~8天出现皮疹，到第14天左右体内立克次体被清除干净，因此，立克次体标本采集的窗口在焦痂形成时至立克次体被清除干净这段期间，为2~3周。采集的标本包括焦痂、血清和皮肤组织。标本采集后利用商品化的核酸提取试剂盒进行提取。

（二）分子诊断方法

目前常用的分子诊断方法包括PCR、RELP和多位点序列分型（multilocus sequence typing，MLST）。

1. PCR　实验室常利用16S rRNA基因作为扩增靶点巢式PCR技术检测立克次体属，利用柠檬酸合成酶基因（glyA）作为靶点对斑疹伤寒立克次体进行检测，利用ompA基因作为靶点鉴定不同的斑疹伤寒立克次体的亚型。常规的巢式PCR技术的检测下限达到1~10个拷贝，具有很高的的灵敏度，但是在第2次PCR的过程中，容易受到污染，因此存在一定程度的假阳性。自杀PCR（suicide PCR）是一种改进的巢式PCR技术，它不用设阳性对照，每对引物只使用1次，避免了可能污染造成的假阳性，提高了检测的特异性。自杀PCR引物设计选用立克次体基因组上一些保守的基因片段如lpx、glt和rec基因等。据文献报道自杀PCR检测立克次体的特异性和灵敏度分别达到100%和68%。实时荧光定量PCR不仅能够用于定性，还能够定量，已经广泛地用于临床检验中。在立克次体的诊断方面，除了根据常用的gltA、ompA、ompB等高度保守基因序列设计引物和探针来检测多种斑点热群立克次体外，还有一些新的基因用于立克次体的实时荧光定量PCR诊断如RCO0338基因（斑点热群立克次体）、RP278基因（斑疹伤寒群立克次体）和23SrRNA（澳大利亚立克次体）等。实时荧光定量PCR技术的灵敏度和特异性都非常高，不仅能够用于立克次体的诊断，还可以用于治疗效果的监测。

2. RELP　是指基因型之间限制性片段长度的差异，这种差异是由限制性酶切位点上碱基的插入、缺失、重排或点突变所引起的，常与结合PCR技术（PCR-RELP）一起使用，用于区分不同种的立克次体。目前，常以gltA基因和编码190 kDa蛋白的基因作为扩增靶区，选择3对引物（gltA基因一对RpCS. 877p/RpCS. 1258n，190 kDa蛋白基因2对Rr190. 70p/Rr190. 602n和Rr190. 4442p/Rr190. 5664n）进行PCR扩增，然后利用Pstl和Rsal限制性内切酶进行酶切消化，最后琼脂糖凝胶电泳分析鉴定。PCR-RELP方法的缺点是操作繁琐不适合自动化和大量样本的检测，随着DNA测序技术的进步，已经很少使用。

3. 多位点序列分型（multilocus sequence typing，MLST）　是一种基于高通量核酸序列测定和成熟的群体遗传学相结合的分型方法。它的原理是利用PCR和高通量核酸测序技术对细菌的多个管家基因进行测序，然后利用现代的生物信息学工具分析管家基因的等位基因突变来对病原菌进行分型和鉴定。MLST分型技术操作简单，结果能快速得到并且便于不同实验室的比较，已经越来越多地被作为能进行国际菌株比较的常用方法，还能够用于耐药株及引起疾病的变异株的流行病学分析，进行生物进化和种群结构的研究等。

目前，MLST 分型技术已经被应用于 41 种细菌、4 种病原真菌、噬菌体、伯氏疏螺旋体和质粒的分型鉴定中。MLST 分型技术需要 MLST 数据库的支持，常用的 MLST 数据库有 2 个：帝国学院（http：//www. mlst. net）和牛津大学（http：//www. pubmlst. ort）的 MLST 数据库。将测序得到的管家基因的序列提交到以上数据库中进行搜索，就能获得相对应的细菌基因分型。下面以帝国学院的 MLST 数据库为例简单地介绍一下操作步骤：

（1）登陆 www. mlst. net 网站，鼠标左键单击左侧“DATABASE"，选择你要分型的细菌。

（2）单击左键“Download Alleles"，下载每个管家基因的标准序列。

（3）使用序列比对软件（Bioeditor 等）对待分析的管家基因序列与标准序列进行比对，并截取标准长度。

（4）在“Locus Query" 选项的下拉菜单中选取“Single locus"，选定管家基因的名称，将该基因序列粘贴到中间的文本框中，点击“Submit" 进行搜索，然后网页就会给出该基因的等位基因型，并记下号码。如果搜索结果提示没有找到相似度为 99% 的序列，在确保测序正确的情况下，则可以认为发现一个新的等位基因型，可以提交到 MLST 官方数据库上。

（5）重复（4）操作获得所有管家基因的等位基因型后，在“Profile Query" 选项的下拉菜单中选择“Allelic"，进入页面后输入所获得的管家基因的等位基因型号码，然后点击“Query Entire Database”按钮进行搜索分析，最后网页给出结果：Your sequence type is XX_ ，即该菌株的 MLST 分型结果为 STXX。

按照以上步骤进行操作，我们就可以对数据库中存在的细菌进行精确的分型。

迄今，在这 2 大 MLST 数据库中都还没有收录有关立克次体的 MLST 分型数据，立克次体 MLST 分型技术的研究也处在起步阶段。Zhu 等首先选用 5 个管家基因（16S rRNA、gltA、ompA、ompB 和 sca4）对康诺尔立克次体（Rickettsia conor Ⅱ）进行 MLST 分型，将康诺尔立克次体种成功地分为 4 个亚种。Fournler 等利用 MLST 分型技术结合 MST（multispacer sequence typing）分型技术分析了 14 个西伯利亚立克次体（R. sibirica），发现它们分别属于 2 个亚种。另外 Leclerque 等报道 ftsY、gidA、rpsA 和 sucB 4 管家基因能够作为立克次体类细菌 MLST 分型的基因组合。随着研究的不断深入，相信很快 MLST 数据库中就会有立克次体 MLST 分型的数据收录，MLST 分型技术将会成为立克次体诊断和鉴定的主要方法。

三、临床意义

传统的培养和血清学方法都很难做到快速准确的诊断，而分子诊断方法具有高敏感性和高特异性、操作简单等优点，它不仅能够快速诊断立克次体，而且能够对立克次体进行精确的分型和对治疗效果的检测，已经逐渐被用于临床。随着分子诊断技术的飞速发展和标准化的分子诊断方法的建立，相信将来分子诊断方法将在立克次体的诊断和鉴定中大放光彩。

（陈永红 刘金豪）

第五节 寄生虫感染性疾病分子诊断

医学寄生虫包括医学蠕虫、医学原虫和医学节肢动物 3 大类，少数虫种可以引起严重的寄生虫病。目前我国已发现寄生虫 230 多种，其中常见引起寄生虫病的寄生虫有钩虫、血吸虫、丝虫、疟原虫、阿米巴原虫和弓形虫等。寄生虫病仍然是我国一个严重的公共卫生问题。

目前，对寄生虫病的诊断仍存在一定的误诊和漏诊情况，传统检验方法如病原检查即利用显微镜在血液或者粪便标本中寻找寄生虫或虫卵，它的检出率很低，容易造成漏诊。近些年，发展起来的分子诊断方法具有快速、操作简单、灵敏度高、特异性强等优点，可为临床寄生虫病的诊断和防治提供可靠依据。

一、医学蠕虫的分子诊断及其临床意义

寄生于人体与医学有关的蠕虫称为医学蠕虫。它们寄生在人体的消化道、胆道、肝、脑、肺等组织器官，引起人类蠕虫病。

（一）钩虫（hookworm）

钩虫主要寄生于人小肠，引起以贫血为主要表现的钩虫病。

犬钩虫（ancylostoma caninum）的雌性体细胞染色体数为12条，雄性体细胞染色体数为11条，基因组大小为347±1.2Mb，G+C含量为43.2%。其线粒体DNA为双链环状，长度为13 717bp，含有12个开放读码框、22个tRNA基因和2个rRNA基因。分子诊断钩虫的主要靶基因包括cAMP依赖蛋白激酶基因、核糖体DNA内间隔转录区（ITS）基因、线粒体基因和细胞色素C亚家族1基因（COX/基因）等。

目前分子诊断钩虫的方法主要有PCR、巢式PCR、定量PCR、AFLP、RAPD、PCR-RFLP等。如利用特异性引物扩增COX1基因，能够从钩虫虫卵、幼虫和成虫的DNA标本中扩增到585bp长度的DNA片段，具有很高的敏感度和特异性。

分子诊断方法与传统的病原体检测方法比较，需要的标本少，特异性和敏感度高，能够有效地提高钩虫的检出率，在钩虫病的诊断和防治方面具有十分重要的意义。

（二）丝虫（filaria）

人体感染丝虫后，主要引起淋巴丝虫病。以马来布鲁线虫体丝虫为例，其染色体DNA为二倍体，细胞染色体为10条，基因组大小约为90Mb，G+C含量为30.5%，约含11 500个蛋白编码基因。分子诊断丝虫的主要靶基因包括核糖体DNA内间隔转录区（ITS）基因、18S、5.8S和主要精子蛋白域（MSP）等。

目前检测丝虫最常用的分子诊断方法为巢式PCR技术。Tang等以18S-ITS1-5.8S rDNA基因为靶基因设计2对巢式PCR引物（UNI-IR/FIL-1F和FIL-2F/FIL-2R），利用巢式PCR技术扩增，能够同时诊断旋盘尾丝虫（344 bp）、常现曼森线虫（312 bp）、欧氏曼森线虫（305 bp）、班氏吴策线虫（301 bp）和罗阿线虫（286 bp）的感染。此外，检测丝虫的分子诊断方法还有PCR-RFLP和核酸杂交技术等。

丝虫病的传统检测方法是显微镜镜检，即从患者的外周血液、乳糜尿和抽出液或活检物中找微丝蚴和成虫。如果检验医生经验不足、标本采血的时间不正确或位置不当或者血中微丝蚴或成虫的密度很低等，都会影响显微镜镜检的阳性检出率，容易引起丝虫病漏诊；PCR法的灵敏度和特异性都较高，不需要新鲜的血标本，检测结果不受丝虫年龄大小和早期感染的影响，可以24h应用，能对早期感染进行确诊，因此，其在丝虫病的诊断上具有重要的临床意义。

（三）血吸虫（schistosome）

成虫寄生于人和多种哺乳动物的静脉血管内，可引起血吸虫病。目前发现寄生于人体的血吸虫有6种：日本血吸虫（S. japonicum）、间插血吸虫（s. intercalatum）、曼氏血吸虫（S. mansoni）、埃及血吸虫（s. haematobium）、湄公血吸虫（s. mekongi）和马来血吸虫（S. malayensis）。在我国流行主要是日本血吸虫。日本血吸虫引起的血吸虫病包括急性血吸虫病、慢性血吸虫病、晚期血吸虫病和异位血吸虫病，严重地影响了人类的健康。

日本血吸虫为二倍体，有8条染色体，其中7条常染色体和1条性染色体。它的基因组大小为369.04 Mb，G+C含量为34.1%，含13 469个蛋白编码基因，占基因组的4%；基因组含有657个不同的重复序列家族，其中逆转录转座子如sjR1、SjR2和SjCHGCS19基因是PCR检测的常用靶基因。其线粒体DNA为双链环状，长度为14 85 bp，编码12个蛋白，2个rRNA和22个tRNA基因，其电NADH1基因为常用检测基因。

目前日本血吸虫的分子诊断方法包括常规PCR、巢式PCR、LAMP和FQ-PCR等。文献报道，应用sjR2基因设计的巢式PCR方法扩增最低DNA量约为1.1个虫卵DNA的量，而应用sjCHGCS19基因设计的巢式PCR方法检测下限能够达到2.2 DNA拷贝，其诊断日本血吸虫的灵敏度和特异性分别为97.67%和96.07%；LAMP具有简单、快速、特异性强的特点。Wang等分别利用LAMP和常规PCR技术对对sjR2基因进行扩增，发现LAMP的灵敏度比常规PCR技术高，提示LAMP比常规PCR技术更适合日本血吸虫早期感染的诊断。

日本血吸虫的传统检测方法是显微镜镜检，即从患者的粪便中找虫卵，它的灵敏度低，容易引起漏诊；免疫学方法的敏感性也低，而且还容易出现假阳性或与其他血吸虫产生交叉反应；PCR法的灵敏度和特异性高，不仅能够检测粪便标本，还能够检测血液标本，不仅能够早期诊断血吸虫病，还能够对药物治疗进行监测，因此，其在日本血吸虫的诊断上具有重要的临床意义。

二、医学原虫的分子诊断及其临床意义

医学原虫分布广泛，约40余种，其中有些种类如疟原虫、阿米巴原虫、阴道毛滴虫和弓形虫等感染人类引起寄生虫病，严重危害人类的健康和生活质量。

（一）疟原虫（plasmodium）

寄生于人体的疟原虫共有4种：恶性疟原虫、间日疟原虫、三日疟原虫和卵形疟原虫，它们感染人类引起人体疟疾。疟疾是世界6大热带病之一，全球约有超过2亿的人感染疟疾，引起的死亡人数超过100万。因此，疟疾是一个严重危害人类生命健康的公共卫生问题。

疟原虫繁殖分为无性和有性2个阶段，在蚊子体内为有性繁殖阶段，其基因组为二倍体，在人或动物体内为无性繁殖阶段，其基因组为单倍体。目前疟原虫基因组序列分析多来源于单倍体DNA。疟原虫的DNA主要有3种形式：染色体DNA、质体DNA和线粒体DNA。以恶性疟原虫为例，有14条染色体，长度范围0.64~3.29Mb，平均G+C含量约为19.5%，基因组含有5509个基因、107个假基因、24个rRNA基因和45个tRNA基因，共编码5334个蛋白；线粒体DNA长度为5967 bp，G+C含量为31.6%，含3个基因，编码3个蛋白：细胞色素氧化酶Ⅰ、细胞色素氧化酶Ⅲ和细胞色素b（Cyt-b）。18S rRNA是最常

用的分子诊断疟原虫的靶基因，它由高度保守区和相对固定的可变区组成，针对保守区设计引物或探针可以检测所有种属的疟原虫，而针对可变区设计引物或探针可以鉴定不同种属的疟原虫感染。

目前检测疟原虫的分子诊断方法包括巢式 PCR、FQ - PCR 和核酸杂交技术。巢式 PCR 常以 18S rRNA 基因为靶基因，在其保守区设计属特异引物为巢式 PCR 引物，在可变区设计 4 对种特异性引物用于鉴定 4 种疟原虫。首先利用巢式 PCR 引物对血液标本进行扩增，然后取阳性标本用 4 对种特异性 PCR 引物进行种的鉴定。它的灵敏度很高，检测下限能够达到低于 5 个疟原虫/μL。另外，疟原虫线粒体 Cyt - b 基因也可以作为检测疟原虫的靶基因，有报道巢式 PCR 检测 Cyt - b 基因的灵敏度比检测 18S rRNA 基因和镜检法的灵敏度分别高 16% 和 39.8%，它同时能够检测唾液和尿标本，灵敏度比镜检法要高。FQ - PCR 是另一种常用的检测方法，包括 SYBR Green 染料法和种特异性 TaqMan 探针法。种特异性 TaqMan 探针法以 18S rRNA 基因为模板，在保守区设计 PCR 引物，在保守区设计一个属特异性探针和可变区设计 4 个种特异性探针。首先以属特异性探针进行筛选，阳性者再用种特异性探针进行多重 PCR 检测和鉴定。它的灵敏度达到 1 拷贝/5μLDNA 量。

核酸杂交方法如斑点杂交，常与 PCR 技术结合来提高检测的灵敏度，主要也是针对 18S rRNA 基因设计属特异性探针和种特异性探针，对疟原虫进行定性和定量检测。

血涂片姬氏或瑞氏染色镜检法是诊断疟原虫的金标准，它受检验者业务水平和主观因素等因素影响，容易造成漏诊；免疫学方法的敏感性和特异性都较高，缺点是容易出现假阳性或与其他虫体产生交叉反应，不能鉴定疟原虫的种系；分子诊断方法除了灵敏度和特异性都较镜检法和免疫法高外，还具有其他方法不可比拟的优势，如能够快速鉴定疟原虫种类和疟原虫的混合感染、标本采集不受时间限制和标本的类型多样化，因此，分子诊断方法在疟原虫的诊断、治疗和防治方面都有着十分重要的意义。

（二）刚地弓形虫（toxoplasma gondⅡ）

是一种广泛寄生于人和动物的原虫，能引起人兽共患的弓形虫病。弓形虫是机会性致病原虫，正常人误食弓形虫卵囊、滋养体或包囊后常表现为隐性感染，在免疫功能低下的情况下会引起严重的疾病，如免疫抑制或免疫缺陷的患者感染弓形虫会引起中枢神经系统损害和全身播散型感染，弓形虫感染是艾滋病的主要并发症之一；此外，弓形虫还能够通过胎盘垂直传播，影响胎儿的发育，造成胎儿畸形、流产或者死亡，因此弓形虫检查对优生优育有着重要的意义，是孕妇产前筛查的主要项目之一。

刚地弓形虫的 DNA 主要有 3 种形式：染色体 DNA、质体 DNA 和线粒体 DNA。刚地弓形虫生活史过程中具有 5 种形态：即滋养体、包囊、裂殖体、配子体和卵囊，除了受精的大配子外，刚地弓形虫染色体 DNA 均为单倍体。刚地弓形虫的基因组长约 62.97 Mb，G + C 含量为 52.3%，含有 8155 个基因、6 个假基因和 162 个 tRNA 基因，共编码 7987 个蛋白，其中 B1 基因、P30（SAG2）和核糖体基因在刚地弓形虫种系中具有高度的保守性，是常用于检测刚地弓形虫的靶基因。B1 是一个功能未知的串联重复顺序的基因，在基因组中拥有 35 个拷贝；P30 基因只表达于弓形虫速殖体中，其编码速殖体表面蛋白，含量占总速殖体总蛋白的 5%；核糖体基因在弓形虫基因组中高度重复，含量大于 100 拷贝。还有一些阶段特定基因如 TgDPA、SAG1、ENO1、LDH2 和 BAG1 等用于鉴定处在不同生活史阶段的刚地弓形虫感染。

目前检测刚地弓形虫的分子诊断方法包括巢式PCR、多重PCR、多重RT-PCR和multilocus PCR-RFLP等。巢式PCR技术是最常用的方法，主要以被B1、P30基因为靶基因。文献报道，基于B1基因的巢式PCR方法诊断刚地弓形虫的特异性达到94%~97%。多重PCR技术就是在同一PCR反应体系中利用多个引物同时扩增刚地弓形虫的多个基因，它能够提高诊断的敏感性和特异性。Rahumatullah等报道一种三重PCR技术，它能够检测到低于10pg DNA量或104速殖体的人体液标本，特异性为100%。多重RT-PCR技术主要以弓形虫阶段性基因如BAG1基因为模板，诊断处于生活史不同阶段的弓形虫感染，常用诊断免疫功能不全的患者如HIV感染者等。multiloCus PCR-RFLP技术主要以弓形虫SAG1、SAG2、SAG3、BTUB、GRA6、C22-8、C29-2、L358、PK1和Apico基因为靶基因，PCR-RFLP方法鉴定刚地弓形虫的基因型。Ferreira等利用multilocus PCR-RFLP技术成功地对20例刚地弓形虫感染者进行基因分型，其中18例为ToxoDBGenotype #65，另外2例分别为ToxoDB Genotype#6和ToxoDB Genotype#71。ToxoDB Genotype#6和ToxoDBGenotype#71感染患者都为严重的非典型的脑弓形虫病，临床表现为弥散脑炎。multilocus PCR-RFLP技术不仅可以进行刚地弓形虫的诊断，还可以进行刚地弓形虫的分型，便于世界不同实验室的比较和用于耐药株及引起的疾病的变异株的流行病学分析，进行生物进化和种群结构的研究等。

由于刚地弓形虫寄生于细胞内，且无组织器官选择性，病原体检查比较困难，阳性率很低；目前，免疫学方法是临床实验室中最常用的方法，它具有较高的敏感性和特异性，但该方法受到患者血清中刚地弓形虫相关抗原特异性抗体的滴度影响，特别免疫功能不全的患者刚地弓形虫相关抗原特异性抗体的滴度很低，免疫学方法容易造成漏诊。分子诊断方法除了敏感性和特异性高外，还有其独有优势：标本取材方法如血液、尿液、脑脊液、胸水、腹水、羊水和组织标本等；能够对弓形虫进行分型；不受患者免疫状态的影响等，因此，分子诊断方法在刚地弓形虫的诊断中具有十分重要的意义。

（三）阴道毛滴虫（trichomonas vaginalis）

是一种常见的泌尿生殖道寄生虫，主要寄生于阴道、尿道和前列腺内，引起滴虫性阴道炎、尿道炎或前列腺炎。滴虫病主要以性传播为主。滴虫呈世界性分布，感染率各地不同。文献报道，我国农村和城市滴虫的感染率分别为2.83%和3.93%，而性工作者的感染率为8.31%，因此滴虫病是我国重要的公共卫生问题。

阴道毛滴虫以二分裂法繁殖，染色体数为n=10、2n=20，基因组长约178.35 Mb，G+C含量为32.8%，含有60 815个基因、668个rRNA基因和468个tRNA基因，共编码约59 679个蛋白；阴道毛滴虫为厌氧性寄生虫，胞质中不含线粒体，因此没有线粒体基因组。β微管蛋白基因、半胱氨酸蛋白酶4（CP4）基因、2 000bp重复DNA片段和核糖体基因（5.8S rRNA、18S rRNA和28S rRNA）等是常用于检测阴道毛滴虫的靶基因。β微管蛋白基因编码β微管蛋白，它是阴道毛滴虫细胞骨架的主要成分；半胱氨酸蛋白酶4是阴道毛滴虫分泌的毒性蛋白，它诱导阴道上皮细胞凋亡；2 000bp重复DNA片段是在阴道毛滴虫上克隆的具有特异性的重复DNA序列。

目前检测阴道毛滴虫的分子诊断方法包括常规PCR、PCR-ELISA、FQ-PCR和核酸杂交技术等。文献报道，基于p微管蛋白基因的引物常规PCR诊断阴道毛滴虫的敏感性和特异性达98%和100%。PCR-ELISA是常规PCR结合ELISA技术的诊断方法，它能够有效提高常规PCR诊断的灵敏度。Kaydos等利用地高辛标记的PCR-ELISA方法诊断尿标本的阴道毛滴虫，与湿涂片法和培养法相比，敏感性和特异性达90.8%和93.4%。Taqman探针法是FQ-PCR的一种，它具有很高敏感性，能够对阴道毛滴虫进行定性和定量分析。Pillay等报道基于重复DNA片段的Taqman探针法检测阴道毛滴虫的敏感性比常规PCR要高，特别是尿液标本。核酸杂交技术根据核酸杂交原理用标记的探针检测标本中的靶核酸。Wang等报道利用核酸杂交技术检测阴道毛滴虫的敏感性在70%~90%。

生理盐水涂片法是临床上应用最为广泛的方法，其操作简单快速，适合门诊和普查，但是它的灵敏度只有60%；培养法是诊断滴虫病的金标准，它灵敏度达到90%，但是它培养要求高，并且操作耗时；分子诊断方法的敏感性和特异性高，标本取材多样包括白带、尿液、宫颈刮片和前列腺液等，将是临床诊断、高危人群筛查及流行病学调查经济而高效的手段。

（陈永红　刘金豪）

第六节　未知病原体感染性疾病分子诊断

新发传染病是人类面临的一个重要威胁，人口的增长、迅速的城市化、自然生态环境的改变、人和野生动物接触的机会增加、经济的全球化、跨国旅行人口数量的激增、跨国旅行速度的加快以及抗生素的滥用等大大增加了新发传染病的风险。根据WHO的研究报告，自1967年以来，被发现的新病原体至少有39种，其中重要的有艾滋病病毒、埃博拉病毒、马尔堡病毒、SARS病毒和禽流感病毒等。新型疾病正以前所未有的速度（平均每年新增1种）出现，并跨越国境在全世界传播。

新发传染病由于没有分析检测和诊断治疗手段，加之人群普遍缺乏免疫力，易造成重大社会影响。有些新发传染病可能造成重大的人员伤亡，严重影响社会稳定和经济发展。因此必须加强新发传染病的防控，尤其是提高对未知病原体的检测能力。

针对新发传染病病原体的快速鉴定，在最短的时间内获取病原体的信息，对于有效控制突发生物危害事件具有重要的指导意义。2003年SARS病毒的检测、2010年我国CDC对蜱传播的新布尼亚病毒的鉴定、2012年对新型冠状病毒的检测和2013年对禽流感病毒H7N9的鉴定，说明人类已经具备了对未知病原体的检测能力。

一、标本的选择与运送

不同病原体由于其组织嗜性不同，因而分布在人体的组织器官也不同。但多数病原体在感染早期均会产生菌血症或病毒血症，血液样品被认为是最易获得的、最佳未知病原体检测的样本。此外，粪便、痰液、脑脊液、呼吸道灌洗液、疱疹液和组织标本等均可用作未知病原体鉴定的临床标本。

所有标本-70℃保存，并在4~8℃条件下运输，运输时要3层包装。对传染性较强的标本，运送人员按照生物安全要求，做好个人防护。

二、分子诊断方法

在发生不明原因疫情时，特别是国内外均没有报道的新发传染病，分离病原性微生物十分困难。原因可能有：现有的培养技术和方法不适合，病原体的数量过少，病原体处于非可培养的状态。因此，应该尽量选择最先进的技术和方法，如最先进的分子诊断技术，为疫情的诊断提供帮助。

目前对于不明原因传染病病原体的筛查鉴定，国际上有基因芯片技术、cDNA 文库筛选、高通量测序技术、随机 PCR 扩增方法、非序列依赖的单引物扩增技术、代表性差异分析技术和指数富集的配体系统进化等方法。

1. 基因芯片技术　芯片上可以集中多达上千种探针信息，因此可一次性对大量目标病原体进行检测，具有高灵敏度、高通量、高度平行性、高度自动化和快速等特点，因此，可用于未知病原体的筛查和鉴定。

2. cDNA 文库筛选　以特定的组织或细胞 mRNA 为模板，逆转录，形成的 cDNA 与适当的载体（常用噬菌体或质粒载体）连接后转化受体菌形成重组 DNA 克隆群，这样包含着细胞全部 mRNA 信息的 CDNA 克隆集合。它在理论上代表了生物体某一发育阶段的所有可表达的遗传信息，有利于未知病原体的筛选。

3. 高通量测序技术　由于未知病原体的核酸序列不清楚，因此无法采用 PCR 技术进行扩增和测序。随着高通量检测技术和数据分析处理技术的相继出现，使得同时检测和鉴别多种病原体成为可能，为传染病的快速诊断提供了全新的技术手段。近年来的几次新发突发疫情中，高通量病原体分子诊断技术在病原体诊断和致病机制研究中均发挥了不可替代的作用，也证明了其重要的应用价值和广阔的应用前景。

4. 随机 PCR 扩增方法　在合成随机引物时加上一个相同的接头（adaptor），这个接头含有一个限制性的酶切位点，以便于随后产生的片段克隆进载体，然后对插入序列测序并进行 BLAST 比对即可初步获得未知病毒的种系来源信息。本研究方法的优点在于其检测的范围较广，不仅能对已知的病毒做出鉴定，而且可对未知的病毒进行探索。既可以检测未明的 DNA 病毒，又可以检测未明的 RNA 病毒。尽管该方法可直接应用于临床标本的检测，但因需要进行大规模测序，成本较高，因此并不十分适合大量临床标本的筛查鉴定。在实际应用中，本法应与多重 PCR、基因芯片技术等病原体高通量筛选技术联合应用，在排除了常见已知病原体感染的基础上再使用本方法，可有效提高检测效率，降低未知病原体的探索成本。Clem 等人提供了一套快速检测和鉴定病毒的方法即多重随机 PCR：应用 3’端锁定的随机引物避免引物二聚体的形成，一旦监测到病毒的扩增产物即可通过鸟枪法克隆测序鉴定。这一方法对随时出现或重组的病毒进行快速监测和鉴定有很强的实用性。其方法包括将病毒样品经过滤、核酸酶消化后，采用多重随机引物 PCR 技术，其引物序列为（V8A2）5’ - VVVVVVVVAA - 3’，V = A，G or C，这一方法的敏感性达到 1 000 基因/mL，可能是当今检测未知病毒的最快方法。

5. 非序列依赖的单引物扩增技术（sequence independent single primer amplification，SISPA）　选用识别 4 个碱基的酶切割基因组 DNA，然后在双链核酸片段的两端连接上一个相同序列的接头，这个接头可作为随后 PCR 反应的引物，即对未知序列进行单引物扩增。通过将这些产物克隆即可进行测序。SISPA 有很多的衍生方法，主要是通过对引物进行修饰如引入酶切位点、单链接头、平端或者黏性末端；或者是未知的病原体核酸通过不同的酶进行切割，所得片段的两端引入不同的接头以提高扩增的特异性。SISPA 技术在测定未知病毒基因序列方面虽然取得了一定效果，但其操作程序繁琐复杂，还需要技能精湛、知识面广的技术专家，这些要求大大限制了其推广。

6. 代表性差异分析技术（representational difference analysis，RDA） RDA 是利用特异性引物在消减杂交的基础上引入 PCR 技术扩增的动力学富集过程，使得差异表达核酸片段通过指数扩增的方式被富集，使差异产物具有较高的特异性，进一步分析以发现未知病原体的核酸序列。RDA 方法以其较高的富集效率和特异性特点，在克隆、鉴定不同发育阶段，不同周期时相，药物、细胞因子或病原体诱导前后组织细胞差异表达的基因等研究领域也已得到广泛的应用。

7. 指数富集的配体系统进化（systematic evolution of ligands by exponential enrichment，SELEX） SELEX 技术首先是人工合成一个大容量的随机寡核苷酸文库，这种随机性决定了库中每条链自然形成的空间结构的多样性，也决定了核苷酸文库中潜在地存在着能与各种蛋白质和低分子靶分子具有亲和力的核酸适体。在一定的液相环境中，适体可折叠形成不同的三维空间结构，如发夹（hairpin）、假结（pseudoknot）、G－四分体（G－quartet）等，然后与靶分子识别和结合。理论上每个文库在适宜条件下，都会有一定数量的特定序列与靶分子以高亲和力结合。将结合序列与大量未结合序列通过一定方法分开后，再以 PCR 方式扩增结合序列从而得到富集后的次级文库，经反复结合、分离和扩增步骤，最终可实现与靶分子特异性结合序列的指数级富集，富集文库再经克隆测序后可得到明确序列的适体。核苷酸文库信息量越大，越有利于筛选鉴定出未知病原体的核酸。

总之，利用先进分子诊断技术鉴定未知病原体主要涉及 2 个步骤即筛选和扩增。先通过筛选剔除宿主细胞的背景核酸，再通过扩增手段获得未知病原体的核酸信息，或者先利用扩增手段放大未知病原体的核苷酸信息，再采用相应的筛选方法剔除宿主细胞的背景核酸，从而获得未知病原体核酸的信息，最终就可鉴定出新发传染病的病原。

三、临床意义

当不明原因的新发传染病暴发流行时，对传染源及时发现、有效鉴别、快速诊断和提出预警，是现代传染病防治体系的必要保证，也是公共卫生应急诊断的前沿技术。研究快速诊断方法，不仅要敏感、特异，还要全面快速，为此建立各种传染病病原体的菌种库、毒种库和血清库，同时建立起相应的基因信息库，开展相关传染病的分子流行病学研究，这对诊断与鉴别新发、输入、变异以及未知病原体有着十分重要的意义。这样才能快速正确地对不明原因的新发病原体做出正确诊断，并根据变异与基因毒力进行风险评估与预警，为政府部门提供决策依据，及时采取有效的预防与控制措施。

为了应对可能出现的原因不明的新发传染病的暴发，有必要建立未知病毒、细菌等病原体的快速基因鉴定体系。首先，以已知病原体及临床样本为对象，通过对其随机扩增、产物的分子克隆、筛选、测序及生物信息学比对等，验证未知病毒快速基因鉴定体系的可行性和准确性。其次，将该体系用于临床样本的检测，评价其敏感性、特异性和可行性。第三，建立相关哨点医院，对不明原因的传染性疾病样本，尤其是人兽共患疾病的样本，进行病原体的实验室检测与确认。只有这样才能有效防控新发传染病的疫情。

（陈永红　刘金豪）

参考文献

[1] 尚红，王毓三，申子瑜．全国临床检验操作规程．第四版．人民卫生出版社，2015.03.
[2] 丛玉隆，尹一兵，陈瑜．检验医学高级教程．人民军医出版社，2012.04.
[3] 罗春丽．临床检验基础．第三版．人民卫生出版社，2012.
[4] 刘辉．免疫学检验．第三版．人民卫生出版社，2012.
[5] 段满乐．生物化学检验．第三版．人民卫生出版社，2012.
[6] 甘晓玲．微生物学检验．第三版．人民卫生出版社，2012.
[7] 侯振江．血液学检验．第三版．人民卫生出版社，2012.
[8] 曹励民．寄生虫学检验．第三版．人民卫生出版社，2012.
[9] 贺志安．检验仪器分析．人民卫生出版社，2012.
[10] 薛宏伟．临床医学概要．人民卫生出版社，2012.
[11] 吕建新，樊绮诗．临床分子生物学检验．第三版．人民卫生出版社，2012.
[12] 刘成玉，罗春丽．临床检验基础．第五版．人民卫生出版社，2012.
[13] 许文荣，王建中．临床血液学检验．第五版．人民卫生出版社，2012.
[14] 王兰兰，许化溪．临床免疫学检验．第五版．人民卫生出版社，2012.
[15] 府伟灵．临床生物化学检验．第五版．人民卫生出版社，2012.
[16] 倪语星，尚红．临床微生物学检验．第五版．人民卫生出版社，2012.
[17] 沈继龙．临床寄生虫学检验．第四版．人民卫生出版社，2012.
[18]《医疗机构临床检验项目目录》（2013 年版）国卫医发〔2013〕9 号．
[19] 徐克前．临床生物化学检验．北京：人民卫生出版社，2014.
[20] 温旺荣，周华友主编．临床分子诊断学．广州：广东科技出版社，2015.
[21] 陈东科，孙长贵．实用临床微生物学与图谱．北京：人民卫生出版社，2011.
[22] 刘运德，楼永良．临床微生物学检验技术．北京：人民卫生出版社，2015.
[23] 龚非力．医学免疫学．北京：科学出版社，2012.
[24] 向红．医学检验项目指南．北京：人民卫生出版社，2011.
[25] 王鸿利．实验诊断学．第 2 版．北京：人民卫生出版社，2010.
[26] 许文荣．临床血液学检验．第 5 版．北京：人民卫生出版社，2012.
[27] 毕胜利，曾常茜．临床免疫学．北京：科学出版社，2010.
[28] 皮至明．免疫学与免疫检验技术．北京：高等教育出版社，2010.
[29] 贾文祥．医学微生物学．2 版．北京：人民卫生出版社，2010.
[30] 全国卫生专业技术资格考试专家委员会．全国卫生专业技术资格考试指导－临床医学检验与技术．北京：人民卫生出版社，2013.

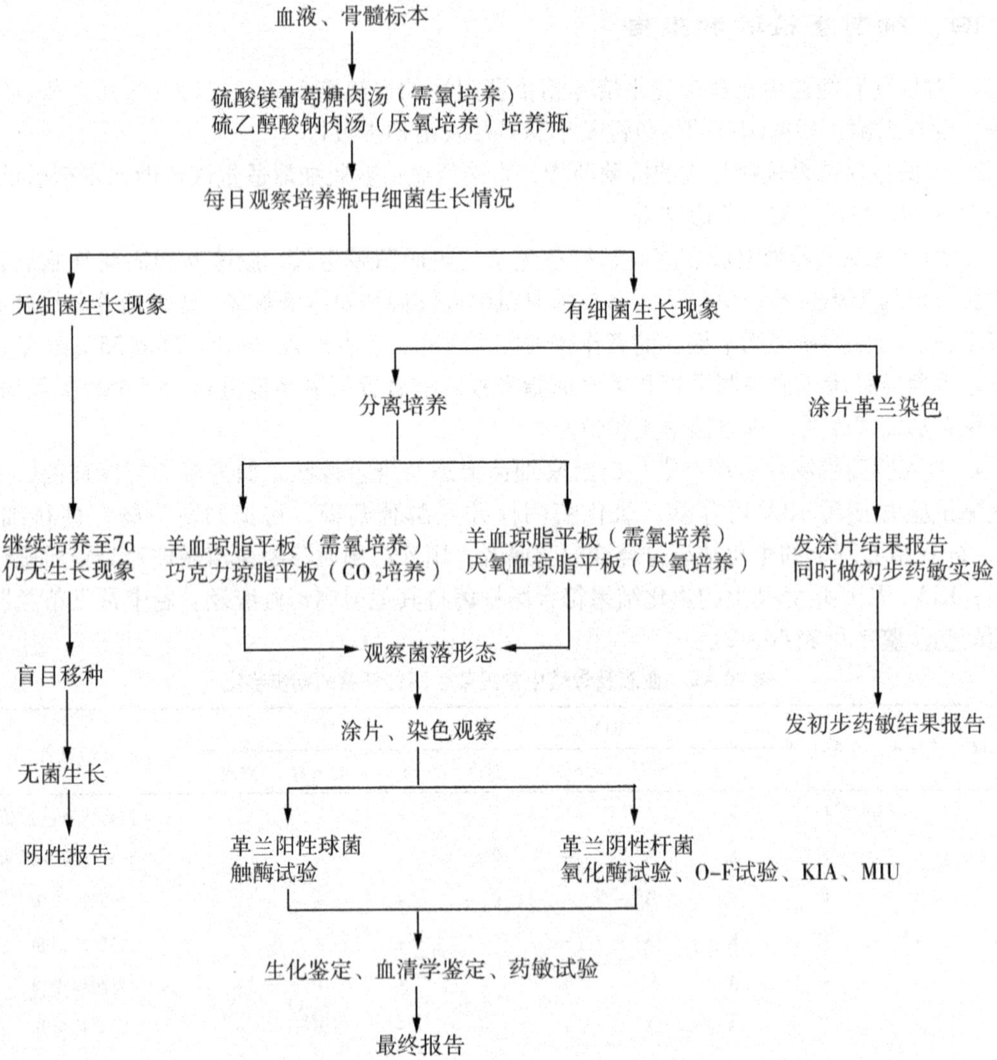

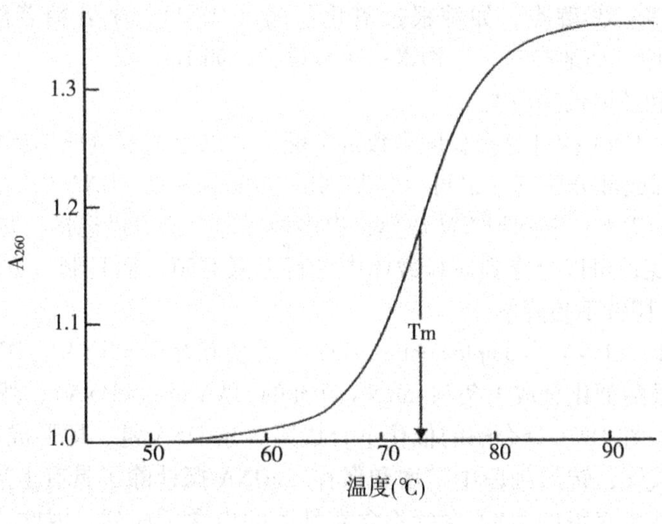

